脑心同治

理论与实践三十年

赵步长　伍海勤　赵　涛　主编

全国百佳图书出版单位
中国中医药出版社
·北　京·

图书在版编目（CIP）数据

脑心同治理论与实践三十年 / 赵步长，伍海勤，赵涛主编 . -- 北京：中国中医药出版社，2025. 4（2025.5 重印）

ISBN 978-7-5132-9382-2

Ⅰ . R743.05；R540.5

中国国家版本馆 CIP 数据核字第 2025P1N679 号

中国中医药出版社出版

北京经济技术开发区科创十三街 31 号院二区 8 号楼

邮政编码　100176

传真　010-64405721

北京盛通印刷股份有限公司印刷

各地新华书店经销

开本 889 × 1194　1/16　印张 27.5　字数 546 千字

2025 年 4 月第 1 版　2025 年 5 月第 2 次印刷

书号　ISBN 978 – 7 – 5132 – 9382– 2

定价　128.00 元

网址　www.cptcm.com

服 务 热 线　010-64405510

购 书 热 线　010-89535836

维 权 打 假　010-64405753

微信服务号　zgzyycbs

微商城网址　https://kdt.im/LIdUGr

官 方 微 博　http://e.weibo.com/cptcm

天猫旗舰店网址　https://zgzyycbs.tmall.com

如有印装质量问题请与本社出版部联系（010-64405510）

脑心同治

理论与实践三十年

编委会

脑心同治 理论与实践三十年

张序

在20世纪末，世界卫生组织在关于《迎接21世纪的挑战》报告中就指出："21世纪的医学，不应该继续以疾病为主要研究领域，应当以人类的健康作为医学的主要研究方向。"健康是人的基本权利。近20多年来，医学的目的已逐渐超越了单一的疾病治疗，而致力于发现与发展人类的自我健康能力，构建预防、保健、治疗、康复四位一体的综合医学模式。中医药学是一种有深厚文化底蕴的独特的医学体系，具有悠久的历史，积累了丰富的经验，在保障民族繁衍昌盛、维护人民健康中发挥了重要作用。直到今天，仍在提升国民健康水平、促进健康中国战略中发挥着不可替代的重要作用。

中医药学是古代科学的瑰宝，它不仅是医疗技术的集合，更蕴含着深厚的哲学底蕴与人文精神，是中华文化软实力的重要组成部分。随着全球健康观念的变化与医学模式的转变，中医药的独特价值日益受到国际社会的广泛认可，其传承创新发展已上升为国家战略的重要任务。

我多次讲过，中医药学虽然古老，但其理念并不落后，其中"治未病"这种最积极的预防医学思想就是其一。"治未病"这一中医学的核心理念，早在《黄帝内经》中便有所阐述，它强调未雨绸缪、防患于未然的健康智慧。赵步长教授等医学专家，深谙"治未病"之精髓，不仅在理论上有所建树，更在实践中不断探索与创新，提出了"脑心同治"这一具有划时代意义的学说，为心脑血管疾病的防治开辟了新路径。

《脑心同治理论与实践三十年》一书，正是在这样的背景下编辑出版。赵步长教授、伍海勤教授、赵涛博士携手中国中西医结合学会脑心同治专业委员会的专家学者，共同编撰了这部集理论创新、临床实践、预防保健与科普宣教于一体的力作。全书以脑心同治理论为核心，系统阐述了中医药在心脑血管疾病防治中的多靶点综合作用与机制，展现了中药复方在活血化瘀、益气养阴、通脉舒络等方面的显著疗效，也彰显其在"治未病"理念指导下的预防保健优势。

此书的问世，不仅是对脑心同治理论研究成果的总结与展示，更是对中医药学术传承创新发展的有力推动。它为广大医务工作者提供了宝贵的参考与借鉴，激发了更多关于中医药创新应用的思考与探索。相信随着《脑心同治理论与实践三十年》的广泛传播与应用，中医药将在健康中国建设征程中发挥更加重要的作用，不仅为中国人民，也为人类的健康福祉贡献更多的智慧与力量。

书将付梓，谨呈为序。

张伯礼

2024 年 9 月写于天津静海团泊湖畔

注：张伯礼，中国工程院院士，国医大师，中国中医科学院名誉院长，天津中医药大学名誉校长

陈序

中医药作为中华民族的瑰宝，在实现《“健康中国2030”规划纲要》宏伟蓝图的征程中，承载着重大的使命。通过不断传承精华、守正创新，中医药在维护人民健康、促进健康中国建设中的独特作用日益凸显。心脑血管疾病，是当代威胁人类健康与生命的重大公共卫生问题，其防治策略的探索与实践，已成为医学界共同关注的焦点。在此背景下,《脑心同治理论与实践三十年》一书的问世，不仅是对中西医结合防治心脑血管疾病领域的深入探索，更是对实施健康中国发展战略的有力响应。

中医药学这一蕴含深厚文化底蕴与哲学智慧的医学体系，历经千百年的积淀与发展，形成了“天人合一”“辨证论治”“形体合一”等独特的理论体系。在心脑血管疾病的防治中，中医学以其整体观念、辨证施治诊疗体系及丰富的临证经验，展现出独特的优势与潜力。特别是脑心同治理论的提出与实践，将心脑两系视为一个整体，强调从整体出发，调和脏腑，平衡气血，为心脑血管疾病的预防与治疗开辟了新的路径。

《脑心同治理论与实践三十年》一书，由赵步长教授、伍海勤教授、赵涛博士携手中国中西医结合学会脑心同治专业委员会的众多专家学者共同编撰，凝聚了他们多年来的研究成果与临床经验。全书内容翔实，结构严谨，从总论到心脑血管疾病防治进展，再到中医药防治的具体策略与代表性方药的评价及机制研究，层层递进，深入浅出地阐述了脑心同治理论的科学内涵与临床应用价值。

该书不仅全面梳理了中西医结合在心脑血管疾病防治领域的最新进展，更深入挖掘了中医药复方在防治心脑血管疾病中的独特作用机制，彰显了中医学“治未病”的预防医学思想。同时，本书通过对代表性方药的药效物质基础与药理作用的深入探讨，进一步证实了中医药在防治心脑血管疾病中的有效性与安全性，为中西医结合的深入发展提供了坚实的理论基础与科学依据。

当前，健康中国建设作为国家的重要发展战略正在努力推进，《脑心同治理论与实践三十年》一书的出版，无疑为中医药事业的发展注入了新的活力与动力。它不仅是中西医结合研究的一个重要里程碑，更是推动中医药现代化、国际化的有力抓手。相信随着该书的广泛传播与应用，将有更多的医务工作者从中受益，共同为守护人类健康、促进健康中国建设贡献智慧与力量。

值此书付梓之际，谨以此短文表达我对编者的崇高敬意，期待《脑心同治理论与实践三十年》能够成为广大医务工作者的良师益友，为中医药事业的繁荣发展贡献更多的智慧与力量。是为序。

陳凯先

2024 年 7 月

注：陈凯先，中国科学院院士，中国科学院上海药物研究所原所长

杨序

慢性病是严重威胁我国居民健康的一类疾病，已成为影响国家经济社会发展的重大公共卫生问题。据国家统计局发布的数据显示，截至2023年，全国心脑血管病患者总人数为6.1亿，其中心血管病患者达到了3.3亿，冠心病患者有1.1亿，心力衰竭患者有0.9亿，心房颤动患者有0.5亿，肺源性心脏病患者有0.5亿，高血压患者则有2.5亿。

国家卫生健康委等14部门联合制定的《健康中国行动——心脑血管疾病防治行动实施方案（2023—2030年）》（简称《实施方案》），到2030年，建立覆盖全国的心脑血管疾病综合防控和早诊早治体系；各级医疗卫生机构的心脑血管疾病防治能力和质量进一步改善，人民群众心脑血管相关健康素养显著提升，心脑血管疾病防治技术取得较大突破；心脑血管疾病发病率及危险因素水平上升趋势得到有效控制，心脑血管疾病死亡率下降到190.7/10万以下。《实施方案》明确了2023—2030年心脑血管疾病防治工作的指导思想，坚持以基层为重点，预防为主，中西医并重，创新体制机制和工作模式，推进“以治病为中心”向“以人民健康为中心”转变，提升人民群众健康素养水平。

中医药拥有数千年的临床应用历史，其独特的理论体系和实践经验，为慢性病的预防和治疗提供了丰富的资源。近年来，随着“中药现代化”的推进，越来越多的中药品种通过科技创新，得到了深入的研究和验证。这些研究不仅证实了中药在慢性病治疗中的疗效，还进一步验证了其安全性，为中医药在慢性病防治中的广泛应用提供了科学依据。

中医药在慢性病防治中的优势主要体现在以下几个方面：一是注重整体调节，通过调整人体的阴阳气血、脏腑经络等，达到预防和治疗疾病的目的；二是不良反应小，中药多为天然植物、动物或矿物，其不良反应相对于化学药物来说较小；三是适用于长期调理，中药可以根据患者的体质和病情，进行长期的调理和治疗，从而达到预防慢性病反复发作的目的。

脑心同治理论，源于20世纪90年代，由赵步长教授、伍海勤教授及赵涛博士共同提出，结合现代医学对心、脑密切生理关系及心脑血管病变共同病理基础的认识，经过大量文献研究、实验研究和临床研究，形成了具有科学性和先进性的创新理论体系。30年来，脑心同治理论在心脑血管疾病防治实践中凸显了重要价值，成为中西医结合领域的典范。

随着健康中国战略的深入实施和中医药振兴发展重大工程的推进，脑心同治理论将继续发挥重要作用。未来，我们期待脑心同治理论在中医药领域的地位进一步提升，成为全球心脑血管疾病防治的重要力量。同时，也希望更多的医学工作者能够深入研究和实践脑心同治理论，为患者带来更多福音。

杨宝峰

2024年7月

注：杨宝峰，中国工程院院士，哈尔滨医科大学教授

前言

本书旨在系统总结脑心同治理论创立30年的学术成果与实践经验，梳理心脑血管疾病防治的中西医结合路径，为临床医师、科研工作者及中医药爱好者提供兼具理论深度与实践价值的参考工具。通过整合基础研究、临床实践与药物研发成果，本书力求推动中医药现代化与国际化的进程，助力健康中国战略实施。

心脑血管疾病是全球中老年人群的高发疾病，其防治工作长期面临严峻挑战。基于清代名医王清任《医林改错》的经典方剂与现代医学研究，赵步长教授、伍海勤教授、赵涛博士于20世纪90年代提出脑心同治理论，开创性地将心脑疾病视为整体进行防治。30年来，该理论通过步长制药等机构的实践验证，形成了从基础理论到创新药物的完整体系，成为中医药守正创新的典范之一。

本书由赵步长教授、伍海勤教授、赵涛博士联合中国中西医结合学会脑心同治专业委员会的专家学者，共同编撰，历时3年完成。编写团队汇集中医、西医、药学等领域专家，以临床实践为根基，结合现代药理研究、多中心临床试验及国际学术交流成果，历经数十次修订与论证，最终形成涵盖理论、临床、药物、护理的全方位学术体系。

本书内容特色有：①理论创新性。本书首次系统阐述“脑心同因、同源、同病、同治、同防”的学术思想，并扩展“供血不足乃万病之源”学说，构建中西医协同的诊疗框架。②实践指导性。第二篇详细解析七类心脑血管疾病的防治策略，融入脑心同治特色护理方案；第四篇深度剖析脑心同治代表方药（如脑心通胶囊、丹红注射液）的工艺创新与机制研究，突出其血液调节、抗栓及内皮功能保护作用。③民族医药融合。总论篇探讨脑心同治理论与蒙医药的协同发展，展现民族医药在慢病管理中的独特价值。

脑心同治理论作为中医药领域的重要创新成果之一，自提出以来就在医学界产生了广泛而深远的影响。这一理论不仅为心脑血管疾病的防治提供了新的视角和方法，还推动了中医药在现代医学体系中地位的提升。在过去的30年里，脑心同治理论及其相关产品经大量的科学研究和临床实践，验证了其有效性和安全性，众多患者因此受益。同时，该理论也促进了中医药的国际化进程，让更多人认识到了中医药在心脑血管疾病防治中的独特优势。

临床医师可重点研读第二篇疾病防治及第三篇辨证论治，结合附录院士论坛观点，优化诊疗方案。科研人员可研读第四篇机制研究与现代药理学内容，为课题设计提供思路。医学教育者可参考总论篇与中医药防治篇，将之作为中西医结合教学案例。

感谢参与编撰此书的中国中西医结合学会脑心同治专业委员会的专家学者们的支持。希望本书能为心脑血管疾病防治提供新视角，亦盼读者在实践中持续完善这一理论体系，共筑人类健康基石。

本书编委会

2025 年 1 月

目录

第一篇 总论

第二篇 心脑血管疾病防治研究

第三篇 中医药防治心脑血管疾病

第四篇 脑心同治代表方药的评价及机制研究

附录 院士谈脑心同治理论

第一篇

总 论

第一章
DI YI ZHANG
脑心同治三十年回顾

中国中西医结合学会第一、二届脑心同治专业委员会主任委员，中国医师协会中西医结合医师分会脑心同治专业委员会主任委员，心脑血管病专家赵步长教授，协同伍海勤教授、赵涛博士创新性地提出“供血不足乃万病之源”、脑心同治理论，奠定了脑心同治专业委员会的医学理论基础。在脑心同治理论指导下，赵步长教授结合30余年的临床诊治经验，反复筛选，研制出治疗和预防心脑血管疾病的中成药创新成果脑心通胶囊等，对脑卒中和冠心病疗效显著。脑心通胶囊等是脑心同治理论的代表药物，也是实践产物。脑心同治理论及其代表药物脑心通胶囊获得了我国陈香美院士、陈可冀院士、王永炎院士、高润霖院士、陈凯先院士、张伯礼院士、葛均波院士、胡大一教授、胡学强教授，以及美国Muhlestein、严干新教授等的高度认可。

步长制药每年投入脑心通的科研经费达千万余元，目前累计投入上亿元，开展了60余项课题研究。脑心通获中国发明专利17项，其中脑心通胶囊的发明专利（发明创造名称为“一种可用于治疗中风和胸痹的中药制剂及其制法”，专利号ZL01128760.8）获得2009年国家级中国专利优秀奖；脑心通大品种改造等获批国家自然科学基金项目支持35项；获省部级学会科学技术奖一等奖多项［2008年“‘脑心同治’理论与中药新药——脑心通胶囊”获华夏高科技产业创新一等奖，证书编号2008120105；2010年“‘脑心同治’理论及脑心通胶囊治疗中风、胸痹的基础和临床研究”获中华中医药学会科学技术奖一等奖，证书编号201001-04 ZY-21；2010年“脑心同治——心脑血管疾病防治进展”获中华中医药学会学术著作奖一等奖，证书编号XS20101-10 LC-18-R-01；2013年8月“心脑血管疾病‘异病同治（脑心同治）’的现代研究”获中国中西医结合学会科学技术进步奖一等奖，证书编号

20138901A；2020 年“基于‘脑心同治’理论的复方中药疗效评价及机制探讨”获中国中西医结合学会科学技术奖二等奖，证书编号 20200841C；2021 年“基于整合策略的活血化瘀代表方剂复杂作用解析研究”获中华中医药学会科学技术奖一等奖，证书编号 202101-07]；2011 年获“重大新药创制”科技重大专项 3 项（中药大品种脑心通胶囊技术改造研究，项目编号 2011ZX11201-26；中药大品种脑心通、冠心舒通、稳心颗粒中有害物质限量控制标准研究，项目编号 2011ZX09401-308-2；动物类中药的提取分离关键技术研究，项目编号 2011ZX09401-308-8）；2015 年获国际科技合作与交流项目 1 项（脑心通药效物质及治疗缺血性疾病机制研究，项目编号 2015DFA30430）；2016 年获新兴产业重大工程包中药标准化项目 1 项（脑心通胶囊标准化建设，项目编号 ZYBZH-C-QIN-45）；获陕西省“十二五”重大专项 1 项；国家自然科学基金青年科学基金项目 2 项[2012 年天津中医药大学开展“脑心通调控 ADP 信号途径（P2Y12 通路）抗血小板作用的机制”，项目编号 81202798；2012 年中国中医科学院中药研究所开展“基于网络药理学的脑心通胶囊有效成分群与网络靶标相关性研究”，项目编号 81203005]；国家自然科学基金重点专项 1 项（2016 年浙江中医药大学开展“基于药物代谢与生物效应关联的补阳还五汤类方与缺血性中风气虚血瘀证相关的生物学基础研究”，项目编号 81630105）；省部级专项 4 项，省部级奖 7 项。上海市科学技术委员会基金支持的脑心通对缺血性脑卒中二级预防的 2200 例随机双盲多中心安慰剂平行对照的 RCT 循证课题研究证实，相较于对照组，脑心通可提高 3% 的疗效，再发率降低 3%，相关论文发表在《中国中西医结合杂志》（英文版）。

截至 2024 年 12 月，国内外发表脑心通胶囊相关 SCI 课题论文 111 篇，其中脑心通胶囊有效性的 Meta 分析 15 篇（包括脑梗死 3 篇、血管性痴呆 2 篇、冠心病心绞痛 3 篇、不稳定型心绞痛 2 篇、心力衰竭 1 篇、短暂性脑缺血发作 1 篇等）和系统评价 6 篇，国内发表脑心通相关论文共计 1994 篇。

截至 2023 年 6 月，脑心通已被 18 个脑梗死和冠心病领域的中西医结合诊疗指南、13 个相关疾病的专家共识、2 个临床路径、2 部大学教材选为推荐用药。中华中医药学会发布的《中药大品种科技竞争力研究报告（2019 版）》显示，脑心通胶囊科技因子为 71.28，在心脑血管疾病口服中成药中排名第一。2019 年 10 月，张伯礼院士发起的循证中医药研究联盟发布的《中医脑病——中成药临床评价年度报告（2018）》显示，临床疗效证据指数脑心通胶囊排名第一。北京中医药大学药物经济学研究证实脑心通疗效优于同类药品，有效安全，更经济实惠。作为脑心通胶囊的研发机构，步长制药也将为中医药振兴，继续发扬生产科技第一、安全性第一、科研投入第一、循证医学证据第一、药物性价比第一的精神，为老百姓提供物美价廉的优质中药。

第一节 脑心同治研究院简介

脑心同治研究院于2012年12月由浙江中医药大学与步长制药正式共建，由陈凯先院士、赵步长教授担任顾问，万海同教授担任院长。该研究院自成立以来，在中国中西医结合学会脑心同治专业委员会主任委员赵步长教授的支持和指导下，基于脑心同治理论，开展了大量生物医药研发、实验及临床研究，如脑心通胶囊、丹红注射液、谷红注射液、参芎注射液、冠心舒通胶囊、通脉降糖胶囊等制剂在抗心脑血管疾病的作用与作用机制方面的各项研究。

脑心同治研究院团队负责人万海同为岐黄学者，二级教授，浙江中医药大学首席教授，博士研究生导师，医学博士，生物医学工程博士后，河南中医药大学学术副校长，浙江中医药大学中医心脑血管病研究院院长、中医药科学院副院长、脑心同治研究院院长，中国中西医结合学会脑心同治专业委员会副主任委员；现为“新世纪百千万人才工程”国家级人选，享受国务院政府特殊津贴专家，浙江省“万人计划”杰出人才，浙江省151第一层次和重点人选，全国老中医药专家学术经验继承工作指导老师，国家中医药管理局中医临床基础、中医药工程学重点学科带头人，浙江省中医脑病重点实验室负责人，浙江省中西医结合基础医学（脑病）、中药药物代谢动力学重点学科带头人，浙江省生物工程重点专业、优势专业负责人，浙江省制药工程新兴特色专业负责人，浙江省本科院校生物与制药工程实验教学示范中心负责人，浙江省高校教学科研创新团队负责人。

万海同教授领衔的脑心同治研究院团队，已获国家自然科学基金项目19项（其中重点项目2项），国家重点研发计划“中医药现代化研究”重点专项课题4项，科技部“重大新药创制”专项项目2项，浙江省自然科学基金项目12项（其中重点项目2项）；获省部级科学技术进步奖3项，厅局级2项；已有国家级人才荣誉称号获得者3人，省部级人才荣誉称号获得者4人；发表论文400余篇（其中SCI收录150余篇,IF > 5.0者40余篇）；出版著作9部；获授权国家发明专利8项，实用新型和外观设计专利各2项，申请专利10余项；举办省级继续教育项目8次；共培养硕士研究生150余人，博士研究生20余人，博士后5人。

中医药的发展，任重而道远。传承精华，守正创新，需要广大科技工作者共同努力，擦亮中医药文化瑰宝，为健康中国建设助力。

第二节 十年磨一剑，创脑心同治研究重要里程碑

2020 年 6 月 7 日，浙江省中医脑病（脑心同治）重点实验室正式启动科技部国家重点研发计划“中医药现代化研究”重点专项 2019 年度项目“基于脑心同治理念的益气活血类方治疗脑梗死 / 心肌梗死的病因病机与诊治方案的创新研究”（2019YFC1708600），具有重要里程碑意义。

国家重点研发计划由原来的国家重点基础研究发展计划（973 计划）、国家高技术研究发展计划（863 计划）、国家科技支撑计划、国际科技合作与交流专项、产业技术研究与开发基金和公益性行业科研专项等整合而成，是针对事关国计民生的重大社会公益性研究，以及事关产业核心竞争力、整体自主创新能力和国家安全的战略性、基础性、前瞻性重大科学问题、关键共性技术和产品，为国民经济和社会发展各主要领域提供持续性的支撑和引领。

2019 年 3 月发布的《中国心血管病报告 2018》显示，全国心脑疾病患者达 2.9 亿，其中脑卒中患者 1300 万，心脑疾病占我国居民总死亡原因首位，占比＞ 40%。2020 年，农村和城市心血管病死亡占全部死因的比率分别为 48.00% 和 45.86%。2003—2016 年，在脑血管病方面，全国死亡率呈上升趋势，且农村高于城市。心脑血管疾病严重危害着人类生命与生存质量。

面对严峻形势，浙江中医药大学脑心同治研究院万海同院长科研团队提出了脑心同治理念的病因病机、创新治则治法和组方用药方案，所研中成药有三个方向：一是纳入国家数据平台，相关研究结果可以为国家大数据库提供 100 个中药品种和 50 个中西医结合诊疗方案的循证依据；二是影响国家医保报销目录；三是指导临床医师合理用药。

方案指出四个具体目标，分别是：①临床辨治优化研究，形成直接临床疗效证据；②临床流行病学调查明确证候分布、病因病机演变规律，填补心脑血管疾病共患的脑心同治临床流行病学调查空白；③疗效与机制研究，为优化临床诊疗方案提供实验依据；④药效物质基础研究，为优化临床诊疗方案提供佐证。

在启动会上，万海同教授具体介绍了这一科研项目，从立项依据与研究目标、研究内容与关键技术、项目特色与预期成果、研究基础与平台条件四个方面进行阐述，包括完成益气活血通络方代表药物脑心通胶囊治疗脑梗死恢复期、心肌梗死稳定期的临床辨治优化研究，形成中医防治方案的高等级证据，为优化该类疾病的病因病机概括、临床诊疗方案提供关键

临床证据；完成横断面与前瞻性队列等临床流调，探索脑梗死和心肌梗死动态、整体的证候分布与病因病机演变规律。

该研究方案入选国家重点研发计划“中医药现代化研究”重点专项2019年度项目，这是贯彻落实党中央2019年全国中医药大会对中医药工作“传承精华、守正创新”的指示，推进产学研一体化，推进中医药产业化、现代化，继续深入研究脑心同治理论的重要里程碑事件。

在启动会上，时任中国中西医结合学会脑心同治专业委员会主任委员的赵步长教授总结发言时指出：“这是贯彻落实6月2日习近平总书记主持召开专家学者座谈会时的讲话精神的重要举措。座谈会上，习近平总书记指出，中西医结合、中西药并用，是这次疫情防控的一大特点，也是中医药传承精华、守正创新的生动实践。要加强古典医籍精华的梳理和挖掘，建设一批科研支撑平台。要推动中西医药相互补充、协调发展。”

“创新是引领发展的第一动力，科技是战胜困难的有力武器。”本次国家重点研发计划“中医药现代化研究”重点专项启动会意义重大，产学研共同发力，将中西医结合脑心同治理论发展推向新的台阶，为保护人民健康作出更多贡献。

在脑心同治研究院近几年获得的科研项目、科研奖励、发表著作、专利申报、中医中药优势建设、实验室面积、仪器设备等综合性因素的基础上，浙江省科学技术厅批复成立浙江省中医脑病（脑心同治）重点实验室。

2019年12月4日，中国科学院陈凯先院士、时任中国中西医结合学会脑心同治专业委员会主任委员赵步长教授、浙江中医药大学陈忠校长和万海同教授共同为浙江省中医脑病（脑心同治）重点实验室揭牌。重点实验室主要围绕四个研究方向：药效物质基础、生物学基础、临床疗效与生物学、创新中药研发。由陈凯先院士担任主任，由院士、长江学者、杰出青年科学基金获得者、国家百千万人才工程入选者等9名专家组成的学术委员会指导研究方向，完善人才梯队建设及制定两年短期目标，在人才层次、技术水平、学术影响力、团队创新能力等方面持续提升。在脑心同治理论指导下，规划中长期发展目标，建成国内外先进水平中医脑病研究平台，申报国家重点实验室、国家级重大科研项目及国家级科学技术奖。

一、产学研一体化中西医结合抗击心脑血管疾病

中国中西医结合学会脑心同治专业委员会成立于2011年9月18日，坚持秉承“团结广大中西医药、民族医药同道，充分发挥传统中医药优势，通过中西医结合，预防心脑血管疾病”宗旨，以“通过产学研相结合的实际行动，降低心脑血管疾病的发病率”为目标。脑心同治理论与实践的发展走过了数十载道路，其特色是以企业为创新的主体和推动创新创造的

生力军，把产学研结合发挥到极致。

2013 年 2 月，步长制药联合中国中医科学院（中药研究所、中医临床基础医学研究所、中药资源中心）成立脑心同治研究中心，王永炎院士、赵步长教授分别担任学术委员会主任委员和副主任委员，主要致力于脑心同治理论的深入研究。

2019 年 12 月 11 日，步长制药与天津中医药大学联合共建步长脑心同治研究中心，中国工程院张伯礼院士、天津中医药大学校领导等参加探讨产学研一体化科技发展战略。

由中国中医科学院中药研究所等单位和脑心同治专业委员会共同完成的“心脑血管疾病‘异病同治（脑心同治）’的现代研究”获得 2013 年度中国中西医结合学会科学技术进步奖一等奖。脑心同治专业委员会联合中国中医科学院广安门医院、北京中医药大学东直门医院、首都医科大学附属北京安贞医院等单位完成的“稳心颗粒治疗心律失常电生理以及分子机制研究”获得 2014 年度中国中西医结合学会科学技术进步奖一等奖。

脑心同治理论、“供血不足乃万病之源”被写入国家卫生健康委员会“十三五”规划教材、全国高等学校教材《中医学》第 9 版，全国高等中医药院校研究生教材《中西医结合神经病学临床研究》。

脑心同治理论指导下的系列药物，经过长期的临床观察实践、循证医学验证，在防治心脑血管疾病等慢性病方面有显著优势，由郭继鸿教授负责牵头编写的《稳心颗粒治疗心律失常专家共识》于 2017 年 1 月发表于《中国中西医结合杂志》（英文版）；由陈可冀院士负责牵头编写的《脑心通胶囊临床应用中国专家共识》《丹红注射液临床应用中国专家共识》分别于 2017 年 9 月、2018 年 4 月发表于《中国中西医结合杂志》。

为推进中西医结合临床医师学术交流，加强脑心同治理论指导下的用药标准研究及临床产品应用共识，中国中西医结合学会脑心同治专业委员会自成立至 2023 年 6 月，已连续召开十三次中国中西医结合脑心同治学术交流会，推进中西医资源整合、优势互补、协同创新。2016 年，第六次脑心同治大会乌镇会议参会人员高达 2600 人次。2018 年 4 月 14 日，第八次脑心同治大会在深圳落下帷幕。2018 年 4 月 15 日，秉承改革开放 40 周年，践行“一带一路”精神，脑心同治理论走向国际，国际脑心同治协会在中国香港成立，致力于联合海内外的医生，加强中医药文化传播，以脑心同治理论指导世界各地医生救治心脑肾病患者。

二、互联网 + 创新脑心同治慢病管理

2020 年 6 月 7 日，由万海同教授带领的浙江省中西医结合学会脑心同治专业委员会开展了由银川脑心同治互联网医院保障支持的“中西结合 脑心同治慢病管理”线上公益学术论

坛，据统计在线观看人数达到3万余人次，是各地“中西结合 脑心同治慢病管理”线上公益学术论坛中规模最大的一次。

截至2020年6月11日，在银川脑心同治互联网医院的公益支持下，已在上海、河南、宁夏、新疆、江西、四川、广西、青海、安徽、广东、贵州、吉林、陕西、福建、湖南、山东、江苏、云南、浙江、天津共20个省市，累计邀请到87位省级中西医结合学会脑心同治专业委员会主任委员、副主任委员及知名专家开展了20场“中西结合 脑心同治慢病管理”线上公益讲座，共有84位地市级脑心同治主任委员在线交流讨论，线上学习人数累计达到103785人次。学习内容涉及中医药预防治疗新型冠状病毒感染及其康复期的中医药应用经验，中成药的合理应用，心律失常、脑卒中、糖尿病、头痛、冠心病、高血压、睡眠障碍等常见慢性病的防治，医院管理等。

三、借东风推动区域脑心同治产学研融合发展

2020年6月9日，脑心同治研究院许昌市中心医院分院成立仪式在许昌市中心医院举行。

中国中西医结合学会脑心同治专业委员会、浙江中医药大学脑心同治研究院、许昌市中心医院三方围绕心脑血管疾病、糖尿病等慢性病的防治，以许昌市中心医院在当地的龙头地位，提升基层群众的慢性病防治意识，在银川脑心同治互联网医院的协助下，通过“互联网+”收集慢性病人群、典型病例人群大数据。目前三方已经开展国家中医药现代化重点专项——冠心病心衰中医（冠心舒通胶囊）综合治疗方案循证优化研究项目合作，通过规范的临床试验研究，显著提升医院各科室的学术水平和科研水平，培养中西医结合人才，提升科研实力。通过统筹规划、结合实际、完善机制、提高专业化科研学术管理水平和优势，培养人才，助力建设健康许昌。

2020年6月10日，在“脑心同治百县巡讲，血管健康千村同行”基层医师培训暨科普讲座暨高危人群筛查泌阳行活动中，中国中西医结合学会脑心同治专业委员会和泌阳县人民医院携手共建“互联网+脑心同治健康管理中心泌阳基地”，充分利用银川脑心同治互联网医院平台，进一步加强基层服务能力，推进心脑血管疾病等慢性病分级诊疗，推动优质医疗资源下沉，提升基层医生对心脑血管疾病等慢性病的管理水平，提升其对心脑血管疾病等慢性病的筛查和救治服务能力，推广中医药防治慢性病临床诊疗方案，如益气活血通络方代表药物脑心通胶囊用于脑梗死恢复期、心肌梗死稳定期等。预防为主、防治结合，努力促进泌阳县人民群众健康水平。

2020年6月11日，中国中西医结合学会脑心同治专业委员会与南阳市第一人民医院签

订战略合作协议，成立第一个脑心同治防治慢性病南阳临床基地。

本次战略合作的确定，将充分发挥南阳市第一人民医院的临床医疗资源优势，积极协调南阳市相关医疗单位，协同开展防治心脑血管疾病、糖尿病等慢性病的临床研究，收集脑心同治理论指导下的代表中成药在南阳区域防治慢性病的典型病例；并充分发挥银川脑心同治互联网医院平台作用，贯彻落实“互联网＋医疗健康”有关政策，协助与当地基层医疗机构整合，实现医疗资源结合、互动、下沉，开展心脑血管等慢性病健康科普讲座，提高南阳市基层群众慢性病防治意识。

“纵观人类发展史，人类同疾病较量最有力的武器就是科学技术，人类战胜大灾大疫离不开科学发展和技术创新。”在第十三届全国人民代表大会第三次会议上，时任全国人大代表、中国中西医结合学会脑心同治专业委员会候任主任委员赵超的议案之一就是“关于建立常态化中西医协作机制的建议”，广大媒体也纷纷报道。此次基于脑心同治理念的创新研究项目入选国家重点研究项目对于中西医结合脑心同治理论的不断深入发展具有重大意义，以充分发挥中医药特色优势防治慢性病，继承与创新相结合，充分利用现代科技，加强中医药现代传承研究，实现中成药精准用药关键技术突破等为目标，为人民健康服务，为建设健康中国、实现中华民族伟大复兴的中国梦贡献力量。

四、十年砥砺结硕果，跃马扬鞭启新程

2020年10月16—18日，第十次中国中西医结合脑心同治学术交流会议在美丽的曹魏故都——河南省许昌市召开。本次大会由中国中西医结合学会脑心同治专业委员会主办，河南省中西医结合学会、河南省中西医结合学会脑心同治分会、许昌市医学会脑心同治专业委员会承办，银川脑心同治互联网医院协办。本次大会采用线上线下相结合的方式，通过银川脑心同治互联网医院“涛大夫”平台全程实时直播。

长度带来厚重感，深度催生影响力。作为一年一度国内外专家学者了解和交流脑心同治研究最新科研和临床实践进展的盛会，第十次中国中西医结合脑心同治学术交流会以“脑心同治科普 走进千家万户·强化脑心同治理论的科技支撑”为主题，设置一个主会场和六个分会场，吸引了600余名中西医学专家汇聚一堂，探讨脑心同治理论指导下基层慢性病防治策略，以提升基层慢性病诊疗水平。

五、专家云集盛会，共同交流脑心同治

历经20余年的发展与完善，脑心同治理论体系目前已成为心脑血管疾病中医整体观思维

的创新思维体系，受到中西医专家认同。在“人民英雄”、中国工程院院士张伯礼看来，脑心同治是一种创新，既符合临床需求，又属于中医模式，是治疗领域的一种新策略。

十年坚守，初心未改。2011 年 9 月，中国中西医结合学会第一届脑心同治专业委员会成立，这标志着脑心同治在理论和临床上取得了创新性突破和进展。10 年来，脑心同治专业委员会始终为降低国人心脑血管疾病发病率而努力，为慢性病防治创新思路，提供解决策略。

在 2020 年 10 月 16 日举办的第十次中国中西医结合脑心同治学术交流会议开幕式上，中国工程院院士、中国中西医结合学会会长陈香美致辞，对脑心同治专业委员会多年来在心脑血管疾病等慢性病领域进行的科学研究、学术推广、产业化推进、医疗公益活动，以及取得的成绩给予充分肯定，希望专业委员会为健康中国建设作出更多贡献。

作为脑心同治理论的提出者之一和推动专业委员会发展的“领头羊”，赵步长教授在开幕式上发表讲话，并提出做好三年规划的六点要求。第一，要提高政治站位，深入贯彻落实习近平总书记在科学家座谈会上提出的“四个面向”战略部署，充分领会科技部重点专项 2019 年度项目“基于脑心同治理念的益气活血类方治疗脑梗死 / 心肌梗死的病因病机与诊治方案的创新研究”对于脑心同治理论发展的重要意义，深入做好脑心同治相关科学研究，为人民生命健康保驾护航。第二，注重科技创新，以科技成果论证脑心同治理论体系的科学性。第三，大力开展“脑心同治科普 走进千家万户”活动，增强基层群众防治慢性病意识。第四，3 年内在所有地级市成立脑心同治防治慢性病临床基地，与基层医疗机构融合，实现医疗资源结合、互动、下沉，并落实本区域 100 例脑心同治理论指导下的中成药防治慢性病临床典型病例收集方案。第五，坚持开展“共铸中国心・脑心同治走基层”公益活动，助力基层百姓健康和乡村振兴。第六，广泛吸纳优秀的中青年学者、临床医师担任委员，积极培养年轻的医务工作者，促进中西医结合脑心同治事业长足发展。

“传承不泥古，创新不离宗。”时任中国中西医结合学会脑心同治专业委员会候任主委赵超在开幕式上表示，未来步长制药将一如既往坚持中医药产学研一体化，深度挖掘中药临床价值、科技价值、产业价值和文化价值，利用“互联网 +”大数据、人工智能，全力支持脑心同治专业委员会高质量发展。脑心同治专业委员会要充分发挥中医药在治未病中的主导作用，促进中医药事业传承发展。

在会议学术交流环节，来自浙江中医药大学、陕西中医药大学、福建医科大学第一附属医院、中国中医科学院等高校和科研院所的中西医专家作了精彩的学术报告。此外，此次盛会还设置了六个分论坛，聚焦心脑血管疾病及糖尿病等领域，开展慢性病管理策略、典型病例交流；还举行了河南省中西医结合学会脑心同治分会年会、许昌市医学会脑心同治分会年会，以及河南省脑心同治走进千家万户基层医师培训会。

六、产学研一体化，加速中西医结合发展

随着人们生活水平的提高，我国疾病谱发生了明显变化，高血压、糖尿病、心脑血管疾病等慢性病的发病率上升较快。从数据来看，慢性病导致的经济负担占所有疾病负担的近70%，其中，心脑血管疾病居首位。

“实践表明，中医药在预防疾病和治疗慢性病方面具有辨证施治、标本兼顾等独特优势。在人口老龄化和慢性病发病率逐年上升的背景下，中医药将发挥不可替代的作用。”赵步长教授介绍，为促进脑心同治理论研究，2012 年 12 月，脑心同治研究院在浙江中医药大学揭牌成立，通过深入研究脑心同治理论指导下中药制剂的成分及作用机制，使临床用药更具有方向性，同时也加快了产学研合作步伐。

“创新是引领发展的第一动力，科技是战胜困难的有力武器。”赵超表示，步长制药以脑心同治理论研究为基础，部署“聚焦大病种、培育大品种”发展战略，针对疾病谱变化，充分发挥中医药在疾病预防和治疗慢性病方面的独特优势，创新中药组方，并结合现代科技和质量控制体系，开发出一系列满足市场需求的中成药大品种。

“传承中医传统文化，恪守疗效才是硬道理。”赵超介绍，步长制药除面向慢性病中医药防治用药需求开发培育重点品种外，还积极开展和参与慢性病防治健康教育、医疗帮扶活动，并通过新媒体、移动医疗平台等推广防治慢性病技术方法，为 10 年内实现慢性病过早死亡率降低 20% 的防治目标添砖加瓦。

七、勇担社会责任，多措并举助力健康扶贫

脑心同治专业委员会成立以来，不仅连续召开十三次中国中西医结合脑心同治学术交流会议，推进中西医资源整合、优势互补、协同创新，还开展了健康科普、慢性病防治、公益扶贫等工作。全国已建立 30 个省级脑心同治学会、292 个地市级脑心同治学会，同时在海外建立了脑心同治分会，通过资源整合，组织广大中西医工作者投入脑心同治的研究和实践工作。

为将中西医结合脑心同治诊疗技术更好地应用于临床，中国中西医结合学会脑心同治专业委员会携手各省（区、市）脑心同治学会、“同心·共铸中国心”组委会联合发起“脑心同治走基层”大型公益活动，组织全国知名心脑血管疾病专家走进基层医院，为基层医师培训最新、最先进的诊疗技术，同时为基层患者提供义诊服务，以增强当地群众防病治病意识，推动“治未病”理念传播，为降低基层心脑血管疾病的发病率和致残率作出贡献。

十年朝乾夕惕，十年砥砺奋进。自2012年9月“脑心同治走基层”走进新疆阿勒泰以来，截至2020年6月，来自全国的近9000名专家，已走过了516个地方，支援了761个县乡镇基层医院，为基层患者提供义诊115459人次，培训基层医生21290人次，查房会诊1530人次，捐药捐资逾千万元。此外，步长制药积极响应国家号召，持续按市场价格收购农民种植的中药材，收购地区覆盖全国各地，积极促进乡村振兴；向中国红十字基金会“丝路博爱基金”捐资，支持中巴急救走廊建设等。“从‘心’开始，共同绘制构建人类命运共同体的宏伟蓝图”，赵步长说。

在“互联网+”时代，脑心同治专业委员会严格贯彻落实国家“互联网+医疗健康”政策，充分认识“互联网+”医疗服务医保支付工作的重要意义，依托银川脑心同治互联网医院，将中医药脑心同治高级人才群、基层医护人才群、慢性病人群、慢性病疾病谱群、典型病例群、联合用药群等大数据互联互通，开展线上线下相结合的中医药防治慢性病医疗服务，充分发挥独具中国特色的中医药优势，显著提升长期用药患者就医购药的便利性，打通基层群众慢性病医疗服务“最后一公里”，为健康中国建设助力。

“中医药是中华文化的一部分，被誉为‘打开中华文明宝库的钥匙’，为国人健康作出了重大贡献，尤其在防治慢性病方面，更是离不开中医药的长期调理和治疗。”赵步长表示，10年只是开始，传承精华、守正创新，脑心同治专业委员会将继续秉承“团结广大中西医药、民族医药同道，充分发挥传统中医药优势，通过中西医结合，预防心脑血管疾病”的宗旨和“通过产学研相结合的实际行动，降低心脑血管疾病的发病率”的目标，勠力同心，群策群力，努力为全方位、全周期防控慢性病，提升国民健康水平作出新的贡献。

第三节 防治心脑血管疾病进入脑心同治时代

在新型冠状病毒感染疫情防控中，中医药全面介入、全程参与，彰显特色优势，发挥了中医药应对重大突发公共卫生事件的独特作用。中西医结合、中西药并用，是国内新型冠状病毒感染疫情防控的一大特点，也是中医药传承精华、守正创新的生动实践。

中医药不仅可担负应急救治的重任，在预防疾病和治疗慢性病等方面更具特色优势。《“健康中国2030”规划纲要》明确要求，中医药要在治未病中发挥主导作用，在重大疾病治疗中发挥协同作用，在疾病康复中发挥核心作用。在我国人口老龄化和慢性病发病率逐年上升的背景下，中医药将发挥不可替代的作用。

一、建设健康中国，发挥中医药特色

由国家心血管病中心组织编撰的《中国心血管健康与疾病报告 2022》指出，中国心血管疾病患病率处于持续上升阶段，推算我国有 3.3 亿人现患心血管疾病，其中脑卒中 1300 万，冠心病 1139 万，心力衰竭（简称“心衰”）890 万，肺源性心脏病 500 万，心房颤动（简称“房颤”）487 万，风湿性心脏病 250 万，先天性心脏病（简称“先心病”）200 万，外周动脉疾病 4530 万，高血压 2.45 亿。2020 年，心血管病是我国城乡居民的首要死亡原因，占农村死因的 48.00%，占城市死因的 45.86%。随着居民生产生活方式的不断变化，慢性病的患病率及死亡率呈明显上升趋势，成为严重威胁我国居民健康的重大公共卫生问题。

2020 年，中国医院心脑血管疾病患者出院总人次数为 2428 万人次，占同期出院总人次数（包括所有住院病种）的 15% 左右；其中，心血管病患者出院总人次数为 1289.94 万人次，占 7.80%，脑血管病患者出院总人次数为 1138.89 万人次，占 6.89%，造成了巨大的医疗负担。不仅如此，脑卒中发病后存活的患者中，70% 留有不同程度的残疾，其中 40% 为重度残疾。脑卒中所致的偏瘫、失语、手脚不便等，严重影响患者的生活质量，给个人、家庭和社会带来了沉重的负担。

中医药在慢性病防治领域大有可为。第十三届全国人大代表、山东步长制药股份有限公司总裁赵超表示，我们应大力开展中医治未病的科普教育工作，倡导公众形成健康生活方式，从根本上防止慢性病发生；发挥中医药优势，实现慢性病早期防治，从而减缓和逆转病情发展；发挥中医药在慢性病急性期治疗中的优势，通过及时有效的中医药干预显著降低患者的死亡率；应用中医药提高慢性病患者的康复治疗效果，加快慢性病患者痊愈进程，有效降低致残率。

二、坚持传承创新，开创慢性病防治新篇章

2021 年 1 月 23 日，在第六次安徽省中西医结合脑心同治高峰论坛上，安徽省中西医结合学会脑心同治专业委员会主任委员杨文明说：“防治心脑血管病应注重脑心同治。”临床表现既有心慌、胸闷，又有头晕、肢麻的患者应该先到心血管科就诊，还是先到神经内科就诊？心脏和大脑二者中的一个出现问题，另一个是否也隐藏着危机？心脑血管的结构或功能都不正常，血压目标值的设定应该高点还是低点，应该优先治疗哪个？针对上述问题，杨文明提出，临床上对心脑血管疾病必须有全新的考量和认识。心脑血管疾病有着高发病率、高死亡率、高致残率、高复发率的特点，中医理论认为，心脑血管疾病具有反复发作、经久难愈、入络入血等特点，其病程较长，临床表现复杂多样，多为慢性迁延性疾病。两类疾病的

病因病机较为复杂，但综合来看，不外乎本虚标实，即心肾阳气亏虚为本，痰浊、瘀血阻滞为标。同样的病理基础、同样的危险因素造成不同的疾病，可以采用异病同治的方法进行治疗，即对心脑血管疾病进行共同干预，控制血管危险因素，从循环系统改善心和脑的供血，减轻心和脑的病理损害，达到既治已病又治未病的目的。

赵步长、伍海勤和赵涛潜心研究心脑血管疾病的中医治疗方法，从中医理论“异病同治”“脑心同源”“脑心同病”进行探索，在中医学及西医学“脑心相通”理论的基础上，结合西医学心、脑密切的生理关系及心脑血管病变共同的病理基础（动脉粥样硬化）创新性地提出脑心同治理论，从整体观角度来诠释心脑血管疾病的病机与治则，探讨心脑血管疾病的发生、发展与治疗，经过大量的文献研究、实验研究、临床研究，证明这是具有科学性和先进性的创新性理论。

该理论是心脑血管疾病中医治疗整体观的创新与发展，强调早期防治疾病可以减缓病情的发展，对指导心脑血管疾病的治疗和预防具有重要意义。

现代医学提出动脉粥样硬化性心血管疾病（ASCVD）是动脉粥样硬化（AS）导致的缺血性疾病或内皮功能障碍与炎症的各种临床疾病的统称，包括冠心病、脑卒中、糖尿病等。这一概念的提出促进了心脑血管疾病同诊同治理念的建立。

脑心同治理论是指在治疗脑血管病时，应兼顾心血管病；在治疗心血管病的同时，预防和治疗脑血管病。脑心通胶囊是脑心同治理论的代表药物。作为心脑血管疾病防治的现代专利中药，其在治疗理念上注重从预防（一级和二级预防）入手，通过防治结合系统解决心脑血管病的诸多共性问题，具有抗动脉粥样硬化、保护血管内皮、稳定动脉粥样硬化斑块的作用。

脑心同治理论诞生以来，经过不断补充完善及临床验证，得到医学界广泛认可并形成专家共识。脑心同治理论、“供血不足乃万病之源”等内容被写入全国高等学校教材《中医学》第 9 版、全国高等中医药院校研究生教材《中西医结合神经病学临床研究》。基于脑心同治理论的创新中药，如脑心通胶囊、丹红注射液等，也取得优秀的科研成果并在临床实践中得到广泛应用。

三、不忘初心使命，不断深化研究

挖掘、整理、改进、提高，脑心同治理论得到不断丰富发展，以及持续深入地推广应用，关键在于研究者们坚持科研赋能，为该理论提供了扎实的科研数据支撑。全国已正式成立 30 个省级脑心同治学会、292 个地市级脑心同治学会，以及六大脑心同治研究中心：浙江中医药大学脑心同治研究院、中国中医科学院步长脑心同治研究中心、天津中医药大学步长脑心同治研究中心、复旦大学附属中山医院泛血管病研究院、首都医科大学附属北京中医医院脑心同治重点实验室、中山大学步长脑心同治广州研究院。

中国工程院院士张伯礼指导完成了丹红注射液的医院集中监测和上市后临床研究。参与研究的医院共37家，分布于全国6个省份，至2013年8月完成了30888例丹红注射液用药患者的集中监测，并对其安全性进行全面系统的评价。评价显示，丹红注射液不良反应发生率为3.50‰，属偶见不良反应，且症状轻微，可迅速恢复。

2020年6月，浙江省中医脑病（脑心同治）重点实验室正式启动了2019年度国家重点研发计划“中医药现代化研究”重点专项项目“基于脑心同治理念的益气活血类方治疗脑梗死/心肌梗死的病因病机与诊治方案的创新研究”。该项目将促进产学研共同发力，将脑心同治理论的发展推向新的阶段。2020年年底，中国科学院院士陈凯先、中国工程院院士王广基在出席浙江省中医脑病（脑心同治）重点实验室学术委员会2020年总结会时强调，要结合中医理论，用现代医学和系统医学方法来阐释脑心同治的理论基础；要进一步加强科研和临床相结合，开展更高水平循证医学研究和临床医学研究，更好地体现中医的临床价值。

2020年，脑心同治科研成绩斐然。有研究系统阐述了谷红注射液治疗心/脑缺血性损伤的作用与机制，明确了其药效物质基础及药物代谢特征，探讨了现代先进研究方法与中医药学研究的相融性。另有研究证实了心律失常“虚、瘀、悸”的核心病机和“气阴两虚、瘀阻致悸”的高发证候，创新发展了中医药稳心合律的理论内涵；发现了中药稳心颗粒对房颤具有选择性，明确了量效关系；发现了稳心合律中药的蛋白靶点网络，证实了其网络效应机制可归因于中药药效组分的各自贡献度。该项成果促进了脑心同治理论防治心律失常研究体系的形成与发展。

一切过往，皆为序章。在过去10年的创新发展历程中，脑心同治理论的科学研究和临床实践为患者提供了健康保障，为降低心脑血管疾病的发病率、致残率、致死率和复发率带来了希望。在第十次中国中西医结合脑心同治学术交流会上，时任中国中西医结合学会脑心同治专业委员会主任委员赵步长教授联合与会学者，提出了“脑心同治高质量发展三年规划六点要求”，强调不仅要做好科研，更要做好科普宣传，让脑心同治理念和知识普及千家万户；防治心脑血管疾病从预防做起，要一如既往地坚持中西医结合理念，坚持产学研一体化，在全国各级脑心同治学会的支持和努力下，走出一条符合中国特色社会主义的专业委员会的发展之路。

四、开展脑心同治研究，惠及亿万民众

中医药在防治慢性病中具有独特优势，发挥好中西医结合的协同治疗效应脑心同治专业

委员会责无旁贷。作为中西医结合防治心脑血管疾病，以及降低其发病率、致残率和致死率的守正创新研究成果，脑心同治理论不仅在以往的基础科研和临床实践中显现出价值，更要在将来心脑血管疾病的预防中发挥重大作用。

“脑心同治高质量发展三年规划六点要求”提出，中国中西医结合学会脑心同治专业委员会将在全国各个地级市均成立脑心同治防治慢性病临床基地。基地要与当地基层医疗机构融合，实现医疗资源结合、互动、下沉。

2020 年 6 月 11 日，第一个脑心同治防治慢性病临床基地在河南省南阳市第一人民医院成立。随后，郑州大学第一附属医院、河南省驻马店市中心医院、安徽省阜阳市太和县中医院、陕西省商洛国际医学中心医院等临床基地也相继成立。

临床基地将充分发挥当地医疗资源，积极协调相关医疗单位，协同开展心脑血管病、糖尿病等慢性病防治的临床研究，在脑心同治理论指导下研发中成药并收集典型病例；充分发挥银川脑心同治互联网医院平台的作用，贯彻落实“互联网＋医疗健康”相关政策，开展心脑血管病等慢性病的健康科普讲座，增强基层群众慢性病防治意识。同时，临床基地还要将脑心同治高级人才群、基层医护人才群、慢性病患者群、典型病例群、联合用药群等大数据互联互通，提供线上线下相结合的医疗服务。

为将脑心同治理论更好地应用于临床，中国中西医结合学会脑心同治专业委员会携手各省市脑心同治学会、“同心・共铸中国心”组委会，联合发起了“脑心同治走基层”大型公益活动。“脑心同治走基层”公益活动组织了全国知名的心脑血管疾病专家走进基层医院，为基层医务人员培训最新的诊疗技术，并为患者提供义诊服务，增强群众防病治病意识，为降低当地心脑血管疾病的发病率和致残率作出贡献。

2021 年 4 月 24 日，为庆祝中国共产党成立 100 周年，来自北京市、上海市、天津市、四川省、广西壮族自治区及江西省的 30 余名医学专家和志愿者相聚井冈山，拉开了“脑心同治走基层”公益活动的序幕，为革命老区群众送去了形式多样的健康关爱。启动仪式上，步长制药捐赠了 55.5 万元的药品，涉及心脑血管疾病、糖尿病、消化系统疾病、儿科疾病、呼吸系统疾病、妇科疾病等多个病种。

传承精华，守正创新。中国中西医结合学会脑心同治专业委员会将继续秉承“团结广大中西医药、民族医药同道，充分发挥传统中医药优势，通过中西医结合，预防心脑血管疾病”的宗旨和“通过产学研相结合的实际行动，降低心脑血管疾病的发病率”的目标，群策群力，高质量发展脑心同治理论和方药，为筑牢慢性病防治之基和建设健康中国作出新贡献。

五、深研中医理论，优化诊疗方案

2023 年 3 月 27 日，国家重点研发计划“中医药现代化研究”重点专项“基于脑心同治理念的益气活血类方治疗脑梗死 / 心肌梗死的病因病机与诊治方案的创新研究”课题绩效评审会在浙江杭州召开。中国工程院院士王广基、福建中医药大学校长李灿东、中国中西医结合学会第三届脑心同治专业委员会名誉主任委员赵步长等 9 位评审专家及各课题组负责人参加评审会，浙江中医药大学党委书记黄文秀等出席会议并致辞。

课题项目总技术指导万海同教授主持评审会，介绍了脑心同治理念的中医学理论依据，在全面梳理本团队及有关学者工作基础上，项目组发现气阴虚、血瘀是缺血性心脑血管疾病共同的基本病因病机，通过临床辨治循证优化、流行病学调查、作用与机制验证、药效物质基础筛选和评价等研究方法，明确病因病机、证候演变规律，为优化临床诊疗方案提供实验依据，并形成直接临床疗效证据。

浙江中医药大学教授丁志山、广东省中医院教授孙景波、首都医科大学附属北京中医医院教授尚菊菊、浙江中医药大学附属第二医院教授徐彬分别围绕课题的研究目标与内容、任务完成情况、考核指标完成情况、成果水平与创新等方面进行了详细汇报。

脑梗死、心肌梗死虽病变部位不同，但有共同中医病因病机和西医病理基础。在异病同治、证同治则同等理论指导下逐步形成的脑心同治理念对临床实践具有指导意义，但其病因病机异同、治则治法与组方用药方案等尚需进一步科学验证。

基于此，该项目完成“气虚、阴虚、血瘀、络阻（心脑）”基本病因病机和证候体系下益气活血类方治疗动脉粥样硬化性脑梗死恢复期和心肌梗死稳定期的临床辨治优化研究，为两种疾病的中医药防治提供依据；完成横断面与前瞻性队列等临床流调研究，探索脑梗死和心肌梗死的动态、全面、整体的中医证候分布与病因病机演变规律；阐明了益气活血类方防治脑梗死和心肌梗死的生物学机制及药效物质基础，为优化临床诊疗方案提供实验依据。

与会评审专家认真听取报告后，对各课题组取得的高水平研究成果，尤其是在 2020—2022 年完成的两项临床研究和一项前瞻性流行病学研究，给予了高度评价和认可，并就后续项目综合绩效评价工作提出了指导性建议。

项目组将深入研讨并针对治则治法和组方用药方案进行创新。

六、搭平台，聚合力，谱写脑心同治新篇章

“脑心同治理论为心脑血管疾病的中医药治疗开拓了一条新的路径。”“人民英雄”、中国工程院院士张伯礼在第十三次中国中西医结合脑心同治学术交流会致辞中表示，13 年来，脑

心同治专业委员会的研究成果逐步得到医学界认可，并应用于创新药物的研发和心脑血管疾病的临床诊疗。脑心同治理论既符合临床的需求，又体现了中西医结合治疗的独特优势，同时为解决临床难题提供了新的治疗思路和策略。

"一系列丰硕成果，阐明了脑心同治理论的科学内涵，同时也验证了脑心同治理论的科学性和创新性。"中国工程院院士、中国中西医结合学会会长陈香美认为，脑心同治理论为慢性病的防治提供了中西医结合治疗方案，得到了国内外医学界的公认，对减少我国卫生经济压力和减轻家庭负担具有重要的社会意义。

"脑心同治专业委员会始终为降低国人心脑血管疾病发病率而努力，为慢性病防治创新思路，提供解决策略。"中国中西医结合学会第三届脑心同治专业委员会名誉主任委员赵步长在发言中回顾了脑心同治理论 30 年以及脑心同治专业委员会 13 年来所取得的标志性成绩，并作出对未来神经心脏病学的延伸发展和标准化工作的展望。他希望脑心同治专业委员会的委员们继续凝心聚力促发展，将脑心同治防治未病健康科普知识传递给更多百姓，为健康中国建设作出更多贡献。

在学术报告环节，中国工程院院士、哈尔滨医科大学教授杨宝峰以题为"基础研究与转化"的精彩报告，高屋建瓴地为本次学术交流会拉开了序幕。中国中医科学院副院长杨洪军教授、组分中药国家重点实验室和现代中医药海河实验室团队负责人朱彦教授、中山大学生命科学学院苏薇薇教授分别带来题为"基于整合策略的活血化瘀代表方剂复杂作用解析研究""从丹红注射液和'脑心互作'探讨'同治－异治'的科学内涵""复方中药的现代评价新模式研究及在脑心通胶囊中的应用"的精彩学术报告，令人耳目一新。首都医科大学附属北京中医医院刘红旭教授对北京中医医院脑心同治实验室的工作进行了汇报分享，展示了产学研相结合的优秀范例。

主论坛大气磅礴，分论坛同样精彩纷呈。在第十五届长三角中西医结合高峰论坛、"学思想、强党性、重实践、建新功——我为群众办实事脑心同治走基层"、"健康三保中国行、助力乡村振兴"等分论坛上，专家们围绕"防治心脑血管疾病进入脑心同治时代""神经心脏病学""中医脑心同治标准化""我为群众办实事——脑心同治走基层""健康三保中国行系列活动"等主题展开深入交流研讨，碰撞出智慧的火花。

"学会组织一定要'听党的话'，创造条件'写文章'，久久为功做好'传达会'，大力挂牌'建基地'，踏踏实实'走基层'，海纳百川'培养人'。"中国中西医结合学会第三届脑心同治专业委员会主任委员赵超在开幕式致辞中回顾了脑心同治专业委员会在党建、组织建设、学术交流、继续教育、科普宣传、公益活动、产学研一体化科研机构、科研成果转化等方面所做的工作和努力，并表示2023年脑心同治专业委员会要着力开展好学术交流，启动脑心同治标准化工作，编写《神经心脏病学》，创新组建“肺肠同治”专家组，推动脑心同治组织高质量发展，促进中医药事业传承创新发展。

七、走基层，建基地，深耕慢病管理服务

为了积极响应“践行党的群众路线教育”“全面推进乡村振兴”的号召，促进基层诊疗水平提升，向基层弱势群体提供卫生医疗救助，践行健康中国理念，中国中西医结合学会脑心同治专业委员会联合北京同心共铸公益基金会、银川脑心同治互联网医院等单位，发起了“脑心同治走基层”系列公益活动。

“脑心同治专业委员会是社会组织，要大力推动公益活动，要继续深入县级、乡镇社区开展活动，深入到基层群众中去解决问题，助力乡村振兴”，赵超主任委员表示，第十三次中国中西医结合脑心同治学术交流会对10余年来开展的“脑心同治走基层”活动进行了阶段性汇总和经验交流，以更好地服务基层医疗。

截至2023年6月，“脑心同治走基层”公益活动已坚持了12年。这12年来，成立了30个省级“脑心同治走基层”志愿组，“脑心同治走基层”志愿者始终贯彻落实赵步长教授的脑心同治理论，在各省市、地级市组织开展了丰富多彩、形式多样的健康科普教育。截至2023年6月，“脑心同治走基层”活动已经走进全国600个地方，带动近万名爱心医生参与其中，共计支援了800多个县、乡、镇基层医院，直接受益群众近13万人。

随着云计算、物联网、移动互联网等技术的广泛应用，脑心同治专业委员会积极探索“互联网 + 医疗健康”模式，最大限度方便基层患者。2018年，脑心同治专业委员会携手步长制药、北京中卫公益基金会、银川脑心同治互联网医院等公益组织、学会团体共同探索试点“跑起来——医疗健康数据走基层”系列公益活动，走进甘肃、宁夏、青海等少数民族地区，开展义诊、送医送药、健康科普宣讲、医疗培训教育等线上线下的一系列健康帮扶，让优质的医疗资源通过互联网技术延伸，加强基层医生对危重及疑难病例的诊断能力，促进了分级诊疗，推动大医院同基层医院的“同质化”，增强群众就医的获得感。

疫情期间，脑心同治专业委员会再次联合步长制药发起面向全国基层医生、药店店员、患者的线上科普讲座活动：“我为群众办实事——脑心同治健康科普进万家”。据统计，截至2023年6月，累计开展科普讲座活动9000余场，邀请了9000余名基层副主任及以上脑心同治专家在线上讲授健康科普知识，累计观看人数约400万人次，取得了很好的效果。

为使脑心同治理论指导研发的心脑血管疾病、糖尿病、老年病、妇科疾病等慢病领域的

优秀药品得到合理、有效的临床应用，推动慢性病防治关口前移，步长制药已在全国建立多个“脑心同治走基层”志愿组，打通基层渠道，包括县级医院、村卫生室、基层诊所、乡镇药店，解决偏远乡镇卫生院药品缺乏问题，确保群众能在家门口买到放心药、救命药，提高基层医药服务能力，助力乡村振兴。

在防治慢性病，助力优质医疗资源结合、互动、下沉基层的道路上，脑心同治专业委员多措并举。在全国各地成立30个省级脑心同治学会，292个地市级脑心同治学会，建设256个脑心同治防治慢性病临床基地、227个县区级“互联网+”脑心同治健康管理中心，充分利用当地医疗资源，协同开展防治心脑血管疾病、糖尿病等慢性病的临床研究，并支持各个基地每年收集100例（县级健康管理中心收集50例）脑心同治理论指导研发的中成药用于临床防治慢性病的典型病例，目前已通过银川脑心同治互联网医院素枢系统收集了近万例。

2021年，为贯彻落实《中国科协科普部关于开展科技志愿服务深入推进“我为群众办实事”实践活动的通知》精神，脑心同治专业委员会承办了中国科协交给中国中西医结合学会的一项重要工作：“我为群众办实事——健康三保中国行”公益活动。中国中西医结合学会脑心同治专业委员会和中国中西医结合学会妇产科专业委员会紧密配合，运用中西医结合的独特优势，更好地为基层的女性健康科普作贡献。

赵超表示，“健康三保中国行”活动是“健康三保”理念的生动实践，将会切实服务于基层妇女群体；“健康三保中国行”活动还是中西医结合学会开展的服务基层群众品牌活动，要切实做到深入群众、扎根基层。

在走基层、建基地的过程中，赵步长深刻感受到只有全面提高基层医疗服务水平才能更好地惠及百姓。因此，他提出，步长制药作为志愿者单位，要全力支持脑心同治专业委员会的各类活动下沉到区县医院和乡镇卫生院，倡导通过线上线下结合、互动交流等方式积极开展正规多样的脑心同治学术交流会议和临床诊疗培训指导、技术帮扶，提升基层医师诊疗水平，推动规范诊治和多学科协作，助力基层医疗服务“强”起来。

中医药在防治慢性病方面具有独特优势，发挥好中西医结合的协同治疗效应，是为国分忧，为民造福，脑心同治专业委员会责无旁贷。时至今日，脑心同治理论历经30年创新发展，已在国内中医、西医和中西医结合临床及药学界获得广泛认可，相关专家、学者和科研人员对该理论从不同角度开展了研究，并为之赋予了更加丰富的理论内涵。

正如安徽省中西医结合学会脑心同治专业委员会主任委员杨文明在大会采访中所言：脑心同治理论提出了30载，到今天已深入人心，脑心同治理论指导下的治疗手段、策略，已在临床得到了广泛应用，反过来也进一步推动了理论的再创造再完善再升华。我们欣喜地看到脑心同治时代已经来临！期待全体脑心同治理论工作者、临床工作者、产学研工作者一起，把脑心同治理论一以贯之，在理论创新、临床突破、科技研究方面，作出更大的贡献！

第四节 脑心同治理论携手蒙医药，同助民族医药发展

2024年1月，国家重点研发计划“中医药现代化研究”重点专项（以下简称“国家重点研发计划项目”）2023年度项目“基于脑心同治理念的蒙医药治疗冠心病（心绞痛－心肌梗死）心肌纤维化理论与评价系统研究”启动会在西安召开。这是继2020年“基于脑心同治理念的益气活血类方治疗脑梗死/心肌梗死的病因病机与诊治方案的创新研究”入选国家重点研发计划项目并于2023年3月顺利结题后，中国中西医结合学会脑心同治专业委员会推进产学研一体化取得的又一硕果，掀开了脑心同治理论携手蒙医药共同助推民族医药发展的新篇章。

“民族医药是中华民族优秀文化的瑰宝之一，也是我国传统医药的重要组成部分，蕴含了深厚的历史积淀和丰富的文化元素”，赵步长教授介绍说，该理论自提出30余年来，始终心怀“国之大者”，牢记“责之重者”，在传承中创新，在传承中发展，充分发挥少数民族医药和汉族医药在治未病中的主导作用，大力开展脑心同治产学研一体化活动，为中医药事业发展汴入新活力。

一、搭“国重”计划快车，蒙医药发展正逢其时

国家心血管病中心发布的《中国心血管健康与疾病报告2023》显示，心脑血管疾病是中国城乡居民的首要死亡原因，我国心血管病现患人数3.3亿，近四分之一的中国人是心血管病患者。

蒙医学作为中医学的重要组成部分，具有完备独特的理论体系，对心血管病的诊疗有特色和优势疗法。18世纪，蒙医学经典《四部甘露》就记载了心刺痛的病因病机、治法、用药，后逐步形成“促运气血，镇心刺痛，调理白脉”的诊疗思想。“基于脑心同治理念的蒙医药治疗冠心病（心绞痛－心肌梗死）心肌纤维化理论与评价系统研究”是基于蒙医学理论探索心脑血管疾病治疗方案的一次开创性实践。

国家中医药管理局、国家民族事务委员会等13部委局联合发布的《关于加强新时代少数民族医药工作的若干意见》提出，到2030年，要在民族地区建立较为完善的少数民族医药健康服务网络，提高健康服务能力，完善人才培养体系，提高产业化水平，健全标准化体系，加强国际交流，全面传承保护少数民族医药。

“该项目紧跟国家政策导向，大力发展民族蒙医药恰逢其时”，中国工程院院士、成都中医药大学首席教授陈士林在主持国家重点研发计划项目启动会时提出，要统一思想、提高站位，站在拯救人类生命健康的高度，始终保持争先进位、攻坚克难的使命感，做出高质量研究成果，努力让蒙医药在防治心血管疾病中发挥出独特的优势和疗效，切实扛起推动民族医药事业高质量发展的时代责任。

“蒙医药治疗冠心病等虽具有独特理论体系与优势，然而许多临床应用多年的‘成熟’蒙药的临床证据、干预时机、优势人群、药效物质、作用机制等并不十分确切或清楚”，项目总负责人、脑心同治专业委员会副主任委员、浙江中医药大学教授万海同道出了项目的关键。为破解这一难题，他带领团队找准症结、集智攻关，基于蒙医“冠心病认识－诊疗技术－特色用药”一体化理论与脑心同治理念，通过临床循证，研究蒙药对心血管病变时程——冠心病（心绞痛、心肌梗死）心肌纤维化不同阶段的干预效应，明确优势人群、环节、阶段等；阐明相关蒙药作用机制、药效物质基础；并通过一体化评价体系和关键技术，凝练蒙医诊疗理论，构建冠心病全链条精准治疗方案，制定凸显蒙医优势诊疗标准等，为明晰蒙医药干预时机、优势阶段、优势病证等提供关键疗效证据，也为形成蒙医诊疗方案等提供证据。

本次国家重点研发计划项目包括四大课题，分别是“蒙药冠心舒通胶囊治疗稳定型心绞痛/心肌纤维化临床循证研究”“蒙药冠心舒通胶囊治疗心肌梗死/心肌纤维化临床循证研究”“蒙药抗冠心病/心肌纤维化作用机制研究”“蒙医药治疗冠心病诊疗理论提升与一体化评价技术研究方案及实施计划”。四个课题相辅相成，互为佐证，形成了蒙医药理论和人用经验、物质基础及作用机制研究、临床试验“三结合”的研究体系，深入开展系统性联合研究，形成高水平证据体系。

课题一负责人内蒙古自治区国际蒙医医院的特木其乐教授在采访中表示：“党中央、国务院历来高度重视中医药和民族医药事业发展，作为民族医从业者，有幸参与到这个项目，通过不断探索、实践，推动民族医药的发展，在中医药这个大家庭里茁壮成长。”

“项目整体方案的落地实施，离不开各课题组之间的密切配合和相互支持，离不开企业的强力支持，也离不开关心关爱民族医药事业有志之士的提携和帮助”，课题四负责人内蒙古医科大学松林教授表示，四个课题组竭诚合作，一定会出色完成研究任务。

启动会上，项目和课题负责人分别对项目和课题的实施方案进行汇报。项目组针对专家意见召开内部研讨会，讨论并完善补充实施方案内容，制订详细工作规划，以确保项目的顺利实施。“项目的开展实施，将深入研究蒙医药与脑心同治理论，收集更多明确证据，对于心脑血管疾病的中医药防治具有重大意义”，冠心舒通胶囊发明人、内蒙古民族大学蒙医药学院教授奥·乌力吉说。

二、与脑心同治携手，蒙医药理论更上层楼

“脑心同治理论与蒙医药理论之间的相互支持促进，可以充分发挥民族医药在降低心脑血管疾病发病率中的重要作用，系统性地总结蒙医药脑心同治的作用机制、临床疗效、安全使用要求及标准规范，能使民族医药发展更具科学性、指导性，为各族人民的心脑血管疾病防治带来更有效的诊疗方案，助力民族医药的创新发展，为国民健康保驾护航”，赵步长教授在国家重点研发计划项目启动会上说。

万海同教授也特别强调了脑心同治理论在本项目中的重要作用。他表示，赵步长、伍海勤教授和赵涛博士潜心研究心脑血管疾病的中医治疗方法，从中医理论“异病同治”“脑心同源”“脑心同病”进行探索，在中医学及西医学“脑心相通”理论的基础上，结合西医学心、脑密切的生理关系及心脑血管病变共同的病理基础（动脉粥样硬化）创新性地提出脑心同治理论，从整体观角度诠释心脑血管疾病的病机与治则，探讨心脑血管疾病的发生、发展与治疗，指导临床实践。经过大量文献研究、实验研究、临床研究，证明脑心同治理论是具有科学性和先进性的创新理论。

30 年来，中西医专家及医药科研人员基于脑心同治理念开展系列研究，经过大量临床与实验验证，不断补充完善，以脑心同治为切入点已成为治疗心脑血管疾病的重要方法和广泛共识。

为充实脑心同治理论研究，2011 年 9 月 18 日，中国中西医结合学会脑心同治专业委员会正式成立，全国累计成立 30 个省级、292 个地市级脑心同治学会，还在海外建立脑心同治分会，在学术交流、组织建设、继续教育、科普宣传、公益活动、产学研一体化机构建设等方面开展一系列工作，传播脑心同治理论，指导临床应用，促进理论成果的转化。

挖掘、整理、改进、提高，脑心同治理论不断丰富发展，应用推广持续深入。脑心同治专业委员会积极携手院士级专家和学术带头人，联合重点科研院所、医疗机构建立了六个脑心同治研究院、研究中心等，围绕心脑血管疾病防治的共性问题开展合作，推动中医药现代化发展。

2012 年 12 月，浙江中医药大学脑心同治研究院成立，负责人万海同教授一直从事脑心同治理论实践研究，获得系列突破性成果。2020 年，他牵头的“基于脑心同治理念的益气活血类方治疗脑梗死 / 心肌梗死的病因病机与诊治方案的创新研究”项目入选国家重点研发计划项目，这是深入研究中西医结合脑心同治理论的重要里程碑事件，并于 2023 年 6 月 30 日，本项目获得科技部中国生物技术发展中心正式批复，综合绩效评价结论为通过。2023 年 3 月

15 日，万海同教授牵头申报的“中医脑心同治临床应用专家共识”“脑梗死合并心肌梗死中医诊疗指南”获中华中医药学会批准立项；2023 年 6 月 6 日，“益气活血类方药抗脑缺血作用与其在缺血性中风分期分证中应用”荣获 2022 年度教育部高等学校科学研究优秀成果奖（科学技术）一等奖，该项目系统阐述了脑心同治理论指导下的缺血性中风气（阴）虚致血瘀络阻病机的变化特征。

“蒙医学理论与脑心同治理论同根互源”，万海同教授介绍说。蒙医学将人体中的连接脉分为白脉和黑脉两种，认为大脑是白脉之海，与心脏通过白脉、黑脉相连，白脉和黑脉互相依存、制约、促进，病理上互相致病，临床治疗时要求白脉病与黑脉病兼顾，并在此基础上形成蒙医心－脑轴学说。其对冠心病的优势治法“促运气血，镇心刺痛，调理白脉”及其方药得到医学界关注与认可，与脑心同治理论共同为缺血性心脑血管病整体辨治、证同治同的异病同治提供了治疗思路与方法，丰富和发展了缺血性心脑血管病诊治内容。

在脑心同治理念指导下，万海同团队进行蒙医药文献整理并出版蒙医著作。开展蒙药冠心舒通胶囊等方药治疗冠心病、脑梗死的临床试验，心刺痛（冠心病）证候横断面临床流调等，明确蒙医防治冠心病等心血管病的重要临床价值；在国家自然科学基金重点项目资助下，开展益气活血类方治疗冠心病、脑梗死临床循证试验；在国家重点研发计划项目课题资助下，开展清热活血方治疗糖尿病、冠心病临床循证等研究，取得确切临床疗效证据。

“冠心舒通胶囊治疗慢性稳定型心绞痛（心血瘀阻证）多中心、随机、双盲、安慰剂平行对照临床试验”由北部战区总医院、中华医学会心血管病分会主任委员韩雅玲院士牵头，国内 12 家三甲医院共同参与研究，结果表明，冠心舒通胶囊有利于稳定型心绞痛患者的治疗。研究显示，中医证候整体有效率高达 90%，患者心绞痛发作次数明显减少，硝酸甘油使用显著减少，患者生活质量明显改善。循证研究结果发表在 *BMC Complementary and Alternative Medicine*（《BMC 补充和替代医学》）;《活血化瘀类中成药合理用药指南》推荐意见指出，冠心病二级预防用药联合冠心舒通胶囊，可有效调节冠状动脉粥样硬化性心脏病患者血脂，降低炎症指标，提高临床疗效。

目前辽宁中医药大学附属医院张艳教授正牵头制定《冠心舒通胶囊治疗冠状动脉粥样硬化性心脏病临床应用专家共识》，她表示：“几十年来，冠心舒通胶囊在临床上广泛地应用于冠心病、心绞痛的治疗，经临床观察，其对临床症状有明显的改善作用，可显著提高患者生活质量。而此次国家重点研发计划项目的研究能够充分挖掘蒙医药临床治疗优势，优化冠心病的治疗方案，提高临床疗效，促进合理用药，也为中医药标准化作出巨大贡献。”

三、产学研一体化，谱写民族医药新篇章

在国家重点研发计划项目启动会后，项目组专家赴陕西步长制药有限公司，对蒙药冠心舒通胶囊生产质控情况进行实地调研，深入了解承接项目产业单位——步长制药一体化、标准化、智能化的生产车间，坚定了做好国家重点研发计划项目的信念。

“作为产业单位，步长制药非常荣幸能协助承接科技部交给我们面向人民生命健康的重大任务，这是脑心同治理论携手蒙医药共同助推民族医药发展的重要时刻”，中国中西医结合学会第三届脑心同治专业委员会主任委员赵超在该项目启动会上介绍说。步长制药始终以“中药现代化，市场国际化”为目标，持续完善中医药产学研一体化创新模式，充分发掘民族医药的优势与潜能，努力为推进中医药产业的现代化和国际化、助力中医药产业高质量发展贡献力量。

事实上，正是在脑心同治理论指导下，步长制药将创新组方与现代制药工艺相结合，借助现代技术方法进行药效、毒理与临床评价，深入研究药效物质基础及药理机制，研发出了一系列创新中药，如心脑血管领域四大拳头产品脑心通胶囊、稳心颗粒、丹红注射液和谷红注射液，以其显著的疗效被广泛地应用于临床，推动防治心脑血管疾病进入脑心同治时代。同时，促进中医药从中药材的种植、加工到中成药的研发、生产，再到中医大健康产业丰富的业态、产品和服务，形成一个足够长而且辐射人群广泛的产业链，带动了从第一产业的种植到第二产业的中药加工制造到第三产业的中医服务业的发展，从中医药农业的乡村振兴到美丽中国建设，为拉动就业、经济强国、健康中国作贡献。

脑心同治理论得到长足发展的同时，步长制药不忘履行企业社会责任，发起并赞助的大型公益活动“共铸中国心”项目，自2008年以来，组织以首都医疗专家为主的志愿者队伍，连续16年在边疆民族地区进行大规模的健康志愿服务，内容涵盖地方病调研、义诊巡诊、爱心捐赠、医疗培训、健康讲座、先心病患儿筛查及救助等。从2010年起，这一活动被纳入中央统战部“同心工程”，改称为“同心·共铸中国心”，并荣获民政部颁发的中国慈善领域政府最高奖——中华慈善奖。

发展靠科技创新，科技创新靠人才。本次国家重点研发计划项目也将培养更多蒙医药国家级、省级人才，中青年学术带头人，培养一批博硕士研究生，为蒙医药发展延续有生力量。

赵超表示，国家重点研发计划项目是国家针对事关国计民生的重大问题开展的研究，将坚决贯彻落实习近平总书记提出的“面向世界科技前沿、面向经济主战场、面向国家重大需求、面向人民生命健康”的战略部署，尤其是落实“面向人民生命健康”要求，调动一切资源，确保课题顺利进行，产学研携手共同推动民族医药事业朝着更高水平、更广领域、更深层次的方向发展，为健康中国建设、防治慢性病作出新的更大贡献。

第二章

DI ER ZHANG

心脑血管疾病概述

近些年由于人们生活压力的增大及饮食习惯的改变等因素，心脑血管疾病患病率及病死率均呈现逐渐上升的趋势。这不仅在一定程度上增加了社会经济负担，还给患者的生活带来了严重的负面影响。因此，开展心脑血管疾病防治工作十分重要。

心脑血管疾病属于常见的慢性病范畴，多发于中老年人群，近年来有年轻化的趋势。其发病较隐匿，病因复杂，病程迁延不愈，常造成心、脑、肾及血管等多个靶器官的结构或功能损害，严重威胁人类的健康和生命。据估计，2012 年花费在心肌梗死、颅内出血及脑梗死方面的治疗费用达 500 亿人民币。针对广东的一项调查发现，包括高血压、肥胖、高脂血症及血糖异常在内的代谢性疾病的发病率一直在上升，在 2010 年达到 24.5%。我国 18 岁及以上成年人的糖尿病患病率为 11.6%，而糖尿病前期的患病率高达 50.1%。2008 年我国在 2 型糖尿病（T2DM）上的直接财政负担约为 90 亿美元，预计到 2030 年我国糖尿病的防治成本将达到 1320 亿美元。

近年来，随着社会经济的发展，人们的生活水平不断提高，人口老龄化趋势越来越明显。在生活方式方面，不良的生活习惯以及肥胖等因素使心脑血管疾病发病显著增加。由于心脑血管疾病的致残率与致死率处于持续增高趋势，我国心脑血管疾病的发病与防治面临着严峻的挑战，可以说心脑血管疾病目前正处于爆发的潜伏期，如不加以科学有效的防控，预计在不久的将来会出现心脑血管疾病发病率居高不下。可见，针对心脑血管疾病防控的研究刻不容缓。

第一节 心脑血管疾病的流行趋势

中国居民心脑血管疾病发病和死亡人数持续增加，尤其是心脑血管病危险因素暴露水平持续上升，导致中国心脑血管疾病负担持续加重。但同时，中国在社区人群心血管病防治工作方面已进行了 40 多年的探索与实践，积累了人群防治工作经验，主要在高血压人群防治工作方面取得了明显进展和实际成效。自 21 世纪初，导致国民死亡的头号杀手——脑卒中死亡率增长趋势明显趋缓，并于 2009 年前后出现年龄标化死亡率拐头向下趋势。

心脑血管疾病主要指心脏和脑部血管（主要为动脉）发生病变（多为动脉粥样硬化）所引起的心脑供血不足，导致脏器结构与功能受损，甚至死亡，包括冠状动脉粥样硬化性心脏病（简称“冠心病”）和脑卒中（包含缺血性脑卒中与出血性脑卒中）等。近年来，流行病学研究显示该类疾病在不同地区、不同种族人群，以及不同时间段的发病情况有较大的差异，这与相关危险因素的控制及人们的重视程度均有密切的关系。

冠心病是冠状动脉粥样硬化、斑块形成导致血管管腔狭窄或斑块破裂出血、血栓形成，以不同程度地阻塞管腔而引发心肌缺血的一组心脏病。它分为稳定型心绞痛和急性冠脉综合征（ACS），后者包含不稳定型心绞痛、非 ST 段抬高型心肌梗死与 ST 段抬高型心肌梗死。冠心病和脑卒中都是中老年人常见的慢性病，其高致死率与致残率给患者和社会造成了极大的经济损失，已成为全社会沉重的医疗负担。

中国心血管疾病患病率处于持续上升阶段。据报道心血管疾病现患人数 3.3 亿，其中脑卒中 1300 万，冠心病 1139 万，心力衰竭 890 万，肺源性心脏病 500 万，心房颤动 487 万，风湿性心脏病 250 万，先天性心脏病 200 万，外周动脉疾病 4530 万，高血压 2.45 亿。

在城乡居民疾病死亡构成比中，心血管疾病占首位，2020 年分别占年农村、城市死因的 48.00% 和 45.86%，即每 5 例死亡中就有超过 2 例死于心血管疾病。从 2009 年起，农村的心血管疾病死亡率超过并持续高于城市。2020 年，农村心血管疾病死亡率为 336.13/10 万，其中心脏病死亡率为 171.36/10 万，脑血管病死亡率为 164.77/10 万；城市心血管疾病死亡率为 291.04/10 万，其中心脏病死亡率为 155.86/10 万，脑血管病死亡率为 135.18/10 万。

2005 年，中国心血管疾病死亡人数为 309 万，2020 年增长至 458 万；年龄标化死亡率从 2005 年的 286.85/10 万下降至 2020 年的 245.39/10 万；2020 年中国心血管疾病过早死亡率负担较 2005 年下降了 19.27%；缺血性心脏病、出血性脑卒中和缺血性脑卒中是中国心血管疾病死亡的三大主要原因。

2003—2020 年，脑血管病死亡率整体呈增长趋势。根据《2021 中国卫生健康统计年鉴》，2020 年中国城市居民脑血管病死亡率为 135.18/10 万，占城市总死亡人数的 21.30%，位列城市居民全死因的第三位；农村居民脑血管病死亡率为 164.77/10 万，占农村总死亡人数的 23.53%，位列农村居民全死因的第二位；中国居民脑血管病死亡率男性高于女性，农村高于城市。

2019 年全球疾病负担（*Global Burden of Disease 2019*，GBD 2019）数据显示，2019 年中国脑卒中的年龄标化发病率为 200/10 万，其中缺血性脑卒中为 144/10 万，出血性脑卒中为 44/10 万，蛛网膜下腔出血为 11/10 万；与 1990 年相比，2019 年脑卒中年龄标化发病率下降了 9.0%，其中缺血性脑卒中增加了 35.0%，出血性脑卒中和蛛网膜下腔出血分别降低了 53.0% 和 39.0%。

基于 GBD 2019 结果，2019 年中国脑卒中年龄标化患病率为 1468.9/10 万，其中缺血性脑卒中为 1255.9/10 万，出血性脑卒中为 214.6/10 万，蛛网膜下腔出血为 81.4/10 万；与 1990 年相比，脑卒中年龄标化患病率上升了 13.2%，其中缺血性脑卒中增加了 33.5%，出血性脑卒中和蛛网膜下腔出血分别降低了 31.9% 和 21.9%。

2019 年，我国人群脑卒中年龄标化伤残调整寿命年（DALY）率为 2412.5/10 万，较 1990 年大幅下降 41.6%；年龄标化寿命损失年（YLL）率下降了 45.7%，但年龄标化健康寿命损失年（YLD）率上升了 15.9%。

第二节　诱发心脑血管疾病的危险因素

随着我国城市化发展进程加快、人口老龄化问题加剧及生活方式或饮食结构改变等，心脑血管疾病发病的危险因素逐渐增多。弗雷明汉（Framingham）心脏研究确立了心脑血管病危险因素，主要包括年龄、性别、吸烟、糖尿病、总胆固醇升高、高密度脂蛋白胆固醇降低、收缩期高血压等。近年的研究显示除了这些传统危险因素，一些新的指标如肥胖、代谢综合征、炎症反应标志物等与心脑血管病的发生发展均有密切的关系。

一、高血压

高血压是最为常见的心血管疾病之一，据有关资料统计，全球高血压患者超过 10 亿，每年均有 700 余万人死于与高血压相关的疾病。随着经济条件的改变和不良生活方式的增加，以及人口的老龄化，高血压的流行趋势进一步加剧。据中国高血压调查数据显示，2012—2015 年，我国 18 岁及以上居民高血压患病粗率已达到 27.9%（标化率 23.2%），这就意味着，每四个成年人里，就会有一个高血压患者。2015 年中国 18 岁以上人群中已有 2.45 亿高血压患者，2017 年中国有 254 万人死于收缩压升高，伤残调整寿命年超过 5%。高血压已经成为中国面临的重要公共卫生问题。

高血压是心脑血管病和猝死的重要原因之一。高血压是脑卒中，无论是缺血性还是出血性脑卒中的重要危险因素。研究表明，高血压的不同亚型反映血管的不同的生理过程和不同的临床意义：单纯收缩期高血压（ISH）反映患者动脉僵硬度增加，单纯舒张期高血压（IDH）反映患者外周小动脉血管的阻力增大，而混合型高血压（SDH）反映患者同时具有动脉血管僵硬度增加与外周小动脉血管阻力增高。研究提示，收缩期高血压、舒张期高血压，以及平均动脉压水平均与脑卒中的发病危险性呈线性相关。对妊娠期妇女研究发现，在妊娠期出现高血压病史的患者，其产后发生高血压、脑卒中的比例明显高于妊娠期无高血压病史的患者，进一步表明高血压与脑卒中发病的关系密切。我国为脑卒中高发国家，这与我国高血压发病率较高密切相关，高血压已成为我国居民致死致残的头号杀手。高血压也是冠心病的重要危险因素之一，无论收缩压或舒张压升高均可导致冠心病、心肌梗死、心力衰竭的发病率和死亡率增高。国外研究显示，40 ～ 70 岁人群，血压在 115/75 ～ 185/115mmHg 范围内波动，较理想血压（小于 120/80mmHg），收缩压每增加 20mmHg 或舒张压每增加 10mmHg，心血管疾病的患病危险性增加一倍，血压在正常高限范围（130 ～ 139/80 ～ 85mmHg）的人群患病危险性则增加二倍。美国的一项研究还显示血压高于 160/90mmHg 者较其他人群患冠心病的危险性高 2.3 倍。Framingham 心脏研究针对 5209 例年龄在 30 ～ 60 岁的男性人群进行长达 16 年的随访观察，结果提示冠心病的发病率随血压的增加而升高，血压与冠心病发病的关系犹如血压与脑卒中的关系一样，存在连续的对应相关性，无明显的拐点。此外，高血压与心室肥厚、心律失常及心力衰竭都有明确的相关性，高血压患者较无高血压者发生心力衰竭或因心力衰竭死亡的危险性明显增高。

可见，高血压作为心脑血管病最重要的危险预测因素应重点关注，控制高血压，治疗高血压，在很大程度上有助于防控心脑血管病的发生发展，有效降低心脑血管病的致残率与致死率，减轻心脑血管病对人类健康的危害。

二、吸烟

吸烟是心脑血管病发病的重要危险因素。我国男性吸烟率在国际上处于较高水平，目前处于平台期，但年轻女性略有增加，总计烟民 3.5 亿，被动吸烟者 5.4 亿。近年来 15 岁以上人群戒烟率略有增加，但控烟任务仍相当艰巨。控烟是效费较高的预防心血管病的手段。

研究表明吸烟危害健康，烟草燃烧时产生的各种化学物质会损伤人体的多个系统组织。对于心脑血管系统，吸烟已成为独立的危险因素。研究显示吸烟者较不吸烟者更易发生动脉粥样硬化病变，其冠心病、高血压、脑卒中等心脑血管疾病的发病率与死亡率均显著高于不吸烟者。据有关统计，因心血管病死亡者中，有 30% ～ 40% 与吸烟有密切的关系。吸烟的数量多少与心血管病的发病有明显的量效关系。我国首钢工人冠心病前瞻性研究中发现高胆固醇患者若吸烟数量增多，其冠心病的发病率也相应升高。观察脑卒中的发病情况可见吸烟者发生中风的概率是不吸烟者的 2 ～ 3.5 倍；如果高血压患者吸烟，则中风的危险性升高近 20 倍。

被动吸烟对人体的危害也是极大的。被动吸烟的人群较广，妇女、儿童深受其害。加拿大一项研究显示被动吸烟的人群占其总人口的 25% ～ 30%，在一些国家或地区可能更高。有研究提示，与不吸烟者或未暴露在吸烟环境中的人群比较，暴露在吸烟环境者血管动脉粥样硬化病变进展的速度加快；高血压或糖尿病患者被动吸烟更是雪上加霜，心脑血管并发症及死亡率将显著上升。因此，各个国家和政府都在提倡戒烟，尤其是在公共场所禁烟，以减少吸烟对本人或他人健康的危害。

三、血脂异常

临床上血脂异常包括血清总胆固醇（TC）增高、低密度脂蛋白胆固醇（LDL–C）增高、高密度脂蛋白胆固醇（HDL–C）降低、甘油三酯（TG）增高，以及混合型血脂异常。

（一）高胆固醇血症与心脑血管疾病

LDL–C 占血液中胆固醇的 60% ～ 70%，它主要将肝脏生成的胆固醇转运至外周组织，血浆中 LDL–C 水平增高是极其有害的。LDL–C 水平升高将引发 LDL–C 聚集在动脉血管壁并发生氧化，氧化 LDL–C 是导致动脉壁损伤和动脉粥样硬化病变的罪魁祸首，它促进炎症反应、凝血及血管收缩。氧化 LDL–C 吸引血液中的单核细胞浸入血管壁，引发后续的巨噬细胞、泡沫细胞、脂质条纹及血管壁粥样硬化斑块的形成。血管壁粥样硬化斑块可导致血管腔狭窄，或斑块破裂引起血栓形成，导致器官缺血或梗死，发生心绞痛、心肌梗死、缺血性脑卒中、外周血管缺血病变等，甚至死亡。

高胆固醇血症与心脑血管病的发生关系密切，研究显示血浆胆固醇水平与心血管病危险性的关系是连续性的。心血管疾病防治指南及美国国家胆固醇教育计划（NCEP）成人高胆固醇血症检查、评估和治疗的第三次报告（ATP Ⅲ）将 LDL–C 作为降低胆固醇治疗的首要目标之一。要把 LDL–C 控制在何种水平较为适宜主要取决于个体患冠心病的危险性大小。根据 ATP Ⅲ，冠心病的危险因素主要有吸烟、高血压（血压＞ 140/90mmHg）、HDL–C 降低（＜ 40mg/dL）、早期冠心病家族史（一级亲属中男性≤ 55 岁，女性≤ 65 岁发生冠心病）及年龄（男性≥ 45 岁，女性≥ 55 岁）。若个体已患有冠心病（如心肌梗死、心绞痛），有冠状动脉介入或旁路移植手术史，存在心肌缺血证据，存在冠心病等危症（糖尿病、冠状动脉以外的动脉粥样硬化性疾病，如外周血管疾病）病史，或存在 2 个及以上冠心病危险因素且其未来 10 年冠心病发生风险＞ 20%，则处于冠心病高危状态，LDL–C 水平应控制在＜ 100mg/dL；若患者本身患有冠心病或糖尿病，属于极高危人群，LDL–C 水平应达到＜ 70mg/dL；若危险评估属于中危人群（伴有 2 个或 2 个以上的危险因素，未来 10 年冠心病发生风险在 10% ～ 20%），则 LDL–C 水平应达到＜ 130mg/dL。若各种危险层次的人群未达到相应的要求，应采取治疗性生活方式改变（如体力活动、饮食调节等），甚至启用降胆固醇药物干预以使胆固醇水平达标。

多项研究均表明 LDL–C 是心血管疾病的独立预测因素，以他汀类药物降低胆固醇能显著降低冠心病的发生率并改善患者临床预后。在一项冠心病一级预防研究中，于无明显临床冠心病且具有平均胆固醇水平的人群中以洛伐他汀干预，较安慰剂组能显著减少这类人群的急性冠状动脉事件，研究发现这与显著降低的 LDL–C 水平密切相关。在二级预防研究中，最经典的 4S 临床研究（the Scandinavian Simvastatin Survival Study）显示针对冠心病患者，采用每日予以辛伐他汀 20 ～ 40mg 较安慰剂组能降低主要冠状动脉事件发生率 34%，减少冠状动脉病变死亡率 42%，总死亡率下降 30%。进一步研究表明每降低 LDL–C 水平 1%，则主要冠状动脉事件危险性下降 1.7%，每降低 TC 水平 1%，则主要冠状动脉事件危险性下降 1.9%。

研究显示我国人群的 TC 与 LDL–C 水平相对低于西方国家，但胆固醇水平的升高仍然与我国冠心病、缺血性脑卒中的发病危险性提高有密切关联。对我国首钢男性职工冠心病危险因素前瞻性研究发现，胆固醇水平增高，冠心病发病率也随之增高，当 TC 在 200 ～ 239mg/dL 与 TC ≥ 240mg/dL 时，其冠心病发病率分别是 TC ＜ 200mg/dL 时的 1.9 倍与 3.2 倍。胆固醇水平增高，冠心病死亡率也是显著上升的。可见，高胆固醇血症尤其是 LDL–C、TC 水平升高是冠心病、脑血管疾病发病的重要危险因素，LDL–C 是冠心病调脂治疗的首要靶标。

若个体的 TG 水平升高，达到 200 ～ 499mg/dL，则需要评估非高密度脂蛋白胆固醇（non–HDL–C，包括 LDL–C、VLDL–C）的水平，应将 non–HDL–C 作为调脂干预的第二靶标，其降低目标为高于 LDL–C 治疗目标 30mg/dL。

（二）高密度脂蛋白胆固醇降低与心脑血管疾病

HDL–C 水平与冠心病的发病呈负相关，它具有抗动脉粥样硬化的作用。目前认为其保护心血管的主要机制是通过逆转胆固醇的运输途径，即将外周血管壁或组织中巨噬细胞、泡沫细胞中的胆固醇经血液转送回肝脏并代谢，阻抑动脉粥样硬化病变的形成。新近研究显示 HDL–C 水平低下的发生人群占相当的比例。在欧洲一项 8545 例血脂异常的人群调查发现 HDL–C 水平男性低于 40mg/dL、女性低于 50mg/dL 的发生率分别为 33% 和 40%；在墨西哥全国范围内调查 20 ～ 69 岁的人群共 15607 例，其 HDL–C 低于 35mg/dL 人群在男性中占 46%，在女性中占 29%。如此高的低 HDL–C 发生率及其与心血管疾病的相关性已引起人们的重视。Framingham 心脏研究 10 年冠心病危险评估认为低 HDL–C 属于危险因素，估计超过 40% 的冠状动脉事件是发生在低 HDL–C 的个体中。

苯扎贝特心肌梗死预防研究（the Bezafibrate Infarction Prevention，BIP）主要是检测调脂药物苯扎贝特及安慰剂对冠心病患者心脏事件的影响，结果显示总体上两组间心脏事件无显著性差异，将患者的 HDL–C 水平分级后发现在 HDL–C 水平较低组之间比较，苯扎贝特组的心脏死亡率明显低于安慰剂组，进一步分析提示苯扎贝特治疗每提升 HDL–C 5mg/dL，则心脏死亡危险性降低 27%。赫尔辛基心脏研究（the Helsinki Heart Study）也显示吉非罗齐治疗血脂异常者，其冠心病发生率降低与 HDL–C 升高及 LDL–C 下降有关，而与 TG 变化无关。HDL–C 升高 1% 可使冠心病发病危险下降 2% ～ 3%。

尽管 HDL–C 降低与心血管病危险性增加有关，但目前尚无临床试验研究提出 HDL–C 治疗的靶目标值，在此方面仍需要进一步研究。

（三）高甘油三酯血症与心脑血管疾病

甘油三酯主要由甘油与自由脂肪酸组成，主要存在于乳糜微粒和极低密度脂蛋白胆固醇中，一些研究显示甘油三酯水平升高与冠心病发病危险增加相关。但也有研究提示尚不清楚甘油三酯是否为冠心病的独立预测因子，或是否应将其列为血脂干预的靶标之一。汇总多个临床研究结果，认为高甘油三酯血症与冠心病危险性增高有关，且独立于 LDL–C 或 TC 水平的变化。然而这种相关性较弱，在男性人群中更是如此。

四、超重/肥胖

超重/肥胖是心血管疾病发病的重要危险因素。2018 年中国居民慢性病及危险因素监测数据显示，中国≥ 18 岁成人超重率和肥胖率分别为 33.3% 和 14.1%。

肥胖被认为是人体内因热量摄入过多而消耗太少引起的能量不平衡的结果。由于肥胖易引起多种疾病、危害健康，已成为世界范围内一个重要的公共卫生问题。肥胖人群在美国、欧洲和中东地区较多，尤其是儿童、青少年肥胖人群的剧增十分令人忧虑。近年来由于生活条件的改善以及不合理的饮食结构、缺乏体力活动等，我国患肥胖的人群也越来越多，已引起人们的关注。

肥胖状态其实是一种低程度的全身性炎症状态，由各种不同的炎症介质诱发，其中核心的成分是脂肪组织。脂肪组织具有内分泌功能，脂肪细胞和脂肪组织产生大量的激素和细胞因子，参与了炎症与肥胖的生理和病理过程，在与肥胖有关的炎症与疾病并发症的发生发展中起重要作用。肥胖个体中有大量的巨噬细胞浸入脂肪组织，其中 M1 型巨噬细胞分泌大量的肿瘤坏死因子（TNF）、白介素 -6（IL-6）以促进炎症反应。

观察表明向心性肥胖（腹型肥胖）与心血管疾病的危险性有密切关系，它的临床意义比体重指数增高还大，向心性肥胖对血压、血糖、血脂及胰岛素抵抗均有不利影响。研究显示在高血压患者中有 65% ～ 78% 的患者是因肥胖而引起。高血压中肾素 - 血管紧张素系统的激活与胰岛素抵抗有紧密的关联。肥胖患者体内的炎症细胞（如巨噬细胞等）与分泌的致炎性因子如 TNF-α、干扰素 - γ（IFN- γ）等也促进了动脉粥样硬化及不稳定性斑块的形成，易发生心血管事件。由肥胖引起的高血压通过调整饮食结构，增加运动以减轻体重，血压也可下降或恢复至正常水平。肥胖本身与糖耐量受损、空腹血糖受损有关，其发生糖尿病的概率较不肥胖者显著增加。此外，肥胖或超重者发生冠心病、缺血性脑卒中的相对危险性明显高于体重正常者，在这些人群中，有 32% 的冠状动脉事件与 53% 的脑卒中事件是和肥胖相关联的。腰围的大小是反映向心性肥胖的指标，腰围越大，患心脑血管疾病的风险就越高。

五、糖尿病

糖尿病是以血糖、血脂、蛋白质代谢紊乱为特征的一组代谢疾病，其主要病理生理机制是胰岛素分泌障碍与胰岛素抵抗。糖尿病与心血管疾病的关系密切。糖尿病不仅是心血管疾病的重要危险因素，而且因糖尿病患者发生心血管疾病，尤其是冠心病的概率较非糖尿病人群显著升高，未来 10 年发生心肌梗死的机会与已患冠心病者相似，因此，ATP Ⅲ已将糖尿病列为冠心病的等危症。

心血管疾病是糖尿病的重要并发症，也是其主要的死亡原因。研究显示 60% ～ 70% 的糖尿病患者最终死于心血管并发症。与非糖尿病者比较，患有糖尿病的人群发生冠心病、心肌梗死、脑卒中、外周血管病变、肾脏病变的危险性高 2 ～ 4 倍。血糖增高促进血管动脉粥样硬化，易引起大血管和微血管病变，是心脑血管病发生的重要危险因素。英国一项关于 2 型糖尿病的前瞻性研究（UKPDS），显示强化糖尿病的综合治疗，尤其是降糖、控制血压，对降低心血管并发症、减少死亡、降低脑卒中与微血管病变的发生率有极其重要的价值。

近年来研究发现糖耐量受损的人群占相当的比例，一些人群空腹血糖正常，但在餐后或口服葡萄糖负荷剂量后血糖升高十分明显，这种糖耐量下降提示该类人群未来发生糖尿病的可能性很大，这实际上是一种糖尿病的前期状态。研究表明糖耐量下降是心血管死亡的独立预测因素，它与心血管不良事件的关系比空腹血糖更加密切。

六、其他危险因素

心脑血管疾病的其他危险因素还有高盐饮食、运动不足等。近年来，我国居民整体膳食状况有了明显改善，但仍存在不合理的膳食特点：谷类食物摄入量明显下降，而脂肪摄入量明显增加；食盐摄入量（平均每天 12g）大大超过膳食指南推荐每天小于 6g 的标准；蔬菜水果摄入量较少。缺乏体力活动可导致超重或肥胖、高血压、血脂异常、血糖升高，并增加心血管疾病发生风险。

第三节　心脑血管疾病危险因素的控制

心脑血管疾病的危险因素主要包括两个方面：一是不可改变的因素，如年龄、性别、家族史及种族因素；二是可改变的因素，如高血压、血脂异常、糖尿病、吸烟、体重超重或肥胖、代谢综合征、静坐的生活方式、炎症标志物，以及血管动脉粥样硬化病变等，这些因素与心脑血管疾病发病危险增加有密切关系。干预可改变的危险因素，有助于减少心脑血管疾病及其并发症的发病危险性。本节重点介绍近年来中医药在干预高血压、血脂异常、糖尿病，以及亚临床靶器官损害方面的研究进展。

一、高血压

高血压的界定仍然是在坐立位保持松弛状态下测量收缩压 ≥ 140mmHg 或（和）舒

张压≥90mmHg。如以24小时动态血压监测，则高血压定义为大于25%的血压值超过140/90mmHg。近期，美国高血压协会（ASH）公布高血压新定义，认为高血压病是一种由多种病因相互作用而导致的复杂性、进行性心血管综合征，血压仅仅是高血压病的一个生物学标志，高血压或血压升高并不完全等同于高血压病。但无论如何，高血压在人群中出现的比例较高，而且呈持续上升趋势。据统计，全球每年共有700多万人死于与血压相关的疾病，约占全球死亡原因的13%；约9200万人因高血压致残；总体上有54%的脑卒中和47%的冠心病发病与高血压直接相关。高血压实际上已成为心脑血管疾病发病的重要危险因素，因此应高度关注。高血压的治疗主要强调生活方式干预与药物治疗。

（一）生活方式干预

1. 加强体力活动

坚持体力活动或锻炼有利于血压正常的个体减少患高血压的风险。对高血压患者，坚持锻炼有助于降低血压、减少发生心脑血管病及其并发症的危险。体力活动以有氧运动为宜，坚持每日运动一次，每次至少30分钟，以中等强度的活动为佳，如快步行走、游泳等。

2. 降低体重

测量身高、体重和腰围，并计算出体重指数。高血压患者保持正常体重、防止超重或肥胖一方面可降低血压，另一方面也可减少其他危险因素的发生，如血脂异常、胰岛素抵抗、血糖异常，以及脂肪肝等，降低发生心脑血管病的风险。

3. 戒烟限酒

吸烟（包括主动吸烟及被动吸烟）是心脑血管病的重要因素，要提倡戒烟。酒精摄入量也要有所限制，过量的饮酒易出现血脂紊乱、脂肪肝等，增加患心脑血管病的危险性。

4. 饮食调节

建议高血压患者多食水果、蔬菜、低脂肪的食物，以及谷类食物、富含可溶性纤维的食物，要特别注意不要食用含饱和脂肪酸或胆固醇较多的食品；要控制食盐摄入，每日不超过6g。2010年，加拿大高血压教育计划指出为了更好地预防和治疗高血压，建议钠的摄入量为：50岁或50岁以下的年轻人每日不超过1.5g，50岁至70岁者不超过1.3g，大于70岁者每日摄入1.2g即可。

（二）西医治疗

目前，临床上常用的抗高血压药物的种类主要有：利尿剂、β受体阻滞剂、钙通道阻滞剂（CCB）、血管紧张素转换酶抑制剂（ACEI）、血管紧张素受体拮抗剂（ARB）、α受体阻滞剂。治疗原则一般是先用单药治疗，治疗过程中密切观察药物的不良反应，出现不良反应应换为其他药物。若一种药物治疗不能满意达标，可考虑联合用药，此时，通常是利尿剂或钙通道阻滞剂联合 ACEI 或 ARB 或β受体阻滞剂，而 ACEI 与 ARB 不主张联用。如果患者收缩压或舒张压分别高出目标值 20mmHg 或 10mmHg，开始治疗时即可用两种药物联合以控制高血压。

这些药物在应用的过程中，并不是所有治疗都能显效，少部分患者可能因用药依从性差，或患者本身肥胖、吸烟、大量饮酒等，或同时服用有相互作用的其他药物等原因，降压效果不甚满意，应分析具体原因。

（三）中医治疗

脑心同治理论代表方药脑心通胶囊是纯中药复合制剂，是由黄芪、丹参、川芎、当归、赤芍、红花、桃仁、醋乳香、醋没药、鸡血藤、桑枝、桂枝、牛膝、地龙、全蝎、水蛭 16 味中药配伍而成，具有益气活血、化瘀通脉之功效。研究表明与降压药硝苯地平比较，脑心通胶囊对老年收缩期高血压患者能有效降低其总胆固醇和低密度脂蛋白胆固醇水平，而硝苯地平组血脂水平变化不明显；对患者内皮功能的改善作用也是脑心通胶囊治疗组较硝苯地平组显著；更重要的是对血压影响的观察，研究发现脑心通胶囊能降低患者的收缩压与舒张压（收缩压平均降低 20mmHg，舒张压平均降低 5mmHg），其降压效应与硝苯地平相似。脑心通胶囊对代谢综合征中血压增高指标也有显著的降低效应。老年高血压患者的血压变化有其特殊性，多数患者因血管壁僵硬度增加，往往表现为单纯收缩期高血压。对这类患者，近期也有研究提示脑心通胶囊在原用吲达帕胺降压治疗基础上能使患者的血压水平进一步改善，且血液流变学指标的改善也较为明显，加用脑心通胶囊治疗较单用吲达帕胺治疗老年性单纯收缩期高血压更为有效，值得临床进一步观察研究。

二、血脂异常

血脂异常是心脑血管疾病最重要的危险因素之一，无论在发达国家还是发展中国家，都十分常见。我国 1983—2002 年的研究数据显示，中国人群较西方人群的血脂水平偏低，血脂异常的发病率也较低。但近 10 年的研究观察发现，我国人群血脂异常的发病率有明显增高趋势，尤其是城镇居民。这与不健康的生活方式、体重超重或肥胖等因素密切相关。目前我国人群中血脂异常的知晓率低、治疗率低，而经治疗达标者更是少数。

对血脂异常进行正确干预能有效改善患者的预后，这在心脑血管疾病的一级与二级预防中都具有重要的价值。已有多个临床治疗指南指导临床医师如何有效控制血脂异常，尤其是要根据患者的危险分层，强化血脂干预以保证血脂水平达标。血脂异常中最为关键的目标是控制 LDL–C 和 TC，它与心血管疾病的发病危险关系密切。

（一）西医治疗

临床上常用的药物为他汀类调脂药物，如辛伐他汀、普伐他汀、洛伐他汀、阿托伐他汀及瑞舒伐他汀等，这类药物主要抑制羟甲基戊二酰辅酶 A（HMG–CoA）还原酶，通过竞争性抑制内源性胆固醇合成限速酶（HMG–CoA 还原酶），阻断细胞内甲羟戊酸代谢途径，使细胞内胆固醇合成减少，从而反馈性刺激细胞膜表面（主要为肝细胞）低密度脂蛋白（LDL）受体数量和活性增加，加速血清胆固醇清除、降低血清胆固醇水平。他汀类药物还可抑制肝脏合成载脂蛋白 B–100，也有一定的降低血清 TG、升高血清 HDL–C 的作用。

他汀类药物主要用于高胆固醇血症或混合型高脂血症。大多数患者可能需要终身服药。他汀类药物的不良反应主要是转氨酶增高，其中部分为一过性，并不引起持续性肝损伤，因此定期检查肝功能是必要的，尤其是在用药的前 3 个月。如果患者的转氨酶检查值高出正常上限的 3 倍以上，应该综合分析患者的情况，排除其他可能引起肝功能变化的因素，如果确实是他汀类药物引起的，则应考虑停药。其另一个不良反应是肌痛，该不良反应出现概率低，但后果严重，如果患者服药后有肌痛症状，应做常规体格检查，并查血清磷酸肌酸激酶。另外，该药物还可能引起胃肠道的不适等。发生他汀类药物的不良反应虽不常见，一旦出现则会引起严重的临床问题，如肝功能损伤或肌溶解所致的肾功能不全，这都需要临床密切观察、早期识别并及时处理。

（二）中医治疗

中医认为高脂血症属于血浊范畴，主要是由于脾胃运化失职、心肾温煦不足、肝胆疏泄失常、小肠分清别浊异常、大肠传导失职等因素，引起机体气血津液代谢失常、膏脂运转异常所致。研究发现一些中药对血脂异常有很好的调节作用。中药水蛭对家兔动脉粥样硬化有明显的抑制效应，它能显著降低家兔高脂血症模型中 TC 与 TG 的水平；赤芍也能明显降低家兔高脂血症模型的 TC、TG、LDL–C 的水平，升高 HDL–C 水平。

赵步长教授等研制的脑心通胶囊作为治疗心脑血管疾病常用的中成药，对血脂异常有显著的临床疗效。这种复方制剂无论从基础研究还是临床观察方面都显示其对血脂异常及动脉粥样硬化有显著的干预效应。有研究观察脑心通胶囊对冠心病伴血脂异常患者的作用，将 90 例冠心病合并脂蛋白异常血症的患者随机分成对照组（45 例）和治疗组（45 例），两组的基础治疗相同，治疗组则另加脑心通胶囊治疗 4 周，观察两组患者血脂、内皮素及临床症状的变化，研究结果显示，与对照组比较，治疗组在降低 TC、TG、LDL–C、脂蛋白（a），以及血浆内皮素水平方面明显优于对照组，且在升高 HDL–C 水平方面也较对照组显著，表明脑心通胶囊能有效调节冠心病合并脂蛋白异常患者的血脂水平、降低内皮素并改善血管内皮功能。脑心通胶囊也能调节脑梗死患者的血脂水平。有研究采取随机分组的方式将 86 例脑梗死患者分成对照组（40 例）及脑心通治疗组（46 例），两组均采用常规治疗，而脑心通治疗组在常规治疗的基础上加用脑心通胶囊，持续用药 2 个月，检测评估两组治疗前后血液流变学、血脂的变化与神经功能改善情况，结果显示加用脑心通胶囊治疗组较对照组的血液流变学指标明显改善，TC、TG、LDL–C 的水平显著降低，HDL–C 水平明显升高，且神经功能明显改善。不稳定型心绞痛患者往往也存在血脂水平的异常，脑心通胶囊治疗不稳定型心绞痛患者也能有效降低 LDL–C 水平、降低 TG 的血浆浓度。对老年冠心病患者，有研究显示脑心通胶囊也能明显调节患者血脂水平、改善血液流变学指标。其将 120 例老年冠心病患者随机分成脑心通胶囊治疗组和复方丹参滴丸治疗组（各 60 例），两组的基础治疗相似，都不使用可能影响血脂和血液流变学的药物，在基础治疗之外，两组分别加用脑心通胶囊治疗和复方丹参滴丸治疗，疗程 4 周，观察两组冠心病患者治疗前后血脂与血液流变学指标的变化；结果显示两组在治疗后血脂水平降低、血液流变学指标改善，但脑心通胶囊治疗组在调节血脂异常、改善血液流变学指标方面作用力度更强，表明脑心通胶囊用于老年冠心病患者，其临床效果优于复方丹参滴丸。脑心通胶囊与降脂药非洛贝特片对照研究其对高血脂患者的影响，脑心通胶囊治疗组 92 例，非洛贝特片治疗组 90 例，观察疗程 8 周，结果表明两种药物均能显著降低 TC 及 TG 水平，而脑心通胶囊降低 TG 的力度大于非洛贝特片治疗组；从总的临床有效率来看，脑心通胶囊治疗组也高于非洛贝特片治疗组。载脂蛋白 B 是极低密度脂蛋白胆固醇和 LDL–C 的主要蛋白成分，参与胆固醇、TG 的代谢，它作为 LDL 受体的专一性配体，与 LDL 相互作用，促进血液中 LDL 进入细胞并堆积，诱发动脉粥样硬化的形成。而近来研究发现脑心通胶囊对动脉粥样硬化性急性脑梗死患者的血清载脂蛋白 B 有影响，该类患者在常规治疗基础上加用脑心通胶囊治疗 15 天后，与不加脑心通胶囊者比较，其血清载脂蛋白 B 水平降低更为明显，表明脑心通胶囊有一定下调坏的血脂成分、防止动脉粥样硬化形成的作用。可见，在干预血脂异常方面，脑心通胶囊作为一种中药复方制剂，可发挥多种作用以调节血脂，改善血脂的异常程度，保护心血管功能。

丹红注射液作为一种中药注射剂，具有活血化瘀、通脉舒络之功能，能显著改善心脑血管微循环系统功能，改善血液流变学指标，并能改善血液脂质异常。有研究用丹红注射液治疗缺血性脑卒中患者 50 例，治疗观察 15 天，结果显示与治疗前比较，丹红注射液治疗能使患者血液流变学指标明显好转，血液 TC、TG 水平显著降低，具有明显的调节血脂异常的作用。

三、糖尿病

糖尿病的发病率由于不健康的生活方式、肥胖的流行而有明显增加的趋势。我国有糖尿病患者约 9200 万人，糖尿病前期人群也有 1.5 亿，可见糖尿病防控形势十分严峻。多项研究表明糖尿病是心血管疾病的重要危险因素，糖尿病得到良好的控制，则并发微血管病变或大血管病变的危险性显著下降。

糖尿病患者的治疗应是综合性的。要重视改变不良的生活方式，如戒烟限酒、降低体重、坚持有氧运动、注意合理的饮食习惯。保持这些健康的生活方式有助于更好地控制心脑血管疾病的危险因素。糖尿病患者应注意血压的监测与控制。非糖尿病患者若有高血压，将血压控制在 140/90mmHg 以下为宜，而糖尿病患者的血压水平应不超过 130/80mmHg。若达不到此标准，应启动严格的生活方式干预或加用降压药物治疗。对有糖尿病的高血压患者的血压控制应首选 ACEI 或 ARB。若血压仍不能达标，则应考虑加用利尿剂。当患者肾小球滤过率正常时可选用噻嗪类利尿剂，若有肾功能低下，可选用袢利尿剂。

糖尿病患者常伴有血脂代谢障碍，因此，要高度重视患者的血脂控制。糖尿病患者合并血脂异常者，首先应调整饮食结构，如要减少饱和脂肪酸、反式脂肪酸和胆固醇的过度摄入，增加 ω-3 脂肪酸、植物固醇 / 甾醇的摄入，增加体力活动，控制体重。糖尿病患者伴有明确的心血管疾病者，无论其血脂水平是否异常，都应该使用他汀类药物治疗。若已有血脂异常，尤其是胆固醇水平升高者，更应考虑选用他汀类药物干预以确保血脂水平达标。合并有心血管疾病的糖尿病患者，其 LDL-C 水平应控制在＜ 70mg/dL；无明确心血管疾病的糖尿病患者的 LDL-C 水平应控制在＜ 100mg/dL；若用最大耐受量的他汀类药物治疗仍未达到上述标准者，则至少要确保 LDL-C 的水平较治疗前水平降低 30% ～ 40%。其他血脂指标为：TG ＜ 150mg/dL，男性 HDL-C ＞ 40mg/dL，女性 HDL-C ＞ 50mg/dL。

糖尿病患者还应评估其是否需要抗血小板治疗。若糖尿病患者无其他明显的心血管危险因素，表明其为心血管疾病低危的糖尿病患者，可暂不应用阿司匹林抗血小板治疗。糖尿病患者无论为 1 型还是 2 型，若有心血管危险因素增加，如男性大于 50 岁、女性大于 60 岁，并至少合并一项其他危险因素（如高血压、吸烟、高血脂、蛋白尿或心脑血管病家族史），则应启动阿司匹林一级预防措施；若已合并有心血管疾病的糖尿病患者，应常规应用阿司匹林二级预防。

糖尿病患者的血糖控制在糖尿病综合治疗中十分重要。应用的药物主要有磺脲类、双胍类、α- 葡萄糖苷酶抑制剂、噻唑烷二酮类胰岛素增敏剂及胰岛素等，其治疗目的是调节血糖在正常范围，防治糖尿病的急性与慢性并发症。近年来出现大量关于控制糖尿病这一心血管疾病危险因素，强化控制血糖水平以预防心血管疾病的临床研究。毫无疑问，糖尿病患者良好的血糖控制对预防或延迟微血管病变是有益的，但在糖尿病患者中仅控制血糖以期达到改变发生心血管疾病的结局仍存在一定问题。近来的几个研究结果存在差异性。ACCORD 研究（控制糖尿病心血管风险行动）采用随机、多中心、双重 2×2 析因设计，入选 10251 例 2 型糖尿病患者，分析强化血糖控制与强化降压治疗对心血管事件的影响，强化血糖控制组的糖化血红蛋白目标为＜ 6%，常规治疗组糖化血红蛋白目标为 7% ～ 7.9%，结果中期分析时发现强化治疗组总体死亡率风险较常规治疗组增加，心血管疾病死亡率也增加，故试验研究中止。ADVANCE 研究（糖尿病及血管疾病行动——培哚普利与格列齐特缓释片对照评估）入选 11140 例 2 型糖尿病患者，这些患者存在大血管或微血管病变，强化降血糖治疗以使糖化血红蛋白目标为＜ 6.5%，随访 5 年分析显示强化治疗组较常规治疗组的减少大血管病变和微血管病变的混合终点事件有优势，但两组间大血管事件与总体死亡率无显著差异。UKPDS 研究是较早开展的对 2 型糖尿病患者采用强化降低血糖与常规治疗并比较两种治疗方法对心血管事件的影响，结果提示强化干预组患者发生心肌梗死及全因死亡的危险性降低更明显。针对 1 型糖尿病（T1DM）患者，DCCT 研究（糖尿病控制与并发症研究）入选 1441 例 1 型糖尿病患者，进一步证明强化血糖控制也有利于减少 1 型糖尿病患者心血管事件，非致死性心肌梗死、卒中及死亡发生的危险性显著降低。纵观多个糖尿病临床试验研究，持续良好地控制血糖对延缓糖尿病患者的大血管及微血管病变可能是有益的，对于无明确心血管疾病的患者更是如此；但对老年、糖尿病病程较长或已有心脑血管疾病的患者，强化血糖控制未必能对大血管及微血管病变并发症发生的危险性有所影响。已有多个临床试验研究控制血糖至靶目标对糖尿病患者慢性并发症的影响，但临床研究结果并不完全一致，表明在糖尿病的防治方面还有许多环节有待进一步探索。

中医认为糖尿病属消渴证，常因阴虚燥热所致。历代医家对糖尿病及其并发症的治疗也进行了大量的研究，总结出了许多宝贵的经验。脑心通胶囊由 16 味中药配伍而成，其中以黄芪为君药，大补元气、以促血行；以水蛭、当归、丹参、川芎、地龙为臣药，以达到活血祛瘀、活血止痛、通利血脉、通行经络的作用。现代医学研究显示，无论是糖尿病还是心脑血管疾病都存在胰岛素抵抗现象，胰岛素抵抗在糖尿病发病中占有重要的地位。有研究考量了经脑心通胶囊治疗急性脑卒中患者后，其体内胰岛素抵抗现象的变化。研究者将 100 例急性脑卒中患者随机分成对照组（常规治疗）和脑心通胶囊治疗组（常规治疗加脑心通胶囊治疗），并以性别、年龄相匹配的健康人群 50 例作为健康组，治疗并观察 2 个月，结果显示急性脑卒中患者存在胰岛素抵抗现象。在急性期，与健康组比较，脑心通胶囊治疗组和对照组的空腹胰岛素和空腹血糖均较高，计算出的胰岛素敏感指数较低；但在治疗 2 个月后再次检测发现，与健康组比较，对照组的空腹胰岛素和空腹血糖仍均较高，计算出的胰岛素敏感指数仍较低，而脑心通胶囊治疗组仅有稍高的空腹胰岛素和空腹血糖，胰岛素敏感指数稍有降低，与健康组相比无显著性差异；在急性期，脑心通胶囊治疗组与对照组比较，其空腹胰岛素、空腹血糖和胰岛素敏感指数均无显著区别，但治疗 2 个月后，脑心通胶囊治疗组的空腹胰岛素、空腹血糖水平降低，胰岛素敏感指数升高，差异有显著意义。该研究表明脑心通胶囊有助于改善糖尿病或心脑血管疾病患者的胰岛素抵抗现象。而丹红注射液是由中药丹参和红花按现代科学技术提取而成的复方制剂，其中主要成分有丹参酮、丹参酸、丹参酚酸、红花黄色素、红花酚苷和儿茶酚等，二药配伍具有抗凝、抗氧化、抑制炎症反应、改善微循环、保护血管内皮功能、稳定粥样硬化斑块等作用。糖尿病及其并发症中微血管病变是最重要的病理生理学改变，研究初步显示丹红注射液活血化瘀、改善微循环的作用对糖尿病的发病机制有一定的临床效应，但这方面研究观察的病例数还不多，其临床疗效及作用机制仍有待进一步探讨。

总之，脑心通胶囊和丹红注射液对糖尿病的微血管病变机制有干预效应，但在治疗糖尿病及其并发症的临床获益方面仍需要大规模、多中心、随机对照的临床研究予以评价。

四、亚临床靶器官损害

亚临床靶器官损害在心脑血管疾病发生发展过程中起着十分关键的作用，它主要包含心室肥厚、颈动脉内膜中层厚度（IMT）≥ 0.9mm、血管壁结构与功能异常（动脉粥样硬化、血管僵硬度增加），以及微量白蛋白尿等。观察发现有相当比例的人群在各种心脑血管疾病危险因素的作用下，虽然尚未发展成具有明显临床表现的心脑血管疾病，但其体内的血管或其他靶器官如心脏、肾脏等已有不同程度的病理损害，对这些处于危险因素与心血管事件之间的中间环节事件若不加以积极控制，则后续发生临床疾病或心血管事件的危险性将显著升高。

已有研究显示左室肥厚与心脑血管事件发生危险性增高有密切关系，对高血压伴有左室肥厚的患者选用合适的降压药物，一方面控制血压，另一方面延缓或逆转左室肥厚的发生，对降低发生心脑血管事件的危险性很有益处。IMT 增厚或颈动脉斑块的形成是体内动脉粥样硬化的一个标志，检测的 IMT 越厚或斑块越严重，发生脑卒中事件的风险性就越大。有研究显示降压药物钙通道阻滞剂（CCB）及血管紧张素转换酶抑制剂（ACEI）均能有效地控制血压，但在治疗 2 年后随访发现，CCB 治疗组逆转 IMT 的效应明显优于 ACEI 组。在 LIFE 研究中，血管紧张素受体拮抗剂（ARB）氯沙坦与 β 受体阻滞剂阿替洛尔分别用于高血压患者的治疗，随访 4 年后结果显示此二药控制血压的效应是一致的，但对 IMT 进行评估检测，氯沙坦有显著延缓 IMT 进展的作用，而阿替洛尔的效应十分轻微。在 INSIGHT 研究中，长效 CCB 硝苯地平控释片于随访 5 年时已能逆转 IMT；而另一组用利尿剂治疗者，其 IMT 却有增加的趋势。可见，同属降压药物，虽控制血压作用一致，但对动脉硬化斑块的影响却存在较大区别。微量白蛋白尿是早期肾损害的信号，多与高血压、血脂异常、糖尿病等危险因素导致的肾脏微血管损伤有关。临床上选用一些能保护肾功能、无肾功能损害作用的药物治疗有助于控制或延缓肾脏靶器官的功能衰竭。

在亚临床靶器官损害的防治中，有关中药的干预评价不多，但近年来这些问题已引起医学界的重视。中医药多为复方制剂，其作用环节往往是多层面的，而亚临床靶器官损害的发生发展变化也受多因素影响，推测开展中医药防治的研究是有价值的。研究显示步长制药开发的脑心通胶囊对左室肥厚、IMT、颈动脉硬化斑块，以及早期肾功能损害有一定保护作用。有文献报道，观察脑心通胶囊对老年高血压伴糖尿病患者的左室肥厚指标的影响，将 90 例患者随机分成脑心通胶囊治疗组、培哚普利治疗组及非洛地平缓释片治疗组，每组 30 例，均治疗观察 12 个月。结果显示，治疗后 3 组的收缩压和舒张压均有下降，脑心通胶囊治疗组治疗后左室室间隔厚度、左室厚壁厚度、左室质量与左室质量指数均显著下降；培哚普利治疗组左室室间隔厚度、左室厚壁厚度无明显变化，但左室质量与左室质量指数显著下降；而非洛地平缓释片治疗组这几项指标无显著改变；组间比较发现脑心通胶囊治疗组的左室质量与左室质量指数下降较培哚普利治疗组更为明显。该研究提示脑心通胶囊治疗老年高血压伴糖尿病患者除有降压作用外，还能显著逆转左室肥厚，对降低心血管事件有潜在的益处。在将 204 例颈动脉硬化患者随机分成尼莫地平治疗组和尼莫地平加脑心通胶囊治疗组（每组 102 例）的研究中，结果显示治疗 3 个月后，与单用尼莫地平治疗组比较，联合用药组临床症状总缓解率显著增高，且 IMT 也明显降低，该研究表明加用脑心通胶囊干预对降低 IMT 有一定价值。另有一研究显示用脑心通胶囊治疗有利于缩小 IMT，且随访患者 1 年，其脑血管事件也较对照组显著减少。脑心通胶囊对动脉粥样硬化斑块的影响在几个研究中进行了初步的探讨，其中一项研究将100例经超声证实有颈动脉或椎动脉斑块的患者，随机分成对照组与干预组，对照组为常规治疗基础上加阿司匹林治疗，治疗组为常规治疗基础上加脑心通胶囊治疗，治疗时间为6个月，分别于3个月和6个月时应用超声评价斑块的性质、大小、数目等，并随访6个月时主要心血管事件。结果显示在治疗6个月后，与对照组比较，治疗组的软斑块数量、斑块体积大小均显著降低，软斑块转成硬斑块的例数也较多；两组在6个月至1年间主要心脑血管事件（急性脑卒中、急性心肌梗死、不稳定型心绞痛、再住院率）比较，治疗组显著减少。这些观察或研究初步显示，脑心通胶囊对心脑血管亚临床病变患者的治疗是有一定临床意义的，值得进一步深入研究。

第四节 心脑血管疾病防治工作现状

2012年5月，卫生部、国家发展改革委、科技部、人社部等15个部委联合制定的《中国慢性病防治工作规划（2012—2015年）》发布，随后制定了国家心血管疾病防治行动计划和方案，为全国慢性病防治指明了方向，为心脑血管疾病防治提出了具体策略和措施。

心脑血管疾病是危害人类健康的重要慢性疾病之一。传染性疾病病死率得到良好控制后，心脑血管疾病及其并发症所引起的病死率将成为首要死亡原因，其高死亡率、高致残率已成为世界各国的医疗重负，有效防治心脑血管疾病已成为全人类的共识。

一、心脑血管疾病是可防可控的

心脑血管疾病的核心问题是动脉粥样硬化、不稳定性斑块形成、斑块破裂或血栓形成。从发病到出现临床事件，再到出现临床后果，有多个环节可采取相应手段予以干预。

每个个体面对不同的心血管疾病危险因素，需要及时干预，否则可能加速血管动脉粥样硬化，最终引发临床心脑血管疾病。在出现危险因素到动脉粥样硬化病变的形成过程中加以干预，即一级预防，可以减少心脑血管疾病的基础——动脉粥样硬化的发生。心脏或大脑的血管若已存在动脉粥样硬化病变，但无斑块破裂或血栓形成，尚未出现临床事件，在这个过程中进行有效干预使其不发生斑块破裂或血栓事件，则有望减少临床心肌梗死、心绞痛、脑卒中或猝死的发生，即二级预防。

心脑血管疾病常见的危险因素有年龄、性别、高血压、高血脂、糖尿病、吸烟、超重或肥胖、代谢综合征、缺乏体力活动、饮食结构不合理，以及精神因素等。对个体来说，年龄、性别因素是无法改变的，但其他心血管疾病危险因素都是可以避免的。可以通过有效地治疗高血压、高血脂及糖尿病等疾病以降低发生心脑血管疾病的危险性；此外，努力改变不良的生活方式，如戒烟限酒、保持合理的饮食结构、坚持体力活动或锻炼、保持健康体重、调整好紧张的精神与心理因素等，都有助于减少心脑血管疾病的危险因素，降低患心脑血管疾病的风险。

若已患心脑血管疾病，则需要正规、有效地治疗，严格按照医生制定的最佳治疗方案进行干预并定期随访，保证各项指标达标，治疗重点在于防止心脑血管疾病患者再次出现心肌梗死、脑卒中等心血管事件。

治疗心脑血管疾病并预防其并发症，除常规治疗外，对患者，尤其是高危人群进行危险性分析与预判也十分重要。一项全球急性冠脉综合征注册研究中以一个回归模型预测急性冠脉综合征患者住院期间至出院后 6 个月内发生死亡事件或死亡与心肌梗死复合终点事件的危险性大小。其研究表明有九个危险因素能独立预测期间急性冠脉综合征患者的死亡事件或死亡、心肌梗死复合事件。这些危险因素包括年龄、充血性心力衰竭、外周血管疾病、收缩期高血压、心功能分级（Killip 分级）、入院时血浆肌酐水平、入院时心肌标志物、入院时心脏骤停，以及心电图 ST 段改变的导联数。可见，通过这些危险因素可以预测个体发生心血管事件危险性的大小，重点监测筛查出的高危人群，强化治疗减少危险因素，这样有针对性地防控能显著减少或避免心血管不良事件的发生。

二、控制多重危险因素

传统的心血管疾病危险因素如高血压、高血脂、糖尿病、吸烟、年龄、性别等与心脑血管疾病发病及其并发症有密切的关系，其他一些新的危险因素如超重或肥胖、缺乏体力活动、高同型半胱氨酸血症、炎症等也与动脉粥样硬化病变及心脑血管疾病的发生有较高的相关性。不同个体的危险因素存在差异，某些人群可能同时存在多个危险因素。

近年来，受人们不良生活习惯等的影响，特别是饮食结构不合理、缺乏体力活动，超重或肥胖的人群比例增高，肥胖引发或伴有高血脂、高血压、胰岛素抵抗及血糖代谢异常等症状，心脑血管疾病发病危险性日渐增高。这些同时具备的多重危险因素，成为现代社会流行的生活方式病。

三、建立多学科联盟共同防控心脑血管疾病

心脑血管疾病主要是由血管动脉粥样硬化或血栓形成引发心、脑等器官血管事件，这种血管的异常改变也会在其他脏器引起临床事件，因此，动脉粥样硬化性血管疾病其实是全身性的。目前临床医学分科较细，虽在专业发展上有其独特的地方，但由于分类过细，学科间的合作减少，使其抵御疾病发生发展的综合能力有所削弱。心血管疾病涉及全身性问题，各种危险因素相互作用且与许多学科联系紧密，如在临床层面它与心血管外科、心血管内科、血管介入治疗科、内分泌科、糖尿病专科等都有密切的关联；此外，心血管疾病的防治与基础医学研究、预防医学研究存在相互作用、相互依赖、相互促进的内在联系。因此，单靠心血管内科或神经科的单兵种作战是远远不够的，需要各个相关学科联合作战，需要全社会与政府部门的共同努力，才能够全方位地干预心脑血管疾病，减少血管并发症的发生，提升人类健康水平。

四、注重预防为先

心脑血管疾病的防治策略是预防为先。随着现代医学技术的发展和医疗水平的提高，目前针对临床心血管疾病的手段更加科学、有效，在降低并发症、减少死亡等方面显示出卓越的成效。然而这些措施主要用于疾病后期的干预，并不能逆转疾病的发展进程，尤其是现代治疗手段虽然不断进步，但所花费的治疗费用也在不断攀升。心血管疾病的发病率居高不下或呈持续上升趋势，提示我们对疾病的干预模式要有新的调整，要强调预防为主，在疾病的源头实施有效干预。

心血管疾病的一级预防是针对出现的危险因素进行干预，减少或防止发生临床心血管疾病；二级预防则是对已出现心血管疾病的患者进行干预，防止发生临床并发症或死亡事件，这些预防措施在现代心血管疾病防治策略中发挥了极大的作用。但是要对心血管疾病进行全程防控，尤其是从疾病的源头进行干预，则急需将预防策略前移，对易出现危险因素的群体加以关注和干预，从根本上杜绝危险因素，即加强健康生活方式的指导与监督，这就是所谓的早期预防（primordial prevention）。摒弃不良的生活方式、加强体力活动、遏制超重或肥胖的流行是当下最为迫切且重要的策略。这种早期或初始的预防措施能在很大程度上降低危险因素和心脑血管疾病发生的危险性。

五、倡导健康的生活方式

心脑血管疾病是现代生活方式病，不健康的生活方式在疾病的发生发展过程中起重要作用。研究显示无论在心脑血管疾病的预防，还是在临床治疗中都要倡导健康的生活方式与行为。健康的生活方式主要涵盖以下几个方面。

（一）戒烟限酒

无论是主动吸烟还是被动吸烟，对身体都百害而无一益。吸烟是心脑血管疾病发病危险性的独立预测因素。因此，要提倡不吸烟，已吸烟者要戒烟。大量饮酒也对健康无益，长期大量的酒精摄入，可引起脂肪肝、血脂异常，对心血管健康不利。现代医学研究表明少量饮酒可以促进血液循环，有一定的抗动脉硬化作用。

（二）合理饮食

饮食量要合理，热量的摄入与消耗要平衡。过量摄入或消耗过少，易引起体内脂肪形成过多，出现超重或肥胖；饮食结构不合理，如大量摄入脂肪性食物，或摄入过多甜、咸的食物，都易出现高血压、高血脂等危险因素。近年来，许多青少年喜食西式快餐如麦当劳、肯德基等，长期食用这些油炸食品对健康和血管功能是非常有害的，甚至导致动脉粥样硬化。政府和各级医疗机构要鼓励居民多食用新鲜蔬菜水果或纤维性食物。因此，应合理安排饮食结构，控制总摄入量。

（三）有氧运动

加强体力锻炼，保证持续可行的有氧运动。运动本身可以消耗过多的脂肪，降低体重，这对肥胖者是很有用的。此外，运动能降低血压，甚至减慢心率，对心血管功能有保护作用。运动也可以改善胰岛素抵抗，减少心脑血管疾病发病的危险。科学的有氧运动要求每周至少运动 5 次，每次至少 30 分钟，每次运动至微微出汗即可。

（四）保持体重

通过合理饮食，加强体育锻炼或规律地运动，保持良好的体重，这对腹型肥胖者尤为重要。

（五）保持心理平衡

长期的精神刺激，如紧张、应激等情绪变化会引起一系列生理反应，如心率加快、血压升高、炎症反应等，会加速冠状动脉粥样硬化的进程，甚至还可激活体内凝血系统、促进硬化斑块破裂，出现急性血栓事件。研究提示，人们在情绪激动时，可出现大脑活动的不均质性，并可能减少大脑组织的血液供应，同时还容易诱发心律失常，如心房颤动。

情绪低落或抑郁也与心血管疾病密切关联。研究发现抑郁与冠心病的相关性是双向性的，即冠心病易导致患者抑郁，而抑郁本身也是心血管疾病的危险因素，抑郁在冠心病发生发展过程中有明显的促进作用。已有研究显示抑郁能显著增加冠心病患者心脏猝死及所有原因的心脏死亡率，抑郁患者难以保持健康的生活方式，且治疗依从性也较差。

在生活中倡导要保持良好的心态，才能减少不良情绪对心血管系统的负面影响，更好地提高生活质量。

六、中西医结合防治

心脑血管疾病作为一类慢性非传染性疾病，目前已成为导致居民死亡或残疾的主要原因，如何更加有效地防控心脑血管疾病的发病，降低疾病的致死率与致残率仍然是临床医师面临的重大挑战。

心脑血管疾病的发病机制十分复杂，有许多因素参与其中。随着研究的不断深入，心脑血管疾病的防治手段取得了显著的进步，主要体现在药物治疗不断更新、介入与外科手术治疗不断规范合理及治疗模式的转变等，西医学干预成为心脑血管疾病防治的主线。尽管先进的医疗技术不断应用于心脑血管疾病的防治，但仍不能解决所有问题。动脉粥样硬化及心脑血管并发症的发生发展过程中涉及多环节、多靶点的相互作用，仅应用西药这一干预方法难以满足临床的需求。而我国的中医药正在传承的基础上不断地创新与发展，尤其是中医药的现代化与循证医学的研究，使中医药防治疾病的机制与作用空间得到了进一步的拓展。事实上，中医药在心脑血管疾病防治方面的研究已积累了许多宝贵的经验，并在临床实践中发挥了重要的作用。在攻克心脑血管疾病这一重要课题上，中西医结合将会发挥不可替代的作用。这也符合我国的医疗卫生政策——主张中西医并重，联合防治疾病的策略。

考量心脑血管疾病的现代防治理念与策略，从中医的视野来看中西医之间有许多本质的关联。心脑血管疾病的现代预防策略主张预防为主，特别是强调早期预防（主要是倡导健康的生活方式），以确保人群规避危险因素，这一思路与中医“上医治未病”十分吻合，中医也强调要做好预防工作、防病于未然。现代医学注重心脑血管疾病的整体防控，如根据器官、系统建立起来的心血管病防治中心、脑血管病防治中心，以及对患者的整体护理等，无不显示出对人的整体的关怀，与中医整体观的指导思想一致。西医也十分关注对心脑血管疾病多重危险因素的控制，并积极研发复合制剂的药品以期能多管齐下，达到多方位同时干预的目的，这也与中医的综合干预思路及中药复方配伍的应用策略不谋而合。这些现象表明在应对心脑血管疾病的策略方面，中、西医有许多相似之处，二者的有效整合将在心脑血管疾病的防治中发挥更加卓越的作用。

具体策略：①关口前移，推进全民健康生活方式。利用媒体广泛宣传慢性病防治知识；卫生部门定期发布健康核心信息；科学合理膳食，推广低盐、低脂、低糖、低热量的健康食品；积极营造运动健身环境；切实加强控烟工作，全面推行公共场所禁烟。②及时发现并管理高风险人群。扩大基本公共卫生服务项目内容和覆盖人群，加强慢性病高风险人群（血压偏高、血糖偏高、血脂偏高和吸烟、酗酒、肥胖等）的检出和管理；各级卫生机构对35岁以上人群实行首诊测血压制度。③规范防治，提高慢性病诊治康复的效果。推广慢性病防治适宜技术；遵照指南或规范，对各级医务人员进行培训。④明确职责，加强慢性病防治有效协同。建立疾病预防控制机构、专病防治机构、二级和三级医院、基层医疗卫生机构在慢性病防治中的分工和分级管理机制，明确职责和任务。基层医疗卫生机构应负责慢性病防控措施的执行与落实。⑤抓好示范，提高慢性病综合防控能力。⑥共享资源，完善慢性病监测信息管理。⑦加强科研，促进技术合作和国际交流。总之，我国心血管病主要危险因素的持续增加，导致心脏病和脑卒中的发病人数持续增多，心血管病已成为重要的公共卫生问题，引起全社会的广泛关注。各级医疗卫生机构坚持预防为主、防治结合的方针，采取具有中国特色的切实可行的有效措施，以遏制心血管病的增长态势。

第二篇

心脑血管疾病防治研究

第一章
DI YI ZHANG
稳定型心绞痛

一、研究背景

冠状动脉粥样硬化性心脏病（coronary atherosclerotic heart disease）是指由于冠状动脉粥样硬化使管腔狭窄或阻塞导致心肌缺血、缺氧而引起的心脏病，为动脉粥样硬化导致器官病变最常见的类型。它与冠状动脉功能性改变（冠状动脉痉挛）一起统称为冠状动脉性心脏病（coronary heart disease，CHD），简称冠心病，亦称缺血性心脏病。引起心肌缺血的原因除冠状动脉粥样硬化外，还有炎症、栓塞、痉挛、创伤等，但动脉粥样硬化是其中最主要的原因，占 95% ～ 99%，因而临床上常以冠心病一词来代替冠状动脉粥样硬化性心脏病。

心绞痛是因暂时性心肌缺血引起的以胸痛为主要表现的临床综合征。稳定型心绞痛是冠心病最常见的临床类型，又称稳定型劳力性心绞痛，指心绞痛反复发作持续 1 个月以上，而且心绞痛发作的性质基本稳定，如每周和每日疼痛发作次数大致相同、诱发疼痛的劳累和情绪激动的程度相同、每次发作疼痛的性质和疼痛的部位无改变、疼痛时限相仿（3 ～ 5 分钟）、用硝酸甘油后也在相近的时间内产生疗效。稳定型心绞痛患者有发生急性冠脉综合征的危险，如不稳定型心绞痛、非 ST 段抬高型心肌梗死或 ST 段抬高型心肌梗死。

二、发病机制研究

（一）西医研究

对心脏予以机械性刺激并不引起疼痛，但心肌缺血与缺氧则会引起疼痛。心肌氧耗的多少由心肌张力、心肌收缩强度和心率决定，故常用心率 × 收缩压作为估计心肌氧耗的指标。

心肌能量的产生需要大量的氧供，心肌细胞摄取血液氧含量的 65% ～ 75%，而身体其他组织仅摄取 10% ～ 25%。心肌平时对血液中氧的摄取已接近于最大量，对心肌氧供应的增加更多依靠冠脉管腔的增大带来冠状动脉血流量的增加。在正常情况下，冠状循环有很大的储备力，其血流量可随身体的生理情况而有显著变化。在剧烈运动心率加快的同时，小冠状动脉扩张，冠状动脉阻力下降，冠状循环血流量可增加到休息时的 6 ～ 7 倍。当大的心外膜冠状动脉管径狭窄超过 50% 时，其传输功能受损，以至于对血流产生相对阻力，此时冠状循环的最大储备量下降。然而由于缺血可激活自身调节机制，造成小冠状动脉扩张，使总的冠状动脉阻力趋于正常，因此静息时血流量仍可保持正常，但当心脏负荷加重及其心肌氧耗量增加超过小冠状动脉的扩张储备能力时，则发生相对的心肌供血不足。这种由心肌需氧量增加最终超过狭窄的冠状动脉最大代偿供血能力所引起的心肌缺血是稳定型心绞痛最常见的发病机制。对于正常心脏，心肌的需氧与冠状动脉的供氧始终保持动态平衡状态。在冠状动脉病变的基础上，上述的需氧与供氧失去平衡，致使心肌缺血、缺氧，导致心绞痛发作。

（二）中医研究

稳定型心绞痛在中医学中属“胸痹”“心痛”范畴。“胸痹”概念最早见于《灵枢·本脏》，到《肘后备急方》首次提出“久心痛”，《诸病源候论》中鉴别“久心痛”及“真心痛”，至《圣济总录》则依据病机进展将心痛分为“卒心痛”“真心痛”及“久心痛”，其中后者与该病的临床表现最为类似。

本病“阳微阴弦”，病机本虚多以气、血、阴、阳亏虚使得心脉失养，标实则多为寒凝、血瘀、气滞、痰浊使得心脉阻滞。近几年对痰毒瘀互结证所致冠心病的现代医学研究越来越多，正所谓“法无常法，法随证变”，作为心绞痛的新证型，其更加反映了现代临床辨证的重要性。

三、诊断要点

研究发现经历胸痛的患者约占 25%，但其中有 70% ～ 80% 的患者并不去医院检查；因胸痛到急诊室就诊的人群中，有 45% ～ 50% 的原因与心脏病有关，其余 50% ～ 55% 的患者可能是非心源性胸痛。非心源性胸痛可由多种原因所致，如胃食管反流病、肋间神经炎、肋软骨炎、肺动脉高压、胸膜炎、抑郁症、焦虑症、惊恐障碍、过度通气综合征、颈椎病等。胸痛的表现也呈多样化，有的甚至根本不典型。心源性胸痛，尤其是缺血性胸痛的临床表现常常被患者忽略，误认为是其他原因所致而未予以重视；若在医院，医师未予以科学的诊断评估也易引起误诊。因此，稳定型心绞痛的诊断需要详细询问患者的病史，掌握患者胸痛的情况。对疑诊胸痛的患者主要询问其五个方面的问题，以明确有无心绞痛的存在：①了解胸痛发作的背景、特征与进展情况；②胸痛的范围及是否有放射；③胸痛的触发因素；④胸痛发作的频率、每次发作的持续时间等；⑤能缓解胸痛的因素。大多数心绞痛患者的体格检查是正常的，因此了解胸痛的特征、自然变化过程、诱发因素，以及从前胸痛的病史情况，在判断是否有心绞痛的可能方面具有重要的价值。

（一）稳定型心绞痛发作的典型特征

疼痛发作部位多在心前区或胸骨后；疼痛性质为压迫或紧缩感，患者可有焦虑表现，皮肤苍白，或出冷汗；疼痛时间一般持续 3 ～ 5 分钟，很少超过 20 分钟；有固定的诱发因素，常见有劳累或情绪激动等，饱餐或天气寒冷等也可诱发；休息或舌下含服硝酸甘油即可缓解；血压可略增高或降低；心率可正常、增快或减慢；可有房性或室性奔马律，心尖区可有收缩期杂音（二尖瓣乳头肌功能失调所致），第二心音可有逆分裂，还可有交替脉或心前区抬举性搏动等体征。

（二）辅助检查

1. 心电图

（1）静态心电图（ECG）：近一半稳定型心绞痛患者 ECG 正常，最常见的心电图异常表现是非特异性 ST–T 改变伴有或不伴有以往 Q 波心肌梗死图形。

（2）运动心电图（心电图运动试验）：作为一项冠心病诊断的筛查试验，尤其对心电图无异常改变，疑似冠心病低危的患者行运动心电图评估有临床意义。

2. 负荷显像技术

负荷显像技术包括心肌灌注显像、负荷超声心动图评价及其他检查技术。铊 –201 心肌灌注显像不仅较运动心电图敏感性高，而且对于有心电图异常、女性患者负荷试验假阳性，以及有血运重建史的患者特别有价值，可对可逆的缺血区域行定量分析。

3. 药物同位素负荷试验

不能运动者，特别是老年人及有周围血管疾病或有呼吸困难而运动受限者，可采用潘生丁或腺苷同位素负荷试验来检测有无冠心病的可能。对于哮喘者，可选用多巴酚丁胺同位素负荷试验检查。

4. 心脏 X 线检查

无异常发现或见主动脉增宽、心影增大、肺充血等。

5. 冠状动脉造影

尽管通过典型的临床表现及无创检查结果对诊断稳定型心绞痛很有价值，但要明确显示病变部位、严重程度则需要进一步做冠状动脉造影检查。研究显示稳定型心绞痛患者冠状动脉造影后出现单支病变、双支病变及三支病变各占25%，左主干病变占5%～10%，另有15%的患者无显著冠脉病变（狭窄程度小于50%）。

四、治疗研究进展

（一）西医治疗

1. 治疗目的

防止死亡与心血管事件的发生，改善患者的症状、活动能力与生活质量。

2. 改善生活方式

改善生活方式，如戒烟限酒、增强体力活动、降低体重、合理饮食等均能降低心血管疾病的发生率与死亡率。

3. 药物治疗

治疗稳定型心绞痛的药物种类较多，目前主要有传统的抗心肌缺血药物、具有新的作用机制的药物，以及能改善患者预后的药物。

（1）抗心肌缺血药物：抗心肌缺血药物主要用于改善稳定型心绞痛患者的胸痛症状。有硝酸酯类（短效与长效两种）、β受体阻滞剂和钙通道阻滞剂三大类。β受体阻滞剂通过减慢心率，减弱心肌收缩力和降低血压而起到明显降低心肌耗氧量的作用，是劳力性心绞痛患者的首选药物。服用β受体阻滞剂使静息心率降至60次/分左右较为合适，如果心绞痛频繁发作，活动耐量很低，还可将静息心率降至50次/分左右，最大限度地减少心绞痛的发作次数。硝酸酯类和钙通道阻滞剂的作用机制是通过扩张冠状动脉的作用而增加缺血区的血液供应。这些药物均能延长心绞痛发作的间隔时间，减少心绞痛发作次数，改善患者的心绞痛症状。但有研究显示这些药物用于稳定型心绞痛患者，并不能防止心肌梗死与心脏性死亡的发生。

（2）具有新的作用机制的药物：传统的抗心肌缺血药物是通过改变血流动力学，如扩张血管、增加冠状动脉血流量，或是负性肌力作用来改善心肌供氧/心肌氧耗之间的平衡以缓解症状，但对防止心肌梗死与死亡作用不大；而新推出的药物则以新的作用机制达到抗心绞痛的目的，其对患者预后的影响有待进一步探讨。

雷诺嗪：该药物为一种独特的抗心肌缺血的药物，对血流动力学无影响。它是通过改善缺血心肌对代谢底物的利用，提高心肌细胞代谢效率。研究证实它能抑制晚期钠电流，从而控制细胞内钠的聚集与钙超载，改善心肌舒张功能。该药与阿替洛尔比较，在治疗稳定型心绞痛后能增加患者运动时间，改善心电图，使 ST 段下降 1mm，有较强的抗心肌缺血作用。

曲美他嗪：该药物是一种代谢制剂，促进心肌细胞在单位氧耗的情况下增加 ATP 的产量，能降低负荷试验中心肌缺血的程度，但对患者预后尚无明显的改善价值。

尼可地尔：该药物可发挥两方面的作用，一是增加心肌细胞 ATP 门控的钾离子通道的开放，可松弛血管平滑肌、扩张冠状动脉；二是该药为硝基供体，对扩张血管、增加血流量有利。它不仅能延长心肌缺血发作的时间间隔、改善缺血程度，还能改善稳定型心绞痛患者的临床预后。

（3）改善患者预后的药物

阿司匹林：每日服用阿司匹林 75 ～ 325mg，能明显降低冠心病患者心肌梗死与死亡的危险性。

氯吡格雷：氯吡格雷是有效的抗血小板药物，在降低动脉粥样硬化性疾病的心血管事件方面作用强于阿司匹林，且临床不良反应相对较少。但有研究显示氯吡格雷加阿司匹林联合应用于稳定型心绞痛患者，在降低终点事件（心肌梗死、脑卒中、死亡）方面，并不优于单用阿司匹林。

他汀类药物：研究表明他汀类药物能有效降低动脉粥样硬化患者心血管事件发生率与死亡率的 25% ～ 30%。心血管疾病防治指南已将 LDL-C ＜ 100mg/dL 作为稳定型心绞痛患者血脂防控的主要目标；NCEP-ATP Ⅲ将高危的冠心病患者的血脂防控指标定为 LDL-C ＜ 70mg/dL。

ACEI：对心血管疾病高危人群，ACEI 能减少心血管事件的发生率与死亡率。

4. 经皮冠状动脉介入术（PCI）与冠状动脉旁路移植术（CABG）

（1）药物治疗与 PCI 或 CABG 的比较：总体来说，稳定型心绞痛患者采用药物治疗、PCI 治疗，临床疗效是相当的。对于一些选择性的稳定型心绞痛患者，如无保护的左主干病变、三支病变、两支病变但其中一支为前降支近端严重病变、多支病变合并有左室功能不全或糖尿病者，应考虑做 CABG，能改善患者的预后。

（2）PCI 与 CABG 比较：低危与中危的冠心病患者，PCI 与 CABG 治疗的预后分析显示无显著差异，但 PCI 治疗创伤小、恢复快，患者更易接受。对于复杂病变，或有合并症的高危患者，CABG 的优势更为明显。

PCI 和 CABG 是目前对冠状动脉粥样硬化引起的慢性稳定型心绞痛进行血管重建治疗的

两种有效方法。PCI 和 CABG 在慢性稳定型心绞痛患者中应用建议：①严重的左主干病变应考虑选用 CABG；②三支血管病变的患者多应用 CABG，对合并有左心功能不全的患者的生存率提高更为明显；③二支血管病变且合并有严重的左前降支近端病变，或合并有左心功能不全（EF 值小于 50%），或在无创检查中已经证实有心肌缺血患者，应用 CABG；④二支血管病变且合并有严重的左前降支近端病变，解剖学上很适合导管治疗，左心室功能正常，无糖尿病病史的患者，应用 PCI；⑤一支或二支血管病变，无严重的左前降支近端病变，受累血管支配很大面积的存活心肌，并且无创检查提示高危的患者，应用 PCI 或 CABG；⑥一支或二支血管病变，无严重的左前降支近端病变，有猝死抢救成功病史或有持续性室速发生的患者，应用 CABG 或 PCI；⑦曾行 PCI 术后出现再狭窄，有大面积存活心肌和（或）无创检查结果提示高危的患者，应用 PCI 或 CABG；⑧药物治疗效果不佳且可以承受血运重建风险的患者，应用 PCI 或 CABG。

5. 其他非药物治疗方法

（1）增强体外反搏：提高心脏舒张期冠状动脉的血流灌注，改善缺血症状。

（2）脊髓刺激：该治疗抑制缺血心肌内源性神经激活，改善心肌血流量。

（二）中医治疗

中医治疗突出“急则治标，缓则治本，标本兼治”，恰与指南所示治疗目的契合。该病发病以血脉瘀滞、不通则痛为病机，中医药对此病的治疗历史悠久，有着独特而又丰富的经验，在整体辨证论治的基础上加减方药使临床疗效更加显著。中医药干预可有效改善患者临床症状、减少发作次数、缩短持续时间，可用于预防介入治疗后的再狭窄，甚至有研究显示中医药干预能改善患者预后生活质量。中华中医药学会对该病的基本证候特点、临床辨证用药规律等进行讨论并制定了专家共识。2019 年公布的《冠心病稳定型心绞痛中医诊疗指南》中规范了中医诊疗程序，提高了中医诊治水平，为从事冠心病防治的临床医师提供了指导性意见，进一步推进中西医结合。《黄帝内经》中“以奉生身，莫贵于此”强调机体正气不足、阴邪侵犯机体则脉道涩滞不畅可致瘀血形成，瘀而不通、不通则痛。

“急则治其标”，疾病发作时多用芳香药物以急开其痹，常见中成药如苏和香丸、速效救心丸、宽胸气雾剂（喷雾）等，亦可结合西药硝酸酯类药物以迅速缓解疼痛，在心绞痛发作时急用中西医结合诊治以助气血运行。

“缓则治其本”，《胸痹心痛古今名家验案全析》中发现冠心病核心用药有丹参、瓜蒌、薤白等，以健脾化痰、通阳散结、活血化瘀、益气养阴，结合患者临床不同表现可选不同方药加减进行治疗。

除了药物的治疗，中医非药物疗法如针灸、穴位贴敷、足浴、推拿等对缓解症状、改善心肌缺血也具有一定作用。下面仅介绍脑心通胶囊和丹红注射液对稳定型心绞痛的治疗研究进展。

1. 脑心通胶囊对稳定型心绞痛治疗的研究进展

中医认为冠心病的发生多与寒邪内侵、饮食不当、情志失调、年老体弱等因素有关，其病机有虚实两个方面。实为寒凝、气滞、血瘀、痰浊等阻于心之络脉，虚为心、肝、脾、肾等脏腑亏虚，心络失养。病理实质则是本虚标实之证，主要病机为心络瘀滞、心络瘀阻、心络失荣，由于病变在络，故通络为其治疗之原则。

研究发现脑心通胶囊有益气活血、化瘀通络的疗效，组方为黄芪、地龙、水蛭、全蝎、丹参、当归、赤芍、川芎、红花、桂枝、牛膝等16味中药。方中选用黄芪补气，使之气旺以促进血液运行，为君药；以地龙、水蛭、全蝎等虫类之品，取其药性善走窜，可通经通络，是为臣药；以丹参、当归、赤芍、川芎、红花等活血化瘀之品，以助上药破瘀通络之力，共为佐药；配桂枝温经通脉，行营血之滞，以牛膝逐瘀血、通经络、引血下行，共为使药。诸药合用，相得益彰，使气旺血行，瘀祛络通病症自愈。已有研究验证了脑心通胶囊能有效改善血管内皮功能及保护心肌细胞，抑制血管内膜增殖，解除血管痉挛，保护内皮和微血管的完整性，还具有降脂、抗凝和抑制血小板聚集、黏附与血栓形成的作用。动物实验研究也证明脑心通胶囊有明显的抗心肌缺血作用，主要表现为显著增加冠脉血流量，扩张冠脉血管，改善心肌的供血；增加左室做功，使心脏的泵血功能加强，改善血管内血液的淤滞状态，有明显的调整和改善心脏功能的作用。近年研究证明内皮功能异常与多种血管疾病发生发展密切相关，因此，有关内皮功能保护的研究已成热点。

上海复旦大学附属中山医院赵静静、孙爱军教授、葛均波院士开展脑心通经由抑制树突状细胞成熟发挥抗动脉粥样硬化机制研究，研究表明脑心通能降低血浆中的胆固醇和甘油三酯浓度，显著抑制斑块形成。脑心通能减少斑块内树突状细胞附着，抑制树突状细胞成熟，下调血浆中的炎性因子，提示脑心通可能部分通过抑制树突状细胞成熟起到抗动脉粥样硬化的作用。同时，脑心通能抑制巨噬细胞，增加斑块中平滑肌细胞和胶原含量，提示其有促进斑块趋向稳定的作用。相关SCI论文发表于荷兰 *Current Pharmaceutical Design*（《当代药物设计》）杂志，影响因子为4.868。

脑心通胶囊用于稳定型心绞痛治疗的临床研究中，将126例稳定型心绞痛患者随机分成对照组62例和治疗组64例，前者以单硝酸异山梨酯缓释片治疗，后者用脑心通胶囊治疗，疗程为 8 周。结果显示治疗组和对照组心绞痛症状改善总有效率分别为 90.6% 和 88.7%，但组间比较无明显差异；治疗后两组心绞痛发作频率分别下降 96.5% 和 82.1%（$P < 0.01$），治疗组优于对照组；硝酸甘油消耗量下降分别为 96.7% 和 93.7%（$P < 0.01$），但两组无明显差异；两组静息心电图改善分别为 68.7% 和 54.8%，治疗组优于对照组（$P < 0.01$）；两组 NST 和 ∑ST 与治疗前相比均有显著差异（$P < 0.001$），而治疗后组间比较，治疗组缺血改善优于对照组（$P < 0.01$）。提示脑心通胶囊治疗冠心病稳定型心绞痛疗效优于单硝酸异山梨酯缓释片，且不良反应小，安全性好，是治疗冠心病稳定型心绞痛的理想药物。脑心通胶囊对老年冠心病稳定型心绞痛患者的临床治疗也表明该药物能显著缓解患者心绞痛症状，降低心绞痛发作频率、持续时间，心电图提示缺血程度也有改善，且无明显不良反应。有研究将 90 例稳定型心绞痛患者，根据病情给予控制高血压、调脂、硝酸酯类、钙通道阻滞剂及 β 受体阻滞剂等治疗，随机分成治疗组和对照组，治疗组在上述治疗基础上加用脑心通胶囊口服，4 粒 / 次，3 次 / 天，疗程为 4 周。治疗前后两组患者皆进行临床疗效评估、静息心电图和运动心电图评估，并做血液流变学检测。治疗后结果显示，治疗组与对照组总有效率分别为 77.8% 与 44.4%，治疗组疗效明显优于对照组（$P < 0.01$）；治疗组血液流变学指标（全血高切黏度、全血低切黏度、血浆黏度、纤维蛋白原、红细胞聚集指数）均较治疗前及对照组治疗后明显下降（$P < 0.01$）；两组治疗前后运动心电图比较，治疗组与对照组有效率分别为 71.1% 与 42.2%，治疗组疗效明显优于对照组（$P < 0.01$）。该研究进一步证明脑心通胶囊治疗稳定型心绞痛疗效确切、可信度高。脑心通胶囊治疗稳定型心绞痛可明显改善患者的症状，改善心肌缺血程度、血液流变学指标，其综合疗效优于单硝酸异山梨酯缓释片，且在常规西药治疗的基础上加用脑心通胶囊仍能使患者继续获益，充分显示脑心通胶囊不失为一种治疗稳定型心绞痛的安全、有效的药物。

有研究显示，脑心通胶囊联合双抗血小板治疗与标准剂量氯吡格雷治疗携带 CYP2C19*2 基因变异的 PCI 术后患者，可减少 PCI 术后 1 年不良心血管事件再发率，优化了现行抗血小板治疗策略。相关 SCI 论文发表在《中国中西医结合杂志》（英文版），并入选 2016 年度中华医学百篇优秀论文。脑心通联合阿司匹林与华法林用于治疗携带 VKORCl 基因变异的高危老年非瓣膜性心房颤动（NVAF）患者的随机对照研究结果表明，1 年随访期内，在预防脑卒中和全因死亡的终点事件方面，脑心通联合阿司匹林可达到调整剂量华法林治疗相似的效果，但与华法林相比，联合治疗可降低严重出血的发生率。因此，脑心通联合阿司匹林可作为不耐受华法林的老年 NVAF 患者的替代治疗（临床试验编号 ChiCTR-TRC-13003596）。相关 SCI 论文 2016 年发表于《中国中西医结合杂志》（英文版）。

有研究探讨丹红注射液联合脑心通胶囊对不稳定型心绞痛的临床疗效及内皮功能的影响，使用丹红注射液联合脑心通胶囊治疗急性冠脉综合征 PCI 术后患者的一项多中心、随机、双盲、平行对照 RCT 临床试验表明，丹红注射液联合脑心通胶囊治疗 ACS 患者 PCI 术后可以提高疗效，改善内皮功能，提高左心室射血分数，对动脉粥样硬化和减少心血管不良事件有更好的改善效果，与对照组比较没有明显的不良反应。该研究结果 2018 年发表于 *Evidence-Based Complementary and Alternative Medicine*（《循证补充和替代医学》）。

2. 丹红注射液对稳定型心绞痛治疗的研究进展

丹红注射液由丹参和红花提取物组成，其主要成分是丹参酮、丹参酚酸、红花黄色素等。《本草正义》中记载："丹参专入血分，其功在于活血行血，内之达脏腑而化瘀滞。"丹参味苦，性微寒，归心、肝经，通血脉散瘀结，为主药；红花味辛，性温，归心、肝经，化瘀血通经络，为辅药，两药相辅相成，活血不留瘀，祛邪不伤正，共奏活血化瘀、通络止痛之功。现代研究认为，丹参酮Ⅰ、丹参酮Ⅱ、丹参酮Ⅲ、丹参素及红花黄色素等，具有扩张冠状动脉、降低冠状动脉阻力、改善微循环、改善缺血和修复损伤心肌、增加红细胞变形能力、抑制血小板聚集、促进纤维蛋白溶解、降低全血黏度等功能，是治疗冠心病的有效药物之一。丹参酚酸有较强的抗血小板聚集作用，可显著降低血浆中血栓素 A_2（TXA_2）水平；丹参酚酸和丹参酮有抗血栓形成、改善微循环、抗氧化损伤作用；丹参酮Ⅱ A 磺酸钠能提高心肌对缺氧的耐受性，增强心肌收缩力，增加心肌血液灌注，改善心肌缺血。红花对内源性凝血系统的激活有一定抑制作用，并有增加冠状动脉血流量及营养心肌细胞的作用，可明显减轻心肌细胞缺血程度，改善缺血心肌组织氧的供求关系。红花能有效抑制血小板黏附、聚集、激活和释放 TXA_2，激活血管内皮细胞释放前列环素（PGI_2），纠正外周循环中 TXA_2/PGI_2 平衡失调，对缺血－再灌注损伤具有积极的防治作用。

丹红注射液抗动脉粥样硬化的功效已经许多基础与临床研究验证。有研究将丹红注射液用于动脉粥样硬化家兔模型，可以观察到其血管壁粥样硬化斑块体积显著缩小，提示丹红注射液具有抑制炎症反应、促进斑块稳定性的作用。研究认为丹红注射液产生抗动脉粥样硬化作用的主要机制为降低血清 TC、LDL-C 水平，保护血管内皮功能，抑制脂质沉积于血管壁从而延缓动脉粥样硬化病变的进展。此外，丹红注射液的显著抗炎机制也在抗动脉粥样硬化病变的发生发展中发挥巨大的作用。临床研究显示丹红注射液对慢性冠心病稳定型心绞痛也有很好的治疗效果，且安全性高，已在临床中广泛应用。有研究将 120 例冠心病心绞痛瘀血证患者随机分成对照组 58 例与治疗组 62 例，对照组给予复方丹参注射液静脉滴注，治疗组给予丹红注射液静脉滴注，疗程为 4 周，比较两组的治疗总有效率、心电图与血液流变学变化、炎症因子、内皮功能变化等。结果显示，与对照组比较，治疗组的总有效率明显提高，心电图 ST 段缺血变化有显著改善，红细胞变形性与聚集性、血液流变学指标也显著好转。此外，治疗组的血浆内皮素水平较对照组明显下降、一氧化氮（NO）水平显著上升，血浆 C 反应蛋白水平显著下降。该研究充分显示丹红注射液用于冠心病心绞痛瘀血证患者，较复方丹参注射液能更好地改善临床症状、保护缺血心肌、改善微循环、抑制炎症反应，以及保护血管内皮功能。有研究将 300 例该类患者随机分成对照组 140 例和治疗组 160 例，对照组应用治疗稳定型心绞痛的常规药物，治疗组则在此基础上加用丹红注射液 20mL 静脉滴注，每日 1 次，同时服用脑心通胶囊 2 粒，每日 3 次，疗程 2 周。结果显示治疗结束 1 个月后随访，治疗组患者每天的心绞痛症状改善率与心电图改善率分别为 92.5% 和 73.7%，显著高于对照组（分别为 68.57% 和 54.29%）；治疗组运动平板试验各项指标均显著优于对照组。该研究表明丹红注射液联用脑心通胶囊治疗慢性稳定型心绞痛是安全、有效的，可明显改善患者症状，提高患者生活质量。

第二章

DI ER ZHANG

急性冠脉综合征

一、研究背景

急性冠脉综合征（acute coronary syndrome，ACS）是指在冠状动脉粥样硬化的基础上发生粥样硬化斑块破裂、血栓形成、血管痉挛等，引发冠状动脉血流量严重减少或完全中断而导致的一组以心肌缺血为主要特点的急性或亚急性临床综合征。它包括不稳定型心绞痛（unstable angina，UA）、非 ST 段抬高型心肌梗死（non–ST elevated myocardial infarction，NSTEMI）和 ST 段抬高型心肌梗死（ST elevated myocardial infarction，STEMI）。不稳定型心绞痛和非 ST 段抬高型心肌梗死又合称为非 ST 段抬高型 ACS，ST 段抬高型心肌梗死称为 ST 段抬高型 ACS。这类疾病主要是由动脉粥样硬化、不稳定性斑块破裂引发冠状动脉内血栓形成导致的，可引起心肌缺血，若冠状动脉血流完全中断时间太长，还可导致心肌梗死（myocardial infarction，MI），甚至冠心病猝死。全世界每年大约有 2000 万人死于心脏疾病，其中急性冠脉综合征是心脏性死亡的主要原因之一，急性冠脉综合征患者占冠心病患者总数的 30% ～ 40%。此外，许多心源性猝死也与动脉粥样硬化不稳定性斑块形成、破裂及其血栓形成密切相关。提高对急性冠脉综合征的早期识别、早期诊断和早期治疗意识，降低患者的死亡率是当前面临的一项重要任务。近年来人们对急性冠脉综合征的研究从概念、病理机制到治疗策略等方面不断深入，尤其随着循证医学的发展，大量的临床试验结果为其治疗策略的逐步更新和完善提供了越来越充分的依据，使得急性冠脉综合征的防治更加科学与规范。

二、不稳定型心绞痛和非ST段抬高型心肌梗死

不稳定型心绞痛和非ST段抬高型心肌梗死（UA/NSTEMI）都有相同的病理基础，即多由冠状动脉罪犯血管病变导致的不完全性管腔阻塞引起。血管壁不稳定性粥样硬化斑块发生糜烂或斑块破裂形成富含血小板的“白血栓”，该类血栓一般可引起管腔部分狭窄而出现临床症状。不稳定型心绞痛是介于稳定型心绞痛与心肌梗死之间的临床类型，主要包括初发型心绞痛、恶化型劳力性心绞痛及静息型（自发性）心绞痛。不稳定型心绞痛和非ST段抬高型心肌梗死的区别主要在于严重程度不同，不稳定型心绞痛一般缺血时间不长，未引起心肌坏死，心肌标志物无升高；非ST段抬高型心肌梗死缺血时间长，可能会引起心肌结构损伤，心肌细胞坏死，在血循环中能检测出心肌标志物或标志物含量升高。

（一）发病机制

无论是不稳定型心绞痛或是非ST段抬高型心肌梗死，其发生发展都有共同的病理生理基础，即有动脉粥样硬化不稳定性斑块的形成、斑块的破裂或糜烂、富含血小板的血栓形成，以及病变血管的收缩反应。

1. 不稳定性斑块的形成、斑块的破裂或糜烂

不稳定性斑块又称易损斑块（vulnerable plaque），性质不稳定，在各种诱因下（被动性）或自发（主动性）发生斑块的破裂或斑块的糜烂。易损斑块是ACS发生的核心环节之一。易损性斑块的纤维帽薄，内含大量的脂质和多种炎性细胞与炎症反应，这种斑块易发生破裂，导致血栓形成。

2. 血小板聚集与血栓形成

在斑块破裂或糜烂处，脂质核心物质暴露或内皮下组织暴露激活血小板，诱发血栓形成。不稳定型心绞痛或是非ST段抬高型心肌梗死患者的血栓多为富含血小板的白血栓，一般不会完全阻塞血管腔。但形成的血栓或破碎的斑块可随血流运行，阻断远端的微小血管，造成微小心肌坏死。

3. 冠脉痉挛

血小板被激活后释放缩血管物质，如TXA_2，引起血管张力增加，血流量减少；血管粥样硬化斑块的损伤，血管内皮功能受损，使得血管的舒缩功能异常，尤其是血管内皮产生NO减少，或内皮素（ET）生成增多，导致血管收缩或痉挛。

（二）临床表现

不稳定型心绞痛与非 ST 段抬高型心肌梗死的胸痛等症状与典型的稳定型心绞痛类似，但其发作症状更严重，胸痛的时间也较长。在临床上包括三种类型的心绞痛：①静息型心绞痛。休息或夜间发作的心绞痛，常持续发作 20 分钟以上。②恶化型劳力性心绞痛。发作的持续时间延长、发作的频率增加或严重程度加重。③初发型心绞痛。最近两个月内发生，心前区或胸骨后压榨性疼痛是其典型的症状，有时伴有恶心、呕吐、心悸、出汗或呼吸困难等。但需特别注意的是，在老年、女性、糖尿病患者中其症状往往并不明显。

患者的体征无特异性。医师要注意患者的神志变化，周围灌注状况，出汗情况，有无肺部啰音及出现部位（行 Killip 分级），颈静脉怒张，可否闻及第三心音（S_3）和第四心音（S_4），心音减弱常提示有心肌收缩力改变。

（三）诊断与危险分层

正确的诊断与早期的危险分层对 ACS 患者的治疗决策十分重要，因此，对疑诊 ACS 的患者应尽早进行评估，包括病史采集、体格检查、12 导联心电图检测、生化标志物检测，以及无创性危险分层。仔细询问病史，以判别不稳定型心绞痛属于何种类型。了解体征情况，以判别有无 ACS 的并发症存在。

1. 心电图检测

此项操作既便捷又十分重要，它对患者的及时评估、急诊治疗、预后预测及治疗策略的制定都十分关键。心电图显示 ST 段抬高可以筛查心肌梗死，ST 段水平或下斜型压低与心肌缺血有一定关系。ST 段的动态变化诊断很有价值。心电图检测与诊断应在患者入院后 10 分钟内做出，时间延误会使治疗效果大打折扣。

2. 生化标志物检测

以前应用肌酸激酶（CK）及其心脏同工酶（CK–MB）的升高作为诊断心肌损伤或梗死的标志物，但现在更多地选用特异性与敏感性更高的肌钙蛋白 T（TnT）或肌钙蛋白 I（TnI）作为评价心肌是否受到缺血损伤或梗死的标志。目前，肌钙蛋白是诊断急性心肌梗死的生化标志物的金标准。肌钙蛋白常在心肌损伤 4 ～ 12 小时可被检测出来，这在患者的早期危险分层中有重要的价值，且对患者的预后预测以及指导治疗决策都十分有帮助。有研究显示在急性冠脉综合征患者中测得的肌钙蛋白水平较高者比较低者的危险性更高，预后更差。

3. 危险分层

对于 UA/NSTEMI 患者群体，每个患者的临床情况不同，其危险性差异很大，远期预后也有较大的差别，因此，应加强早期识别和正确的危险分层，以便尽早做出正确的治疗策略。

（四）西医治疗

1. 早期有创治疗与早期保守治疗的选择

近 20 年来，有关 UA/NSTEMI 患者的最佳治疗策略仍有争议，尤其是这类患者早期究竟是优先用药物保守治疗还是积极的有创治疗方面。尽管干预方法存在争议，但早期启动干预措施能缓解患者的缺血症状，防治心肌的进一步损害，减少心血管事件的发生在心血管病防治方面已经达成一致。因此，要求临床医师对疑似 UA/NSTEMI 的患者做出早期危险分层，并在监护过程中根据病情的变化随时予以危险评估。若患者有血流动力学不稳，则应予以重点监护，并尽快送导管室做有创检查评估以便做出合理的治疗。目前多数研究表明，危险评估为中高危的患者，应首先考虑早期有创治疗。国内也有类似研究提示，早期的积极有创干预对高危无 ST 段抬高的 ACS 患者能提供较保守治疗更多的益处。

2. 抗心肌缺血治疗

（1）硝酸酯类药物：硝酸酯类药物能扩张冠状动脉血管，解除血管痉挛，改善冠状动脉血流，增加心肌血供；此外还能降低心室壁张力，具有降低心肌耗氧量的作用。对反复发作的心绞痛患者，可静脉滴注此类药物以改善症状。但低血压、心动过缓及已服用西地那非、他达拉非等药物的患者不宜应用硝酸酯类药物。

（2）β 受体阻滞剂：β 受体阻滞剂能减慢心率、降低心肌收缩力，有助于降低心肌耗氧量，它是一种重要的抗心肌缺血药物，对伴有高血压或心率增快的患者尤为适宜。有作者对五项采用随机安慰剂对照设计的临床试验进行汇总分析，这些研究涉及接受血小板糖蛋白Ⅱ b/ Ⅲ a 受体治疗并行 PCI 的 ACS 患者，观察 β 受体阻滞剂治疗能否对患者有益，结果显示与未接受 β 受体阻滞剂治疗的患者比较，应用 β 受体阻滞剂治疗能使患者在随访 30 天及 6 个月时的死亡率下降约 50%。因此，目前一般建议无应用反指征的患者，在早期即可应用 β 受体阻滞剂进行干预，但患者存在低血压、支气管哮喘、二度房室传导阻滞或 PR 间期＞ 0.24 秒时应禁用。

（3）钙通道阻滞剂（CCB）：CCB 能够降低心肌收缩力，并舒张血管平滑肌，扩张冠状动脉，增加冠状动脉的血流量；还能降低心脏后负荷，减慢心率。但 CCB 并不常规应用于 UA/NSTEMI 患者的治疗，因此目前尚无足够的证据证明它能很好地改善患者的预后。

3. 抗血小板治疗

目前临床上常用的抗血小板药物包括：阿司匹林、噻氯吡啶类、双嘧达莫及血小板糖蛋白Ⅱb / Ⅲa 受体拮抗剂。

（1）阿司匹林：阿司匹林是抗血小板治疗的基础药物，它作用于血小板内环氧合酶 -1（COX-1），通过抑制其活性从而减少花生四烯酸生成 TXA_2。第七届美国胸科医师学会（ACCP-7）对阿司匹林的推荐如下：对于所有没有明确阿司匹林过敏的 UA/NSTEMI 患者，推荐立即口服阿司匹林 75 ～ 325mg，随后每日口服 75 ～ 162mg（Grade 1A）。有研究证实长期服用阿司匹林能够显著降低 ACS 患者的死亡和心肌梗死概率，而且这一优势随着时间的延长逐渐增加。但阿司匹林并不能防止所有血栓并发症。近来研究发现人群中有阿司匹林抵抗现象，这种现象与多种原因有关，如剂量应用不够、药物的相互作用、COX-1 基因的变异等均可减弱阿司匹林的功效。要避免这种情况，可在实验室检测有无阿司匹林抵抗作用的基础上选择合适的抗血小板治疗药物。

（2）噻氯吡啶类药物：包括噻氯匹定和氯吡格雷，两者都是血小板二磷酸腺苷（ADP）受体的拮抗剂。这类药物作用于 ADP 受体，从而达到抑制血小板活化的作用。ACCP-7 对噻氯吡啶类药物的推荐如下：对于所有没有明确阿司匹林过敏的 UA/NSTEMI 患者，推荐立即口服氯吡格雷 300mg，随后每日服用 75mg（Grade 1A）；对于不能立即进行诊断性导管术或冠脉造影后不能在 5 天内行 CABG 的 UA/NSTEMI 患者，推荐立即口服氯吡格雷 300mg，随后每日服用 75mg，9 ～ 12 个月，同时合用阿司匹林（Grade 1A）；对于将在 24 小时内接受冠脉造影的 UA/NSTEMI 患者，建议在明确冠脉解剖病变后再开始服用氯吡格雷（Grade 2A）；对于正在服用氯吡格雷并准备接受 CABG 的患者，推荐术前停用氯吡格雷 5 天（Grade 2A）。

CURE 试验（不稳定型心绞痛患者应用氯吡格雷预防缺血事件试验）的目的是研究在阿司匹林治疗的基础上再阻断 ADP 途径所引起的血小板聚集是否可获益。该试验入选 12562 例 UA/NSTEMI 患者，在 24 小时内随机分为安慰剂组和氯吡格雷（负荷剂量 300mg，随后每天 75mg）治疗组，所有患者均予以阿司匹林治疗，随访 3 ～ 12 个月。结果显示联合终点事件（心血管死亡、心肌梗死或卒中）发生率安慰剂组为 11.5%，氯吡格雷组为 9.3%，氯吡格雷联合阿司匹林能明显降低联合终点事件发生率（RR=0.8，$P < 0.05$）。PCI-CURE 为 CURE 试验中行 PCI 治疗患者的亚组研究，入选 2658 例患者，随机、双盲分为安慰剂组（n=1345）和氯吡格雷组（n=1313），所有患者均予以阿司匹林治疗。入选患者在行 PCI 治疗前平均 6 天接受安慰剂或氯吡格雷治疗，术后大多数患者接受开放标签药物（氯吡格雷或噻氯匹定）治疗 2 ～ 4 周，之后再使用研究药物 8 个月。安慰剂组发生初级终点（联合心血管死亡、心肌梗死或紧急靶血管血运重建）86 例（6.4%），氯吡格雷组发生初级终点 59 例（4.5%），氯吡格雷组心血管死亡、心肌梗死事件发生率下降了 31%（RR=0.7，$P < 0.05$）。CURE 试验奠

定了氯吡格雷在 ACS 抗血小板治疗中的地位。同样，氯吡格雷也存在抵抗现象，部分应用该药物治疗的患者仍然会出现血栓事件，研究认为这主要与肝脏中细胞色素 P450（CYP450），特别是 CYP2C19 的基因多态性密切相关。一些药物如质子泵抑制剂等与氯吡格雷合用，可能因药物相互作用导致氯吡格雷的药效下降。目前正在开发新的抗血小板药物，尽可能避免发生氯吡格雷抵抗现象，提高抗血栓形成的效率。新型 ADP 受体拮抗剂如普拉格雷在肝脏代谢时几乎不产生非活性代谢物，疗效优于氯吡格雷，氯吡格雷抵抗患者不会发生普拉格雷抵抗，但出血风险有所增加。坎格瑞洛（一种三磷酸腺苷类似物）静脉用药后即刻起效，半衰期短，停药 1 小时后血小板功能可恢复，研究显示出血并发症极低是其优点之一。

（3）血小板糖蛋白（GP）Ⅱb / Ⅲa 受体拮抗剂：在动脉粥样硬化、血栓形成及急性冠脉综合征的发病过程中，血小板起到非常重要的作用。血小板膜上的糖蛋白受体与血小板的活力密切相关，其中 GP Ⅱb / Ⅲa 受体与纤维蛋白原等的结合是各种血小板激动剂导致血小板凝集的共同结果。血小板 GP Ⅱb / Ⅲa 受体拮抗剂通过与 GP Ⅱb / Ⅲa 受体结合，抑制血小板凝集，是新一代的血小板抑制剂。ACCP-7 对血小板 GP Ⅱb / Ⅲa 受体拮抗剂的应用推荐如下：对于中高危的非 ST 段抬高型 ACS（NSTE-ACS）患者，推荐早期应用依替巴肽或替罗非班，同时合用阿司匹林和普通肝素（Grade 1A）；对于服用氯吡格雷的中高危的 NSTE-ACS 患者，推荐同时应用依替巴肽或替罗非班治疗（Grade 2A）；NSTE-ACS 患者推荐不使用阿昔单抗作初始治疗，除非冠脉解剖已经明确且将在 24 小时内进行 PCI（Grade 1A）。

临床试验表明，合用 GPⅡb / Ⅲa 受体拮抗剂与阿司匹林，比单用阿司匹林和安慰剂更能减少缺血并发症的发生，包括死亡、急性心肌梗死和需紧急行冠状动脉旁路移植术（CABG）、再次介入治疗情况的发生。不稳定型心绞痛和无 ST 段抬高的急性心肌梗死（AMI）患者应用 GP Ⅱb / Ⅲa 受体拮抗剂可以获益，已在 PURSUIT（血小板糖蛋白Ⅱb / Ⅲa 受体结抗剂治疗不稳定型心绞痛）、PRISM-PLUS（不稳定体征症状缺血综合征患者治疗中血小板受体抑制）、PRISM（缺血综合征治疗中血小板受体抑制）和 PARAGON（血小板糖蛋白Ⅱ b/ Ⅲ a 受体拮抗剂在急性冠脉综合征中的应用研究）临床试验中得到证实。PURSUIT 试验中，依替巴肽组不稳定型心绞痛患者 30 天死亡和心肌梗死（MI）的发生率为 14.2%，较安慰剂组（15.7%）下降（$P < 0.05$）；在 96 小时、7 天和 6 个月时，依替巴肽组死亡和 MI 发生率也下降 1.2% ～ 1.5%。PRISM-PLUS 试验中不稳定型心绞痛和无 ST 段抬高的 AMI 患者，合用阿司匹林、肝素和替罗非班者在 7 天和 30 天的死亡率、MI 和顽固性心绞痛复合事件的发生率较单纯应用阿司匹林和肝素者低，7 天时分别为 12.9% 和 17.9%（$P < 0.05$），30 天时分别为 18.5% 和 22.3%（$P < 0.05$），6 个月时合用组绝对值仍能下降 3.0% ～ 3.2%。PRISM

试验比较不稳定型心绞痛患者应用替罗非班联合阿司匹林和肝素联合阿司匹林的治疗疗效，前者 48 小时的联合终点（死亡、MI 和顽固性缺血）发生率为 3.8%，较后者（5.6%）下降 32%（$P < 0.05$）。GP Ⅱ b/ Ⅲ a 受体拮抗剂作为高效特异的抗血小板药是目前急性冠脉综合征最突出的治疗研究进展，但大规模前瞻性临床研究仍在进行，以进一步评价其剂量、效应及安全性。

4. 抗凝治疗

目前临床上常用的抗凝药物有：普通肝素、低分子量肝素、选择性间接Ⅹa 因子抑制剂（人工合成戊糖）、选择性直接Ⅹa 因子抑制剂（DX-9065a）及直接凝血酶抑制剂。

（1）普通肝素：普通肝素（UFH）与抗凝血酶（AT）Ⅲ结合，增加 AT- Ⅲ活性，从而灭活Ⅱa 和Ⅹa 等凝血因子。ACCP-7 对普通肝素的推荐如下：对 NSTE-ACS 患者，推荐短期普通肝素与抗血小板治疗联合应用替代单纯抗血小板治疗（Grade 1A）；推荐普通肝素的剂量应根据公斤体重调整，并将活化部分凝血活酶时间（APTT）维持于 50 ～ 75 秒（Grade 1C）。一项荟萃分析证实抗血小板与短期普通肝素联合治疗可降低 2 周内 NSTE-ACS 患者的死亡率和心肌梗死率。一般建议普通肝素可短期应用 2 ～ 5 天。

（2）低分子量肝素（LMWH）：LMWH 是普通肝素酶解或化学降解的产物，抗凝作用与普通肝素大致相同，由于分子量小（平均分子量 4500Dal），其抗Ⅹa 的活性更强，对与血小板结合的因子Ⅹa 亦有抑制作用，因而抗血栓形成作用更加明显。LMWH 与血浆蛋白非特异性结合力较低，因而生物利用度较高，半衰期较长，抗凝效果呈明显的量效关系，皮下注射吸收良好。ACCP-7 关于低分子量肝素应用的推荐：对于 NSTE-ACS 患者，推荐应用低分子量肝素替代普通肝素（Grade 1B）；对于已经接受了低分子量肝素抗凝治疗的 NSTE-ACS 患者，建议在 PCI 术中继续应用低分子量肝素抗凝（Grade 2C）；对于已经接受了 GP Ⅱb / Ⅲa 受体拮抗剂治疗的 NSTE-ACS 患者，建议使用低分子量肝素替代普通肝素进行抗凝治疗（Grade 2B）。从一项荟萃分析中可以看到当前标准的抗血栓治疗是普通肝素联合阿司匹林。然而，LMWH 比 UFH 在实践和临床上更具有利之处，能明显减少急性冠脉综合征患者 30 天死亡和复合心脏事件的发生，可以考虑 LMWH 为 ACS 内科治疗以及准备进行手术介入治疗的有效替代方法。

（3）选择性间接Ⅹa 因子抑制剂（人工合成戊糖）：2005 年欧洲心脏病学会（ESC）发布了磺达肝癸钠治疗 ACS 的第一个大型临床研究（OASIS-5）的结果。OASIS-5 研究是一项多中心、随机、双盲、安慰剂对照的临床试验，入选了来自 41 个国家 576 个中心的 20000 例 ACS 患者。目的是评价磺达肝癸钠治疗 ACS 的有效性和安全性。在 OASIS-5 研究中，磺达肝癸钠组在 9 天时的死亡、MI 或难治性缺血方面不劣于依诺肝素组的疗效。此外，与依诺肝素相比，磺达肝癸钠组出血并发症降低 50%，同时死亡风险降低。研究显示磺达肝癸钠明显降低患者 ACS 事件后 1 个月内的死亡率，在 6 个月的随访期内同样有效。在 ST 段抬高型心肌梗死患者中进行的 OASIS–6 研究显示，磺达肝癸钠治疗效果显著优于对照组。这些研究表明磺达肝癸钠很可能成为 ACS 患者抗血栓治疗的新选择，建议在 ACS 患者早期有创干预或早期保守治疗中均可应用其进行抗栓治疗。

（4）选择性直接Ⅹa 因子抑制剂：直接Ⅹa 因子抑制剂直接结合Ⅹa 因子的活性位点，从而阻断它与底物的相互作用。与肝素 /AT 复合物不同，直接Ⅹa 因子抑制剂不仅抑制游离的Ⅹa 因子，也参与灭活与血小板结合的Ⅹa 因子，这种特性赋予了该类药物优于间接Ⅹa 因子抑制剂的优势。阿哌沙班与利伐沙班是两种新型口服直接Ⅹa 因子抑制剂，它们的抗凝活性不依赖 AT，可直接结合Ⅹa 因子的活性部位从而抑制Ⅹa 因子的抗凝活性。具有里程碑意义的 RECORD–3 研究（在大型骨科手术中调节凝血功能降低深静脉血栓和肺栓塞Ⅲ期试验）近期公布了试验结果，该Ⅲ期临床试验共入选了 2531 例全膝关节置换术患者，对利伐沙班预防静脉血栓栓塞的效果与依诺肝素进行了直接比较。结果显示，与依诺肝素组相比，利伐沙班组主要终点事件（深静脉血栓形成、非致命性肺栓塞及全因死亡率）减少了 49%，有临床症状的静脉血栓栓塞的风险减少了 64%，而两组在出血事件方面没有明显差别。该试验结果有可能使利伐沙班成为第一个进入临床应用的不需要抗凝监测的口服抗凝药物。利伐沙班在 ACS 及房颤患者中有效性和安全性的Ⅲ期临床研究正在进行之中。

（5）直接凝血酶抑制剂（目前最新研究进展）：凝血酶原激活为凝血酶是血栓形成的关键步骤，而抑制凝血酶的活性是许多抗凝药物的主要作用机制。抑制凝血酶的药物可分为间接凝血酶抑制剂和直接凝血酶抑制剂。间接凝血酶抑制剂以普通肝素为代表，主要通过催化 AT 和（或）肝素辅因子Ⅱ起作用；直接凝血酶抑制剂则直接与凝血酶结合并阻断其与底物的相互作用。

直接凝血酶抑制剂由于自身的生物学特性，和肝素等间接凝血酶抑制剂相比具有一定的优势。首先，由于直接凝血酶抑制剂不与血浆蛋白结合，生物利用度较高，抗凝效果个体之间差异较小。其次，与肝素不同，直接凝血酶抑制剂不与血小板所释放的大量第四因子结合，其抗凝活性不受血小板第四因子的影响，不会引起抗体介导的血小板减少症。最后，直接凝血酶抑制剂既灭活与纤维蛋白结合的凝血酶，也灭活血液中游离状态的凝血酶。常用的直接凝血酶抑制剂包括水蛭素、阿加曲班和比伐卢定等均为静脉制剂。由于抗凝反应可以预测，半衰期短，比伐卢定可用于治疗经皮冠状动脉介入的患者。ACUITY（急性导管插入术和紧急介入治疗策略）试验入选了 13819 例计划行介入干预治疗的 NSTE–ACS 患者，并随机分入三组：普通肝素或低分子量肝素联合 GP Ⅱ b/ Ⅲ a 受体拮抗剂组、比伐卢定联合 GP Ⅱ b/ Ⅲ a 受体拮抗剂组、比伐卢定单独治疗组。结果显示，普通肝素或低分子量肝素联合 GP Ⅱ b/ Ⅲ a 受体拮抗剂组与比伐卢定联合 GP Ⅱ b/ Ⅲ a 受体拮抗剂组相比，30 天复合终点事件发生率无显著差异，严重出血事件亦无显著差异。比伐卢定单独治疗组与普通肝素或低分子量肝素联合 GP Ⅱ b/ Ⅲ a 受体拮抗剂组相比，临床疗效相似，但严重出血发生率明显降低。介入治疗中，普通肝素或低分子量肝素加用 GP Ⅱ b/ Ⅲ a 受体拮抗剂的治疗方案似乎可被单用比伐卢定的方案取代。

5. 调脂药物治疗

所有 ACS 患者在入院后尽快检测血脂水平，并启动他汀类药物治疗。他汀类药物可调节血脂异常，同时还可改善血管内皮功能、抑制炎症反应、稳定粥样硬化斑块，并有一定的抗凝血作用。ACS 患者的 LDL–C 水平应控制在＜ 70mg/dL。

早期有创治疗是指所有 UA/NSTEMI 患者只要无禁忌证，都应在入院后的 4 ～ 24 小时进行冠状动脉造影，并根据检查结果考虑是否行介入干预或外科手术治疗等。而早期保守治疗是指所有 UA/NSTEMI 患者入院后均采用强化药物治疗，仅对有一定危险因素，如老年或有心肌梗死病史、血运重建史、ST 段偏移、左室射血分数＜ 40%、心衰，以及无创负荷试验有高危特征的患者才考虑进行冠状动脉造影检查。冠状动脉造影可以明确患者病变的部位、病变的严重程度，并决策下一步的治疗措施（如介入干预、外科 CABG 或药物保守治疗），但有创的检查有一定的并发症风险，因而如何决策，应综合全面地考虑。

有关 UA/NSTEMI 患者早期保守治疗与早期有创干预的比较，已进行了许多临床研究。总的认为，经过危险评价，对中高危患者应考虑早期有创干预，这对减少心血管不良事件有益；对低危患者，一般考虑早期保守治疗，除非患者在治疗过程中出现新的危险情况。至于早期有创治疗策略何时实施目前尚无定论，各个试验中早期有创干预的时间都不一致。最近，急性冠脉综合征干预时间研究（TIMACS）以一个大规模、多中心、随机对照的临床研究方法试图阐明这一临床问题。该试验起初为 OASIS–5 研究的亚组临床研究，并在此基础上继续招募研究对象至 3031 人，随机分成常规早期有创干预组（1593 例，在随机分组 24 小时内进行冠状动脉造影）与延迟干预组（1438 例，在随机分组 36 小时后进行冠状动脉造影）。结果显示主要终点（6 个月内首次发生死亡、新的 MI、脑卒中的复合事件）发生率在早期有创干预组为 9.6%，而在延迟干预组为 11.3%（P=0.15），差异无统计学意义。然而进一步分析显示在高危患者（GRACE 危险积分＞ 140）中，早期有创干预组的主要终点事件发生率为 13.9%，延迟干预组为 21%（$P < 0.05$），主要终点事件下降 34%。该研究提示 UA/NSTEMI

患者，尤其是高危患者，尽早采用积极的有创干预有助于改善患者的预后。

行冠状动脉造影以明确冠状动脉的病变情况，有利于决策后续的治疗。对于严重的左主干病变，或多支复杂的病变，伴有左室心功能不全或糖尿病者，应考虑 CABG 治疗；除复杂病变外，可考虑 PCI 治疗；若有的患者既不能接受 CABG，又不能行 PCI，应考虑药物保守治疗以缓解症状。

（五）中医治疗

冠心病的发病机制为本虚标实，本虚为阴阳气血的亏虚，标实为气滞、血瘀、痰浊、寒凝，亦可交互为患而出现心脉不通、心血瘀阻的病证。一般认为瘀血内阻是冠心病的主要病机。现代药理研究证明，赤芍、当归、川芎、丹参、三七、红花、水蛭等活血化瘀药具有抑制血小板聚集、降低血黏度、增加纤溶活性、降脂和抗动脉粥样硬化斑块形成的作用，还能调节心肌代谢、降低心肌氧耗、改善心脏功能、减轻心肌组织损失、促进病变修复及组织再生和抗血栓形成。步长制药赵步长教授等研发的中成药脑心通胶囊和丹红注射液对急性冠脉综合征患者有良好的治疗和保护作用，已在临床上广泛应用。

1. 脑心通胶囊对 UA/NSTEMI 防治的研究进展

不稳定型心绞痛是动脉粥样硬化性疾病常见的一种临床类型，按中医认识，它属于气滞血瘀范畴，其治疗大法为益气活血、化瘀通络。脑心通胶囊由黄芪、丹参、当归、川芎、红花、乳香、没药、桂枝、全蝎、地龙、水蛭等 16 味中药组成，具有益气活血、化瘀通络之功效。脑心通胶囊可通过保护血管内皮、延缓粥样斑块进展、调节血供、改善心肌代谢、抑制血栓形成等作用机制来干预不稳定型心绞痛患者。一研究将 76 例不稳定型心绞痛（UA）患者随机分为常规治疗组和常规治疗加脑心通组，观察治疗 3 个月前后患者症状改善情况及血清内皮素（ET）、NO、超敏 C 反应蛋白（hs-CRP）水平的变化，并利用超声测定肱动脉血流介导的血管舒张功能（FMD）。结果显示，治疗后脑心通组 25 例显效、13 例有效、2 例无效，常规治疗组 18 例显效、10 例有效、8 例无效，脑心通组总有效率（95.00%）高于后者（77.78%），差异有统计学意义；治疗后两组患者血清 hs-CRP、ET 水平均明显下降（$P < 0.01$），NO 水平和 FMD 均升高（均 $P < 0.05$）；治疗后脑心通组血清 ET、hs-CRP 水平均低于常规治疗组（$P < 0.01$），NO 水平和 FMD 高于常规治疗组（$P < 0.01$）。研究提示脑心通胶囊可能通过降低血清 ET 水平，升高 NO 水平改善血管内皮功能及减轻冠状动脉粥样斑块的炎症反应等途径取得临床疗效。有作者探讨脑心通胶囊短期应用对 UA 患者血浆单核细胞趋化蛋白 -1（monocyte chemoattractant protein-1，MCP-1）、hs-CRP 水平的影响及临

床应用价值，将85例UA患者随机分成脑心通胶囊治疗组（44例）与常规治疗对照组（41例），于入院后24小时内与2周时分别检测血浆MCP-1及hs-CRP水平，并观察两组60天内主要不良心血管事件发生情况。结果显示，两组2周时血浆MCP-1和hs-CRP水平显著低于基线值（$P < 0.05$），脑心通胶囊治疗组血浆MCP-1、hs-CRP水平低于常规治疗对照组（$P < 0.05$）；对照组60天内再发心绞痛11例、非致死性心肌梗死2例、心力衰竭1例及心脏性死亡1例，治疗组60天内发生心绞痛4例、非致死性心肌梗死1例、心力衰竭1例及心脏性死亡1例，治疗组60天内不良心血管事件发生率显著低于对照组，差异有统计学意义（$P < 0.05$）。该研究显示在常规药物治疗的基础上加用脑心通胶囊短期内可以进一步下调UA患者炎症因子hs-CRP和MCP-1水平并减少近期心血管事件发生，表明该药应用于ACS是一种合理有效的治疗选择，有助于进一步改善ACS患者的临床预后。不稳定型心绞痛的治疗策略也已经达成共识：一是早期有创治疗策略，对合适的病例实行血运重建；二是早期保守治疗策略，大多数患者首先使用药物治疗，特别是因为各种原因而拒绝或无法行PCI的患者。有研究将244例不稳定型心绞痛患者进行危险分层：低危（心绞痛发作时心电图ST段下移＜1mm，持续时间＜20分钟）96例，中危（心绞痛发作时心电图ST段下移＞1mm，持续时间＜20分钟）85例，高危（心绞痛发作时心电图ST段下移＞1mm，持续时间＞20分钟，且48小时反复发作）63例。患者被随机分为两组：对照组122例，治疗组122例，两组调脂药物均选用辛伐他汀20mg睡前口服，治疗组加用脑心通胶囊4粒/次，每日口服3次，疗程4周。结果显示脑心通胶囊可使总胆固醇和低密度脂蛋白降低，使高密度脂蛋白升高（$P < 0.05$），差异有统计学意义；治疗1周后，两组低危患者的心绞痛均被有效控制，中高危患者治疗组心绞痛的治疗效果明显优于对照组（$P < 0.05$）；治疗4周后，两组低中危患者心绞痛复发、AMI、心脏性猝死事件发生率无显著差异，但高危患者间治疗组发生率明显低于对照组（$P < 0.05$）。本研究结果显示脑心通胶囊有明显降低总胆固醇、低密度脂蛋白与升高高密度脂蛋白的作用，从而达到强化调脂的目的，对冠心病不稳定型心绞痛治疗有确切疗效，并在辛伐他汀有效治疗的基础上使患者进一步获益。有作者探讨脑心通对不稳定型心绞痛患者心绞痛发作频率及心肌缺血的影响，将66例不稳定型心绞痛患者随机分为观察组（33例）和对照组（33例），对照组给予一般治疗，观察组加用脑心通（每次3粒，每日3次）治疗，疗程为6个月，观察脑心通对心绞痛患者症状（发作的次数和时间）、心电图、超声心动图（左心室肥厚、左心室舒张功能）的影响。结果显示，观察组心电图总有效率为88%，对照组为64%（$P < 0.05$），两组心绞痛发作次数和时间、心电图ST-T段、超声心动图等指标均较治疗前有改善，且观察组的改善情况较对照组更为显著。研究提示脑心通胶囊可从多

方面改善不稳定型心绞痛患者的临床情况。

近年由于来冠状动脉造影、冠状动脉内超声等技术的广泛开展，NSTEMI 发生的机制已逐渐明确，即在动脉粥样硬化的基础上，合并斑块的不稳定，出现斑块的破裂、出血等。血小板黏附于损伤的内皮表面并被激活，大量血小板聚积形成血栓，部分血管被堵塞，导致了局部心肌缺血、坏死而出现心电图 ST-T 波的改变，肌红蛋白、肌钙蛋白、肌酸激酶同工酶（CK-MB）升高，血浆白细胞特别是中性粒细胞也升高。采用强化药物治疗与积极的有创治疗有助于降低 NSTEMI 患者心血管事件。中药防治 NSTEMI 的经验不多，结合脑心通胶囊有多种作用机制，推测其具有防治 NSTEMI 的作用。有研究观察脑心通胶囊辅助治疗非 ST 段抬高型心肌梗死患者的症状及心电图改善状况和对血脂、白细胞数量及内源性和外源性凝血因子的影响，将符合条件的64例中危患者分为观察组和对照组各32例，观察组在对照组常规治疗的基础上加用脑心通 5 粒，3 次 / 天，比较两组治疗 7 天、14 天、28 天时的疗效及实验室检查结果。结果显示，两组在 28 天时，观察组显效率明显高于对照组，差异有统计学意义（$P < 0.05$）；观察组心电图 ST-T 段恢复较对照组更明显；在 28 天时，观察组白细胞、血脂、血浆凝血酶原时间、活化部分凝血酶时间延长均较对照组有显著改善（$P < 0.05$）。长期应用脑心通胶囊辅助治疗非 ST 段抬高型心肌梗死疗效确切。该研究说明长期应用脑心通不但具有较好的辅助治疗作用，而且还有助于预防预后血栓的形成，能改善机体多方面的功能。

2. 丹红注射液对 UA/NSTEMI 防治的研究进展

丹红注射液是由中药丹参和红花提取物组成的复方制剂。丹参具有扩张冠状动脉、增加冠状动脉血流量、改善微循环、降低血液黏稠度、减轻血细胞聚集、加速血流等作用；红花水提物及其水溶性混合物有增加冠状动脉血流量及心肌营养性血流量的作用，同时也能显著抑制血小板聚集，显著降低血栓的长度和重量，明显提高纤维蛋白的溶解活性，有一定的溶解血栓并抑制其生长的作用，丹红注射液的基础研究证实了其有广泛的抗动脉粥样硬化的作用。UA/NSTEMI 的发病机制主要是不稳定斑块以及血小板的激活，甚至出现微小血栓导致心肌缺血损伤。丹红注射液可从多环节防治 UA/NSTEMI 的作用。有作者比较丹红注射液和复方丹参注射液治疗老年非 ST 段抬高型急性冠脉综合征（NSTE-ACS）的疗效及安全性。研究将 79 例患者随机单盲分为丹红组（A 组）39 例和丹参组（B 组）40 例，A 组给予丹红注射液 20mL 静脉滴注，1 次 / 天；B 组给予复方丹参注射液 20mL 静脉滴注，1 次 / 天。疗程 30 天，观察两组患者临床症状、心电图、C 反应蛋白（CRP）、纤维蛋白原（FIB）等的变化，随访 30 天内心血管事件发生情况。结果显示 A 组与 B 组症状疗效总有效率分别为 94.9% 和 82.5%，差异有统计学意义（$P < 0.05$）；两组心电图有效率分别为 87.2% 和 65%，

差异有统计学意义（$P < 0.05$）；两组 CRP、FIB 均较治疗前明显降低（$P < 0.01$），且 A 组降低更为明显，差异有统计学意义（$P < 0.01$）；随访 30 天内早期主要心血管事件发生率，显示 A 组有 5 例出现心绞痛，事件发生率为 12.8%，B 组有 10 例发生心血管事件（心绞痛 7 例，心肌梗死 1 例，再次心肌梗死 1 例，心衰死亡 1 例），事件发生率为 25%，A 组的心脏事件发生率低于 B 组，两组不良反应发生率无显著差异。该研究提示丹红注射液治疗老年 NSTE–ACS 疗效优于复方丹参注射液，安全性高，依从性好。有研究选择 42 例 UA 患者，随机分为治疗组 22 例和对照组 20 例，对照组患者给予阿司匹林肠溶片、硝酸酯类、β 受体阻滞剂、钙通道阻滞剂或他汀类降脂药等治疗，治疗组患者在此基础上加用丹红注射液 40mL 加入 5% 葡萄糖溶液 500mL，缓慢静脉滴注，1 次 / 天，疗程均为 14 天。观察两组患者治疗前后血清 hs–CRP、EF、FIB 水平。结果显示，两组患者治疗前后 hs–CRP、EF、FIB 水平差异均有统计学意义（$P < 0.01$），治疗后两组患者各指标间差异亦均有统计学意义（$P < 0.05$）。该研究认为丹红注射液短期干预治疗能降低患者血清 hs–CRP、EF、FIB 水平从而保护血管内皮、抗凝及溶解血栓，起到防止或减轻心绞痛发作的作用。另有研究将 140 例 UA 患者随机分为常规治疗组（67 例）和丹红治疗组（73 例），另设正常对照组 50 例。丹红治疗组于常规治疗基础上加用丹红注射液 20mL 静脉滴注，1 次 / 天，疗程为 3 周。两组分别于治疗前及结束时测定血清 C 反应蛋白（CRP）、白介素 –6（IL–6）、纤维蛋白原（FIB）、D– 二聚体（DD）浓度和组织型纤溶酶原激活物（t–PA）、纤溶酶原激活物抑制物 –1（PAI–1）活性。结果丹红注射液治疗 3 周后，CRP、IL–6、FIB、DD、PAI–1 水平下降（$P < 0.05$），t–PA 活性升高（$P < 0.01$）。显示 UA 患者应用丹红注射液治疗，可能有利于抑制炎症反应，改善内皮功能，提高纤溶活性，稳定斑块。该研究结果提示丹红注射液具有减轻炎症反应、提高纤溶活性、抑制血栓形成的功效。通过丹红注射液的多向性效应稳定斑块，抑制血栓形成可能是减少 UA 患者心血管事件发生风险的治疗机制。有研究观察丹红注射液联合脑心通胶囊对急性冠脉综合征（ACS）介入治疗患者近期预后的影响。研究将选择行介入治疗的 91 例 ACS 患者随机分为步长组（48 例）和常规组（43 例），常规组患者 PCI 术后予以常规冠心病二级预防治疗，步长组在此基础上加用丹红注射液联合脑心通胶囊治疗，观察住院期间和术后 6 个月患者主要心血管不良事件的发生率和心功能情况。结果显示，两组在死亡、心肌梗死、脑卒中、心绞痛、再次入院等指标上无统计学差异，但是步长组在术后 6 个月时的射血分数（65.3%）高于常规组（60.8%），6 分钟步行试验步长组平均 541m 优于常规组 502m，提高明显（$P < 0.05$）。该研究提示丹红注射液联合脑心通胶囊用于 ACS 介入治疗患者可改善患者心脏功能，值得进一步研究。至于其对心血管事件无明显影响，可能与研究的病例数

偏少有关，有待扩大病例进一步研究与评价。

近年来，有关丹红注射液干预 UA/NSTEMI 患者的临床研究越来越多，都从多环节、多靶点作用机制方面阐明其抗 AS、保护缺血心肌、改善症状、减少心血管事件发生的价值，值得临床深入探讨与推广应用。

三、ST 段抬高型心肌梗死

（一）概述

ST 段抬高型心肌梗死（STEMI）是 ACS 中病情最为严重的一种临床类型，它是指在冠状动脉粥样硬化病变的基础上发生冠状动脉血流急剧减少或中断，致使心肌持久、严重的缺血并发生心肌坏死。

在美国大约每年有 136 万人因疑诊 ACS 而住院治疗，其中诊断为心肌梗死者约有 80 万人，其余 50 万～ 60 万为不稳定型心绞痛。在我国，心肌梗死的病例近年来也较常见，并有逐渐增多的趋势。据《中国心血管健康与疾病报告 2023》统计，2022 年共收治急性心肌梗死住院患者 103.4 万人次，其中 STEMI 占 47.4%，NSTEMI 占 41.1%，未分类的急性心肌梗死占 11.5%。急性心肌梗死患者住院死亡率为 4.3%，非康复离院率为 13.4%。

（二）发病机制

STEMI 的发病机制与 UA/NSTEMI 类似，主要是粥样硬化斑块不稳定、发生斑块破裂、血栓形成导致急性心肌缺血坏死，有时是血管长时间痉挛引发心肌缺血坏死。但要注意的是 STEMI 的冠状动脉病变往往是由于较大斑块的破裂，引起血小板激活与黏附、聚集等，在形成的富含血小板的血栓上因大量凝血酶被激活，大量的纤维蛋白原形成纤维蛋白，并网络红细胞，最后甚至完全阻塞血管腔，造成冠状动脉病变至完全闭塞。STEMI 发生后因心肌缺血坏死，易出现左心室功能异常、血流动力学障碍及心室重构等变化。

（三）临床表现

STEMI 的临床表现与冠状动脉发生闭塞的部位、心肌的供血区域大小，以及侧支循环的情况等均有关系。部分患者发作前可有诱因，如劳累、剧烈活动、情绪波动、发热等，但有 50% 的患者心肌梗死发作前毫无先兆，呈突发性。急性心肌梗死的主要症状是缺血性胸痛，典型的胸痛常表现为胸骨后压榨性疼痛，与不稳定型心绞痛相比，其疼痛程度更重、持续时间更长、休息或含服硝酸甘油不能缓解，患者常有恐惧感、烦躁、出冷汗等症状，部分患者还有恶心呕吐或上腹部不适，心律失常也较常见。但也有患者并无典型的胸痛，一开始即出现心力衰竭或休克，甚至猝死等。要注意老年人、女性，或合并有糖尿病的患者，其心肌梗死发作时症状很不典型，易导致漏诊。心肌梗死患者的体征多无特异性。根据有无心力衰竭或衰竭的程度以及血流动力学的影响，按 Killip 分级法对 STEMI 患者进行分级——Ⅰ级：无明显心功能异常；Ⅱ级：轻、中度心衰，肺底部有啰音，可闻及第三心音，X 线胸片有肺淤血表现；Ⅲ级：重度心衰，有肺水肿，大部分肺野有啰音；Ⅳ级：心源性休克。

根据右心导管检查的肺毛细血管楔压（PCWP）和计算的心排血指数（CI）变化，福雷斯特（Forrester）STEMI 分为四类——Ⅰ类：无肺淤血和周围灌注不足，PCWP 与 CI 在正常范围；Ⅱ类：有肺淤血，但周围灌注正常，PCWP 增高至高于 18mmHg；Ⅲ类：周围灌注不足，但无肺淤血，CI 降低至不足 2.2L/（min·m^2），PCWP 正常；Ⅳ类：肺淤血与周围灌注不足同时存在，PCWP 增高至高于 18mmHg，CI 降低至不足 2.2L/（min·m^2）。

（四）诊断与预后

主要根据典型的临床表现（主要指胸痛）、特征性心电图的变化及血清心肌标志物的变化，可做出急性心肌梗死的临床诊断。上述 3 项中只要具备 2 项，即可考虑诊断，若是后 2 项，则可确诊。

1. 心电图的特征性变化与动态改变

对于有 Q 波的心肌梗死患者，心电图检查在面向透壁心肌坏死区的导联可出现：①既宽又深的病理性 Q 波；②ST 段呈弓背向上抬高；③T 波倒置，宽而深；但在背向坏死区的导联上出现 R 波增高，ST 段压低、T 波直立并增高。急性心肌梗死患者心电图的 Q 波、ST 段及 T 波的形态会随着病情的演变或干预措施的应用而发生动态变化，在诊断时应予注意。同时，还可根据出现心电图特征性变化与动态改变的导联数来判别心肌梗死的部位与范围大小。

2. 血清心肌标志物

肌钙蛋白 T 或 I 增高是心肌损伤最有特征性的生化改变，是诊断急性心肌梗死的生化标志物的金标准。CK–MB 诊断急性心肌梗死的特异性与敏感性也较高，临床上也用来协助急性心肌梗死的诊断。血肌红蛋白升高在血中出现更早，恢复也较快，用于判断最近出现的心肌梗死有一定价值，但其特异性较差，与其他标志物联合应用更有意义。

许多因素可以预测急性心肌梗死患者的预后。研究显示肌钙蛋白 T 或 I、心肌梗死溶栓试验（TIMI）危险评分等能很好地预测心肌梗死患者或做急诊介入干预后的临床预后，对指导疾病的预后判断具有价值。

（五）西医治疗

STEMI 患者的治疗不同于 UA/NSTEMI，前者主要是病变的冠状动脉呈完全闭塞状态，开通梗死相关动脉（IRA），尽快恢复冠状动脉的血流是 STEMI 患者治疗的关键所在。时间就是心肌，时间就是生命。越早使闭塞的血管恢复血流，可挽救的心肌就越多，患者的预后改善就越明显。近 20 年来，已有多项大规模临床研究显示 STEMI 患者实施再灌注治疗的重要价值。再灌注方法有多种，但关键是患者发病后何时启动再灌注干预措施。2004 年美国心脏病学会（ACC）和美国心脏协会（AHA）制定了 STEMI 的防治指南，2007 年又对该指南进行了修订。其中指出，对于 STEMI 患者，入院后或患者第一次接触到医务人员后，应尽快对患者进行再灌注治疗评估，若可以行再灌注治疗，则要求在患者入院后 30 分钟内启动静脉纤溶治疗或在入院后 90 分钟内实施冠脉介入球囊扩张，以尽快开通梗死相关动脉。

1. 再灌注治疗

（1）纤溶治疗：常用的纤溶药物有非特异性纤溶药物，如尿激酶、链激酶；选择性作用于血栓部位纤维蛋白的药物，如组织型纤溶酶原激活剂（t-PA）、重组组织型纤溶酶原激活剂（rt-PA）等；新的纤溶药物，如阿替普酶、瑞替普酶、替奈普酶等。纤溶试验协作组汇总了 9 个相关的临床试验显示，与对照组比较，对发病后 6 小时内入院的 STEMI 患者实施纤溶治疗，能显著降低 35 天随访时的死亡率。具体来说，每治疗 1000 例患者，可挽救 30 例患者；而对于发病后 7 ～ 12 小时入院的患者，每治疗 1000 例患者，仅能挽救 20 例患者。替奈普酶作为新型特异性纤维蛋白溶解制剂，生物半衰期相对较长，可以一次性静脉推注，临床应用方便，且疗效可靠。ASSENT 研究观察了替奈普酶静脉推注与加速阿替普酶静脉输入的疗效，两种药物的作用相当。新型制剂能快速应用，在急诊抢救中很有价值。纤溶治疗的绝对禁忌证包括：①颅内出血；②已知脑血管结构性疾病，如动静脉畸形；③已知的颅内恶性肿瘤；④近 3 个月发生的缺血性卒中（但 3 小时内发生者除外）；⑤怀疑主动脉夹层；⑥活动性出血或出血素质（月经除外）；⑦近 3 个月内严重的闭合性头、面部创伤。相对禁忌证包括：①慢性、严重、控制不良的高血压病史；②严重的未控制的高血压，收缩压≥ 180mmHg 或舒张压≥ 110mmHg；③既往有 3 个月以上的缺血性卒中病史、痴呆，或已知的未包括在禁忌证中的颅内疾病；④创伤或持续 10 分钟以上的心肺复苏或近 3 周做过大手术；⑤近 2 ～ 4 周出现过内出血；⑥无法压迫的血管穿刺；⑦对纤溶药物过敏者；⑧妊娠；⑨活动性消化道溃疡；⑩正在使用抗凝剂，国际标准化比值（INR）越高，出血风险越大。

（2）急诊冠状动脉介入干预（primary PCI）：多项临床研究比较了 STEMI 患者予以静脉纤溶治疗与急诊 PCI 治疗的疗效，总体结果显示急诊 PCI 治疗可显著降低患者近期和远期心血管不良事件发生率。尽管急诊 PCI 在治疗患者并改善预后方面有优势，但关键是要掌握好患者入院到开通球囊血管之间的时间。若时间达不到要求，不仅不能获益，反而会因时间的延误增加患者的死亡率。因此，ACC/AHA 防治指南要根据临床具体情况决定选择何种再灌注治疗方式。一般来说，只要急诊 PCI 能快速实施，其临床效果比纤溶治疗更优。再灌注方式的选择方面，纤溶治疗为首选的情况包括：①出现症状较早的或行 PCI 有延迟可能；②因导管室已占用或无导管室，血管穿刺困难，导管室技术水平有限等原因不能选择急诊 PCI；③入院至球囊扩张时间减去入院至开始纤溶时间后仍大于 1 小时而导致急诊 PCI 时间延误；④入院至球囊扩张时间大于 90 分钟。急诊 PCI 为首选的情况包括：①导管技术熟练，有外科支持，入院至球囊扩张时间减去入院至开始纤溶时间后小于 1 小时，入院至球囊扩张时间小于 90 分钟；②高危的 STEMI，心源性休克或心功能 Killip 分级Ⅲ级以上；③有纤溶治疗禁忌证，出血或颅内出血风险增加者；④出现症状已超过 3 小时；⑤ STEMI 的诊断尚不明确者。

院前纤溶治疗与住院期纤溶治疗比较：院前纤溶治疗能够使开始治疗的时间大大提前。在院前纤溶治疗与住院期纤溶治疗比较中，有多项研究的汇总分析显示院前纤溶治疗提前了开通血管的时间，临床效果较入院后开始纤溶治疗更优，院前治疗能进一步降低总死亡率。但院前纤溶治疗与急诊 PCI 的比较，目前尚无证据证明前者比后者优越。

2. 抗心肌缺血治疗

（1）硝酸酯类：缓解症状，对临床预后无影响。

（2）镇痛药物：吗啡类，具有镇痛、镇静作用，在 STEMI 患者的应用为Ⅰ级推荐。

（3）β 受体阻滞剂：对无禁忌证的患者应早期开始应用。ACC/AHA 防治指南建议在患者发病后 24 小时内开始应用。

（4）钙通道阻滞剂：非二氢吡啶类钙通道阻滞剂如维拉帕米、地尔硫䓬可用于 β 受体阻滞剂治疗无效或有应用禁忌的 STEMI 患者，主要目的是缓解缺血症状、控制快速心室率；但有心衰或房室传导阻滞的患者禁用，避免在心肌梗死患者应用短效的二氢吡啶类钙通道阻滞剂。

（5）肾素 – 血管紧张素 – 醛固酮系统抑制剂：血管紧张素转换酶抑制剂（ACEI）应尽早应用于患者，对降低心血管事件、改善患者预后有价值。ACC/AHA 防治指南建议对前壁心肌梗死、肺充血或左室射血分数＜ 40% 者应在发病后 24 小时内开始应用。血管紧张素受体拮抗剂（ARB）用于对 ACEI 不能耐受者或有心功能不全者。

3. 抗栓治疗

抗栓治疗的主要目的是保持血管的通畅、减轻缺血损伤、促进心肌愈合，甚至也有降低心血管事件的作用。抗血小板治疗要长期应用，抗凝治疗至少维持 48 小时，一般持续 5 ～ 7 天。

（1）阿司匹林：是抗血小板的标准治疗。应在发病后尽早使用，并长期应用，能显著改善患者的临床预后。

（2）氯吡格雷：ACCP-7 推荐时氯吡格雷在急性心肌梗死应用的两个大规模临床研究尚未得出结果。这两个研究分别是 CLARITY（氯吡格雷辅助再灌注治疗）和 COMMIT（氯吡格雷联合美托洛尔治疗心肌梗死）研究，均在 2005 年 ACC 大会上发布了试验结果，这两个研究提示氯吡格雷能够增加溶栓后 TIMI Ⅲ级血流的概率，能够降低 AMI 患者的死亡率及再梗率，同时不增加出血风险。CLARITY 和 COMMIT 试验确定了氯吡格雷在 AMI 治疗中的地位，这在之后的指南中有所体现。在临床应用中常首剂 300mg，以后每日 75mg，与阿司匹林合用用于心肌梗死的抗血小板治疗。使用 1 年，随访患者仍有获益。

（3）血小板糖蛋白Ⅱb / Ⅲa 受体拮抗剂：研究显示糖蛋白Ⅱb / Ⅲa 受体拮抗剂在心肌梗死治疗中的作用地位仍不太确定。

（4）普通肝素：静脉滴注，但要密切监测 APTT。一般静脉应用 48 小时。

（5）低分子量肝素：皮下注射，可应用 5 ～ 7 天，如依诺肝素等。

（6）间接Ⅹa 因子抑制剂：如磺达肝癸钠，具有较好的抗凝血作用。2007 年 ACC/AHA 防治指南指出，磺达肝癸钠不应单独用于心肌梗死患者 PCI 术中的抗凝治疗，但可与抗Ⅱa 活性的药物，如普通肝素或比伐卢定合用，降低导管术的并发症。

（7）比伐卢定：研究表明在急性心肌梗死患者行直接 PCI 时，单独应用也具有很好的抗凝作用，且出现并发症的情况显著减少、降低心脏死亡率、改善临床预后。

4. 易化 PCI 治疗

易化 PCI 是指在 STEMI 患者计划行 PCI 治疗之前，先予药物治疗以期改善 IRA 开通率的一种临床策略。先期应用的药物多为Ⅱb / Ⅲa 受体拮抗剂、全量或降低剂量的纤溶药物，或是Ⅱb / Ⅲa 受体拮抗剂与降低剂量的纤溶药物联合应用。但已有研究显示这种易化 PCI 方式并不能给患者带来益处，相反，结果提示使患者死亡率升高、心血管事件和出现并发症增多，因而目前不太主张采用。

5. 补救 PCI（Rescue PCI）

补救 PCI 是指在心肌梗死患者纤溶治疗失败后（仍有反复缺血发作）12 小时内启动 PCI 治疗。早期的研究显示行补救 PCI 治疗能降低患者死亡率以及复合终点事件发生率。后来的

REACT（冠心病治疗早期快速处理）研究入选 427 例纤溶治疗失败，且发病在 6 小时内的患者，随机分成再纤溶治疗、保守治疗和补救 PCI 治疗三组，结果显示 6 个月时复合终点事件（包括死亡、再次梗死、脑卒中、严重的心衰）在补救 PCI 治疗组显著下降，该组无事件生存率为 84.6%，保守组为 70.1%，而再纤溶治疗组为 68.7%，差异有统计学意义。表明补救 PCI 是有临床价值的。因此，2007 年的 STEMI 防治指南更新时，指出对年龄＜ 75 岁的患者接受纤溶治疗后伴有心源性休克、严重心衰（Killip 分级Ⅲ级或以上）或导致血流动力学不稳定的室性心律失常者给予Ⅰ级推荐使用补救 PCI 治疗。

6. 晚期开通梗死相关动脉治疗

以前有认为在纤溶治疗成功之后或对未行再灌注治疗的心肌梗死患者，后期开通血管有助于改善左室功能、增强心肌电稳定性、改善侧支循环等。但后来有更大规模的临床研究显示在心肌梗死发生后 3 ～ 28 天以介入方法开通 IRA，临床效应并不比药物保守治疗优越。4 年随访累计终点事件（包括死亡、再次心肌梗死、心衰Ⅳ级）在 PCI 组为 17.2%，在药物保守组为 15.6%，且再次心肌梗死率有增高的趋势，研究认为这种差异几乎抵消了其对左室重构的有利影响。因而 2007 年心肌梗死防治指南指出，对于心肌梗死后已超过 24 小时，且为无明显症状的单支或双支血管闭塞、血流动力学与心电稳定、无严重缺血证据者，不建议进行闭塞血管的 PCI 治疗。

7. PCI 与 CABG 治疗的比较

根据造影结果决定采用 PCI 或 CABG 治疗，原则同 UA/NSTEMI 患者。近年来由于介入治疗技术与器械的进一步改善，在复杂病变的干预中 PCI 这种微创技术也越来越发挥其作用。SYNTAX 研究（PCI 与 CABG 治疗左主干病变和三支病变患者的对比研究）显示对于复杂的三支病变或左主干病变，PCI 组治疗后死亡与心肌梗死发生率与 CABG 组无显著差异，只是 PCI 组需要血运重建的比例高于 CABG 组（PCI，13.5%；CABG，5.9%；$P < 0.05$）。相信随着药物涂层支架的改进、介入技术的提升，以及更加合理的药物应用会使 PCI 的获益与 CABG 相似，发挥同等的效应。

（六）中医治疗

在中医治疗方面，本文仅介绍脑心通胶囊和丹红注射液对 STEMI 防治的研究进展。

1. 脑心通胶囊对 STEMI 防治的研究进展

脑心通胶囊在防治心肌梗死方面近来陆续有研究报道。贺志伟将 62 例 ST 段抬高型急性心肌梗死并成功实施介入治疗或溶栓的患者，随机分成 2 组，对照组 31 例，应用常规药物治疗，治疗组 31 例，在常规药物治疗基础上口服脑心通 4 粒 / 次，3 次 / 天。急性心肌梗死患者再灌注后，西医治疗联合脑心通，可显著降低其发病后 6 个月时超声心动图的室壁运动节段指数，使室壁运动异常节段恢复时间提前，改善室壁运动节段指数，改善左心室舒张末容积，提高左室射血分数，较好地保持了心肌微血管的完整性，减少心肌重构，改善缺血心肌血供状态，恢复心肌细胞功能，改善临床症状。大量临床研究证明，脑心通含有大量血栓溶解因子（BDF），可减少血栓素 B_2 生成与释放，减少自由基生成，并加速氧自由基清除，有明显心肌保护作用。脑心通还通过提高内皮型一氧化氮合酶基因表达，增强酶的活性，增加 NO 的合成与释放，改善微血管循环，达到改善缺血心肌供血作用。同时脑心通又可以通过逆转缺氧诱导的活性，从而明显减少缺氧所致血管内皮细胞凋亡。张舒等将 60 例 AMI 合并心功能不全患者按心肌梗死部位随机分成常规治疗组和脑心通组，每组各 30 例，共治疗 6 个月。治疗前后检测 IL–6、血压、心率、左室舒张末期前后径（LVED）和左室射血分数（LVEF）。治疗 6 个月后常规治疗组和脑心通组 LVED 无明显扩大（$P > 0.05$），LVEF 增加（$P < 0.05$），脑心通组 IL–6 水平明显降低（$P < 0.05$），组间比较常规治疗组和脑心通组 LVED、LVEF 差异无明显统计学意义（$P > 0.05$）。本实验结果表明，急性心肌梗死合并心功能不全患者在应用脑心通治疗后，血清 IL–6 水平明显降低（$P < 0.05$），提示脑心通可以降低血管炎性反应，促进心功能的恢复。

2. 丹红注射液对 STEMI 防治的研究进展

ACS 的发生比较复杂，近年来研究发现血管内皮细胞损伤导致内皮功能障碍及炎症反应，纤溶系统失衡，纤溶活性降低，可增加血液黏稠度，促进血小板聚集和血栓形成。丹红注射液由中药丹参和红花提取物组成，其中丹参的主要成分是丹参素、丹参酮Ⅱ A。《本草正义》中记载：“丹参专入血分，其功在于活血行血，内之达脏腑而化瘀滞。”现代药理研究证实，丹参具有扩张冠状动脉、增加冠脉血流量、改善微循环、降低血液黏稠度、减少红细胞和血小板聚集、加速血流等作用；红花入心肝二经，现代药理研究证实，红花水提取物及水溶性混合物有增加冠脉血流量及心肌营养性血流量的作用，同时能够显著抑制血小板聚集，显著降低血栓的长度和重量，明显提高纤维蛋白的溶解活性，有一定溶解血栓并抑制其生长的作用。因此活血化瘀是治疗急性冠脉综合征的根本。张辉等观察丹红注射液对急性心肌梗死所致的心肌缺血 – 再灌注损伤的临床疗效，研究中将 214 例急性心肌梗死患者随机分为常规治疗（104 例，对照组）和加用丹红注射液治疗（110 例，治疗组）。治疗组于入院 24 小时内给予丹红注射液 40mL 加入 5% 葡萄糖液（或生理盐水）中静脉滴注，每日 1 次，10 ～ 14 天为 1 个疗程。两组均给予常规的硝酸酯类扩张冠状动脉、抗凝、调脂、转换酶抑制剂及再灌注等标准化治疗方案，观察患者心绞痛、心律失常及心功能改善的情况。结果显示，丹红注射液组患者心绞痛、心律失常症状改善明显，与对照组相比差异有显著性（$P < 0.01$）；4周时随访，丹红注射液组患者心功能改善明显，与对照组相比差异显著（$P < 0.05$）。该研究表明在常规治疗的基础上加用丹红注射液较常规治疗能更有效地改善患者的症状、减少心律失常与提高心功能，这对急性心肌梗死的治疗是有价值的。

柳新等在探讨丹红注射液治疗冠心病急性冠脉综合征的疗效时，将300例急性冠脉综合征患者随机双盲分为两组，常规组即常规用药治疗组，如予以扩冠、抗凝等治疗，治疗组在常规药物治疗的基础上，每天加用丹红注射液40mL，静脉滴注，两组均治疗观察2周；结果显示，治疗组疗效优于对照组（$P < 0.05$），治疗组症状缓解或消失，患者心电图、心肌酶、心脏超声等指标较对照组差异均有统计学意义（$P < 0.05$），治疗组在用药过程中未见不良反应。研究证明丹红注射液治疗冠心病急性冠脉综合征疗效确切可靠。梁凌等研究丹红注射液对急性冠脉综合征患者危险因素的影响，将200例急性冠脉综合征患者分为两组，每组各100例，常规治疗组根据ACS治疗指南用药，丹红组在给予常规药物治疗的基础上加用丹红注射液。治疗前后分别测定血浆内皮素-1（ET-1）、C反应蛋白（CRP）、纤维蛋白原（FIB）、餐后血糖（PBG）。结果显示两组患者治疗前ET-1、CRP、FIB、PBG无明显差异；经14天治疗后，两组均有所下降，且组间比较丹红组显著低于常规治疗组（$P < 0.01$）。该研究提示常规治疗的基础上加用丹红注射液可显著改善ACS患者的血管内皮功能，抑制血管内皮的炎症反应，稳定粥样斑块，解除冠状动脉痉挛，给ACS患者带来益处。韩景宣观察丹红注射液联合溶栓治疗急性心肌梗死对血管再通率的影响，将适于溶栓的100例心肌梗死患者随机分为治疗组和对照组（各组50例），对照组运用溶栓、抗血小板、抗凝等常规治疗，治疗组在对照组基础上加用丹红注射液，观察血管再通指征（症状、心电图、心肌酶学改变）。结果显示治疗组和对照组血管再通率分别为76%和64%（$P < 0.05$），病死率分别为4%和8%（$P < 0.05$），提示丹红注射液联合溶栓治疗对急性心肌梗死患者疗效优于常规溶栓治疗。这种临床效应可能是因为丹参和红花均具有改善微循环、扩张冠状动脉、减少心肌耗氧量的作用，而且红花能有效抑制血小板黏附聚集，纠正外周循环的失衡状态，并减轻心肌缺血-再灌注损伤等。心率振荡（heart rate turbulence，HRT）现象是近几年发现的一种与恶性心律失常密切相关的心电现象。越来越多的研究表明，冠心病心肌梗死患者的心率振荡（HRT）有着比心率变异（HRV）更高的预测价值，并且它对预后的评价既不受服用β受体阻滞剂的影响，也不受频发室性期前收缩的影响，证实了HRT是心肌梗死后死亡率的独立预测因子。有研究将110例冠心病心肌梗死并室性期前收缩患者随机分为对照组55例和丹红组55例，对

照组给予常规西药治疗，丹红组给予常规西药加丹红注射液治疗。用药前后分别记录 24 小时动态心电图，评价患者心率振荡 TO、TS 的变化。结果显示两组治疗前后比较，TO 明显降低（$P < 0.05$），TS 明显增加（$P < 0.05$）；治疗后的组间比较，丹红组 TO、TS 变化显著优于对照组，差异均有统计学意义（均 $P < 0.05$）。该研究提示丹红注射液可以显著改善冠心病心肌梗死患者的心率振荡。这也许是丹红注射液预防心肌梗死后猝死、减少心血管事件发生的作用机制，值得进一步探讨。王智慧等评价丹红注射液联合常规心肌梗死治疗对心肌梗死的疗效，将 203 例心肌梗死患者随机分为治疗组和对照组，均给予介入再灌注、抗凝、抗血小板聚集药物，口服阿司匹林、硝酸酯类药物及使用低分子量肝素；治疗组在此基础上加用丹红注射液。结果显示，两组在用药前后冠脉血流分级无明显差异，但血小板聚集率有显著性变化（$P < 0.01$）；治疗组多巴酚丁胺负荷心脏彩超试验总好转率明显提高，差异有统计学意义（$P < 0.05$）。结果表明，在常规心肌梗死患者的三联或四联药物治疗基础上，应用丹红注射液，可以进一步改善患者心绞痛症状、凝血状态、心功能。桂翔等评价丹红注射液联合静脉溶栓治疗急性心肌梗死的复合临床事件发生率及安全性时，采用随机对照收集急性心肌梗死静脉溶栓患者共 48 例，随机分为丹红组 26 例与对照组 22 例，对照组按常规溶栓方案治疗，丹红组在常规溶栓治疗基础上加用丹红注射液 20mL 加入生理盐水 250mL，静脉滴注，每天 1 次，疗程 2 周。以用药 2 周内的复合临床事件发生率作为主要试验终点，同时观察患者出血、过敏等情况。结果显示丹红组 2 周内复合临床事件的发生率低于对照组（19.2% *vs* 45.5%，$P < 0.05$），两组出血发生率无显著差异，均未见重度出血或致命性颅内出血，提示丹红注射液联合静脉溶栓治疗急性心肌梗死可以降低复合临床事件的发生率，且临床应用安全有效，值得进一步推广研究。

第三章
DI SAN ZHANG
慢性心力衰竭

一、研究背景

慢性心力衰竭（chronic heart failure，CHF）是指由任何原因引起的心脏结构和（或）功能异常，使心室充盈和（或）射血能力受损的一类综合征，是大多数心血管疾病发生发展的终末期表现，也是多数心血管疾病患者死亡的直接原因。从血流动力学而言，由于心肌舒缩功能障碍，使心脏压力高于正常（左室舒张末期压或称左室充盈压＞18mmHg，右室舒张末期压或称右室充盈压≥10mmHg）即为心力衰竭，简称“心衰”，亦称心功能不全。CHF一旦发生，治疗过程长且难以根治，严重威胁患者的生命健康。

二、发病机制与流行病学

西医对CHF发病机制的认识是逐步深入的。如20世纪40—60年代，医学界认为心衰的发病机制为心－肾模式；60—70年代，学者提出心衰发生的根源是血流动力学障碍；80年代以后，研究发现心衰的恶化是由于多种神经内分泌因子参与了心室重塑。自从范比尔森（Van Bilsen）提出代谢重构的概念后，国内外研究者进行了大量代谢重构与CHF之间相关性研究，普遍认为代谢重构是心衰的发病机制。近年来，全球冠心病、高血压等心血管疾病发病率逐年上升，CHF的患病率也随之升高。欧美流行病学数据显示，发达国家成年人心衰患病率为1%～2%，70岁以上的老年人心衰患病率超过10%，我国心衰患病率与欧美相仿。《中国心血管健康与疾病报告2023》显示，中国CVD患病率处于持续上升阶段。推算CVD现患人数3.3亿，其中心力衰竭（HF）890万，2015年的调查显示我国≥35岁人群心衰患病率为

1.3%（男性为 1.4%，女性为 1.2%，城市为 1.6%，农村为 1.1%）。心衰患者出院后 30 天、1 年、3 年的全因死亡率分别为 2.4%、13.7% 和 28.2%，其中心血管死亡占 71.5%。

由中国医学科学院心血管病研究所顾东风教授主持的中国心血管健康多中心合作研究显示：对 35 ～ 74 岁城乡居民 15518 人的随机抽样调查显示慢性心衰患病率为 0.9%，其中男性为 0.7%，女性为 1.0%；北方为 1.4%，南方为 0.5%；城市为 1.1%，农村为 0.8%；中国有慢性心衰患者 400 万。随着人群年龄的增长，慢性心衰患病率显著上升。

随着心衰发病机制研究的进展，心衰的防治也有了很大的变化。强调在治疗上不能仅仅针对水钠潴留以及血流动力学异常的改善，还要针对神经内分泌异常激活进行拮抗，以更好地改善心衰患者的预后。

三、病因

（一）慢性心衰的病因

（1）心肌病变：各种原因引起的心肌损害，使心肌功能受损。

（2）心室前负荷过重：即心脏容量负荷过重，各种原因所致的瓣膜关闭不全、心内或大血管内分流性疾病，如房室间隔缺损、动脉导管未闭、主动脉窦瘤破裂、动静脉瘘等均可导致容量负荷过重而引发心衰。

（3）心室后负荷过重：即压力负荷过度，包括各种原因所致肺动脉高压、体循环高压（原发性和继发性高血压）、左右心室流出道狭窄，以及主、肺动脉口狭窄等可引起压力负荷过度而导致心衰。

（4）心脏舒张受限：多见于引起心室舒张期顺应性降低的疾病和限制型心肌病、缩窄性心包炎。

（二）慢性心衰诱因

（1）感染：呼吸道感染是心衰最常见的诱因，其次是风湿活动、泌尿系统感染及消化系统感染。感染性心内膜炎是导致心脏病病情迅速恶化的重要原因。

（2）过度体力活动、情绪激动和紧张。

（3）妊娠和分娩。

（4）心律失常：特别是快速心律失常，如阵发性房颤、阵发性室性或室上性心动过速，以及严重心动过缓、完全性房室传导阻滞等。

（5）输血或输液（尤其含钠液体）过多、过快。

（6）电解质紊乱和酸碱失衡。

（7）药物作用：如使用负性肌力药或抑制心肌收缩力药、潴留水钠制剂，以及洋地黄类正性肌力药用量不足或应用不当等。

四、临床表现

根据临床症状可分为左心、右心和全心衰竭。左心衰竭最常见，亦最重要，绝大多数的慢性心力衰竭均以左心衰竭开始。右心衰竭多继发于左室衰竭，较少单独出现，后者可见于肺动脉瓣狭窄、房间隔缺损等。全心衰竭又称双侧心力衰竭，临床上很常见，此时左右心同时衰竭，但亦可先后发生。

（一）左心衰竭

左心衰竭主要表现为肺循环淤血和心排血量降低的综合征。

肺循环淤血的症状主要为呼吸困难，按其渐进性严重程度，表现为劳力性呼吸困难、端坐呼吸、夜间阵发性呼吸困难、心源性哮喘和急性肺水肿等。

呼吸困难最先发生于体力活动时（劳力性呼吸困难），休息即可缓解。因体力活动时，回心血量增加，左房压升高，肺淤血加重。患者为了减轻呼吸困难常采取半卧位或坐位（端坐呼吸），因坐位时回心血量减少，膈下降而肺活量增加。患者采取的坐位越高说明左心衰竭的程度越严重。左心衰竭患者常于夜间入睡两三小时后突感胸闷、气急而被迫坐起（夜间阵发性呼吸困难），有的伴咳嗽，咯泡沫样痰；有的伴支气管痉挛，两肺有明显的哮鸣音，类似支气管哮喘，故又称心源性哮喘。一般在坐起后 30 分钟以上才缓解，重者可发展成急性肺水肿。夜间阵发性呼吸困难发生的机制可能有：①卧床后水肿液的吸收和回心血量增加，左室不能承受回流增多的血量而使左室舒张末期压升高，加重肺淤血；②入睡时迷走神经兴奋性增高，使小支气管收缩，影响肺泡通气；③卧位时膈上抬，肺活量减少；④熟睡时呼吸中枢敏感性降低，对肺淤血的刺激感受迟钝，仅在有重度肺淤血时才突感“憋气”而醒来。

咳嗽、咳痰和咯血系肺泡和支气管黏膜淤血所致。咳嗽是较早发生的症状，常发生在夜间，坐位或立位时咳嗽可减轻或停止。痰通常为浆液性，呈白色泡沫状。有时痰内带血丝，如肺毛细血管楔压很高，或有肺水肿时，血浆外渗进入肺泡，可有粉红色泡沫状痰。

心排血量降低的症状包括疲乏无力、头晕、失眠、尿少、面色苍白、发绀、心动过速、血压降低等。上述症状是由于心排血量降低导致组织器官血液灌注不足引起的。

体征除单纯舒张性心力衰竭外，一般慢性心力衰竭患者均有心脏增大，并有原发心脏病的体征，例如瓣膜疾病的杂音等。心率常增快，心尖区可听到舒张期奔马律。肺动脉瓣区第二心音亢进。两肺底常可闻及湿啰音，湿啰音多为双侧性，如为单侧则多见于右侧；如果单侧啰音出现在左侧，应考虑有肺栓塞的可能。伴支气管痉挛时，出现哮鸣音或干啰音，严重者有发绀。有的病例出现交替脉。动脉血压一般正常，有时脉压减小。

（二）右心衰竭

右心衰竭主要表现为体循环静脉过度充盈，压力增高，各脏器淤血、水肿及由此产生的各种以体循环淤血为主的综合征。由于各脏器慢性持续性淤血、水肿，患者可有食欲不振、恶心、呕吐、腹胀腹痛和尿少、夜尿等症状。

体征：①颈静脉充盈或怒张。当患者半卧位或坐位时可见到充盈的颈外静脉，其程度和体静脉压升高的程度呈正相关。当压迫患者肝或上腹部时，由于静脉回流增加，可见到其颈外静脉充盈加剧或怒张，称肝颈静脉回流征阳性，这一体征有助于鉴别心力衰竭和其他原因引起的肝大。②肝大和压痛，常发生于皮下水肿出现之前。急性肝淤血者，肝质地较软，压痛明显，还可出现轻度黄疸和血清转氨酶升高。长期右心衰竭，肝有慢性持续性淤血，肝细胞缺氧坏死，可发展成心源性肝硬化，此时肝质地较硬，压痛和肝颈静脉回流征反而不明显，常伴黄疸、腹腔积液和慢性肝功能损害。③水肿。心力衰竭的水肿主要由于水钠潴留和静脉淤血而毛细血管压增高所致。前者决定水肿的程度，后者决定水肿的部位。由于下垂部的流体静压较高，故水肿首先出现于身体下垂部（重力性水肿）。经常卧位者腰背部水肿较明显。能起床活动者脚踝内侧水肿较明显，常于晚间出现，休息一夜后可消失。颜面部一般不肿。病程晚期可出现全身性水肿。水肿为对称性、凹陷性。④胸腔积液和腹腔积液。右心或全心衰竭时，均可出现胸腔积液，以双侧胸腔积液较多见，如为单侧，多位于右侧。单侧性左侧胸腔积液提示有肺栓塞可能。心力衰竭好转后，胸腔积液一般可吸收，但叶间积液可持续存在。腹腔积液多发生在病程晚期，多半与心源性肝硬化有关。但如患者有三尖瓣关闭不全，腹腔积液亦可较早出现，且较皮下水肿更为明显。⑤其他。胸骨左缘第 3 ～ 4 肋间可听到舒张期奔马律（右心奔马律）。右心室显著扩大者可导致三尖瓣相对性关闭不全，此时三尖瓣区可有收缩期吹风性杂音，吸氧时增强，并可出现颈静脉收缩期搏动和肝脏扩张性搏动。长期严重右心衰竭者还可出现发绀。

（三）全心衰竭

此时左、右心衰竭的临床表现同时存在。因有右心衰竭存在，右心排血量减少，因此夜间阵发性呼吸困难等肺淤血表现反而减轻；扩张型心肌病患者表现为左、右心室同时衰竭者，肺淤血症状常不明显，这时左心衰竭的主要表现为心尖区舒张期奔马律和脉压减小。

五、辅助检查

（一）X 线检查

提供心脏增大、肺淤血等相关信息。

（二）心电图

可提供心脏病变的情况，如左心室肥厚劳损，右心室增大，V_1 导联 P 波终末负电势（$ptfV_1$）绝对值增大（≥ 0.04mm · s），还有心律失常等。

（三）超声心动图

可用 M 型、二维或多普勒超声技术测定左室的收缩和舒张功能。①测定左室收缩末期、舒张末期内径（反映收缩期、舒张期容量）并计算出射血分数、左室短轴缩短率，可反映左室收缩功能。②收缩末期室壁应力（半径 – 厚度比）/ 收缩末期容量指数比（ESWS / ESVI），是超声心动图测定整体左室功能较为精确的指标，可在不同的前、后负荷情况反映左室功能。对于左室舒张功能，可用二尖瓣前叶舒张中期关闭速度（EF 斜率）和脉冲多普勒技术测量快速充盈期和心房收缩期二尖瓣血流速度（E/A）或流速积分（ETVI / ATVI）的比值。正常人 E/A 比值大于 1。左室舒张功能障碍时，EF 斜率降低，E/A 比值常小于 1。

（四）放射性核素与磁共振成像（MRI）

核素心血管造影可测定左、右心室收缩末期、舒张末期容积和射血分数。核素心肌扫描可观察室壁运动有无异常和心肌灌注缺损，有助于病因诊断。MRI 是一种三维成像技术，受心室几何形状的影响较小，因而能更精确地计算收缩末、舒张末容积、每搏输出量和射血分数。MRI 三维直观，可清晰分辨心肌心内膜边缘，故可定量测定左室重量。MRI 对右室心肌的分辨率亦很高，可提供右室的上述参数，还可比较右室和左室的每搏输出量，以测定二尖瓣和主动脉瓣的反流量，有助于判断基础疾病的严重程度。

（五）运动耐量和运动峰耗氧量（VO_2max）测定

运动耐量试验（最大持续时间，最大做功负荷）能在一定程度上反映心脏储备功能，后者是指心排血量能随机体代谢需要而增加的能力。但运动耐量更多地取决于外周循环的变化而非中心血流动力学变化，这是由于心力衰竭时外周血管收缩，因而心排血量的增加不一定伴有运动耐量的增加。运动耗氧量是动静脉血氧差和心排血量的乘积。在血红蛋白正常、无器质性肺部疾病时，动静脉血氧差恒定，因而运动峰耗氧量可反映运动时最大心排血量，是目前较好的能反映心脏储备功能的无创性指标，且可定量分级。VO_2max 分级标准为 A 级：＞20mL/(kg·min)；B 级：15～20mL/(kg·min)；C 级：10～15mL/(kg·min)；D 级：＜10mL/(kg·min)。

（六）创伤性血流动力学检查

应用漂浮导管和温度稀释法可测定肺毛细血管楔压（PCWP）和心排血量（CO）、心脏指数（CI）。在无二尖瓣狭窄、无肺血管病变时，PCWP 可反映左室舒张末期压。

六、诊断和鉴别诊断

（一）诊断

根据临床表现、呼吸困难和心源性水肿的特点，一般不难做出诊断，诊断时还应包括患者心脏病的基本病因、病理解剖、病理生理、心律，以及心功能分级。

（二）鉴别诊断

左心衰竭引起的呼吸困难应与肺部疾病所引起的呼吸困难相鉴别，特别是慢性阻塞性肺气肿，后者虽亦可有夜间呼吸困难，但咳痰后就缓解，不一定需要坐起。心源性哮喘有时难以与支气管哮喘鉴别，但若患者咳粉红色泡沫样痰，则可判断为心源性哮喘。

右心衰竭引起的水肿、腹腔积液应与肾性水肿、心包疾病和肝硬化所引起者相鉴别。肾性水肿多出现于眼睑、颜面部组织较疏松的部位，且以晨起较明显，故不同于心力衰竭的重力性水肿。心包疾病和肝硬化的腹水征常较外周水肿为明显。

七、预后

心力衰竭预后不佳。影响预后的因素有：①临床因素。有冠心病，纽约心功能分级（NYHA）高，第三心音，脉压和收缩压降低，运动耐量降低者均属预后不佳。NYHA Ⅲ级，VO_2max 为 10～15mL/(kg·min)，年死亡率 20%；NYHA Ⅳ级，VO_2max ＜ 10mL/(kg·min)，年死亡率升至 60%。②血流动力学参数。心脏指数尤其是射血分数与患者存活率密切相关。③生化指标。血浆去甲肾上腺素、肾素、加压素、心房肽水平与存活率呈负相关。④电生理因素。特别是复杂性室性心律失常可能是心脏事件的独立危险因素。

八、治疗与预防

（一）治疗原则

①去除心力衰竭发生发展的始动机制，即原发病的防治；②稳定心力衰竭的适应（adaptation）或代偿（compensation）机制，避免发展至适应不良（maladaptation）或失代偿（decompensation）阶段，如拮抗神经内分泌的激活，防止心肌细胞进一步死亡和左室进行性扩大等；③缓解心室功能异常，如减轻心脏负荷，增加心排血量等。

（二）治疗目的

①纠正血流动力学异常，缓解症状；②提高运动耐量，改善生活质量；③防止心肌损害进一步加重；④降低死亡率。

（三）西医治疗

病因治疗

针对心脏原发疾病进行治疗，并去除心衰的诱因。

（1）一般治疗：①休息。体力活动应予以限制，但不强调完全卧床休息。②控制钠盐摄入。过去重视钠盐摄入的控制，但由于目前应用的利尿剂均有强力排钠作用，故钠盐的控制不必过严，以免发生低钠血症。③限水。总体控制水摄入量，避免心脏负担过重。

（2）药物治疗：慢性心力衰竭的药物治疗目前主要指联合应用利尿剂、ACEI（或 ARB）及 β 受体阻滞剂的策略；为进一步改善临床症状、更好控制心率，也可联合应用洋地黄制剂与醛固酮受体拮抗剂。

利尿剂：利尿剂可抑制钠、水重吸收而消除水肿，减少循环血容量，减轻肺淤血，降低前负荷而改善左室功能。对有体液潴留的心衰患者应用利尿剂，有效控制患者的液体潴留，减轻心脏负担。利尿剂是心衰治疗的基础用药之一。利尿剂起效迅速，应早期应用，且一般与 ACEI、β 受体阻滞剂联合应用。利尿剂可分排钾和保钾两大类。前者包括袢利尿剂和作用于远曲小管近端的制剂，如呋塞米、噻嗪类利尿剂；保钾利尿剂包括作用于远曲小管远端和集合管的制剂，如螺内酯、氨苯蝶啶、阿米洛利。持续大量利尿可导致严重的电解质紊乱和酸碱平衡失调，过度利尿还可引起血容量不足、低血压、循环衰竭和氮质血症等。临床上应避免滥用利尿剂，注意合理应用：①排钾利尿剂具有强力排钾、排钠作用，宜间歇应用，以使机体电解质有恢复平衡的过程。保钾利尿剂起效较慢，作用较弱，故宜持续应用。②排钾与保钾利尿剂合用时，一般可不必补充钾盐，保钾利尿剂不能和钾盐合用。③根据病情轻重选择应用。轻度患者可以噻嗪类或袢利尿剂间歇应用；中度患者采用保钾利尿剂持续应用合并噻嗪类或袢利尿剂的间歇应用；重症患者上述疗法无效时，可以保钾利尿剂和一种排钾利尿剂合并持续应用，配合另一种排钾利尿剂间歇应用。如以氢氯噻嗪与氨苯蝶啶合用，再予呋塞米每周注射 2 次。必要时可用氨茶碱缓慢静脉滴注，以增加肾小球滤过率而加强利尿。④根据肾功能选择应用。肾功能不全时应选择袢利尿剂，因利尿作用不受体内酸碱平衡变化的影响，故禁用保钾利尿剂，后者有时可引起严重的高钾血症。⑤根据治疗反应调整剂量。⑥注意水、电解质紊乱，特别是低钾、低镁和低钠血症。⑦注意药物的相互作用。如呋塞米可使氨基糖苷类和头孢类抗生素的肾毒性增加，吲哚美辛可对抗呋塞米的作用。⑧噻嗪类对脂质代谢、糖代谢均有不良反应，并可引起高尿酸血症，应予注意。

血管紧张素转换酶抑制剂（ACEI）：ACEI 是肾素－血管紧张素－醛固酮系统（RAAS）抑制剂中研究最为深入、临床证据最充分的一类药物，它主要通过竞争性阻断血管紧张素（Ang）Ⅰ转换成 Ang Ⅱ，降低血循环以及组织中的 Ang Ⅱ水平，抑制衰竭心脏的重构；此外，ACEI 还作用于激肽酶Ⅱ，抑制缓激肽的降解、提高缓激肽的水平，使前列腺素、NO 的生成增加。ACEI 抑制 Ang Ⅱ的生成，提示缓激肽的水平有助于阻止心衰患者的病情恶化、改善生存率。循证医学研究表明 ACEI 是能改善心衰患者的预后、降低病死率的第一类有效药物，已成为心衰治疗的基石与首选药物。目前主张所有收缩性心力衰竭患者都需要终身应用 ACEI，除非有禁忌证。ACEI 不能耐受的患者可选用血管紧张素Ⅱ受体拮抗剂（ARB）。

β 受体阻滞剂：慢性心力衰竭时肾上腺素能受体通路过度激活，引发心脏结构重构，对衰竭的心脏不利。β 受体阻滞剂在应用初期可出现负性肌力作用，抑制心功能，使左室射血分数下降。但持续应用（超过 3 个月）能改善心功能，使左室射血分数提高。更为重要的是合理应用 β 受体阻滞剂能拮抗肾上腺素能受体通路的过度激活，抑制衰竭心脏的重构。大量的循证医学证据也证实它能降低心衰患者的死亡率与住院率，明显改善患者的长期预后。β 受体阻滞剂的应用剂量应事先设定治疗目标，常以清晨静息时心率 55 ～ 60 次 / 分为达到目标剂量或最大耐受剂量。对有应用指征的患者应长期应用，除非有禁忌证。

地高辛：其作用机制是通过对心肌细胞膜 Na^+–K^+–ATP 酶的抑制作用，使细胞内 Na^+ 水平升高，转而促进 Na^+–Ca^{2+} 交换，导致细胞内 Ca^{2+} 水平随之升高而显现正性肌力作用。研究还表明它可通过非心肌组织的 Na^+–K^+–ATP 酶的抑制效应，使中枢神经系统下达的交感神经兴奋性减弱、肾脏肾素分泌减少的机制来降低神经内分泌活性，保护心脏功能。适用于中、重度收缩性心力衰竭患者。对伴有心房颤动而心室率快的患者特别有效。

醛固酮受体拮抗剂：心衰时体内醛固酮水平增加与心脏的重构有密切关系，短期应用 ACEI 或 ARB 能降低醛固酮的水平，但心衰患者长期应用时则对醛固酮水平无明显影响，此时加用醛固酮受体拮抗剂来降低醛固酮对心脏的损伤作用尤为重要，但在应用中要特别注意高血钾及肾功能不全的情况。神经内分泌抑制剂的联合应用：① ACEI 与 β 受体阻滞剂。临床试验结果显示二药联合应用能进一步改善心衰患者的临床预后、降低死亡率，是一种常规的治疗模式。② ACEI 与醛固酮受体拮抗剂。临床研究显示在常规应用 ACEI 的基础上加用醛固酮受体拮抗剂，能使患者的死亡率进一步下降。

抗血小板与抗凝治疗：指南建议，有冠心病、糖尿病、脑卒中等的心衰患者，在有二级预防指征时必须用抗血小板药物；若心衰伴有房颤或有心腔内血栓者，需长期应用华法林抗凝治疗。

（3）非药物治疗

心脏再同步化治疗（CRT）：心衰患者心室内、房室间收缩不同步，导致心脏功能下降。CRT 可以恢复其同步协调的激动，提高心脏工作效率。研究显示 CRT 较单纯的内科治疗不仅能改善患者症状，还可降低其住院率与总死亡率。

置入式心脏复律除颤器（ICD）：心衰患者死于猝死的病例并不少见，发生心脏猝死而幸存的患者有较大概率再次发生并导致死亡，研究显示对这些患者予以 ICD 治疗，能有效减少发生猝死的危险。因此，对既往有心肌梗死病史，且左室功能差、左室射血分数＜ 35% 者可考虑 ICD 治疗。

心脏移植：为终末期心衰的一种治疗方法。但由于供体短缺以及抑制排斥反应等，目前还有许多问题需要解决。

（四）中医治疗

1. 脑心通胶囊对慢性心力衰竭防治的研究进展

慢性充血性心力衰竭属中医学中“心悸”“怔忡”“喘症”“水肿”等范畴。其病位在心，涉及肺、脾、肾，为本虚标实之证。本组病例均为气滞、血瘀、阳虚证，病机为心气虚衰、心阳不足、推动无力、瘀血内阻、水饮内停。气虚、阳虚为本虚；气滞、血瘀、痰浊、水饮为标实。“气为血帅”，气行则血行，气滞则血瘀，气虚则不能维持血脉运行，因此心气虚是心衰的基本病机，由于心气虚而失于推动，久而心阳衰而失于温煦气化，导致血行迟缓而津液停贮，血瘀水停。治则以益气活血治其本，化瘀通络治其标。

脑心通胶囊是纯中药制剂，由黄芪、水蛭、地龙、全蝎、当归、赤芍、丹参、红花、川芎、桂枝、牛膝等中药组成，具有益气活血、化瘀通络的功效。一些临床研究显示脑心通胶囊在辅助治疗心衰方面有卓越的效应。陈勇等在观察脑心通胶囊治疗老年心力衰竭的疗效及不良反应时将 65 例老年心衰患者随机分为脑心通组 33 例和常规治疗组 32 例，两组均行常规抗心力衰竭治疗（地高辛、美托洛尔、螺内酯、卡托普利），脑心通组在常规治疗基础上加服脑心通胶囊，服药观察 1 年。心脏超声评价结果显示：①对左室舒张功能有影响，脑心通组服药前后相比，治疗后可降低晚期血流峰值（A）、A/E 比值及等容舒张期（LRT），自身比较有统计学意义（$P < 0.01$）；而增高早期血流峰值（E）及舒张早期减速度（DC），差异有统计学意义（$P < 0.05$）；常规治疗组上述指标治疗前后变化不明显；两组间治疗后各指标组间比较差异有统计学意义（$P < 0.05$）。②对左室后壁和室间隔肥厚参数有影响，脑心通组左室后壁（LVPW）及室间隔（IVS）厚度均有明显降低（$P < 0.05$），而常规治疗组无明显变化；治疗后组间比较差异有统计学意义。血脂检测结果显示：脑心通组服药 1 年后胆固醇（TC）和甘油三酯（TG）水平明显降低，而常规治疗组无类似变化。血液流变学结果比较：脑心通组患者全血黏度高切变、中切变、低切变及血浆黏度均有不同程度降低，与常规治疗组比较差异有统计学意义（$P < 0.05$）。临床疗效判别：脑心通组优于常规治疗组，差异有统计学意义。以上结果提示脑心通胶囊与常规西药抗心力衰竭药合用，可明显改善老年心力衰竭患者血液黏滞度，明显降低血液黏滞性，改善组织器官血液循环，能调节血脂异常，改善心脏功能。

杨昕远等在冠心病心力衰竭患者常规治疗的基础上加用脑心通胶囊治疗，与未用脑心通胶囊治疗相比，患者 TC、CRP 水平明显降低，LVEF 明显增加。脑心通胶囊治疗可更好地改善心功能可能与其能够保护内皮细胞功能、抑制炎症反应、减轻心肌组织损伤等过程有关。

万启南等观察脑心通胶囊与 ACEI 药物对慢性心力衰竭（CHF）的临床治疗效果时，将 133 例 CHF 患者随机分成脑心通治疗组 68 例和盐酸贝那普利治疗组 65 例，两组在入选前逐步停用原有的抗心力衰竭药物。入选后前者给予脑心通胶囊 4 粒，每日 3 次，后者给予盐酸贝那普利 10mg，每日 1 次，两组疗程皆为 6 个月。治疗后观察患者临床症状体征、心功能参数及心功能分级情况的变化。结果显示经过治疗两组患者临床症状和体征均较治疗前有明显改善（$P < 0.01$），但两组间比较无统计学意义（$P > 0.05$）；两组反映舒缩功能的四种相关参数 SV（每搏输出量）、CO（每分心排量）、EF（射血分数）、LVDd（左心室舒张末期内径）治疗前后有明显差异（$P < 0.05$），但组间比较无统计学意义（$P > 0.05$）；两组患者治疗后心功能分级情况均较治疗前有明显改善（$P < 0.05$），但组间比较无统计学意义（$P > 0.05$）；两组不良反应无特殊差异。该研究证实，CHF 患者服用脑心通胶囊后临床症状、体征、心功能分级情况及心功能相关参数较治疗前明显好转，表明脑心通胶囊对 CHF 有很好的疗效，不仅能改善 CHF 患者的临床症状，还能提高心脏的舒缩功能及防止心室的扩大和重构。该研究的另一个意义是所选的对照药物为 ACEI，该药已被证实有明确改善患者症状、心功能和临床预后的疗效，佐证了脑心通胶囊的疗效确切、可靠。于凤秀等的研究将 100 例慢性心力衰竭患者随机分为对照组（30 例）、脑心通组（40 例）和卡托普利组（30 例），对照组给予强心、利尿及血管扩张剂等常规抗心力衰竭治疗；脑心通组、卡托普利组分别在常规治疗基础上加服脑心通胶囊 4 粒，每日 3 次，或卡托普利 25 ～ 50mg，每日 2 次，疗程均为 6 个月。结果显示，脑心通组与对照组比较，脑心通组患者的 LVDd 明显缩小，EF 明显升高（$P < 0.05$）；与卡托普利组比较，差异无显著性（$P > 0.05$）。该研究提示脑心通胶囊可改善患者的左室舒缩功能，逆转心室腔扩大，对慢性心力衰竭有良好的临床疗效，这与多项大规模临床试验证实的有提高心功能、降低心血管事件、改善预后价值的药物——卡托普利的临床疗效一致，进一步证明了脑心通胶囊对慢性心力衰竭患者长期治疗的积极意义。

2. 丹红注射液对慢性心力衰竭防治的研究进展

心功能不全患者常有微循环障碍和血液流变学异常，因而不利于心脏做功。改善血液流变学可减轻心脏负荷，增加心肌供氧，有助于改善心功能并减轻心室肥大。丹红注射液主要有效成分包括丹参酮、丹参酚酸、红花黄色素等。研究证实，丹参具有拮抗血管紧张素Ⅱ、扩血管、抑制血小板聚集、改善血液循环作用；丹参酮能抑制心肌细胞肥大、凋亡并改善心室重塑，有利于老化及损伤的心肌细胞超微结构的修复与保护，从而增强心功能，改善血流动力学。红花提取物能改善心功能，保护缺血心肌，其机制可能与清除自由基、抑制自由基的释放有关。因而丹红注射液应能显著促进心功能恢复。骆旭鸣等的研究将 66 例扩张型心肌病左心功能不全患者随机均分为两组，两组均给予洋地黄、利尿剂、血管扩张剂、血管紧张素转换酶抑制剂和 β 受体阻滞剂等常规治疗，治疗组加用丹红注射液治疗，两组疗程均为 21 天。治疗前后进行多普勒超声心动图检查，对比观察两组心功能及其相关指标。结果显示治疗组疗效优于对照组（$P < 0.05$）；两组治疗后左室舒张末期内径（LVDd）均有改善（$P < 0.01$），组间比较无显著性差异（$P > 0.05$）；治疗组用药后心排量（CO）、心脏指数（CI）、射血分数（EF）、左室舒张功能指标（E /A、Ea /Aa、E/Ea）均明显改善，与用药前比较差异非常显著（$P < 0.01$），对照组各心功能指标亦有改善（$P < 0.05$），组间比较有显著性差异（$P < 0.05$）；在丹红注射液治疗期间未见明显不良反应。该研究提示丹红注射液有改善左心功能的作用，是辅助治疗扩张型心肌病左心功能不全的一种有效而安全的药物。

苏伟青等用放射免疫分析方法测定 80 例 CHF 患者血浆神经肽（NPY）、降钙素基因相关肽（CGRP）的水平，分为常规治疗组（40 例）、丹红注射液治疗组（常规治疗加用丹红注射液，40 例），并以 60 例健康者作对照，观察 CHF 患者在常规治疗的基础上加用丹红注射液静脉滴注后对血浆 NPY、CGRP 水平的影响。结果显示，CHF 患者血浆 NPY 水平明显高于对照组（$P < 0.05$），CGRP 水平明显低于对照组（$P < 0.05$）；丹红注射液治疗后血浆 NPY 水平明显低于对照组（$P < 0.05$），血浆 CGRP 水平明显高于治疗组。研究结果提示丹红注射液对 CHF 患者血浆 NPY、CGRP 的平衡失调有良好的调节作用，对改善患者的心功能有重要意义。其可能机制有：①降低血清总胆固醇和低密度脂蛋白，延缓动脉粥样硬化形成；②改善循环，降低外周阻力增加组织灌注，使 NPY 生成减少，降解增加；③调节血管内皮细胞生成和释放 CGRP，保护血管内皮功能；④改善血流动力学，加强心肌收缩力而不增加心肌耗氧量，能扩张冠状动脉；⑤抗血栓形成和改善血流动力学。本研究结果表明患者对丹红注射液具有良好的耐受性，无过敏性反应及低血压、心动过速等不良反应发生，丹红注射液是治疗 CHF 安全、有效的药物。燕林宝等选择冠心病心力衰竭加重期患者 78 例，随机分为治疗组 46 例，对照组 32 例。两组均给予西药常规治疗，治疗组加用丹红注射液；研究结果证实其在缓解临床症状、改善 ECG、降低血黏度等方面综合疗效显著，尤其对心律失常疗效更佳。可见丹红注射液用于心衰的治疗值得临床进一步研究与推广。

第四章

DI SI ZHANG

脑梗死

一、研究背景

脑梗死又称缺血性脑卒中，是指因各种原因导致脑部血液循环障碍，缺血、缺氧所致的局限性脑组织缺血性坏死或软化，进而出现相应神经功能缺损的一类临床综合征。急性脑梗死是最常见的脑卒中类型，占脑卒中的 69.6% ～ 70.8%。根据脑梗死的发病机制和临床表现，通常将脑梗死分为脑血栓形成、脑栓塞、腔隙性脑梗死等类型。

脑卒中是严重危害人民健康的重大慢性非传染性疾病，已成为我国成人第一位死亡和致残病因，具有高发病率、高致残率、高死亡率、高复发率、高经济负担等五大特点。全球疾病负担研究显示，我国总体脑卒中终生发病风险为 39.9%，位居全球首位，且发病呈逐年增多趋势，至 2017 年，中国缺血性脑卒中发病率为 156/10 万，患病率为 1981/10 万，死亡率为 149/10 万。据统计，我国住院急性缺血性脑卒中患者发病后 1 个月内病死率为 2.3% ～ 3.2%；3 个月时病死率为 9% ～ 9.6%，致死 / 残率为 34.5% ～ 37.1%；1 年病死率为 14.4% ～ 15.4%，致死 / 残率为 33.4% ～ 33.8%。

我国脑卒中的流行病学特征主要表现为发病年轻化、男性高于女性、北方高南方低、中部突出、农村高于城市、缺血性脑卒中增多、出血性脑卒中降低等。目前，缺血性脑卒中的发病主要有以下两大特点：①年轻化趋势，临床症状、影像学表现不典型，易被忽略而没能早期发现、早期治疗而延误病情；②椎 - 基底动脉硬化趋势，临床症状缺乏特异性，多见眩晕、恶心、呕吐、走路不稳等，误诊率高。

二、病因及发病机制研究

明确脑梗死的病因对患者急性期治疗、个体化二级预防、判断预后非常重要，也有助于开展脑梗死相关研究，解决患者具体问题。

众多血管、血液和心脏异常可以导致缺血性脑血管病，其中血管异常是主要病变基础，而动脉粥样硬化则是最常见的病因。缺血性脑血管病的发生依赖于供应血管本身病变、血管内流动的血液成分异常和推动血液流动的血流动力学异常三大因素及其相互作用。正常情况下，随着年龄的增长，动脉硬化和动脉内膜增厚、血管狭窄的发生率逐渐增高，血小板的功能亦可随之发生异常，但可通过动脉灌注压的升高而保持脑血流的供应正常。正常人有脑血流的自动调节机制，但随着动脉粥样硬化的发展，病变加重，这种调节机制逐渐减弱。当在某些应激情况下，如手术失血、感染性休克、腹泻等引起的血压过低可诱发脑梗死的发生。目前，国内外广泛使用TOAST分型分析脑梗死病因，将脑梗死按病因分为五种类型：大动脉粥样硬化型、心源性栓塞型、小动脉闭塞型、其他病因型和不明原因型。

大动脉粥样硬化型：其病因主要是各种原因导致的颅内和颈部大动脉粥样硬化及主动脉弓粥样硬化。反复的机械性或毒性动脉内膜损伤，以及高血压、糖尿病、血脂异常等脑血管病危险因素，在动脉粥样硬化的形成过程中具有重要作用。大动脉粥样硬化导致脑梗死的机制主要包括血栓形成、动脉到动脉栓塞、载体动脉病变堵塞穿支动脉、斑块内破裂出血及低灌注。①血栓形成：动脉粥样硬化病变可促进血小板黏附、聚集和释放，进而导致血栓形成。随着动脉粥样硬化病变的发展和反复的血栓形成，最终导致动脉管腔闭塞。②动脉到动脉栓塞：动脉粥样硬化血管壁上的血栓栓子脱落造成远端血管阻塞。脱落的栓子可以是动脉粥样硬化斑块碎片，也可以是动脉粥样硬化部位形成的血栓部分或完全脱落形成。③载体动脉病变堵塞穿支动脉：动脉粥样硬化斑块或血栓形成覆盖载体动脉分支开口，导致穿支动脉闭塞。④斑块内破裂出血：单纯斑块内破裂出血导致血管急性完全闭塞的情况较少见，常合并局部血栓形成或血管严重狭窄。⑤低灌注：动脉粥样硬化病变导致管腔狭窄，当出现低血压或血压波动时，引起病变血管的血流减少，病变动脉远端位于动脉供血区之间的脑组织发生低灌注，导致脑组织发生缺血、缺氧性坏死。⑥混合机制：同一脑梗死患者上述机制可合并存在，如动脉粥样硬化性血管严重狭窄患者，其发病机制可以是动脉到动脉栓塞合并低灌注。

心源性栓塞型：引起心源性栓塞的心脏疾病有非瓣膜性心房颤动、风湿性心脏病、急性心肌梗死、左心室血栓、充血性心力衰竭、人工心脏瓣膜、扩张型心肌病及感染性心内膜炎、非细菌性血栓性心内膜炎、病态窦房结综合征、心脏黏液瘤、房间隔缺损、卵圆孔未闭、心房扑动、二尖瓣脱垂、二尖瓣环状钙化、心内膜纤维变性等，其栓子通常来源于心脏内壁和瓣膜形成的血栓或赘生物、心房黏液瘤或静脉系统的栓子，经未闭合的卵圆孔和缺损的房间隔迁移到脑动脉引起的反常栓塞，其中，房颤是心源性脑栓塞的最常见原因。

动脉闭塞型：小动脉硬化为年龄相关或血管危险因素相关的小血管病，病因主要为高血压引起的脑部小动脉玻璃样变、动脉硬化性病变及纤维素样坏死等。另外，高龄、糖尿病、吸烟和家族史也是其主要危险因素。病变血管是直径为 100 ～ 200μm 的深穿支，多为终末动脉。血管壁病变引起管腔狭窄，当有血栓形成或栓子脱落阻塞血管时，由于侧支循环差，进而发生缺血性坏死。

其他病因型：指除以上三种明确病因的分型外，其他少见原因，如血管炎、血管畸形、夹层动脉瘤、肌纤维营养不良等所致的脑梗死。

不明原因型：包括两种或多种病因但不确定哪种与该次脑卒中有关，以及辅助检查阴性未找到病因和辅助检查未完善或不充分等情况。

三、分类

依据局部脑组织发生缺血性坏死的机制，脑梗死可分为三种主要的病理生理学类型：脑血栓形成、脑栓塞和血流动力学机制所致脑梗死。脑血栓形成和脑栓塞是由于脑供血动脉急性闭塞或严重狭窄所致，占全部急性脑梗死的 80% ～ 90%。脑血栓形成是由于局部血管本身存在病变而继发血栓形成所致。脑栓塞是由于栓子阻塞动脉所致，而脑动脉本身没有明显病变或原有病变无明显改变。血流动力学机制所致的脑梗死，其供血动脉没有发生急性闭塞或严重狭窄，而是由于近端大血管严重狭窄加上血压下降，导致局部脑组织低灌注所引起的缺血性坏死，占全部急性脑梗死的 10% ～ 20%。

四、辅助检查

周围血淋巴细胞在急性期可有轻度升高，约半数患者有不同程度的血清总胆固醇、甘油三酯异常，不少患者伴血糖升高。脑电图、诱发电位等辅助检查无助于诊断和治疗。颈动脉 B 超常可见到颈动脉内膜增厚，斑块形成。经颅超声检查和栓子监测可能测到栓子脱落信号。头颅 CT 检查是脑梗死诊断的主要方法之一，有助于鉴别出血性卒中和缺血性卒中，但缺血性卒中在发病早期常无明显梗死病灶可见。头颅 MRI 敏感性较高，特别是弥散 MRI 技术使临床能在超早期发现脑内缺血性损害，6 小时内弥散 MRI 阳性达 100%，同时能够区分新旧病灶，如联合灌注 MRI 检测可反映缺血损害区域的血流灌注情况，结合磁共振波谱（MRS）

检查可以了解局部乳酸、谷氨酸等生化变化。选择性动脉造影可用于有手术指征的疑似颅外颈动脉病变的检查，或鉴别颅内血管炎、颈动脉或椎动脉内膜夹层等疾病。临床可应用磁共振血管成像（MRA）检测颅内大血管的狭窄、动脉瘤和其他血管病变，但是其灵敏度仍不如传统的血管造影检查。

五、诊断及鉴别诊断

中年以上有高血压及动脉硬化者，起病突然，在数日甚至数小时内达到高峰的脑局灶性损害症状，这些症状又符合脑部某一动脉血管供血区的功能缺损，无脑膜刺激征，临床上应考虑脑梗死可能。年轻患者应排除动脉炎；老年患者且病情呈进行性加重者，应注意排除颅内原发性或转移性肿瘤及颅内血肿的可能。

六、治疗研究进展

（一）西医治疗

1. 一般治疗

（1）适当抬高头部：一般为 15° ～ 30°，有利于静脉回流，预防颅内压升高。

（2）保持气道通畅：昏迷患者应将头歪向一侧以利于口腔分泌物及呕吐物流出，并可防止舌根后坠阻塞气道。

（3）吸氧：有意识障碍、血氧饱和度下降或有缺氧现象（PO_2 ＜ 60mmHg 或 PCO_2 ＞ 50mmHg）的患者应给予吸氧，氧饱和度应保持≥ 95%。

（4）鼻饲：昏迷或有吞咽困难者在发病第 2 ～ 3 天即应予以鼻饲。

（5）血糖控制：发病 24 小时内，原则上不用葡萄糖静脉滴注，凡用含糖补液时，应注意加用胰岛素中和。血糖控制在＜ 300mg/dL（16.63mmol/L）的水平。

（6）观察病情：密切注意患者的意识改变、瞳孔大小、血压、呼吸，有条件应进行监护；加强口腔护理，及时吸痰，保持呼吸道通畅；留置导尿时应做膀胱冲洗。

2. 药物治疗

（1）血压控制：多数患者不用任何降压药物治疗，其血压也会下降。血压控制应视患者的年龄、既往有无高血压、有无颅内压增高、出血原因、发病时间等情况而定。根据 WHO 卒中指导原则，发病初期，当收缩压＞ 220mmHg 或舒张压＞ 120mmHg，需降压治疗。但是准备溶栓治疗的患者血压应控制在收缩压＜ 185mmHg 或舒张压＜ 110mmHg 水平。国内主张收缩压＞ 200mmHg，舒张压＞ 110mmHg 时，应予降压治疗，但降压速度应慢，常用药物为贝那普利、卡托普利等，应避免使用速效降压药和钙通道阻滞剂。

急性脑梗死患者，罕见持续性低血压，偶见于主动脉夹层分离、血容量不足和继发于心肌缺血或心律失常的心输出量减少。血压过低者应予以升压治疗，以保持脑灌注压。

（2）控制颅内压：急性脑梗死中颅内压增高并不常见，但几乎所有的脑梗死患者均有脑水肿，并以发病后 2 ～ 5 天最为明显。临床上常用的脱水剂有：①甘露醇。20% 甘露醇 125mL，静脉滴注，每 8 ～ 12 小时 1 次。脑水肿明显者可用 20% 甘露醇 250mL 静脉滴注，6 ～ 8 小时 1 次。治疗中应监测尿常规和肾功能。血尿和尿中见到管型应当减量或停用。②甘油果糖。10% 甘油果糖 250 ～ 500mL，静脉滴注，每日 2 次。③人体白蛋白。20% 人体白蛋白 10 ～ 20g，静脉滴注，每日 1 ～ 2 次。适用于发病 24 小时后的严重脑水肿患者。④皮质固醇类激素。该药可用于常规脱水剂不能控制的脑梗死患者，但应注意高血压、高血糖等并发症的发生。

（3）溶栓治疗：适用于发病后 3 小时内，有明显神经功能缺失，但意识清醒的患者。具有下列条件者可以考虑溶栓治疗：①起病时间在 6 小时内；②头颅 CT 未见脑出血和明确脑梗死病灶者；③年龄在 18 岁以上，75 岁以下者；④近 3 个月未做过大手术者，无消化道及其他出血性疾病史；⑤血压在 185/110mmHg 以下，血糖正常；⑥血小板计数 100×10^9/L 以上；⑦无明显肝、肾功能损害；⑧患者本人及（或）家属理解与合作。常用的溶栓制剂为：①组织型纤溶酶原激活剂（t–PA），常用剂量为 0.85 ～ 0.9mg/kg，10% 剂量静脉推注，其余 90% 加入葡萄糖液中，于 60 分钟内静脉滴注。②尿激酶，剂量为 150 万单位，其中 10% 立即静脉推注，其余部分加入生理盐水中于 60 分钟内静脉滴注。溶栓治疗必须严格控制入组时间窗，发病后时间超过 6 小时者不适于溶栓治疗。溶栓治疗有 5% ～ 10% 的患者并发颅内出血，应当特别注意。基层医院不提倡溶栓治疗。

（4）抗栓治疗：包括抗凝和抗血小板治疗。脑梗死急性期应用抗凝治疗的意见尚不统一。亚洲多组临床试验证明，脑梗死患者在发病后 24 小时内开始应用肝素治疗者可以改善预后，提高治愈率，但西方国家的临床研究尚无证据支持。常用的抗凝制剂：①低分子量肝素 4100 单位，每日 2 次，10 天为一疗程。②普通肝素 6250 单位静脉滴注，每日 1 ～ 2 次，但需监测凝血酶原时间（PT）、活化部分凝血酶原时间（APTT）等。③华法林适用于伴心房颤动的脑梗死患者，但在溶栓治疗后 24 小时内不宜应用抗凝治疗。抗血小板治疗：①阿司匹林通过抑制环氧合酶而抑制血小板功能，是脑卒中抗血小板治疗的常用药物之一，推荐剂量为每天 75 ～ 150mg。服药后应以花生四烯酸诱导的血小板聚集率来评价效果。②双嘧达莫是环核苷酸磷酸二酯酶抑制剂，推荐剂量为 25 ～ 50mg，2 ～ 3 次 / 天。③氯吡格雷系噻吩并吡啶衍生物，是 ADP 诱导血小板聚集的抑制剂，是噻氯匹定的新一代药物，剂量为每天 75mg，此药引起的上消化道不良反应较少。

（5）扩容治疗：适用于低血容量、分水岭性脑梗死患者。常用的制剂为低分子右旋糖酐 500mL，每日 1 剂，10 ～ 14 天为一疗程。

（6）神经元保护剂：关于急性脑梗死时神经细胞保护剂的作用已进行了许多研究，已有多种物质被认为具有神经元保护价值，如兴奋性氨基酸受体拮抗剂、抗氧化剂、神经节苷脂、蛋白酶抑制剂、胞二磷胆碱等，这些物质可从不同的环节对缺血损伤的神经元起到一定的保护作用。

（二）中医治疗

1. 脑心通胶囊对脑梗死的防治作用

脑心通胶囊是一种中药复合制剂，它是脑心同治理论代表方药的主要成员之一。它是由黄芪、丹参、当归、川芎、红花、赤芍、醋乳香、醋没药、全蝎、地龙、水蛭、鸡血藤、桑枝、桂枝、桃仁、牛膝 16 味纯天然中药经科学方法精制而成，该组方具有益气活血、化瘀通络之功效。气滞血瘀证是动脉粥样硬化性脑梗死的中医发病病机，活血化瘀是脑梗死，尤其是急性脑梗死期间治疗的根本方法。近年来，有关脑心通胶囊对动脉粥样硬化血栓形成疾病作用的基础机制及临床观察进行了大量的研究与探讨，显示该药可从多个途径参与抗动脉粥样硬化及防治缺血性脑卒中的作用。

基础实验研究表明，脑心通胶囊至少具有以下几个方面的作用机制以保护血管、抗动脉粥样硬化及抗血栓形成疾病的功效：①调节血脂。降低 LDL–C、TC 的水平，升高 HDL–C 的水平，减少体内脂质氧化的底物。②保护血管内皮功能。植物血凝素样氧化低密度脂蛋白受体（LOX–1）在内皮细胞的表达是血管内皮功能受损的最重要的早期表现之一，与诱发炎症反应及动脉粥样硬化形成关系密切。脑心通胶囊可通过抑制内皮细胞 LOX–1 的 mRNA 表达及蛋白表达减轻血管内皮细胞的功能受损。脑心通胶囊还可促进内皮细胞 NO 的合成与分泌，降低内皮素的产生，调节血管正常的舒缩功能。③抑制炎症反应。对动脉粥样硬化动物模型中粥样硬化斑块的炎性细胞浸润、炎性细胞因子的表达具有显著的抑制效应，抑制炎症免疫反应，阻止动脉粥样硬化病变的进展。④促进粥样硬化斑块的稳定。脑心通胶囊抑制基质金属蛋白酶的合成与分泌，减轻斑块处基质的降解；通过抑制炎性趋化因子的表达，减少斑块处炎性细胞，尤其是巨噬细胞的浸润，减少局部细胞的坏死与凋亡，从而缩小斑块脂质核心池的体积，促进斑块的稳定性；脑心通胶囊抑制斑块处炎性细胞的 Toll 样受体

2（TLR–2）与 Toll 样受体 4（TLR–4）的表达，也显著抑制炎症反应，逆转易损斑块为稳定性斑块。⑤脑心通胶囊具有显著的抗血小板、抗凝活性，可抑制微小血栓的形成，并激活纤溶活性，有助于改善组织的微循环。⑥脑心通胶囊对缺血 – 再灌注大脑损伤有明显的改善作用，通过多种机制保护神经元功能、减少神经细胞的坏死与凋亡。⑦脑心通胶囊的抗氧化特性有助于减少血管损伤或脑组织损伤后氧化应激，降低氧自由基的毒性损伤，保护脑细胞结构与功能的正常。脑心通胶囊的这些作用机制为其临床应用并有效防治脑梗死，改善患者预后奠定了良好的基础。

上海市科学技术委员会基金支持的脑心通防治缺血性脑卒中二级预防的随机双盲安慰剂平行对照的 RCT 循证课题囊括 25 家中心的 2200 例患者，该研究证实，脑心通可提高 3% 的疗效，降低 3% 的再发率，脑心通胶囊对脑梗死急性期、脑梗死恢复期及脑梗死的二级预防都有显著的疗效，相关论文发表在《中国中西医结合杂志》（英文版）。

有作者研究脑心通胶囊治疗急性脑梗死的疗效、安全性及对血浆 D– 二聚体含量的影响。研究将 158 例急性脑梗死患者随机分为两组，治疗组 84 例，给予脑心通胶囊 3 粒，3 次 / 天；对照组 74 例，给予曲克芦丁氯化钠注射液（含曲克芦丁 400mg）250mL，静脉滴注，1 次 / 天。两组均予常规对症治疗，15 日为一疗程。分别于治疗前、后测血浆 D– 二聚体含量和做神经功能缺损评分。结果显示，治疗组总有效率为 54.76%，明显高于对照组 21.62%（$P < 0.01$）；两组患者 D– 二聚体含量治疗后比治疗前均明显减少，但治疗后脑心通治疗组较对照组减少更为明显，差异有统计学意义（$P < 0.05$）。表明脑心通胶囊治疗急性脑梗死能明显改善患者临床症状，是安全有效的。此外，D– 二聚体是交联纤维蛋白的特异性降解产物，是反映血栓形成纤溶活性增强的理想指标，脑心通胶囊治疗后降低 D– 二聚体含量，提示脑心通胶囊对急性脑梗死患者凝血纤溶异常有治疗作用。肖枫等也证实应用脑心通胶囊与脑得生胶囊治疗缺血性脑卒中患者 28 天后，采用神经功能缺损和生活能力状态评分判定疗效，结果表明脑心通胶囊治疗组的临床疗效明显优于脑得生胶囊治疗组，显示脑心通胶囊益气活血、化瘀通络的功效与临床改善是密切相关的。脑心通胶囊对急性脑梗死的治疗效应与多种因素有关，其中有关其调节血管内皮生长因子（VEGF）的作用机制已引起人们的关注。何建明等探讨急性脑梗死患者血清 VEGF 含量在不同时间段的变化及脑心通胶囊治疗的影响。研究选择 60 例脑梗死患者随机分为治疗组和对照组各 30 例，并设立正常组 60 例，治疗组给予脑心通胶囊口服。采用双抗体夹心 ELISA 法于 24 小时内和第 3 天、第 7 天、第 14 天时检测患者血清 VEGF 含量，同时测定患者血浆纤维蛋白原（FIB）水平，治疗前及治疗后 14 天进行神经功能评分。结果显示，急性脑梗死患者各时间点血清 VEGF 及 FIB 的水平明显高于正常组

（$P < 0.01$），急性期 VEGF 及 FIB 的浓度持续升高，至病程第 7 天达高峰，之后开始下降，但至第 14 天仍维持高水平；应用脑心通胶囊干预治疗后血清 VEGF 一直保持在相对较高的水平，于第 3 天、第 7 天、第 14 天明显高于对照组，第 7 天最为显著（$P < 0.01$）；动态观察两组的 FIB 水平，差异无统计学意义（$P > 0.05$）；应用脑心通胶囊干预治疗 14 天后，治疗组神经功能评分优于对照组，两组差异有统计学意义（$P < 0.05$）。可见脑心通胶囊不仅能改善急性脑梗死患者神经功能评分，还能明显提高血清 VEGF 浓度。VEGF 是一种高度特异性的促血管内皮细胞生长因子，脑缺血后，激活 VEGF/VEGFR 受体系统，促使半暗带区 VECF 高表达，后者可通过诱导内皮细胞增殖，促进半暗带大量新生血管形成，促进侧支循环的建立，增加受累脑组织的灌注及供氧，使神经元凋亡或坏死数量减少，从而最终减轻缺血性脑损伤。脑心通胶囊治疗后可能通过提升 VEGF 浓度增加梗死区域微循环来减轻脑组织损伤，从而达到保护神经元的作用。缺血性脑血管病的病因和缺血后脑损伤机制迄今尚未完全阐明，近几年研究表明，炎症因子在缺血性脑损伤中起重要作用。有研究表明脑心通胶囊能显著降低急性脑梗死患者血清肿瘤坏死因子 -α（TNF-α）和可溶性细胞间黏附分子 -1（sICAM-1）水平。肖家平等将 150 例急性脑梗死患者随机分为脑心通治疗组 75 例和对照组 75 例，采用双抗体夹心酶联免疫吸附法（ELISA）测定发病后第 1 天、第 3 天、第 7 天、第 14 天血清 TNF-α 和 sICAM-1 水平的变化。在治疗前和治疗后第 14 天进行欧洲卒中量表（ESS）及日常生活能力量表（ADL）评分，以治疗第 14 天的 ESS 和 ADL 评分增分率判断疗效。结果显示治疗后 7 天和 14 天，脑心通胶囊治疗组血清 TNF-α 和 sICAM-1 水平明显低于对照组，差异有统计学意义（$P < 0.01$）；治疗组 ADL 增分率高于对照组，差异有统计学意义（$P < 0.05$）；两组 ESS 增分率差异无统计学意义（$P > 0.05$）。该研究提示服用脑心通胶囊可有效地减少急性脑梗死患者血清炎性递质如 TNF-α 和 sICAM-1 水平，减轻缺血性脑损伤的炎症反应，提高患者的日常生活能力，改善其预后。脑心通胶囊治疗脑梗死患者还能显著降低患者的 hs-CRP 的水平，缩小颈动脉粥样硬化斑块大小、厚度和 IMT，表明脑心通胶囊干预脑梗死患者有明显的抑制炎症反应、延缓动脉粥样硬化病变进展的作用，这对改善患者的预后有积极的意义。脑心通胶囊用于急性脑梗死尿激酶溶栓过程后的治疗，也有助于减轻脑缺血灶再灌注损伤的程度，减少脑梗死体积及细胞凋亡。进一步证实脑心通在改善血液微循环、促进脑神经功能的恢复、防治缺血性脑血管病再灌注损伤方面有良好的疗效。

脑心综合征是指急性脑部病变导致继发性心肌损害，在急性脑梗死患者中有一定发病率。它是急性脑血管病变累及下丘脑、脑干及边缘系统（如岛叶）所引起的自主神经的急剧变化而诱发的类似心肌缺血、心肌梗死、心律失常或心力衰竭等症状。急性脑血管病时机体处于应激状态，体内儿茶酚胺、肾上腺素水平升高，可进一步引起冠状动脉痉挛与收缩，造成心肌缺血。在心脑血管疾病防治中，心脑生理关系密切，动脉粥样硬化是心脑血管疾病的共同病理基础，气滞血瘀是心脑血管疾病的共同病理因素，中医针对心脑血管疾病气滞血瘀的病理变化，采取异病同治，起到脑心同治的临床效果。王志远等探讨脑心通胶囊治疗急性脑梗死致脑心综合征的临床疗效，结果显示，与对照组比较，脑心通胶囊治疗组总有效率 94.4% 优于对照组的 73.6%，差异有显著意义。患者心律失常、ST-T 改变、心肌酶改变均有显著改善（$P < 0.05$），提示脑心通胶囊在治疗急性脑梗死患者的同时，也能解决其并发的心脏问题，即所谓脑心同治的效应。英振昊等对近年来脑心通胶囊治疗缺血性脑卒中急性期的疗效与安全性进行了系统评价，搜集相关随机对照试验文献，筛选合格研究，应用 Jadad 评分法进行质量评价，运用异质性检验、Meta 分析、漏斗图分析等方法统计相关数据，结果有 14 项研究符合纳入标准，Meta 分析结果显示脑心通胶囊可改善缺血性脑卒中急性期患者的神经功能缺损状况，且安全性较高。

脑卒中是目前致残率极高的疾病之一，严重影响患者的生活能力和生活质量，其中脑梗死占有较大比例。因而，为了防止或减轻脑梗死的后遗症，在脑梗死后恢复期给予积极的治疗性干预以取得最大程度的恢复是临床防治的主要目的。目前脑梗死恢复期治疗中应用活血化瘀药物的方案仍然是主要的治疗方法之一。近年来，随着中医药在脑血管病患者的临床应用研究的不断深入，无论从作用机制或临床效果方面都取得了显著的进步。脑心通胶囊含有多种益气活血、化瘀通络功效的药物，在脑梗死恢复期的治疗和并发症预防方面显示出独特的疗效。这可能与脑心通胶囊本身所具有的多靶点药理作用，即保护神经细胞、抑制神经细胞凋亡、保护血管内皮细胞、促进侧支循环建立、疏通和改善微循环、改善血液黏稠度，以及改善血管内皮细胞功能、抑制氧化应激与炎症免疫反应、抗栓与激活纤溶活性、防止血栓扩展、防止缺血半暗带不可逆的细胞损伤等密切相关。李瀛等研究脑心通胶囊对脑梗死患者早期康复的临床效果时，将 107 例脑梗死恢复期患者随机分为对照组和治疗组。对照组予常规药物治疗加运动疗法，治疗组在对照组基础上加服脑心通胶囊，每次 4 粒，每天 3 次，1 个月为 1 个疗程。临床有效性根据 1986 年全国第二次脑血管病学术会议所定标准进行判断，即基本痊愈：意识恢复正常，肌力达到 4 ～ 5 级，生活自理；显效：主要症状和体征明显好转，偏瘫、失语明显恢复，肌力提高 2 级以上，生活部分自理；好转：自觉症状有所减轻，肌力提高 1 级，但生活不能自理；无效：用药后症状无变化。神经功能缺损评定采用中华医学会推荐的神经功能缺损评分（CNS），运动功能采用 Fugl-Meyer 运动功能评定（FMA），日常生活活动能力采用改良巴氏指数评定（MBI）。结果显示治疗组的显效率为 38.89%，总有效率为 96.30%，对照组显效率为 20.75%，总有效率为 66.04%，差异有统计学意义（$P < 0.01$）；治疗组治疗后神经功能缺损评分有明显改善（$P < 0.01$）；两组治疗后 Fugl–Meyer 运动功能评定和改良巴氏指数评定均有明显改善，与治疗前比较差异均有统计学意义（$P < 0.05$）。该研究提示脑心通胶囊用于脑梗死恢复期的治疗，对患者的临床症状、功能恢复均有显著的益处。田焱林等探讨脑心通胶囊对脑梗死康复期患者的治疗作用，将 245 例患者随机分成三组：阿司匹林组（85 例）、脑心通组（90 例）、两药合用组（70 例），比较不同时点（治疗前，治疗后 3 个月、6 个月、1 年）三组康复期脑梗死患者美国国立卫生研究院卒中量表（NIHSS）、日常生活活动能力量表（BI）及血液流变学指标。结果显示，与阿司匹林组比较，脑心通组与两药合用组的 NIHSS 和 BI 均有显著提高，而与脑心通组比较，两药合用组的 NIHSS 和 BI 又有显著提升，差异均有统计学意义（均 $P < 0.05$）；在治疗后脑梗死复发率及改善血液流变学方面，脑心通胶囊组与阿司匹林组相似，但与单用一种药物比较，两药合用组的复发率更低、血液流变学指标改善更明显，差异有统计学意义（$P < 0.05$）。长期服用阿司匹林已被公认为有一定的预防脑梗死复发的作用，但由于阿司匹林的胃肠道不良反应使部分患者不能坚持服用，该研究提示脑心通胶囊在脑梗死复发的预防及血液流变学指标的改善等方面与阿司匹林相近，且对脑梗死在康复期的疗效明显优于阿司匹林，不良反应少，耐受性好，两者合用又明显优于单独使用。因此，脑心通胶囊在脑梗死恢复期的应用很有优势，值得进一步推广。脑心通胶囊对脑卒中偏瘫患者的步行功能恢复也有很大益处。有作者研究脑心通胶囊干预脑卒中偏瘫患者 8 周后，与未用脑心通胶囊者比较，干预组患者的步行能力与日常生活能力均显著提高，提示在常规康复治疗的基础上加以脑心通胶囊，可促进偏瘫患者早日康复、提升生活自理能力。

脑心通胶囊可用于脑梗死二级预防。脑梗死在我国是临床常见病和多发病，具有高发病率、致残率、致死率及复发率的特点，是危害人类健康的重要疾病之一。脑梗死后复发是更为严重的临床事件，复发性脑梗死的病死率、致残率均高于首次发病，因此，做好脑梗死的二级预防十分重要。中药脑心通胶囊具有多种药理作用特性，能从多个层面发挥功能，降低缺血性脑卒中的损害、保护缺血性神经元，目前已有多个临床研究证实该药对脑梗死的二级预防有重要价值。臧卫平等观察脑心通胶囊对预防脑梗死再发的治疗效果时，将 98 例脑梗死患者随机分成治疗组 52 例和对照组 46 例，两组患者均常规进行降压、降糖、阿司匹林抗血小板聚集、他汀类稳定斑块和降脂等治疗，且血压、血糖控制大致达标。治疗组在此基础上加服脑心通胶囊治疗，3 粒 / 次，3 次 / 天，连用 3 个月为一疗程。结果显示，治疗组患者 1 年内复发 4 例（7.7%），未复发 48 例（92.3%）；2 年内复发 9 例（17.3%），未复发

43 例（82.7%）。对照组 1 年内复发 10 例（21.7%），未复发 36 例（78.3%）；2 年内复发 16 例（34.8%），未复发 30 例（65.2%）。两组患者 2 年内复发率差异有统计学意义（$P < 0.05$）。该研究显示脑心通胶囊用于脑梗死的二级预防的确能够减少再次发生脑梗死的危险，能够在常规二级预防干预获益的基础上进一步获益，使患者的预后进一步改善。关玉华等将脑心通胶囊与阿司匹林用于脑梗死的二级预防，比较其临床疗效，将 120 例缺血性卒中患者随机分成两组：脑心通组口服脑心通胶囊 4 粒 / 次，2 次 / 天；阿司匹林肠溶片组口服阿司匹林肠溶片 1 片（100mg），每晚 1 次。随访 2 年，比较治疗前后两组患者血液流变学指标，血脂各项指标的变化情况，复发性脑卒中的发生率，药物的不良反应及依从性。结果显示脑心通胶囊组明显改善了患者的血液流变学、血脂各项指标；脑心通胶囊组再发脑梗死 3 例（5%），明显低于对照组中再发脑梗死比例（10 例，16.67%）。两组在复发性脑梗死的发生率方面差异有统计学意义（$P < 0.05$）。可见中药脑心通胶囊用于防止复发性脑卒中优于西药阿司匹林。田德峰等的研究将 717 例发病 1 个月后的缺血性脑卒中患者，随机分成治疗组 360 例和对照组 357 例，2 组患者均口服阿司匹林 100mg，1 次 / 天，预防复发。治疗组加服脑心通胶囊 3 粒 / 次，3 次 / 天，疗程 12 个月。观察长期口服脑心通胶囊对缺血性脑卒中复发的预防效果及药物不良反应、抑郁症、心脑血管事件、死亡事件发生情况。结果显示，在治疗 12 个月时随访治疗组患者，其发生抑郁症、脑卒中事件、心血管事件和死亡事件明显减少；12 个月时治疗组患者的平均 TG、TC、HDL–C、LDL–C、纤维蛋白原与治疗前相比，都有明显的改变，其中 TG 下降 32.97%、TC 下降 38.48%、HDL–C 升高 48.01%、LDL–C 下降 30.20%、纤维蛋白原下降 35.43%。脑卒中的再发与纤维蛋白原高、血小板聚集、低密度脂蛋白胆固醇高、甘油三酯高等因素有关，脑心通胶囊能有效降低血中甘油三酯、低密度脂蛋白胆固醇及纤维蛋白原水平，延缓动脉硬化的进程，调节血凝 / 纤溶活性的平衡，从而预防缺血性脑卒中复发，降低心血管事件、死亡事件。此研究显示阿司匹林联合脑心通胶囊抑制血小板活性的疗效优于单用阿司匹林，同时不增加不良反应，可用于心脑血管疾病患者血栓栓塞的防治；缺血性脑卒中患者可长期口服脑心通胶囊预防缺血性脑卒中复发，改善临床预后。

综上所述，脑心通胶囊在治疗脑梗死急性期方面有明确的临床疗效，能减轻脑组织缺血损伤，保护神经细胞功能；对脑梗死恢复期患者可改善其临床症状，提高患者生活自理能力，并促进偏瘫患者机体功能的早日康复；在脑梗死患者二级预防方面，脑心通胶囊具有明显的预防脑卒中复发、减少心血管事件及死亡事件、改善患者临床预后、提高患者生活质量的作用。脑心通胶囊治疗脑梗死疗效确切，安全可靠，是目前治疗脑梗死的重要中成药之一。

2. 丹红注射液对脑梗死的防治作用

临床上活血化瘀疗法在脑梗死治疗中占有十分重要的地位，近年来具有活血化瘀功效的中药注射剂已有很多种类，如丹红注射液、丹参注射液、血塞通注射液、葛根素注射液、舒血宁注射液等，均不同程度地应用于临床。据不完全统计，目前临床中针对缺血性脑血管疾病活血化瘀治疗的中药注射剂中，还是以丹红注射液的使用最为广泛，其疗效及安全性也比较确切。丹红注射液在防治脑梗死的基础机制及临床疗效方面具有较多的深入研究。

丹红注射液的主要成分为丹参与红花，对于丹参和红花在治疗缺血性脑血管病方面的作用机制已有较多的研究，对这两种药物的主要成分及作用机制有以下几点认识：①丹参酚酸有较强的抗血小板聚集的作用，可以显著降低血浆中血栓素 B_2（TXB_2）水平；②丹参可抑制磷酸二酯酶，升高红细胞及血小板内环磷酸腺苷（cAMP）的浓度，激活前列环素（PGI_2）合成酶的活性，使血管扩张；它还是很强的抗氧化剂，能有效清除机体内的氧自由基，抑制脂质过氧化，稳定细胞膜；③红花能有效地抑制血小板黏附、聚集、激活和释放 TXA_2，激活血管内皮细胞释放 PGI_2，纠正外周循环中 TXA_2 / PGI_2 平衡失调，对脑缺血－再灌注损伤具有积极的防治作用；④红花黄色素可抑制血小板活化因子（PAF）介导的血小板活化作用，并对内源性和外源性凝血均有明显抑制作用，可显著延长凝血酶原时间和凝血时间。而红花中的红花总黄酮是治疗脑血栓及其后遗症的有效成分，具有扩张动脉血管、降压、抗血栓、耐缺氧、免疫抑制等多种药理功效，可激活、促进纤溶系统活性，有效防止缺血缺氧对神经元的损害，从而对神经细胞具有保护作用。

丹红注射液中的丹参味苦，性微寒，归心、肝经，可通血脉、散瘀结，为主药，红花味辛，性温，亦归心、肝经，可化瘀血、通经络，为辅药。丹参为沉降之物，红花为升浮之品，二药配伍，一升一降，内外通和，祛瘀生新，祛邪而不伤正，共奏活血化瘀，通脉舒络之功。药理研究表明，丹红注射液具有降低血液黏滞度及血浆纤维蛋白原含量、抑制血小板聚集、调节 TXA_2 和 PGI_2 的平衡、影响血栓形成、活血化瘀的功能；能清除缺血缺氧和再灌注时产生的自由基，减轻组织损害；能抑制过氧化脂质，升高超氧化物歧化酶，减轻细胞膜脂质过氧化状态，维持细胞膜完整性，抑制钙内流，从而起到修复和防治各种迟发性神经元损伤的作用，延缓脑梗死患者的病情发展，改善预后。此外，丹红注射液还具有血管调节作用，扩血管，降血压，激活和恢复红细胞变形能力，改善微循环，增进脑血流量，改善大脑缺氧，同时也可提高脑组织耐缺氧能力，对脑组织有明显的保护作用。

在临床研究中已发现丹红注射液治疗急性缺血性脑卒中能收到显著的临床效果，且不良反应小，安全可靠。袁加文等探讨丹红注射液治疗急性脑梗死的有效性和安全性时，将 100

例急性脑梗死患者随机分为丹红注射液治疗组 50 例和银杏达莫对照组 50 例，用 NIHSS 评分比较丹红治疗组与对照组的疗效差别，对比其总体有效率和血液流变学指标变化情况。结果显示，丹红治疗组患者神经功能缺损与用药前相比有明显改善（$P < 0.01$），且 NIHSS 评分改善优于对照组（$P < 0.05$）；两组治疗总有效率分别为 88% 与 68%，组间比较有显著性差异；丹红注射液治疗组血液流变学指标的改善也较对照组更为明显（$P < 0.05$）。该研究提示丹红注射液治疗急性脑梗死患者较传统用药银杏达莫注射液更加安全有效。亦有作者将 100 例急性脑梗死患者分为两组，对照组 40 例，给予常规基础治疗，治疗组 60 例，在常规基础治疗的基础上，给予丹红注射液治疗，2 周后，比较两组患者治疗前后 NIHSS 评分，临床疗效及血浆 TXB_2、6- 酮 - 前列腺素 Flα（6-keto-PGF1α）含量的变化。结果显示，治疗前对照组和治疗组的 NIHSS 无显著差异，治疗后两组 NIHSS 分别为（6.42 ± 1.55）分与（4.36 ± 1.07）分，差异有统计学意义（$P < 0.05$）；对照组和治疗组临床总有效率分别为 77.5% 与 91.7%，治疗组有效率显著提高（$P < 0.05$）；治疗前对照组和治疗组的血浆 TXB_2 含量无显著差异，治疗后两组分别为（312.46 ± 176.96）pg/mL 与（258.59 ± 158.55）pg/mL，均较治疗前明显下降，组间比较，治疗组 TXB_2 水平下降较对照组更为明显（$P < 0.05$）；治疗前对照组和治疗组的血浆 6-keto-PGF1α 含量无明显差别，治疗后两组分别为（327.34 ± 134.67）pg/mL 与（400.94 ± 111.26）pg/mL，两组治疗后均较治疗前升高（$P < 0.05$），组间比较，治疗后治疗组血浆 6-keto-PGF1α 含量显著高于对照组（$P < 0.05$）。研究提示丹红注射液治疗急性期脑梗死患者能明显减轻其神经功能缺损情况，其机制可能与调节 TXB_2/6-keto-PGF1α 平衡、抑制血小板聚集、改善脑血流有关。另有作者将缺血性脑卒中患者 198 例，随机分为治疗组和对照组，各 99 例。治疗组用丹红注射液 30mL，静脉滴注，1 次 / 天；对照组用香丹注射液 20mL 静脉滴注，1 次 / 天，14 天为 1 个疗程，观察并比较两组血液流变学参数、临床疗效和神经功能缺损改善情况。结果显示，与治疗前相比，治疗组治疗后血液流变学参数和神经功能缺损均有非常明显的改善（$P < 0.01$）；治疗组总有效率及治疗后血液流变学变化与对照组比较，差异有统计学意义（$P < 0.01$）。表明丹红注射液可明显改善缺血性脑卒中患者的血液流变学参数和神经功能缺损，丹红注射液治疗缺血性脑卒中有效，且疗效优于香丹注射液。

神经元特异性烯醇化酶（NSE）存在于大脑神经细胞和神经内分泌细胞，在正常情况下血液中含量极微，但在脑梗死时，由于神经细胞受损崩解及血脑屏障破坏，大量 NSE 从神经细胞内被释放到细胞间隙，继而进入脑脊液和血液循环，且其水平与脑损害程度成正相关，故血清 NSE 含量改变可作为判断脑组织损伤程度的标志物。熊勋波等研究丹红注射液对急性脑梗死患者血清 NSE 和神经功能缺损状况的影响，结果发现在常规治疗的基础上加以丹红注射液治疗，能较常规治疗显著减少 NSE 含量，且神经功能缺损评分也明显降低。表明丹红注射液对急性脑梗死患者有显著的神经细胞保护作用，从而使其临床症状也有明显改善。丹红治疗组在第 7、14 天血清 NSE 水平较常规治疗组明显下降（$P < 0.05$），同时其神经功能缺损评分亦较同期常规治疗组下降显著（$P < 0.05$），提示丹红注射液在早期就具有明显的神经细胞保护作用。丹红注射液的良好保护效应可能与以下几个因素有关：①抗氧化作用，清除氧自由基，对抗脂质过氧化损伤，减轻细胞损伤，促进损伤细胞的修复；②保护血管内皮细胞，抑制血管内皮细胞凋亡，促进内皮细胞生长，促进新生血管形成；③调节细胞因子的分泌，抑制炎性因子释放，减轻动脉粥样硬化病变的进展；④保护线粒体，改善能量代谢；⑤促进神经元、神经胶质细胞及内皮细胞存活和生长；⑥减轻钙超载，调节钙通道的稳定性，拮抗缺氧、兴奋性氨基酸、自由基等的损害；⑦保护血脑屏障完整性；⑧抑制血小板活化，调整 TXA_2/PGI_2 平衡，可以显著降低血浆 TXA_2 水平，兴奋 PGI_2 合成酶活性，扩张脑血管，减轻血管收缩，改善微循环，防止脑微血管血栓形成；⑨抑制胶原纤维产生和促进纤维蛋白降解，能够降低血液黏度，防止血栓形成，促进血栓溶解。丹红注射液与丹参注射液对急性脑梗死患者的干预有何不同的影响，段淏等临床观察研究的结果显示丹红注射液治疗组治疗后血甘油三酯、总胆固醇、低密度脂蛋白、纤维蛋白原及 NIHSS 评分均较治疗前有明显改善，对照组仅 NIHSS 评分较治疗前有改善；且治疗组与对照组比较，在降低血甘油三酯、总胆固醇、低密度脂蛋白、纤维蛋白原与改善神经功能缺损程度评分和血液流变学改变方面均有优势，差异均有统计学意义（$P < 0.05$）。进一步佐证在治疗急性脑梗死时选用丹红注射液干预优于选用丹参注射液干预。

丹红注射液是脑心同治理论的代表方药之一，它在治疗多种缺血性疾病中均发挥重要作用。脑梗死多发于 40 岁以上人群，这些患者多同时存在冠心病，因此，心脑血管疾病常相互伴发出现。从中医和西医的观点出发，脑心同源，心脑血管疾病有共同的病理基础。提出脑心同治理论实际上是强调对心脑血管疾病要共同重视，共同应对。理论与实践均证明丹红注射液能同时解决脑心缺血的问题。朱晔等探讨丹红注射液治疗急性脑梗死合并冠心病的临床疗效时，将 70 例急性脑梗死合并冠心病患者随机分为治疗组和对照组，治疗组应用 5% 葡萄糖或生理盐水 250mL 加入丹红注射液 20mL 静脉滴注，1 次 / 天，连续 14 天。对照组用血栓通冻干粉针 450mg 加入 5% 葡萄糖或生理盐水 250mL，静脉滴注，1 次 / 天，连续 14 天。治疗前后分别记录患者脑梗死神经功能缺损分析、冠心病心绞痛发作情况、常规心电图 ST–T 变化。结果显示，治疗组治疗后神经功能缺损恢复和心电图缺血恢复较治疗前明显改善（P

< 0.05），且均优于对照组（$P < 0.05$）。该研究表明丹红注射液对急性脑梗死合并冠心病患者的治疗，既能改善患者的神经功能缺损，又能很好地改善心肌缺血状况，且效果均优于血栓通冻干粉。张红莉等也将60例脑梗死伴有冠心病患者随机分成对照组30例和治疗组30例，对照组给予内科常规治疗，即奥扎格雷钠注射液80mL，每日2次，静脉滴注，胞二磷胆碱0.5g，每日1次，静脉滴注，阿司匹林300mg，每日1次，口服。治疗组在对照组的基础上加用丹红注射液20mL，每日2次，静脉滴注。根据1995年全国第四届脑血管病学术会议通过的标准判定临床疗效及神经功能缺损评分，并分析血脂TC、TG、HDL-C、LDL-C及心电图的变化。结果两组治疗后的神经功能缺损评分均有改善，但治疗组的改善更为显著；对照组治疗后TC与LDL-C水平无明显变化，治疗组均较对照组显著降低；两组于治疗后均有改善心肌缺血的作用。表明脑心通胶囊对脑心疾病均能发挥保护作用。丹红注射液对脑心综合征也有明显的治疗效应。陈煊探讨丹红注射液治疗脑卒中合并脑心综合征的临床疗效，该研究将脑卒中合并有脑心综合征的患者41例随机分为治疗组20例和对照组21例，对照组给予常规药物治疗，治疗组加用丹红注射液30mL，每日1次，疗程为15天，观察其临床疗效。结果显示，治疗组总有效率为92.1%，对照组为79.4%，两组比较差异有统计学意义（$P < 0.01$）；治疗后治疗组心律失常、ST-T改变、心功能异常与对照组比较差异有统计学意义（$P < 0.05$）。该研究提示丹红注射液在治疗急性脑梗死时有明显的心肌保护作用。上述研究充分说明脑心同治理论代表方药——丹红注射液，对多个器官缺血性疾病都有良好的疗效，解决了缺血性疾病的共性问题，这也是脑心同治理论的一个重要临床实践。

丹红注射液对腔隙性脑梗死也有明显的临床作用。腔隙性脑梗死是指脑的深穿支动脉及其分支闭塞所致的脑部小软化灶，病灶的最大直径一般不超过20mm，大多数在2～15mm，现认为是一种独立的脑血管病。其治疗原则主要为改善脑循环即扩张血管、改善血流和改善脑代谢。腔隙性脑梗死也属于中医学“中风”的范畴，在治疗上应用活血、通络之法。丹红注射液中丹参的有效成分丹参素，具有明显的抗凝血作用和减少血小板聚集及促进纤维蛋白原降解作用，加快血液流速，消除血液淤滞，改善血液循环；红花的有效成分红花黄色素，具有提高红细胞变形性、改善血液黏稠度、抗氧化、抑制自由基的作用，能够减轻脑组织的缺血性损伤，从而起到治疗梗死的作用。张玉红等研究发现在治疗腔隙性脑梗死时，丹红注射液较血栓通注射液更能改善患者临床症状、体征，CT检查脑梗死病灶范围缩小更明显。表明选用丹红注射液治疗腔隙性脑梗死对患者的获益较血栓通注射液有价值。

胡燕等曾对国内公开发表的丹红注射液治疗急性脑梗死的随机临床对照试验相关文献进行Meta分析，应用Jadad评分法进行质量评价，结果共有12项研究符合纳入标准。分析显示，与对照组比较，丹红注射液治疗急性脑梗死的神经功能缺损临床疗效比数比（OR）合并值为 3.30（95%CI 为 2.22 ～ 4.91），神经功能缺损评分疗效加权均数差（WMD）合并值为 –4.04（95%CI 为 –4.85 ～ –3.23）。研究提示丹红注射液治疗急性脑梗死的临床疗效和对神经功能缺损的改善作用优于对照组。

丹红注射液对急性脑梗死患者具有明确的疗效，且较其他中药注射剂更为优越，就其作用机制来看，目前认为主要受其具有多靶点的药物机制的影响。归纳现有的文献可以看出，丹红注射液用于治疗急性脑梗死患者能带来以下几点益处，依次为①抗氧化作用：通过清除氧自由基，减轻脂质氧化，保护组织或细胞的正常功能；②抑制炎症反应：抑制炎性因子的表达，抑制炎性细胞的聚集，减轻组织损伤程度；③抗动脉粥样硬化形成：抗氧化、抗炎症反应等均有助于延缓动脉粥样硬化病变的进展；④稳定粥样硬化斑块的作用：抑制炎症反应，减少炎性细胞的浸润，减少基质的降解等，以稳定斑块、防止破裂；⑤抗栓价值：有显著的抗血小板、抗凝作用，促进纤溶、防治血栓疾病；⑥防治脑缺血 – 再灌注损伤；⑦保护神经元的正常结构与功能。可见丹红注射液作为一种纯中药制剂，疗效确切，安全稳定，是急性缺血性脑卒中防治中很有前景的一种中成药。

第五章
DI WU ZHANG
脑出血

一、研究背景

自发性脑出血（intracerebral hemorrhage，ICH）指非创伤性脑内血管破裂，导致血液在脑实质内聚集，其在脑卒中各亚型中的发病率仅次于缺血性脑卒中，年发病率为（12～15）/10万人，位居第二。在西方国家中，脑出血约占所有脑卒中的15%，占所有住院卒中患者的10%～30%，我国脑出血的比例更高，占脑卒中的18.8%～47.6%。脑出血发病凶险，发病30天的病死率高达35%～52%，仅有约20%的患者在6个月后能够恢复生活自理能力，给社会和家庭都带来了沉重的负担。脑出血是临床常见病之一，中医称之为出血性中风。脑出血的发病以高血压和脑淀粉样血管病变为主要诱发因素，其发病机制与脑出血后脑组织损伤密切相关。近年来，中医对脑出血发病机制的研究越发深入，治疗方法亦不断创新。现代医家提出了醒脑开窍法、通腑法、息风、泻火、豁痰、活血化瘀、破血化瘀、填精补髓法等多种临床治疗脑出血的方法。

二、发病原因

根据脑出血的具体原因，可将其分为原发性和继发性脑出血。原发性脑出血常常缺乏一些血管畸形或凝血性疾病的特征，主要为脑内小动脉病变后自发性破裂出血所致。小血管病变主要由慢性动脉粥样硬化病变或脑淀粉样血管病变引起，尤其是在高血压未得到长期良好控制的患者中较为常见。高血压是脑出血最常见的诱发因素，长期高血压会使血管壁发生脂质透明变性。血管壁透明变性会使血管中的巨噬细胞不断沉积，血管平滑肌细胞随之被取代，使其失去保持血管壁张力的作用，进而出现坏死，血管通过性减低，发生破裂出血。自发性脑淀粉样血管病（CAA）与年龄密切相关，老年人自发性脑叶出血通常归因于CAA，而CAA相关的脑出血复发率极高。

原发性脑出血比继发性脑出血更多见，原发性脑出血约占脑出血病例的85%。研究显示脑淀粉样血管病变引起的脑出血多见于老年患者，且出血量相对较多，大于30mL；而由动脉粥样硬化或高血压引起者，年龄相对较低，出血量相对偏少，小于30mL。然而这些区分不具有特异性，临床常用病理学检查辅助鉴别。高血压患者易引起大脑动脉环（Willis环）的压力增高，诱导血管平滑肌细胞增生，随后出现平滑肌细胞死亡，导致血管破裂出血。因此，高血压有关的脑出血常常发生在大脑深部，如基底节、丘脑、脑桥等。继发性脑出血主要继发于血管畸形、缺血性卒中、凝血疾病、颅内肿瘤、外伤性疾病，以及血管炎等。临床中大约有40%的脑出血病例会因血肿破溃入脑室，形成脑室内出血。脑室内出血十分凶险，常引起阻塞性脑水肿，使患者病情急剧恶化，甚至导致神经死亡。

影响脑出血发病的危险因素很多，其中最主要的是高血压。高血压患者发生脑出血的风险比非高血压人群高出2～3倍。高血压长期未得到良好的控制极易引起小动脉血管壁的慢性损伤，如血管壁硬化、变性坏死，尤其是发出的深入脑实质的穿支动脉病变，最后破裂出血引发脑出血。它常累及基底神经节、丘脑、脑叶、脑干及小脑。低胆固醇水平被认为是原发性脑出血的一个危险因素，然而这一观点在学界仍存在很大的争议。一些病例对照研究和队列研究提示人群的胆固醇水平偏低，其发生脑出血的危险性增高，而另有一项队列研究以及近年有关评价他汀类药物作用的心血管临床研究并未得出一致的结论。此外，一项强化降脂治疗预防卒中的临床试验结果显示，针对新近发生脑卒中或短暂性脑缺血发作的患者每天服用阿托伐他汀80mg治疗，随访5年以上，仍能有效降低卒中总发生率及心血管事件，但其中出血性脑卒中有小幅度的升高。过度饮酒也被视为脑出血的危险因素之一，但其中可能也与引起的血压升高有一定关系。酒精本身对血小板功能、凝血功能有不良影响，它也可促进血管的硬化和增加血管的脆性。另外，一些不可改变的因素，如年龄增长、性别因素（男性）、种族（非裔美国人、日本人）对脑出血的发病危险性也会产生影响。

三、脑出血后脑损伤机制

近年来医学界对脑出血后脑损伤发生机制的认识得到快速发展。目前普遍认为，脑出血造成了局部脑组织的占位性破坏，致使脑组织发生一定程度的变性和坏死是脑出血后脑损伤的主要机制，包括凝血酶诱导的继发性脑损伤、红细胞裂解、毒性反应、氧化损伤、炎症反应等。

凝血酶诱导的继发性脑损伤：在脑出血初期，凝血酶被大量释放，通过血液中大量堆积的血小板、中性粒细胞、单核细胞和淋巴细胞的细胞膜，造成脑水肿和神经元死亡，进而加剧脑损伤。

红细胞裂解：脑出血后大量红细胞破裂释放血红蛋白、铁离子等物质，而血红蛋白和铁离子还会进一步破坏血脑屏障，加重脑损伤。

毒性反应：脑出血后血液中的红细胞大量裂解释放血红蛋白、胆红素等物质，当胆红素大量堆积会对神经元产生毒性作用，进一步加剧脑组织损伤。

氧化损伤：脑出血后大量氧自由基的形成是由于脑组织受到血肿压迫出现缺氧所致，其途径主要包括红细胞分解产物诱导的通路。同时，炎症和白细胞的吞噬作用会进一步加剧自由基的释放、脂质过氧化和 DNA 损伤现象，进而造成出血组织的损伤。

炎症反应：研究表明，炎症反应与脑出血后脑损伤密切相关，主要通过小胶质细胞的免疫活性激活来产生作用。此外，Toll 样受体活化和危险相关分子模式调控也与脑损伤有关。

四、临床表现

脑出血通常表现为突发的神经功能缺损，并在数分钟或数小时内进展，伴有头痛、恶心、呕吐，甚至意识障碍、血压明显升高等。神经功能缺损的表现与脑实质出血的部位有关，如出现运动失调常常预示着小脑出血，基底节区的出血其最初表现多为瘫痪、无力等。在脑出血患者发病的早期，大约有 50% 会出现神经功能缺损以及意识障碍，而神经功能缺损的进行性发展主要与发病初期病灶仍在继续出血或血肿的扩大有关。脑出血临床危险性的大小主要与出血的位置及出血量密切关联。

五、诊断

中老年患者，有长期高血压史，突发疾病，伴有头痛、恶心、呕吐等颅内高压表现，血压升高，有局灶性神经功能损害如偏瘫、失语或脑膜刺激征等，应考虑有脑出血的可能，首选头颅 CT 检查明确诊断。头颅 CT 扫描可明确有无脑出血，并可判别出血的位置、血肿的大小、出血是否溃破入脑室、周围脑组织水肿的程度，以及脑组织的损伤情况等。CT 血管造影（CTA）对判别脑出血后血肿的延展以及患者临床预后的评价很有预测价值。MRI 检查技术是一种高敏感的检测法，其对脑出血诊断的敏感性可达到 100%。有研究证明 MRI 与 CT 一样，在诊断超急性期脑出血（＜ 6 小时）方面同样有效，但对于慢性脑出血的检测，MRI 的准确性要高于 CT 检查方法。磁共振血管成像（MRA）也能明确出血的原因，对指导临床治疗很有帮助。对疑诊为继发性脑出血的患者，尤其是怀疑有血管畸形、动脉瘤、硬脑膜窦血栓或血管炎者，可考虑行诊断性脑血管造影检查以明确原因。

六、治疗研究进展

脑出血治疗的基本原则是降低颅内压、减轻脑水肿、控制血压、防止继续出血、减轻血肿的损害、恢复神经功能、注意控制并发症等。

（一）西医治疗

1. 内科治疗

（1）一般治疗：让患者安静休息、保持呼吸道通畅、吸氧、镇静等。检测血压、心率、呼吸、体温等生命体征，记出入量，保持水、电解质平衡。

（2）降低颅内压、减轻脑水肿：颅内压升高主要由血肿占位以及脑水肿所致，以药物脱水可减轻脑水肿的程度、预防脑疝的发生。临床上以 20% 甘露醇较为常用。20% 甘露醇 125 ～ 250mL 快速静脉滴注，每 6 ～ 8 小时 1 次，以确保血浆渗透压维持在正常范围。也可用 20% 人体白蛋白静脉滴注，提高胶体渗透压，减轻脑水肿。

（3）控制血压：脑出血后颅内压升高，脑血管通过自身调节以保障脑的血液供应而反射性引起血压升高。若血压太高会引发或加重脑出血，应予以适当控制。根据 AHA 指南，一般当收缩压超过 180mmHg 或平均动脉压超过 130mmHg，可考虑用艾司洛尔、尼卡地平等药物予以降压。降压时要注意不能降得太低，要保证足够的脑灌注压（脑灌注压 = 平均动脉压 – 颅内压）。

（4）脑部亚低温治疗：应尽早启动亚低温处理，一般多在发病后 6 小时内进行，持续 2 ～ 3 天。这有助于减轻脑水肿、减少神经元的损伤，对促进神经功能的恢复很有益处。

（5）止血治疗：血肿的大小是决定患者死亡率高低及预后的重要因素。在治疗中缩小血肿的范围、控制血肿的延展是提高患者生存率、改善预后的重要举措。研究认为在脑出血早期，及时予以止血治疗对控制患者血肿的扩大、恢复机体功能都是有益的。然而在临床中观察发现尽管早期采取了有效的止血措施，但仍有一部分患者的血肿会继续扩大。复查 CT 出现血肿延展的比例高低与第一次 CT 扫描时间距发病时间的间隔长短直接有关，若在距发病时间间隔越短时进行首次 CT 扫描，则复查 CT 时出现血肿延展的可能性也就越大。若在发病 6 小时后首次 CT 检查，则之后血肿进一步扩展的机会相对较少，大约有 5% 的患者会出现复查时血肿的扩展现象。然而，在临床实践中，通过应用止血剂治疗来改善患者病情仍然是十分有限的。有研究提示重组凝血因子Ⅶ（rF- Ⅶ a）用于脑出血具有缩小血肿范围、改善患者预后的作用，但也有其他研究未能得到一致结果，在随访的临床事件方面也未出现显著的差异。因而，应用药物的止血疗法其临床价值仍未获得肯定。

（6）并发症的防治：中枢性高热可采用物理降温的方法降温；肺部感染、上消化道出血、深静脉血栓形成、心肌损伤等都应及早识别并予以相应的处理。

2. 外科治疗

外科治疗的目的主要是尽早地清除血肿，降低颅内压，挽救生命；减轻血肿对脑组织的损伤，尽可能保护神经功能，降低致残率；对继发性脑出血的病因予以针对性治疗。常采用的治疗措施有去骨瓣减压术、小骨窗开颅血肿清除术、钻孔穿刺血肿抽吸术等。对于幕上脑出血，外科手术清除血肿的适应证和临床获益仍存在争议。STICH Ⅰ研究（脑出血手术治疗试验）是目前针对这一问题的最大规模的随机对照研究，共纳入 1033 例幕上脑出血患者，旨在比较早期手术治疗（手术治疗由神经外科医生选择进行，77% 的患者接受了开颅手术）与保守治疗的效果。该研究结果显示，手术组 6 个月时良好功能预后或死亡率与保守组比较差异均无统计学意义；针对脑叶出血的亚组分析显示，在良好功能预后方面，手术组较保守组有 8% 的绝对优势（$P < 0.05$）。同一团队进行的 STICH Ⅱ研究旨在评估 STICH Ⅰ研究可能存在阳性的亚组结果，该研究招募了 601 例血肿体积 10 ～ 100mL、血肿位于大脑表面＜ 1cm 处且无脑室出血的脑叶出血患者，其中 307 例患者被分配至早期手术组，294 例患者被分配至初始保守组，尽管早期手术组患者（格拉斯哥昏迷评分＞ 8 分）在 6 个月时死亡率有所下降，但早期手术组与保守组在功能预后方面无明显差异。

MISTIE（微创血肿清除术联合阿替普酶溶血治疗脑出血）研究结果显示，微创手术后 1 年脑出血患者预后良好（mRS 评分 0 ～ 3 分）比例并未明显升高。MISTIE Ⅱ研究是一项探讨微创血肿清除术联合阿替普酶溶血治疗安全性的小型研究，结果显示微创血肿清除术联合阿替普酶溶血治疗是安全的，且能显著减轻血肿周围水肿。更大规模的 MISTIE Ⅲ研究结果显示，血肿清除组与标准内科治疗组在良好功能恢复（mRS 评分 0 ～ 3 分）方面无明显差异；但亚组分析显示，血肿体积减小至 15mL 或以下，与患者更好的功能预后相关。总之，目前尚无足够证据表明该方法可常规使用，仍需进一步研究验证其作用以及其他具有潜力的微创治疗方式。

幕下脑出血的治疗方法似乎更为直接。小脑脑出血约占脑出血的 10%。由于后颅窝的空间有限，相对较小体积的血肿可能会因脑干压迫、脑积水和早期神经功能缺损而出现危及生命的并发症，包括颅神经麻痹、意识水平受损、呼吸衰竭和死亡等。小脑血肿最大直径

> 3cm 和出血量较少但发生脑积水或脑干压迫的患者，应积极予以手术治疗，即血肿清除或减压及脑室外引流。但是目前的结论主要基于回顾性研究，结果存在争议。尽管接受手术治疗的小脑脑出血患者死亡率和致残率有所改善，但亦有研究证实手术治疗导致的气管切开率及功能预后不良比例明显增加。目前关于血肿清除手术的最佳时机尚未确定。一项 Meta 分析指出，在发病后 8 小时内进行手术可能取得更好的临床结局。但也有研究表明，在发病后 4 小时内进行超早期手术没有益处，甚至有害。然而，在病情恶化的患者中，血肿清除手术作为一种有效挽救生命的治疗措施，需尽早实施。因此，虽然不推荐对高血压脑出血（HICH）进行常规血肿清除手术，但在必要时早期手术可以有效挽救患者生命。脑室出血是 HICH 后功能预后不良的独立危险因素。45% 的脑出血患者会发生脑室出血，可能进一步导致脑积水，从而降低良好功能预后的可能性。当脑室出血并发脑积水时，脑室外引流能够有效降低死亡率，并使患者获益。CLEAR Ⅲ研究（脑室内出血加速消退的评估试验）探讨了脑室外引流术后进行脑室内注射阿替普酶溶血治疗对脑室出血患者的疗效，结果显示接受阿替普酶溶血治疗的患者死亡率降低，但功能预后没有改善，在幸存者中严重残疾的比例较高。尽管该结果不甚令人满意，但基于影像技术引导下的精确、快速、彻底的血肿清除手术仍有望成为未来治疗方向。同时应引起注意的是，脑室外引流是一种具有风险和潜在并发症的侵入性手术，而纤维蛋白溶解剂对于接受脑室外引流治疗的脑室出血患者功能预后的作用尚不明确。

（二）中医治疗

中医学认为，脑出血属中风范畴。《素问・生气通天论》云：“大怒则形气绝，而血菀于上，使人薄厥”，明确指出“大厥”“薄厥”的病理基础是血随气逆、血瘀于脑。离经之血即为瘀血，阻于脑窍，致使脑髓壅滞，元神受困，五脏失统，六腑气闭，肢体失和。本病以气滞血瘀、经络受阻为病机，而病情转归以气虚血瘀为主，故益气活血、化瘀通络为治疗之关键。

脑心通胶囊具有益气活血、化瘀通络的功效，组方中黄芪补气升阳，使元气充盛，达到气行则血行之功效；水蛭、地龙、全蝎药性善走窜，具通络、镇痉、活血之功效；当归、川芎、丹参、红花、赤芍等有活血化瘀之功，共助君、臣药疏通瘀阻；桂枝、牛膝温经通脉，具逐瘀血、通经络之作用。脑心通胶囊用于脑出血患者的治疗可充分发挥其益气活血、化瘀通络的功效。

有作者研究了脑心通胶囊对高血压脑出血患者临床疗效的影响，将 64 例患者经西医常规保守治疗，如控制高血压、控制脑水肿、降低颅内压、维持营养及水电解质平衡、处理并发症及对症治疗等。待病情稳定后随机分为对照组（32 例）与治疗组（32 例），对照组为上述常规治疗，治疗组在常规治疗基础上加用脑心通胶囊口服，每次 4 粒，每日 3 次，连用 1 个月为 1 个疗程。以神经功能缺损积分值减少与患者总的生活能力状态评定其临床疗效，并检测两组治疗 14 天、30 天时血肿容积及血肿吸收率。结果显示，总有效率治疗组为 90.63%，对照组为 53.13%，差异有统计学意义（$P < 0.05$）；两组治疗 14 天、30 天时血肿容积均有明显缩小，与治疗前比较，差异有统计学意义（$P < 0.01$）；另外，治疗 14 天、30 天时与对照组比较，治疗组的血肿容积、血肿吸收率均显著降低，差异均有统计学意义（$P < 0.01$）。已有研究表明，活血化瘀药有降低颅内压、促进血肿吸收、苏醒神志和改善神经功能的作用，同时可以改善微循环，使侧支循环开放，毛细血管增加，出血部位周围的血管压力下降，有利于防止再出血。而该研究中脑心通胶囊有益气活血、化瘀通络之功效，不仅能很好地改善患者的临床症状，而且能促进出血部位血肿的吸收，这与其促进神经功能的恢复是有密切关联的。郑国勇等将经头颅 CT 证实的 65 例脑出血患者随机分成对照组（30 例）与治疗组（35 例），对照组采用常规治疗，包括手术，使用脱水剂、止血剂及对症处理等，治疗组在常规治疗的基础上加用脑心通胶囊，每天 3 次鼻饲，共 14 天。结果显示，与对照组比较，治疗组平均昏迷持续时间缩短，为 8.2 天∶11.5 天；48 小时平均颅内压降低，为（1.7 ± 0.3）kPa ∶（2.8 ± 0.2）kPa；3 个月后临床评分（按 GCS 积分评定标准）治疗组明显好转，差异均有统计学意义（$P < 0.05$）。该研究提示在西医治疗脑出血的基础上加用脑心通胶囊治疗可使患者的临床病情进一步改善，值得临床深入研究与推广。魏风等的研究对 83 例出血量≥ 30mL 高血压脑出血行血肿清除术后的患者进行随机分组，对照组 40 例，采用小骨窗开颅血肿清除术，术后使用 20% 甘露醇 125mL，每 8 小时 1 次快速静脉滴注，连用 6 ～ 8 天，以降低颅内压，以及予以控制高血压、维持营养及水电解质平衡、处理并发症等常规治疗；观察组 43 例，在常规治疗基础上，给予脑心通胶囊治疗，疗程为 28 天。记录两组治疗前、治疗后 14 天和 28 天格拉斯哥昏迷评分（GCS），治疗 3 个月后格拉斯哥预后评分（GOS）及治疗前后血液流变学多项指标的变化。结果显示治疗后两组患者的 GCS 评分均有改善，治疗后 28 天观察组 GCS 评分（12.1 ± 1.1 分）与对照组（10.5 ± 1.2 分）比较有显著差异（$P < 0.01$）；GOS 评分在治疗后 3 个月观察组显效率 65.1% 与对照组 42.5% 比较有显著差异（$P < 0.05$）；治疗后 28 天观察组全血高切黏度、全血低切黏度较对照组有显著性改善（$P < 0.05$）；治疗期间未见不良反应发生。研究表明脑心通胶囊治疗高血压脑出血血肿清除术后患者具有良好疗效，有改善脑部血液循环、促进受损脑组织恢复的作用。还有作者探讨脑心通胶囊对脑出血恢复期患者神经功能缺损的影响，研究发现在常规治疗脑出血恢复期患

者的基础上加用脑心通胶囊治疗 1 个月，结果显示脑心通胶囊治疗组的临床有效率显著高于未用脑心通胶囊组，进一步提示对脑出血恢复期患者，加用脑心通胶囊治疗对其神经功能的恢复是有益处的。

可见，脑心通胶囊用于脑出血患者的治疗有利于促进血肿吸收、缩小血肿范围、改善微循环、降低颅内压、减轻脑组织的损伤，以及恢复神经功能，对提高患者的生活质量、改善临床预后均有一定的价值。

第六章

DI LIU ZHANG

短暂性脑缺血发作

一、研究背景

短暂性脑缺血发作（transient ischemic attack，TIA）是脑、脊髓或视网膜局灶性缺血所致的、未发生急性脑梗死的短暂性神经功能缺损。TIA 与缺血性脑卒中有着密不可分的联系，大量研究显示，TIA 患者在近期有很高的脑卒中发生风险。TIA 常被称为微小卒中（minor strokes）、预警性卒中（warning strokes）、短暂卒中（transient strokes）。早在 20 世纪 50—60 年代弗希尔（Fisher）首先提出了 TIA 的概念，根据 Fisher 的描述美国国立卫生研究院（NIH）提出 TIA 症状可能持续数小时，其中典型的症状应该从数秒到 5 ～ 10 分钟。1964 年艾奇逊（Acheson）等建议将 TIA 定义中的时间定为 1 小时内，因其所观察的病例中有 3/4 症状持续时间不足 1 小时。同年马歇尔（Marshall）建议 TIA 定义时间为 24 小时内，在 1965 年第四届普林斯顿会议上，制定了 TIA 的 24 小时定义，即由于大脑局灶性或区域性缺血产生神经功能缺失症状，并在 24 小时内症状完全消失。24 小时的概念是基于组织病理学的考虑，即症状持续 24 小时或更长的话，显微镜下将可见脑实质的损伤。近期研究表明，绝大多数的 TIA 患者的症状持续时间是在 1 小时内，超过 1 小时的不足 15%。美国国立神经疾病和卒中研究所在对急性脑梗死进行组织型纤溶酶原激活物治疗中发现，那些使用安慰剂、有神经受损、1 小时内未完全缓解的脑缺血者，在 3 小时内也很快得到缓解，仅有 2% 是在 24 小时内完全缓解。

定义 TIA 概念的最初目的是同脑梗死相区别，随着影像技术的发展，人们发现有的梗死虽发生，但患者可能无神经功能缺损的表现，且磁共振成像（MRI）能够证实在急性脑梗死中约 50% 的患者可满足 TIA 的临床诊断标准。同样，TIA 患者进行 MRI 的弥散加权成像

（DWI）扫描时，有几乎一半的患者症状符合急性脑梗死。因而，有研究建议将 TIA 的定义时间改为 1 小时。尽管由于时间的限制可能会减少梗死存在的可能性，但是也可能将一些症状持续较长时间而不发生梗死情况的患者排除在外，所以有人建议将 TIA 分成有梗死存在的 TIA、无梗死存在的 TIA 亚型。

近来 TIA 研究组阿尔伯斯（Albers）等提出了 TIA 新定义，即 TIA 是由局部脑或视网膜缺血所引起的短暂的神经功能缺损发作，典型的临床症状持续不到 1 小时，且没有急性梗死的证据。相反，持续存在的临床症候或影像上有肯定的异常梗死则为卒中。这个新定义保留了原有 TIA 的概念，取消了原来定义中症状可在 24 小时内缓解的时间限制。新定义更加贴近 TIA 的典型发作，也避免了时间所造成的错误判断，如临床发作 2 小时可能引起了小的梗死，则应该诊断为脑梗死，而不应诊断 TIA。

TIA 旧定义基于一个推测性的时间限制，提示可能有良好的预后，不能精确是否存在缺血性脑损伤。新定义是以生物学终点的存在与否为基础，表明短暂性脑缺血症状可能引起永久脑损伤，更加确切地反映了缺血性脑损伤的存在与否。此外，这个新定义对医师选取治疗策略有较大的帮助。按旧定义，医师对 TIA 或梗死的区分需等待至 24 小时，其对急性脑梗死采取的治疗是比较消极或是延误的；而按新标准，医师必须积极、快速地进行急性脑梗死的治疗，如溶栓治疗，这样可能对预后更好，也可能会减少溶栓造成出血的风险。

对于新定义也有一些不同的看法，巴洛塔（Ballotta）等认为新定义实际上更加依赖影像资料，而在一些缺少 MRI 检查（如 DWI 检查）的地区难以落实，仅做 CT 检查很难区分卒中和 TIA。故而，他们建议用“短暂卒中”来代替 TIA，这个概念清楚地表达了：急性脑缺血症状的发作是一个临床上的急症，需要针对病因快速反应，并给予适当的治疗。参与提议新定义的萨韦尔（Saver）等也认为 1 小时的定义仍然不够精确，大约 35% 有缺血症状的患者虽然症状持续不到 1 小时，但 MRI 已显示损伤；而大约 50% 的患者缺血持续在 1 ～ 6 小时，MRI 却无损伤的证据。临床区别 TIA 与卒中的意义在于判断是否有脑的损伤，而不是为促进流行病学研究。

不同病因的 TIA 患者预后不同。表现为大脑半球缺血症状的 TIA 和伴有颈动脉狭窄的患者有 70% 的人预后不佳，在 2 年内发生卒中的概率是 40%。由椎 – 基底动脉系统因素引发的 TIA 发生脑梗死的比例较少。相比较而言，仅出现孤立的单眼视觉症状的患者预后较好；年轻的 TIA 患者发生卒中的危险较低。在评价 TIA 患者时，应尽快确定病因以判定预后和决定治疗。

一项为期 5 年的随访研究显示，TIA 后 1 个月的病死率是无 TIA 者的 10 倍；TIA 后第 1 年的病死率是无 TIA 者的 2.6 倍，5 年内病死率为 33%。国内王新德对首次 TIA 后的 72 例患者进行了最长达35年的追踪随访，随访结果如下：TIA的复发率为27.9%，完全性卒中的发生率为65.7%，其中脑梗死占66.0%，脑出血占34.0%，满1年、5年、10年、20年和22年的完全性卒中的发生率分别为12.6%、23.8%、30.7%、61.5%、65.7%；心肌梗死的发生率为8.4%；TIA后满1年、5年、10年、15年、25年的生存率分别为95.8%、84.7%、72.2%、54.4%、37.5%。对死亡病例的分析显示，死于完全性卒中者占死亡患者总数的59.6%，其他死亡原因依次为支气管肺炎、胃肠道出血、肿瘤、心肌梗死、糖尿病高渗性昏迷伴多器官衰竭、败血症、病态窦房结综合征、自杀及外伤。

研究提示TIA患者高度危险的预测因素包括：颈动脉重度狭窄（70%～99%）、同侧颈动脉斑块溃疡、高度怀疑心脏栓子来源、半球性TIA、年龄＞65岁、男性、2次TIA间隔＜24小时，以及合并其他危险因素。如果存在CT异常表现，短期内发生卒中的风险更大。

二、病因及发病机制

TIA是由动脉粥样硬化、动脉狭窄、心脏疾病、血液成分异常和血流动力学变化等多因素促成的临床综合征。

TIA的发病机制主要有：①微栓子学说。来源于颈部和颅内大动脉，尤其是动脉分叉处的动脉硬化斑块、附壁血栓或心脏的微栓子脱落，引起颅内供血小动脉闭塞而产生临床症状。但是栓子很小，易于溶解，因此闭塞很快消失，血流恢复，症状缓解。有时，在TIA患者的眼底动脉中可以找到含有胆固醇或血小板的微小栓子。②动力学机制。双侧椎动脉在颈椎横突孔内上升易受颈椎病及颈部活动的压迫及牵拉的影响，导致椎动脉供血不足，使脑灌注压下降，造成一过性脑缺血；无名动脉或锁骨下动脉在其发出椎动脉之前管腔狭窄，当患者上肢活动时，颅内血液经椎动脉倒流入同侧的锁骨下动脉，引起一过性脑缺血症状。③其他。如原发性脑实质内小动脉穿透支变性闭塞，心功能障碍导致急性血压过低，红细胞增多症，以及血高凝状态等均与TIA发生有关。

TIA重要危险因素与卒中的危险因素一致，即动脉粥样硬化。此外，高血压、血脂异常、高血糖及心脏病也是TIA的危险因素。近年有人发现高纤维蛋白原血症及纤溶能力下降也是TIA的独立危险因素。凯利（Kelly）等对TIA患者进行同型半胱氨酸、磷酸吡哆醛（代表维生素B_6）、维生素B_{12}、叶酸等水平测定，结果同对照组比较，TIA组磷酸吡哆醛水平显著降低，而其他同型半胱氨酸水平等与对照组的差异无统计学意义。这说明维生素B_6水平降低可能是导致TIA发生的又一因素。罗斯特（Rost）等对缺血性卒中及TIA患者的C反应蛋白（CRP）水平进行酶联免疫测定，结果除去吸烟、血脂、血糖、收缩压等影响因素之后，缺血性卒中及 TIA 患者 CRP 水平仍显著高于对照组，说明 CRP 也是 TIA 的一个独立危险因素。

有研究用流式细胞仪对 TIA 及卒中患者进行 CD40 系统的检查，发现 TIA 及缺血性卒中患者可溶性 CDl54（位于血小板上）及 CD40（位于单核细胞上）水平较对照组显著升高，血浆中可溶性 CDl54 水平亦显著升高，说明 TIA 及急性脑缺血患者的 CD40 系统明显上调，后者对这些患者的前炎症过程、前动脉粥样硬化形成及前血栓形成环境有促进作用。

尽管心房颤动是左心房栓子形成致心源性脑卒中的一个直接危险因素，但对于左心房栓子与 TIA 的研究尚少。斯托达德（Stoddard）等对 261 例有心房颤动的患者进行了经食道超声检查，其中男 220 例，女 41 例，年龄（66 ± 11）岁，46 例有左心房栓子，并进行平均 30.3 个月的随访，观察 TIA 发生的情况。结果有 19 例发生 TIA，有左心房栓子的患者同无左心房栓子的患者比较，每年发生 TIA 的比率分别为 9.2% 和 1.9%。可知，心房颤动并有左心房栓子的患者 TIA 发生的概率更高。

TIA 发病机制中最主要的是微栓塞或血栓栓塞。其次，血流动力学或低灌注也是 TIA 的机制之一。血流动力学说不能简单地认为只是血压的下降或血流的减少，而应首先考虑到血管本身条件。也就是说由于有动脉粥样硬化的基础，或者血管有相当程度的狭窄，在某种因素引起低血压或血压波动时（如体位性低血压）出现病变血管支配区域血流的显著下降，而表现出 TIA 症状。机制在于动脉粥样硬化的血管在其血管内压力下降时，缺乏弹性，不能进行血管正常的自动调节使局部脑血流保持恒定，或者是低灌注的前提下狭窄的血管更加缺血。一般而言，微栓塞性 TIA 以颈动脉系统为多见，而低灌注性 TIA 以椎 – 基底动脉系统（VBAS）更常见。有的 TIA 尽管给予了足量的肝素治疗，但仍然进展为卒中，原因就在于低血压或低灌注，这时若给予适当升压能有效改善症状。

三、临床表现

TIA 临床表现主要取决于所累及的血管。一般而言，75% 的 TIA 发生于颈内动脉系统，20% 发生于 VBAS，5% 系统不明确。除了常见的颈内动脉系统及 VBAS 所造成的麻木、力弱、言语障碍、黑蒙、眩晕等症状，还有一些少见症状，如精神症状、意识障碍、半侧舞蹈样发作、短暂性全面遗忘症（TGA）、视觉失认或颜面失认等，对于这些少见症状要注意鉴别。最近有研究表明，TIA 患者有认知障碍、记忆能力下降等症状，经磁共振光谱检测证实，TIA 患者平均 CO_2 反应能力及平均天门冬氨酸与胆碱的比值均显著降低，可能与多次脑缺血对大脑皮质损伤有关。另有研究对 TIA 患者脑组织萎缩情况进行了影像学分析，发现 TIA 患者在首发症状出现的 1 年后，其脑组织与年龄相匹配的对照组相比较有显著的萎缩发生，这也可能是 TIA 患者认知存在障碍的原因之一。

TIA 好发于中老年人，男性多于女性。大多数 TIA 发作突然、持续时间短暂，一般 10 余分钟，多在 1 小时内恢复，部分患者可达数小时，最长不超过 24 小时。国际 TIA 研究协作组发现颈内动脉系统、椎 – 基底动脉系统的 TIA 持续时间的中位数分别是 14 分钟和 8 分钟。TIA 的症状是多种多样的，取决于受累血管的分布。通常分为颈内动脉系统 TIA 和椎 – 基底动脉系统 TIA 两大类。

颈内动脉系统 TIA：多表现为对侧发作性的面瘫、偏瘫或肢体单瘫，也有出现对侧单肢或偏身麻木，或出现单侧（同侧）视觉症状。视觉症状表现为一过性黑蒙、雾视、视野中有黑点或有时眼前有阴影仿佛光线减少。除对侧面部或偏身肢体的瘫痪或麻木外，可以出现失语和认知及行为功能的改变。一过性单眼黑蒙是同侧颈内动脉的分支——眼动脉缺血的特征性症状，患者表现为突然出现一个眼睛的视力模糊或完全失明，几秒钟内达到高峰，几分钟后恢复正常。

椎 – 基底动脉系统 TIA：通常表现为眩晕、头昏、构音障碍、跌倒发作、共济失调、异常的眼球运动、复视、交叉性运动或感觉障碍、偏盲或双侧视力丧失。注意临床孤立的眩晕、头昏或恶心很少是由 TIA 引起的。椎 – 基底动脉缺血的患者可能有短暂的眩晕发作，但需同时伴有其他症状，较少出现晕厥、头痛、尿便失禁、嗜睡、记忆缺失或癫痫等症状。跌倒发作是椎 – 基底动脉系统 TIA 的特征，表现为四肢突然无力跌倒，但无意识丧失，症状多出现在头部急剧转动或上肢运动后，提示有椎 – 基底动脉系统供血不足的可能，可伴有颈动脉窦过敏、颈椎病或锁骨下动脉盗血症等情况。

四、诊断

在 TIA 的诊断中也应注意与可以引起类似 TIA 表现的一些疾病进行鉴别，如偏头痛、内耳性眩晕、动脉夹层、烟雾病、脑淀粉样血管病、硬膜下血肿、抗心磷脂抗体综合征、顶叶癫痫、低血糖、血小板增多症、真性红细胞增多症、直立性低血压、高黏血症、颈椎病、脑静脉血栓、颞动脉炎、亚急性细菌性心内膜炎、动脉瘤、动静脉畸形、肿瘤等。

TIA 的诊断需符合下列诊断要点：①发病突然；②局灶性脑或视网膜功能障碍的症状；③持续时间短暂，一般 10 余分钟，多在 1 小时内，最长不超过 24 小时；④恢复完全，且不遗留神经功能缺损体征。TIA 患者的病史和临床表现不尽相同，所以临床上没有常规、标准化的评估顺序和辅助诊断的检查范畴。因此，仅能为 TIA 提供临床诊断和进一步检查意见，而不提供肯定诊断，亦没有确诊的诊断标准。

美国约翰斯顿（Johnston）等对加利福尼亚北部16所医院确诊的1707例TIA患者进行随访，90天后有191例（11.2%）再次出现TIA；180例（10.5%）发生了脑卒中，其中50%的卒中发生在TIA后的前几天。经统计再发生TIA的相关独立危险因子为患者年龄大于60岁、有多次TIA发作史、每次发作＜10分钟、发作症状主要为感觉异常。而由TIA转化为卒中的患者相关独立危险因子为年龄、每次发作＞10分钟、糖尿病、以无力或语言障碍为主的发作。在30例仅以感觉障碍为表现，且发作时间＜10分钟的患者中有40%发生再次TIA，但无脑卒中发生。因而，以感觉症状为表现的多次短暂发作的TIA亚型可能有比较好的预后。此外，有2.6%的患者因心脏事件住院，2.6%的患者死亡，有心房颤动的TIA患者90天后有11%发生卒中。另有两个较小规模的研究对198例TIA患者随访3个月时有10%发生了卒中，对184例TIA患者随访1个月时有4%发生卒中。从解剖学角度来看，有视网膜缺血的TIA患者卒中危险率是无视网膜缺血TIA患者的50%；而颈内动脉狭窄为70%～99%的无视网膜缺血TIA患者90天后卒中发生率为25%；各种狭窄程度都考虑在内，卒中发生率为20%。蒙卡约（Moncayo）等对2490例首次发生前循环脑梗死的患者进行研究，其中有293例（11.8%）以前有TIA发作，持续时间在1小时以内。将他们分为＜10分钟（57例）、持续10～20分钟（96例）及持续21分钟～1小时（140例）三组。经比较发现＜10分钟的TIA组患者高胆固醇血症更显著，10～20分钟组中吸烟者更显著，以往无TIA的脑梗死患者心房颤动病史更常见。从病因来看，大动脉硬化病变在发作持续20分钟以内的TIA组更常见，而心源性栓子在发作持续20分钟以上的TIA组及无TIA脑梗死组更常见。从前循环梗死的局部解剖类型来看，大脑中动脉前部分支梗死更常见于持续10～20分钟的TIA组，而分水岭梗死更常见于＜10分钟的TIA组。

五、治疗研究进展

（一）西医治疗

对于TIA应采取何种治疗方法及选择何种药物，目前仍无大规模的研究，因而，医师多数是凭经验进行处置。如选择阿司匹林及其他抗血小板药物，或采取抗凝治疗。二级预防最重要的是干预血压、血糖、血脂等危险因素，对狭窄70%以上的颈内动脉实施颈动脉内膜切除术。TIA急性期应积极抗凝治疗，使脱落栓子血管壁内膜的溃疡面在抗凝基础上得到修复并不再形成微血栓，达到减少TIA再发及预防脑梗死的目的。目前国内外常用的抗凝方法和药物主要是肝素制剂，特别是低分子量肝素。而近年来的研究发现，普通肝素的合理应用有较好疗效。TIA 后期主要应用抗血小板药来巩固早期的疗效。近年来有多项研究表明，双嘧达莫与阿司匹林合用比单独应用阿司匹林的疗效好且经济，二者联用有较好的耐受性，故可替代单独阿司匹林的卒中预防。临床医师应对 TIA 予以高度重视，TIA 治疗效果的好坏关系到患者以后是否发生脑梗死。因此，可以说治疗 TIA 要比脑梗死更关键和重要。

要高度重视 TIA 的治疗，积极防治，降低脑卒中的发生风险。

1. 抗血小板药物治疗

（1）阿司匹林：阿司匹林通过抑制环氧合酶而抑制血小板功能，是抗血小板药物预防卒中的标准治疗，推荐剂量为每天 75 ～ 150mg。

（2）双嘧达莫：双嘧达莫是环核苷酸磷酸二酯酶抑制剂，推荐剂量为 25 ～ 50mg，2 ～ 3 次 / 天。

（3）噻氯匹定：噻氯匹定是抑制 ADP 诱导的血小板聚集的制剂，推荐剂量为 125 ～ 250mg，每日 1 ～ 2 次，主要适用于阿司匹林不能耐受或阿司匹林抵抗的患者。注意在临床治疗的前 3 个月内，须每 2 周测一次全血细胞计数，应特别注意本制剂引起的骨髓抑制和粒细胞减少症等严重并发症。

（4）氯吡格雷：氯吡格雷系噻吩并吡啶衍生物，同属 ADP 诱导血小板聚集的抑制剂，是噻氯匹定的新一代药物，推荐剂量为每天 75mg。此药的不良反应较阿司匹林或噻氯匹定少。

2. 抗凝治疗

抗凝治疗一般不作为 TIA 的常规治疗，仅在伴有房颤或缺血性心脏病时可考虑使用。药物种类有普通肝素、低分子量肝素、华法林。

3. 病因治疗

要积极查找 TIA 的危险因素，如高血压、糖尿病、高血脂等，并予以相应的治疗；提倡健康的生活方式以降低发生血管病变的危险性。

4. 有创治疗

（1）颈动脉内膜切除术：这是治疗颅外颈动脉疾病的主要手段之一。对狭窄程度 70% 以上，单发或多发的 TIA，抗血小板药物没有达到预期的效果并且单侧重度狭窄的患者适宜外科治疗，应行颈动脉内膜切除术；狭窄不足 70%，单次 TIA 的患者应予抗血小板药物治疗，如果药物治疗已达最大限度后 TIA 仍反复发作，可以考虑进行颈动脉内膜切除术。

（2）颈外 – 颈内动脉搭桥治疗：有学者认为颈外 – 颈内动脉搭桥治疗对血流动力学性 TIA 患者可能有益，但仍需更多的临床试验加以研究证实。

（3）血管内介入治疗：目前国内外学者均致力于血管内成形术或支架治疗 TIA，初步研究显示与颈动脉内膜切除术有相似的效果，且创伤小，患者易接受。

（二）中医治疗

根据 TIA 的症状与病证机制判断，TIA 当归属于祖国医学“中风先兆”“小中风”的范畴。中医学对中风先兆的认识最早可追溯至《黄帝内经》中的“微风”概念，其中的“微”不仅是微小的意思，还有隐匿、不明显之意，提示该病症状较轻、易被忽视的发病特点，这与后世的“小中风”“隐风”有异曲同工之意。金元时期，刘河间明确提出了“中风先兆”是“中风病”发生的先驱预警信号。《医林改错》中详细记录了中风先兆的 30 余种具体临床表现，为该病的早期诊治提供了客观依据。《诸证提纲》从病因学角度阐述了中风先兆的诱因——气血素亏，溺情酒色者。可见古代医家早就开始重视该病，认为该病以气血亏虚为本，风火痰瘀上扰为标，内风旋动为其直接诱因，血虚或血瘀为其致病根本，属本虚标实之证。

1. 脑心通胶囊治疗 TIA 临床研究

TIA 的病因和发病机制的学说主要有微栓塞、脑血管痉挛、血流动力学改变等。临床西药治疗主要采用抗血小板凝集、改善血流动力学的方法以减少 TIA 的发作次数，改善患者临床缺血症状。中医学认为气虚血瘀为 TIA 的主要病机，益气活血是其主要治法。脑心通胶囊属中药复合制剂，是由黄芪、水蛭、地龙、全蝎、当归、川芎、丹参、赤芍、红花、桂枝、牛膝等组成，具有益气活血、化瘀通脉的功效。在现代药理学中，虫类药物如地龙、全蝎、水蛭含有大量的血栓溶解因子，可以起到溶解血栓、消除动脉粥样硬化斑块的作用，改善脑缺血症状；川芎、当归、丹参、红花等药物，可透过血脑屏障，解除血管平滑肌痉挛，扩张血管，增加脑缺血后再灌注脑血流量，改善血液循环，降低血液黏度，从而改善因脑供血不足而引起的头晕、头痛、耳鸣、肢体麻木等症状，并具有清除自由基、保护血管内皮的功能。针对脑心通胶囊的实验研究也证明该药对“血瘀”模型的全血高切黏度、低切黏度、还原黏度、血小板黏附率均有显著降低作用；对抑制 ADP 诱导的血小板聚集和血栓形成，有一定的量效关系；此外，脑心通胶囊可明显增加脑血流量，明显降低脑血管阻力，改善脑组织微循环，发挥其保护脑细胞、恢复 TIA 后神经功能的作用。有临床研究将 159 例 TIA 患者随机分为观察组 80 例和对照组 79 例，观察组采用脑心通胶囊治疗，对照组采用阿司匹林治疗。观察期间两组除服用治疗原发病药物外，停用其他血管扩张剂及血小板聚集抑制药。每 1 ～ 3 个月随访 1 次，记录 TIA 发作情况，随访 12 个月以上。结果显示观察组总有效 70 例，占 87.5%，其中发作停止 44 例，占 55.0%；对照组总有效 48 例，占 60.8%，其中发作停止 16 例，占 20.3%；两组比较差异非常显著（$P < 0.01$）。该研究提示脑心通胶囊治疗 TIA 发作的临床

疗效优于阿司匹林。阿司匹林是 TIA 患者的常规治疗药物，脑心通胶囊治疗 TIA 发作具有更好的效果，且临床不良反应较少，更加适合基层医院及个人预防使用。余锋等进一步扩大病例研究脑心通治疗 TIA 的临床疗效，将 260 例 TIA 患者随机分为两组，治疗组 136 例，采用脑心通胶囊治疗，对照组 124 例，采用阿司匹林治疗，疗程为 8 周。主要观察患者 6 个月内 TIA 发作频次及临床症状改善情况和治疗前后血液流变学各项指标的变化。结果显示，两组患者 6 个月内随访时 TIA 发生频次治疗组少于对照组，但差异无统计学意义；治疗后治疗组各项症状与对照组比较，差异有统计学意义（$P < 0.01$）；两组治疗后血液流变学各项指标与治疗前比较均有改善，差异有统计学意义（$P < 0.05$）。表明脑心通胶囊干预 TIA 较单用阿司匹林治疗为优。另有研究观察脑心通胶囊和阿司匹林联用对反复 TIA 患者血脂和血液流变学的影响。将 51 例反复 TIA 患者随机分为试验组（26 例）和对照组（25 例）。对照组予阿司匹林 100mg，每日 1 次，试验组在对照组基础上加用脑心通胶囊 4 粒，每日 3 次，两组治疗 12 周后比较临床疗效及血脂、血液流变学的变化。结果显示，试验组总有效率为 92.3%，与对照组比较差异有显著性（$P < 0.05$）；TG、TC、LDL–C 水平降低，HDL–C 水平升高，与对照组比较差异均有统计学意义（$P < 0.05$）；同时血液流变学全血高切黏度、低切黏度、血浆黏度、纤维蛋白原水平明显下降，与对照组比较差异均有统计学意义（$P < 0.05$）。该研究显示脑心通胶囊与阿司匹林联合应用较单用阿司匹林的疗效优越，提示 TIA 患者在阿司匹林标准抗血小板治疗基础上加用脑心通胶囊能获益更多，这可能与脑心通胶囊多环节作用的药理特性有关。粟显才等研究脑心通胶囊对 TIA 患者血清超敏 C 反应蛋白的影响时，将 62 例 TIA 患者随机分成两组，对照组 31 例，给予舒血宁注射液 20mL 加入 0.9% 氯化钠注射液 250mL 静脉滴注，1 次 / 天，服用肠溶阿司匹林 100mg，1 次 / 天；治疗组 31 例，在对照组治疗基础上加用脑心通胶囊，4 粒 / 次，3 次 / 天，住院治疗 2 周。出院后对照组和治疗组均不再用舒血宁注射液治疗，其余用药继续，疗程为 6 个月。分别于治疗前和治疗后 1、3、6 个月检测血清超敏 C 反应蛋白。结果显示，两组治疗后超敏 C 反应蛋白均较治疗前有降低（$P < 0.01$），治疗组超敏 C 反应蛋白差值较对照组大（$P < 0.05$）；治疗组的总有效率为 90.3% 及显效率为 58.8%，对照组分别为 77.4% 与 35.4%，治疗组的疗效明显优于对照组（$P < 0.05$）。血清超敏 C 反应蛋白与动脉粥样硬化病变以及炎症反应的发生发展密切相关，它也是评价 TIA 预后的指标，该研究提示脑心通胶囊有效降低血清 hs–CRP 水平，具有抑制炎症反应，有效阻断脑动脉粥样硬化发生、发展的病理机制及增强动脉硬化斑块稳定性的特性，从而控制 TIA 的发生及复发并改善 TIA 患者的预后。

上述研究均显示在 TIA 患者的治疗中，脑心通胶囊无论是单用还是与阿司匹林联合应用，均体现出良好的临床效果。脑心通胶囊组方特别，作用机制多样，治疗效应优于阿司匹林，也优于其他活血化瘀的药物。其治疗 TIA 患者的临床作用的优越性可能与下列机制有关：①脑心通胶囊的全面调脂作用，使沉淀于管壁的脂质、胆固醇逐渐从管壁清除并移至血液参与代谢，延缓管壁脂质斑块的形成及血管腔狭窄，增加动脉弹性，减缓动脉硬化；②改善血液流变学指标，使血液黏稠度降低，减少血小板和白细胞的黏附性，增加红细胞的变形能力，减少血浆纤维蛋白原的浓度，从而促进血液流畅，改善微循环，增加组织对氧的利用，使缺血区的缺血、缺氧状态得到改善；③抗氧化作用，脑心通胶囊可减少血浆中氧化低密度脂蛋白（Ox-LDL）的含量，抑制 LDL 的氧化能力，并通过激活超氧化物歧化酶（SOD）等增强氧自由基清除能力，延缓动脉粥样硬化的发生和进程；④保护血管内皮功能，脑心通胶囊可以减少内皮细胞的植物血凝素样氧化低密度脂蛋白受体（LOX-1）基因及蛋白的表达，从而保护血管内皮功能，降低动脉硬化发生的始动环节；⑤抑制炎症免疫反应，抑制炎性细胞的趋化、聚集及炎性细胞因子的表达，减少炎性细胞浸润，稳定粥样硬化斑块，减少斑块破裂出血；⑥抗栓特性，如调节凝血和纤溶的平衡，抑制微小血栓形成；⑦减轻脑组织缺血损伤，保护神经细胞功能；⑧减少颈动脉内膜中层厚度，减轻动脉硬化程度。总而言之，TIA 的病理基础主要是动脉粥样硬化，脑心通胶囊通过以上多种机制共同作用达到抗动脉粥样硬化以及抑制血栓形成的目的。

2. 丹红注射液治疗 TIA 临床研究

丹红注射液是由丹参和红花制成的纯中药注射液。研究表明丹参中有效成分为脂溶性丹参酮及水溶性酚类物质，其药理机制是抑制磷酸二酯酶，升高红细胞、血小板环磷酸腺苷浓度，抑制血小板过度激活，减少血小板黏附、聚集，增强红细胞变形能力；其水溶成分能兴奋前列环素（PGI_2）合成酶的活性，PGI_2 生成增多，扩张外周血管；其主要作用为活血化瘀，降低全血及血浆黏度，改善组织器官的血氧供应。红花为菊科属植物红花的干燥花，具有活血化瘀止痛之功效，为常用活血化瘀中药之一。红花所含红花苷、红花黄色素及其组分，既能抑制二磷酸腺苷（ADP）诱发的血小板聚集，又可明显改善由高分子右旋糖酐所致的微循环障碍；红花苷经盐酸水解后生成葡萄糖和红花素、红花醌苷及新红花苷，其活性成分具有扩血管及对 ADP 诱导的血小板聚集有显著的抑制作用，提高纤维蛋白的溶解活性，抑制血栓形成，并具有不同程度的降压作用。近年来，大量实验研究表明，丹红注射液可抑制血小板的活化，减少 GP Ⅱ b/ Ⅲ a 受体的激活，从而减少血小板聚集，抑制凝血与血栓形成，有效改善脑组织微循环，增加脑血流量。

丹红注射液用于 TIA 患者的临床治疗研究也取得了显著的进展。如张新勇等观察丹红注射液对 TIA 患者的临床疗效时，将 80 例 TIA 患者随机分为两组，每组各 40 例。治疗组给予丹红注射液，对照组给予复方丹参注射液，疗程为 2 周，对比治疗前后 2 组患者的血液流变学指标及临床症状的变化。结果显示，丹红注射液对 TIA 患者的临床症状有明显改善作用，且能降低血液黏稠度，疗效明显优于复方丹参注射液组。周丽娟等则将 60 例 TIA 患者分为两组，对照组单纯使用阿司匹林治疗，观察组在阿司匹林治疗基础上，加用丹红注射液联合治疗，随访患者 3 个月及 6 个月内 TIA 复发情况。结果显示，观察组前 3 个月 TIA 复发 1 例，对照组 5 例；6 个月观察组 TIA 复发 3 例，对照组 10 例；对照组复发率高于观察组，差异有显著性（$P < 0.05$）。该研究显示在阿司匹林治疗基础上加用丹红注射液治疗，能使 TIA 患者的疗效更加显著。阿司匹林是传统的抗血小板聚集药，其对 TIA 的治疗作用主要与其抑制血小板活化有关，而丹红注射液能促进血管内皮细胞良好生长，平滑肌细胞增殖和迁移，使新血管形成，明显延长血管内皮细胞寿命，抑制内皮细胞凋亡和凝血酶活性，并能刺激血管内皮细胞释放组织纤溶酶激活物，具有较强的抗血小板凝聚作用，显著降低血浆的血栓素 B_2（TXB_2）水平，阻止血栓形成和促进血栓溶解。有研究认为 TIA 发作与大脑血液供应血管的血流量变化是有关联的，如成祥林等就曾探讨了丹红注射液对 TIA 患者脑血流的影响。其选择 TIA 血患者 93 例，按入院顺序分为丹红组（49 例）和对照组（44 例），另选择 51 例同期体检的健康者作为健康对照组。丹红组应用丹红注射液治疗，而对照组应用阿司匹林和丁咯地尔（α1 受体拮抗剂）治疗，疗程为 15 天。两组治疗前后都应用经颅多普勒（TCD）检测双侧大脑中动脉、大脑前动脉、大脑后动脉和椎－基底动脉的平均血流速度。结果显示，治疗前丹红组和对照组平均血流速度差异无统计学意义（$P > 0.05$），但丹红组和对照组均比健康对照组低（$P < 0.05$）；丹红组和对照组治疗后比治疗前明显提高（$P < 0.05$），与健康对照组比较无统计学差异（$P > 0.05$）。研究显示丹红注射液可以增加 TIA 患者的脑血流量，预防脑血栓形成。值得关注的是该研究选择两种药物联用作为对照组与丹红注射液药物进行比较的设计很有意义，这是因为基于 TIA 的确切病因目前仍不十分清楚，考虑有两个因素可能起重要作用，即微栓子的栓塞和脑血管的痉挛，目前对 TIA 的治疗方案也是基于此理论的，所用药物多是直接或间接抗血小板聚集和扩管治疗，目前应用较多，且临床效果较好的就是阿司匹林和 α1 受体拮抗剂。可见，丹红注射液治疗 TIA 患者时在扩张脑血管、改善脑血流方面是与阿司匹林和 α1 受体拮抗剂联合应用同等有效的。解志坚等除探讨丹红注射液对 TIA 患者 TCD 的影响外，还观察了其对改善 TIA 患者临床症状及凝血指标的作用。该研究选择 TIA 患者 60 例，随机分为两组，每组各 30 例。治疗组给予丹红注射液，对照组给予丹参粉针，疗程为 2 周，对比治疗前后两组患者的凝血酶原时间（PT）、活化部分凝血活酶时间（APTT）、纤维蛋白原（FIB）、经颅多普勒（TCD）的检测指标及临床症状的改善情况。结果表明丹红注射液对 TIA 患者的 FIB、TCD 及临床症状均有明显改善作用，且疗效明显优于丹参粉针组。研究提示丹参红花的复合制剂疗效明显优于单味丹参制剂，且无明显不良反应发生，安全可靠。TIA 频繁发作的患者，若不及时治疗极易引起缺血性脑卒中。现代医学认为，TIA 的发生与血小板的功能和结构变化有关，血栓素 A_2（TXA_2）是促进血小板聚集、收缩血管的活性物质。注射用奥扎格雷钠是一种高效的选择性血栓素合成酶抑制剂，具有抗血小板聚集、降低血黏度和扩张血管的作用，可以抑制血栓形成，促进血栓溶解，达到改善微循环、增加组织血液供应的目的，目前在 TIA 治疗中较为常用。有作者观察了注射用奥扎格雷钠对 TIA 患者的作用效果，并探讨了在用奥扎格雷治疗情况下加用丹红注射液静脉滴注对 TIA 患者疗效的影响，结果显示治疗 2 周后，两组治愈率、总有效率相比差异均有统计学意义（$P < 0.05$），治疗组疗效优于对照组。两组均无明显不良反应。该研究进一步证实丹红注射液治疗 TIA 患者既有效，又安全；丹红注射液联合注射用奥扎格雷钠静脉滴注治疗 TIA 具有中西药物协同作用的特性，可提高疗效，更好地防止脑血管事件的进一步发生。

以上多年的研究证实，丹红注射液不仅能降低血液中纤维蛋白原浓度，抑制红细胞凝集，增加红细胞的变形能力，降低全血黏度及血浆黏度，降低血小板凝集力，增加血流速度和血流量，改善大脑缺氧，同时也可提高脑组织耐缺氧能力，对脑组织有明显的保护作用；而且其与其他药物联合治疗疗效会更加突出，未见明显不良反应，故值得更进一步研究及推广。

附：短暂性脑缺血发作的分型治疗

中医对 TIA 的治疗，主要是在辨证指导下予以分型治疗。

气虚血瘀型：气虚血瘀型 TIA 患者以头晕、目眩为主要症状，偶有一过性昏厥、全身乏力、精神疲惫。治疗当以益气养血之法，代表方为补阳还五汤。王福海用补阳还五汤治疗该病，疗效明显优于氯吡格雷片组。国素梅以补气行血治疗本病，能明显改善患者脑血管血液循环情况，且有效降低了该病复发率。

风痰阻络型：风痰阻络型 TIA 患者以眩晕、麻木为主要症状，部分患者可见健忘、胸闷。治疗当以活血化瘀通络之法，代表方为半夏白术天麻汤。临床研究显示，该方具有祛风行气、化痰通络的作用，对中风先兆疗效确切。焦富英以息风通络治疗风痰阻络型中风先兆，疗效优于阿司匹林。

肝阳上亢型：肝阳上亢型 TIA 患者以头晕、耳鸣为主要临床表现，伴或不伴有失眠多梦、心烦气躁。临床上通常以平肝潜阳之法治疗，代表方为天麻钩藤饮。此类患者常因情绪发病，如肝气郁结，引发肝阳上亢，进而发展为中风先兆。因此，对本病的治疗，平肝潜阳之余顾护肝脏是十分必要的，可起到调和阴阳、标本兼治的作用。赵晓锋等经临床研究证实，天麻钩藤饮联合抑眩宁胶囊可改善患者血液流变学指标，增加脑血氧供应，从而有效改善患者眩晕等症状。

肝肾阴亏型：肝肾阴亏型 TIA 患者以健忘失忆、腰酸耳鸣为主要症状。临床上对此类 TIA 患者通常以滋养肝肾阴液之法治疗，代表方为杞菊地黄丸。于晓宁使用补肾化瘀方治疗中风先兆（肝肾阴亏型）患者，能明显改善患者的血液流变学指标，取得了理想的效果。患者若兼见五心烦热等虚热症状，可在补益剂中添加少许滋阴清热之品，如黄柏、知母，使补而不滞。

痰瘀互结型：痰瘀互结型 TIA 患者以活动不遂、麻木、头胀痛为主要症状，伴或不伴有言语不利、口角㖞斜。临床上治疗通常以涤痰、逐瘀、开窍之法，代表方为化痰通络汤。齐雅芳用自拟化痰止眩汤治疗痰瘀阻络型中风先兆，临床疗效明显优于阿司匹林，并能明显降低中风发生率。

第七章

DI QI ZHANG

糖尿病及血管病变

第一节　糖尿病

一、研究背景

（一）西医：糖尿病

糖尿病是一个全球性健康问题，可危及各个年龄段的人群。2021 年 12 月 6 日，国际糖尿病联盟（IDF）发布了《全球糖尿病地图（第 10 版）》，数据显示，2021 年全球成年糖尿病患者人数达到 5.37 亿（10.5%），约十分之一的成年人受到影响；预计到 2030 年，糖尿病患病人数将上升至 6.43 亿；2045 年，将上升至 7.84 亿。据 IDF《全球糖尿病地图（第 10 版）》数据显示，过去的 10 年间（2011—2021 年），我国糖尿病患者人数由 9000 万增加至 1.4 亿，位列世界第一，增幅高达 56%。未来 20 余年，我国糖尿病患病率增幅虽然趋于下降，但预计到 2030 年患者总数将增加到 1.64 亿，2045 年增至 1.75 亿。随着人口老龄化的发展和人们生活方式的改变，糖尿病的患病率将进一步增加。糖尿病的主要危害源于慢性并发症。糖尿病微血管并发症包括糖尿病视网膜病变（diabetic retinopathy，DR）、糖尿病肾病（diabetic nephropathy，DN）及糖尿病周围神经病变（diabetic peripheral neuropathy，DPN），这是糖尿病患者致盲、血液透析和截肢的主要原因，因而控制糖尿病微血管并发症是糖尿病治疗的关键。

（二）中医：消渴病

“消渴”之名首见于《素问·奇病论》，其载：“有病口甘者，病名为何？何以得之？岐伯曰：此五气之溢也，名为脾瘅。夫五味入口，藏于胃，脾为之行其精气，津液在脾，故令人口甘也，此肥美之所发也，此人必数食甘美而多肥也。肥者令人内热，甘者令人中满，故其气上溢，转为消渴。”此段论述中即涉及了“脾瘅”和“消渴”两个病名。瘅者，热病也，脾瘅之病名表明了本病的属性为热，病位在脾；消者，消耗、消灼之谓，渴为口渴，消渴这一病名即表明了本病的特点为慢性消耗性疾病，而口渴是其主要症状。《黄帝内经》中这一论述清楚地阐明了消渴病是由“脾瘅”发展而来，或者说脾瘅为消渴病的前期表现，病情较消渴病轻。此外，《黄帝内经》中以“消”命名的疾病尚有消瘅、膈消、肺消、风消、消中等，分散记载在14篇中，或以临床症状命名，或以发病部位命名，体现了古代医家对此类疾病的认识发展过程。

随着对消渴病认识的不断深化，历代医家对其定义亦逐渐赋予了新的内涵和补充，尤以隋唐医家为代表。隋代医家甄立言在其所著《古今录验方》中给“消渴病”下了一个比较完整、准确、科学的定义，“消渴病有三：一渴而饮水多，小便数，无脂似麸片甜者，皆是消渴病也；二吃食多，不甚渴，小便少，似有油而数者，此是消中病也；三渴饮水不能多，但腿肿，脚先瘦小，阴痿弱，数小便者，此是肾消病也”。此为世界上最早关于糖尿病尿甜的文字记载，且首次将消渴病名具体化，成为今天我们主张消渴病即糖尿病的观点最有力的文献依据。其后，唐初医家王焘之父王玉敬发现消渴患者“尿闻之有水果气，尝之有甜味”，故王焘在其所著《外台秘要》一书中更进一步指出“消渴者……每发即小便至甜，医者多不知其疾”。

以上论述充分阐明了消渴病的确立不仅有多饮、多尿的症状，且尿甜这一特征性症状使其具有了明确的鉴别诊断意义，从而完善了“消渴病”的诊断。此后，论述消渴病的书中多有关于尿甜的记载，如明代的孙一奎在《赤水玄珠·消渴》中指出“消渴患者，小便数而甜”；赵献可在《医贯·消渴论》中也记载“正谓饮一升溲一升……试尝其味，甘而不咸可知矣”。民国时期著名的中西医汇通派代表医家张锡纯认识到中医“消渴”的证候表现及其病情的发展、演变规律与西医学的糖尿病基本一致，遂在其所著《医学衷中参西录·治消渴方》中明确提出了“消渴，即西医所谓糖尿病”，首次将中医学之“消渴病”与西医学之“糖尿病”对应起来。

自“消渴病”病名确立以后，关于其病名内涵的解析，亦存在几种不同的认识，尤其是对“消”的认识，有以下几种：一指消化，如《素问·阴阳别论》中指出“二阳结谓之消”，王冰的注释为“善消水谷”，马莳注“胃中热盛……水谷即消”；一指消灼、火烧，如金代张从正在其著作《儒门事亲·三消当从火断》中论述“消者，烧也，如火烹烧，物之理也”；另有一指消耗、消削，如明代张介宾在《景岳全书·消渴》中指出：“消者，消烁也，亦消耗也。凡阴阳血气之属日见消败者，皆谓之消。”由此可见，中医“消渴病”病名，不仅确定了本病口渴多饮的主症，更揭示了该病消化水谷、消灼津液、消耗气血等的基本病势，充分概括了本病的临床主症和病变发展方向。

二、病因及发病机制

（一）西医研究进展

糖尿病的病因及发病机制十分复杂，至今尚未完全阐明。目前多数学者认为糖尿病的发生与遗传、环境及免疫因素等密切相关，其发病机制是由于人体胰岛素分泌绝对或相对不足以及靶组织细胞对胰岛素敏感性降低，而引起的糖、脂肪、蛋白、水和电解质等一系列代谢紊乱。

1. 遗传因素

流行病学的调查结果表明，无论 1 型还是 2 型糖尿病，均易发生于具有遗传易感性的个体。糖尿病的遗传倾向表现为家族发病、种族积聚和较高的孪生共显率等方面。国内有研究表明，我国糖尿病患者群中糖尿病家族史阳性率为 14.0%，正常人群有糖尿病家族史者为 7.4%；另一研究结果显示，糖尿病家族史阳性者其糖尿病和葡萄糖耐量异常的发生率分别为 6.33% 和 5.81%，均高于家族史阴性者，其中双亲为糖尿病者，其子女患病率最高。孪生共显率是观察糖尿病遗传性的重要手段，有研究报告，单卵孪生子糖尿病共显率为 83% ～ 91%，明显高于双卵孪生子的 40%；单卵孪生子中 1 型及 2 型糖尿病的共显率分别为 54% 和 91%，2 型明显高于 1 型糖尿病。此外，糖尿病发病率具有明显的种族聚集性，有文献报道，1 型糖尿病在欧美白种人中发生率显著高于东亚黄种人。近年来，随着分子生物学的进展和新的实验技术，如聚合酶链反应 / 单链构象多态性（PCR/SSCP）、DNA 序列分析及微卫星标记技术的应用，遗传学研究正在加速发展。目前已知与糖尿病有关的基因主要有：胰岛素（insulin）基因、胰岛素受体（insulin receptor）基因、己糖激酶 2（hexokinase 2，HK2）基因、葡萄糖激酶（glucokinase，GCK）基因、胰高血糖素受体（glucagon receptor，GCGR）基因等。

2. 环境因素

病毒感染是导致 1 型糖尿病发病最重要的环境因素之一。目前已知与 1 型糖尿病发病有关的病毒有柯萨奇 B4 病毒、巨细胞病毒、肠道病毒、风疹病毒、腮腺炎病毒等。人类对病毒诱发糖尿病的易感性受遗传控制，病毒感染可直接损伤胰岛组织引起糖尿病，也可能损伤胰岛组织后诱发自身免疫反应，进一步损伤胰岛组织而致糖尿病。现代研究发现，新诊断的1型糖尿病患者血清中可以检测到抗柯萨奇病毒、风疹病毒、巨细胞病毒、腮腺炎病毒等病毒的特异性IgM抗体，部分胰岛β细胞抗体（ICA）阳性的1型糖尿病患者血中可以检测到某些病毒的特异性抗体。由此表明，病毒感染与1型糖尿病的发病有非常密切的关系，其选择性作用于易感个体，诱发自身免疫反应而诱导发病。

2型糖尿病的发病受环境因素的影响更为显著。目前已有调查研究发现，年龄、受教育程度、糖尿病家族史、高血压或血压增高与血脂异常史、超重、高腰臀比、体力活动减少等均是糖尿病发病的独立危险因素。2型糖尿病的发生常常是在易感基因存在的基础上，加上不良的生活方式或环境因素的共同作用而引起的，如过量饮酒、活动量不足、吸烟、肥胖或摄入过多的脂肪与肉食等。目前已有足够的证据表明，肥胖与2型糖尿病的发病率呈正相关，是2型糖尿病发病的重要危险因素。若干横断面研究显示，在最低体力活动和最高体力活动的个体间，2型糖尿病患病率存在2～4倍的差异。梅森（Mason）等对21271名美国男性医生的5年纵向研究结果显示，与极少参加运动锻炼者相比，随着运动锻炼频率的提高，发生2型糖尿病的相对危险度下降。孙莉敏对糖尿病患者进行1年的运动干预治疗，结果显示运动可降低2型糖尿病患者的血脂水平，减轻体重，降低血压。尽管2型糖尿病发病机制存在争议，但多数学者认为胰岛素抵抗和胰岛素作用不足是2型糖尿病发病机制的两个重要环节。

3. 自身免疫

自身免疫在糖尿病的病因及发病机制中起重要作用。较明确的免疫遗传因素为人类白细胞抗原（HLA）多态性与一些自身免疫性内分泌病的连锁关系，如有的人HLA Ⅱ类抗原中DR3、DR4与1型糖尿病关系比较密切，而有的人DR3、DRW9与1型糖尿病的关系密切。细胞凋亡在自身免疫内分泌病特异性器官或细胞损伤中所起的作用受到重视。在1型糖尿病中，胰岛β细胞可在局部炎症介质LI-1β及NO的诱导下表达Fas蛋白，T淋巴细胞在识别Fas阳性细胞后表达Fas配体（FasL），Fas与FasL结合后可引起β细胞凋亡。

（二）中医研究概况

1. 消渴病因

文献回顾的研究结果表明，古今中医界同仁普遍认为消渴病的病因主要与膳食结构、过量饮酒、房劳过度、精神情志、外感邪毒，以及久服丹石等因素有关。

古代医家早就认识到饮食结构与消渴病的发生密切相关，如《素问·奇病论》中即指出

"肥美之所发也，此人必数食甘美而多肥也，肥者令人内热，甘者令人中满，故其气上溢，转为消渴"。《素问·通评虚实论》中亦云："凡治消瘅、仆击、偏枯……肥贵人则高粱之疾也。"明代医家秦景明在其所著《症因脉治·内伤三消》中指出"膏粱厚味，时积于中，积湿成热，熏于肺则成上消，伤于胃则成中消，流于下则成下消"。张介宾在《景岳全书·三消干渴》中也明确记载了"消渴虽有数者之不同，其为病之肇端，则皆膏粱肥甘之变，酒色劳伤之过，皆富贵人病之，而贫贱者鲜有也"。以上诸医家的论述均提到了膏粱厚味、数食甘美是导致消渴病发生的重要原因。目前国内外大量流行病学调查研究和实验研究的结果表明，肥胖与 2 型糖尿病相关，是 2 型糖尿病最主要的危险因素之一。有关膳食因素与 2 型糖尿病的关系争论较大，国外多数研究的结论支持膳食中高能量摄入、高膳食脂肪、低碳水化合物、低膳食纤维摄入和高膳食糖指数是 2 型糖尿病的危险因子。胡传峰等通过对 158 例新发糖尿病患者与 195 例无糖尿病人群的饮食因素进行对照，揭示了膳食因素与糖尿病患病的关系，结果显示主食、动物内脏、肉类、牛奶和甜食等的摄入过量与 2 型糖尿病发生有显著的关联性。这一结果与国内类似的研究结果基本一致。另有研究证实，饮食中摄取的总热量、脂肪量、蛋白量愈多，糖尿病的发生率愈高；若饮食中碳水化合物主要为精制面粉和精制蔗糖，也会促使糖尿病的发生率升高。

古代医家对于过度饮酒与消渴病发病的关系也极为重视。如《备急千金要方·消渴》中云："凡积久饮酒，未有不成消渴者。然则大寒凝海而酒不冻，明其酒性酷热，物无以加。脯炙盐咸，此味酒客耽嗜，不离其口，三觞之后，制不由己，饮啖无度，咀嚼鲊酱，不择咸酸，积年长夜，酣性不解，遂使三焦猛热，五脏干燥，木石犹且焦枯，在人何能不渴。"此段文字即论述了过度嗜酒而致消渴的机制。清代喻昌也认识到嗜酒无惮是导致消渴病发病的重要原因，他在《医门法律·消渴论》中提出"肥而且贵，醇酒厚味，孰无限量哉！久之食饮酿成内热，津液干涸……愈消愈渴，其膏粱愈无已，而中消之病遂成矣"。此外，宋代《卫生家宝》中还记载了饮酒尚可加重消渴病病情的论断，曰："夫消渴者，日夜饮水百盏，尚恐不足，若饮酒则愈渴。"目前已有证据表明，大量酗酒可造成脂肪重新分布，导致胰岛数目下降，或引起脂肪细胞脂解增加，降低组织对葡萄糖的摄取等。英国一项为期 25 年对 8633 例男性的前瞻性研究结果表明，相对于轻、中度饮酒者，大量饮酒者糖尿病的发生率明显升高。

古代医家亦十分重视性生活过度在消渴病发生中的作用。《备急千金要方·消渴》中云："凡人生放恣者众，盛壮之时，不自慎惜，快情纵欲，极意房中，稍至年长，肾气虚竭……此皆由房事不节所致也。"《外台秘要》中也论述了过度房劳而致消渴的机制："房室过度，致令肾气虚耗，下焦生热，热则肾燥，肾燥则渴。”以上论述均说明房劳过度，耗伤肾气，使肾燥精亏，致上不能濡养肺、胃之阴，下不能固涩而表现出口渴多饮、消谷善饥、小便频数的临床症状。目前尚无有力证据证明过度纵欲与糖尿病发病的相关性，在现代糖尿病的发病研究中尚处于空白，提示可进一步加强过度纵欲与糖尿病的相关性研究。

自《黄帝内经》始，历代医家即认识到情志所伤，五志化火，灼伤阴津精血可致消渴病。《灵枢・五变》中提到：“怒则气上逆，胸中蓄积，血气逆留，髋皮充肌，血脉不行，转而为热，热则消肌肤，故为消瘅。”由此表明情志郁结，思虑多怒，致气机逆乱，血运不畅，化火消灼阴津的病理改变。唐代医家王焘在其所著《外台秘要》中也指出消渴患者“悲哀憔悴，伤也”。刘河间在《三消论》中也明确指出了情志所伤而致消渴的发病机制：“消渴者……耗乱精神，过违其度……而燥热郁盛之所成也。”此乃五志过极，皆从火化，热盛伤阴，致令消渴。张从正在《儒门事亲》中予以补充，消渴患者“不减滋味，不戒嗜欲，不节喜怒，病已而复作”。以上论述均肯定了焦劳苦思等不良的精神因素可引发或复发糖尿病。《名医类案》和《续名医类案》中所载的消渴医案中也多次记载了“案牍积劳”“忧虑多思”等是诱发和加重消渴的重要因素之一。现代研究表明，重度心理压抑以及神经过敏、焦虑、愤怒、情感脆弱等个性特征与 2 型糖尿病有显著关联。人体在高度紧张状态下，生长激素、肾上腺皮质激素、肾上腺素、去甲肾上腺素及胰高血糖素分泌增加，使机体对胰岛素发生对抗，增加胰岛 β 细胞的负担，长期作用可使 β 细胞功能减退或衰竭而引发糖尿病；同时，当人体长期处于高度紧张状态时，机体通过调节内分泌的作用，使肝糖原分解，增加糖原异生，减少肝糖原合成，致使血糖升高，促发或加重糖尿病。由此提示，在消渴病的发病过程中，应重视心理、社会因素的影响。

古代医家还认识到外感四时邪毒也是消渴病的致病因素之一。如《灵枢・五变》篇曰：“余闻百疾之始期也，必生于风雨寒暑，循毫毛而入腠理……或为消瘅”；《东垣十书》中也提到“外感风寒之邪，三日已外，谷消水去，邪气传里，始有渴也”。由此表明，邪毒侵袭或从肌肤而入，或从口鼻而入，犯肺袭胃，引起肺胃燥热，耗伤津液，终致消渴。此外，古代医家还认为消渴病发病具有一定的季节性，《普济本事方》中谓“凡消渴，始发于七、八月，盛于十一、十二月，衰于二、三月”，并论述了消渴病呈季节性发病的机制：“消渴，宣疾也。春夏阳气上，故壅疾发，则宣疾愈；秋冬阳气下，故宣疾发，则壅疾愈也。”明代医家秦景明根据长期的临床实践，及不同病因将消渴病分为两大类，即外感三消（燥火三消、湿火三消）和内伤三消（积热三消、精虚三消）。

隋唐以后，久服药石丹剂而求长生者众。帝王将相、养生家为了壮阳、养生、延寿的目的而嗜服钟乳石、硫黄、白石英、赤石脂、紫石英等矿石类药物炼制成的丹药，以致机体燥热内生、阴津耗损而发为消渴病。隋代巢元方在《诸病源候论》中指出："内消病者……由少服五石，石热结于肾也，内热之所作。所以服石之人，小便利者，石性归肾，肾得石则实，实则消水浆，故利。"孙思邈在《备急千金要方》中也提到："又年少惧不能房，多服石散，真气既尽，石气孤立，唯有虚耗，唇口干焦，精液自泄……或渴而不利，或不渴而利，所食之物，皆作小便，此皆由房室不节之所致也。"随着社会的发展，现服石药之风不复存在，但现代医学的某些化学物质或药物如四氧嘧啶、链脲佐菌素、吡甲硝苯脲、女性口服避孕药等均可以导致糖尿病的发生。

2. 消渴病机

对于消渴病的发病机制，自古以来可谓见仁见智，至今尚无统一认识。具有代表性的学术观点主要有以下几种。

（1）虚论

《灵枢·五变》首先提出："五脏皆柔弱者，善病消瘅。"根据这一论点，后世诸多学者从脏腑病机的角度阐述了消渴病的发病机制，认为脏腑的功能减退是其发生发展的关键因素。如熊氏倡导"脾虚学说"，认为脾气虚弱是消渴病发生的关键；而赵氏则认为肾气亏虚是其发病的病理基础；乔氏提出"二本"学说，即认为消渴病发病的中心脏器是肾与脾，即"先天之本"与"后天之本"。亦有较多学者从气血津液的角度阐述消渴病的病机是阴虚为本，并揭示了其演变规律是从阴虚燥热，渐而发展为气阴两虚，终至阴阳两虚的变化趋势。

（2）瘀论

明确提出并详述"瘀血致消渴"一论者为唐容川，他在《血证论》中指出："瘀血在里，则口渴，所以然者，血与气本不相离，内有瘀血，故气不得通，不能载水津上升，是以发渴，名曰血渴，瘀血去则不渴矣。"受此启发，现代著名中医学家祝谌予等从瘀血论出发，采用活血化瘀法治疗糖尿病取得令人可喜的成果。

（3）浊论

自《素问·奇病论》中首次提出消渴病为"肥美之所发也，此人必数食甘美而多肥也，肥者令人内热，甘者令人中满，故其气上溢，转为消渴"，说明过食肥甘，形体肥胖，痰热内阻而发为消渴。后世医家多遵此言，从"过食肥甘""形体肥胖"等病因学方面论述了痰浊与消渴病之关系。近年来有些学者提出，机体代谢失常，诸多病理产物如痰、湿、毒等是糖尿病发生发展的启变要素，并成为疾病发展过程中某一特定阶段的病变之本，亦有学者从血液流变学等微观角度论证了痰浊与糖尿病发病的关系。如孙氏等通过检测35例痰浊型、26例非痰浊型糖尿病患者及20例健康者的空腹血糖（FBG）、总胆固醇（TC）、甘油三酯（TG）、空腹胰岛素（FINS），计算胰岛素敏感性指数。结果显示，痰浊型组FBG、FINS、TC及TG等值明显高于健康组，胰岛素敏感性指数仅为健康组的33%，而非痰浊型组的TG、FBG和FINS亦有升高，但TC和FINS明显低于痰浊型组；胰岛素敏感性指数可达健康组的64%，说明痰浊与胰岛素抵抗有关。

（4）火论

持心火论者，《黄帝内经》言之最早。《素问·气交变大论》中提到“岁水太过，寒气流行，邪害心火……渴而妄冒”。金元名家张从正根据这一论点明确提出了“三消之说当从火断”的观点，并从取象比类的角度简述其机制：“八卦之中，离能熑物；五行之中，唯火能焚物；六气之中，唯火能消物。故火之为用，燔木则消而为炭，焚土则消而为伏龙肝……故《素问》有消瘅、消中、消渴、风消、膈消、肺消之说。消之证不同，归之火则一也。”

（5）阴虚燥热论

“阴虚燥热”说是目前消渴病发病机制众学说中的主流观点。中医学历来强调阴虚燥热在消渴发病中的作用，认为本病的主要病机为燥热伤阴，在多种致病因素的作用下，机体燥热内盛，耗伤津液，阴精亏耗，发为消渴。其基本病理为阴津亏耗，燥热偏盛。以阴虚为本，燥热为标，两者互为因果，阴愈虚燥热愈甚，燥热愈甚则愈耗其阴。

3. 消渴病位

中医学关于消渴病病位的认识，历代医家存在较大的争议，有病位在“三焦”“肾”“肝”“胃肠”“气心”等不同的学术观点，其中以病在“三焦”论的影响较大。

（1）消主三焦说

自宋代诸子首创“三消”概念后，对消渴病的病位亦开始以上、中、下三焦分属，且每一部各有相应的脏腑所主。消主三焦观点的雏形形成于宋代，以杨士瀛、黎民寿为代表。杨士瀛在《仁斋直指方》中指出：“渴之为病有三：曰消渴，曰消中，曰消肾，分上中下三焦而应焉。热气上腾，心虚受之，心火散漫，不能收敛，胸中烦燥，舌赤唇红，此渴引饮常多，小便数而少，病属上焦，谓之消渴。热蓄于中，脾虚受之，伏阳蒸胃，消谷善饥，饮食倍常，不生肌肉，此渴亦不甚烦，但欲饮冷，小便数而甜，病属中焦，谓之消中。热伏于下，肾虚受之，腿膝枯细，骨节酸痛，精走髓虚，引水自救，此渴水饮不多，随即溺下，小便多而浊，病属下焦，谓之消肾。”杨氏此段描述清楚地阐明了消渴病的病位分属三焦，上焦的病变脏腑在心，中焦的病变脏腑在脾，而下焦的病变脏腑在肾。黎民寿与杨氏的观点相同，亦认为“消渴病分上中下三焦而言，夫三焦为无形之火热内烁，致津液枯乏，脏腑焦腐，饮有形之水以浇沃，欲其润泽也”。

金元时期医家继承了前人以三焦分属而定位消渴的方法，并正式提出了上消、中消、下消之名，但在上、中、下三消各自病变的脏腑方面却与前人存在分歧，如著名医家朱丹溪在《丹溪心法》中认为：“上消者，肺也，多饮水而少食，大小便如常；中消者，胃也，多饮水而小便赤黄；下消者，肾也，小便浊林如膏之状，面黑而瘦。”明代《简明医彀·三消》中则认为：“夫三消者，上焦受病，多饮而少食，小便多利而不禁，甚至舌干白苔或裂，属肺，名消渴，亦名膈消。中焦受病，渴而多食，食已即饥，属胃，名消中。下焦受病，小便淋浊如膏糊，甚则面色黧黑，形瘦耳焦，属肾，名肾消。”

以上医家均主张消渴病在三焦，但对于上消病在心或在肺，中消病在脾或在胃的问题上存在着分歧，到目前为止，三消的脏腑分属仍无定论，“消主三焦”的学术观点对后世乃至当今的临床都产生了深远的影响。

（2）病在胃肠说

消渴病病位在胃肠的观点源于《素问·阴阳别论》中“二阳结谓之消”，二阳是指手足阳明经，认为邪气结于二阳，则肠胃积热而消谷，形成多食善饥的消渴病。金元医家李杲在《东垣试效方·消渴门》中进一步阐明了消渴病在胃肠的观点，指出：“二阳者阳明也，手阳明大肠主津，病消则目黄口干，是津不足也；足阳明胃主血，热则消谷善饥，血中伏火，乃血不足也。结者津液不足，结而不润，皆燥热为病也。此因数食甘美而多肥，故其气上溢，转为消渴。”刘河间亦在其所著《三消论》中强调消渴系因“饮食服饵失宜，肠胃干涸，而气液不得宣平，或耗乱精神，过违其度，或因大病阴气损而血液衰虚，阳气悍而燥热郁甚”所致，并解释了消渴小便多的病机是“乃肠胃之外燥热，痞闭其渗泄之道路，水虽入肠胃之内，不能渗泄于外，故小便数出而复渴”。清代医家喻昌提倡消渴“始于胃而极于肺肾”。沈颋继承了喻昌的观点，并在《病机汇论》一书中指出“消渴之病，古有上消、中消、下消之名，而肺胃肾分主焉……是虽有三者之分，而其端总属阳明”，并详细地论证了其观点。沈氏指出阳明的功能主要是变化水谷、灌溉五脏，若燥火太过，损伤津液，则胃土结、气化阻，饮虽入胃不归气化，直趋水道而下。因胃既不能以水自滋，又不能以水上潮乎肺，所以水入虽多，渴而终不解，而成上消病。至于下消，沈氏从五脏的相生、相克角度阐明了其发病与胃的关系：“肾者，肺之子也；胃者，肾之所不胜也。肺既无以滋养其子，胃且以其热传所胜，且或以七情房室损伤真阴，水虚不能胜火，任其播灼，肾中所藏脂液尽消而下，所以小便频数浑浊有膏，胫腹肌削，而下消之病成矣。”

（3）本源在肾说

有些医家认为消渴病的发生根本在肾。唐代的王焘在其《外台秘要》中提出："消渴者，原其发动，此则肾虚所致。"孙文胤在《丹台玉案》中更加明确地提出了消渴病发生于肾这一学术论点，强调："肾之所主者，水也，真水不竭，自足以滋养乎脾，而上交于心，何至有干枯消渴之病乎。惟肾水一虚，则无以制余火，火旺不能扑灭，煎熬脏腑，火因水竭而益烈，水因火烈而益干，阳盛阴衰，构成此症，而三消之患始剧矣，其根源非本于肾耶。"以上医家的论述均充分地论证了消渴病的本源在肾。

（4）独责肝木说

消渴病独责肝木一说主要盛行于明清时期，认为消渴病的发生起源于肝。如郑钦安在《医理真传・三消症起于何因》中指出："消症生于厥阴，风木主气，盖以厥阴下木而上火，风火相煽，故生消渴诸症。"黄元御亦强调："消渴者，足厥阴之病也，厥阴风木与少阳相火，相为表里，风木之性，专欲疏泄……疏泄不遂，而强欲疏泄，则相火失其蛰藏"，并明确指出"消渴之病，则独责肝木，而不责肺金"。推崇此说的医家虽然较少，但代表了在消渴病位方面的一种学术观点，对后世的影响相对较小。

（5）消源于脾说

主张消渴病的病位在脾之说的医家是清代陈士铎，他在《辨证录・消渴门》中指出："夫消渴之症，皆脾坏而肾败，脾坏则土不胜水……不宜消渴而消渴者，必脾有热乘之，得之饮啖酒果而致之者也。"并因此而提出了消渴的治法"平脾中之虚热，佐以解酒消果之味，则火毒散，而消渴之病自除"。

（6）消源于心说

提出消渴病源于心学说的是医家清代的高鼓峰，他在《四明心法》中指出："三消之病形如何？曰消之为病，一源于心火炽炎，火甚于上为隔膜之消，甚于中为肠胃之消，甚于下为膏液之消，甚于外为肌肉之消。"后世支持此说者较少。

三、诊断标准及分型

（一）糖尿病的分型与诊断标准

近 40 年来，WHO 糖尿病专家委员会、糖尿病专家小组及国际糖尿病联盟（IDF）对糖尿病的诊断及分型进行了多次修订。1965 年 WHO 糖尿病专家委员会第一次报告，建议将糖尿病分为原发性（原因不明）与继发性两大类，而原发性糖尿病主要根据临床表现与发病年龄又分为幼年发病型和成年发病型。随着糖尿病病因与发病机制研究的不断深入，人们逐渐认识到，按糖尿病发病年龄、临床表现和病情分类的方式已不再适用。自1980年以来，国际上通用WHO提出的分类标准，即1型或胰岛素依赖型（IDDM）和2型或非胰岛素依赖型（NIDDM），并增加了糖耐量异常、妊娠糖尿病和其他类型。1997年，鉴于10多年来的研究进展，以美国糖尿病协会（ADA）为代表的糖尿病专家提出了关于修改糖尿病诊断和分类标准的建议。其要点是：①取消胰岛素依赖型糖尿病（IDDM）和非胰岛素依赖型糖尿病（NIDDM）医学术语；②保留1型、2型糖尿病的名称，用阿拉伯数字，不用罗马数字；③保留妊娠期糖尿病（GDM）；④糖耐量减低（IGT）不作为一个亚型，而是糖尿病发展过程中的一个阶段；⑤取消营养不良相关糖尿病。

WHO专家咨询报告与国际糖尿病联盟－西太平洋地区委员会（IDF-WPR）于1999年正式公布了这一新的诊断标准及分型。中华医学会糖尿病学分会以及《中国糖尿病杂志》编委会于1999年10月在上海联席会上讨论通过本标准，建议我国今后的糖尿病研究与论文均采用这一新的分型与诊断标准，以便与国际糖尿病认识接轨。

1. 临床分型

2011年ADA继续将糖尿病的临床分型分为四类，即1型糖尿病、2型糖尿病、其他特殊类型和妊娠糖尿病。分型依据：①1型糖尿病为β细胞破坏，导致绝对的胰岛素缺乏；②2型糖尿病为胰岛素抵抗伴随相对胰岛素分泌不足；③其他特殊类型糖尿病为β细胞功能缺陷，胰岛素功能缺陷，胰腺外分泌病，药物或化学物质引起的糖尿病；④妊娠糖尿病。

2. 诊断标准

2011年ADA糖尿病诊疗指南指出，符合下列条件之一者应考虑糖尿病的诊断：①糖化血红蛋白（HbA1c）≥6.5%。检验应该用美国国家糖化血红蛋白标准化计划（National Glycohemoglobin Standardization Program，NGSP）认证的方法进行，并与糖尿病控制和并发症研究（Diabetes Control and Complications Trial，DCCT）的检测进行标化。②空腹血糖（FBG）≥7.0mmol/L。空腹的定义是至少8小时未摄入热量。③OGTT 2小时血糖≥11.1mmol/L。检验应按世界卫生组织（WHO）的标准进行，用相当于75g无水葡萄糖溶于水作为糖负荷。④有高血糖典型症状或高血糖危象的患者，随机血糖≥11.1mmol/L。如无明确的高血糖，结果应重复检测确认。

（二）中医之辨证分型

1. 辨病依据

中医学对消渴病的诊断多依据其临床主要症状进行诊断和鉴别诊断。自《黄帝内经》首次提出“消渴”病名后，历代医家在长期的医疗实践中，逐步认识到消渴病是以“多饮、多食、多尿、消瘦”等症状为中心证候特征的疾病。隋代开辟了中医学诊断消渴病的新纪元，取得了划时代的进步。其一是医生甄立言发现了消渴病“尿甜”的临床特征，指出“消渴病有三，一渴而饮水多，小便数，无脂似麸片甜者，皆是消渴病也”；其二是著名医家巢元方对消渴病病久所引发的并发病有了明确的记载，《诸病源候论·渴病候》载“其久病变，或发痈疽，或成水疾”。此后医家在长期的临床研究实践中，不断深化对消渴病的认识，并加以完善和扩充，使其发展成为中医内科学中的重要疾病——消渴病。

目前中医临床上采用的消渴病的诊断标准主要依据的是国家中医药管理局 1994 年 6 月 28 日发布、1995 年 1 月 1 日实施的中华人民共和国中医药行业标准《中医病证诊断疗效标准》，并参照中华人民共和国原卫生部于 1993 年制定发布的《中药新药临床研究指导原则》的标准。其诊断依据如下：凡具有口渴多饮，多食易饥，尿多而甜，形体日渐消瘦等症状者即可确诊。初起可“三多”症状不明显，病久常并发眩晕、肺痨、中风、雀目、疮疥等，严重者可见烦渴、头痛、呕吐、腹痛、呼吸短促，甚或出现昏迷、厥脱危象。

2. 分类方法

中医学对消渴病的临床分型主要依据其临床主要症状、发病原因、并发症及预后的不同进行分类。其中对后世影响最大、临床应用最为广泛的是明清医家根据消渴病“三多”症状的轻重不同而划分的三消分类法。如王肯堂在《证治准绳·消瘅》篇中指出：“渴而多饮为上消，经谓膈消；消谷善饥为中消，经谓消中；渴而便数有膏为下消，经谓肾消。”清代沈金鳌在《杂病源流犀烛》中分别详细描述了上、中、下三消的临床特征：“三消之症，分上中下。上消者，舌赤裂，咽如烧，大渴引饮，日夜无度。中消者，多食易饥，肌内燥，口干饮水，大便硬，小便如泔。下消者，烦躁引饮，耳轮焦，便溺不摄，或便如胶油。”三消分类法曾在消渴病的诊断及治疗史上起到了积极的推动作用，但此种分类法也存在明显的不足和局限性，如临床上典型的糖尿病多三消症状并存，难以分清主次；对于初发的糖尿病患者或病情控制较好的糖尿病患者，其临床症状不明显时，亦难以进行三消分类。因此，对糖尿病的辨证施治不能仅停留在三消的水平上，应结合具体的辨证分型才具有临床意义。此外，明代张介宾总结其临证体会，根据消渴病的病机特点，提出将消渴病分为两大类，即阴消和阳消。张氏认为，“消有阴阳，不可不察”，他在全面论证火、热、阴虚等“阳消”外，更首次提出“阴消”之说，其《景岳全书》载“盖消者，消烁也，亦消耗也，凡阴阳血气之属日见消败者，皆谓之消，故不可尽以火证为言”。其在《类经》中也指出“夫消者，消耗之谓，阳胜固能消阴，阴胜独不能消阳乎，故凡于精神血气肌肉筋骨之消，无非消也”，并引证《素问・气厥论》中“心移寒于肺，肺消，肺消者，饮一溲二”及《灵枢・邪气脏腑病形》中“五脏之脉细小者，皆为消瘅”等论述，证实阴消之类是存在的，这是对命门火衰、水失蒸腾的消渴证的再一次总结。

3. 辨证分型

证候是中医辨治疾病的核心。古今医家在长期的临床实践中总结出几种常用的辨证体系，如八纲辨证、脏腑辨证、气血津液辨证、三焦辨证、卫气营血辨证等。基于对证候实质认识的不同，糖尿病的辨证分型亦呈现出百家争鸣的局面。目前糖尿病的证候分型主要有国家卫生行政部门及学术组织所制定的辨证分型方案，如 1993 年中华人民共和国原卫生部制定发布的《中药新药临床研究指导原则》中将消渴病的中医辨证分型标准分为阴虚热盛证、气阴两虚证、阴阳两虚证和血瘀气滞证四型；1994 年国家中医药管理局发布的中华人民共和国中医药行业标准《中医病证诊断疗效标准》中将消渴病的证候分类分为燥热伤肺、胃燥津伤、肾阴亏虚、阴阳两虚、阴虚阳浮五型；高等中医药院校《中医内科学》五版教材中消渴病的辨证分型为肺热津伤、胃热炽盛、肾阴亏虚、阴阳两虚四型。此分类方法具有广泛的影响，在临床诊治中为较多医生所袭用。此外，还有很多医生根据各自的临床实践拟定了糖尿病的证候分型。如刘氏将 186 例糖尿病分为气阴两虚、阴虚燥热、兼有血瘀等证型进行论治；常氏将糖尿病分为肺胃燥热、阴阳两虚、气阴两虚、肾虚血瘀四型；吕氏则将本病分为五期 16 种证候进行治疗，包括阴虚期（临床前期）、阴虚化热期（临床期）、气阴两伤期（合并症早期）、阴阳气伤期（合并症中期）、阴阳气衰期（合并症晚期）。

总之，糖尿病辨证分型各家不一，种类较多，给糖尿病的中医治疗及学术交流、临床疗效的评估及成果推广带来了较大的困扰。因此，寻求一种简便易行、适宜临床应用的中医辨证体系，将对糖尿病中医辨证分型的标准化、规范化研究起到至关重要的作用。

四、治疗研究进展

（一）西医治疗

由于糖尿病的病因及发病机制尚未完全明确，目前尚未找到根治此病的方法。目前，糖尿病的治疗强调全面达标（即血糖、血压、血脂、体重），倡导现代综合疗法（加强糖尿病知识宣教、饮食与运动、药物治疗）。

关于血糖控制达标，目前主要有以下几点：①糖化血红蛋白（HbA1c）＜ 7.0%；②空腹毛细血管血浆血糖含量 70 ～ 130mg/dL（3.9 ～ 7.2mmol/L）；③餐后峰值血糖含量＜ 180mg/dL（＜ 10.0mmol/L）。糖尿病治疗的最终目的在于防治酮症酸中毒等急性并发症，阻止和延缓糖尿病血管、神经等慢性并发症的发生与发展，延长患者的寿命，提高其生存质量。

1 型糖尿病：以胰岛素治疗，多采用每日多次（3 ～ 4 次）胰岛素注射，或用胰岛素泵持续皮下注射。对于易发生低血糖的患者，可用作用快速且长效的胰岛素类似物，既能有效控制血糖，还能减少低血糖的发生，改善患者预后。

2 型糖尿病：治疗药物较多，目前主要有磺脲类、双胍类、α- 糖苷酶抑制剂、噻唑烷二酮类和非磺脲类胰岛素促泌剂等多个类别。目前有关 2 型糖尿病的治疗，美国糖尿病协会 2011 年发布的糖尿病防治指南中指出，一旦临床上明确诊断为 2 型糖尿病即开始应用二甲双胍，并配合生活方式治疗以达到血糖控制目标（HbA1c ＜ 7%）；若定期监测未能达标，则需及时加用其他药物，包括启动胰岛素治疗，其核心目的是使血糖达标并维持在正常范围内。若糖尿病患者一开始并无体重超重、肥胖，甚至体重偏低，且血糖水平较高、有明显的高血糖症状与体征等，可直接选用胰岛素治疗；对一些过于肥胖的 2 型糖尿病患者，若体重指数＞ 35kg/m^2，可考虑行减肥手术以控制体重，降低血糖水平。

（二）中医治疗

中医药防治消渴病历史悠久，在实践中积累了丰富的经验。中医治疗消渴病的方法主要包括药物治疗、针灸治疗、饮食治疗等。

1. 药物治疗

药物治疗是古今治疗消渴病所采用的主要方法。古今医家各据临床，针对消渴病的病因病机提出了诸多治疗原则，代表性的治法如下。

（1）清热养阴法：是古今治疗消渴病的主要治法。清代医家程钟龄在《医学心悟·三消》篇中确定了具体的治疗原则，“治上消者，宜润其肺，兼清其胃，二冬汤主之；治中消者，宜清其胃，兼滋其肾，生地八物汤主之；治下消者，宜滋其肾，兼补其肺，地黄汤、生脉散并主之”。宋代杨士瀛所立“天花散”一方即为清热养阴治疗消渴的代表方，方中运用生地黄、麦冬、五味子、葛根、天花粉、甘草 6 味药清热养阴生津以治消渴。现代医生栗氏运用清热养阴药物为主自制“消渴停胶囊”治疗 180 例糖尿病患者的临床试验结果表明，该药具有显著的降糖、降脂作用。

（2）温阳补肾法：汉代张仲景在《金匮要略·消渴小便不利淋病脉证并治》中提出“男子消渴，小便反多，以饮一斗，小便一斗，肾气丸主之”，开创了温阳补肾治疗消渴病的先河。《圣济总录》中所载“鹿茸丸”一方可谓是温阳补肾治疗消渴的代表方，方中以鹿茸、菟丝子、山茱萸、肉苁蓉等作为组方的主药，重在温补肾阳以治消渴。刘氏等遵仲景之法，运用温肾补阳药物附子、肉桂、熟地、山茱萸等组方治疗糖尿病，也取得了较好的治疗效果。

（3）祛湿化痰法：《黄帝内经》中首次提出了消渴的治疗方法为“治之以兰，除陈气也”。兰即佩兰，运用佩兰醒脾化湿之功治疗消渴。《外台秘要》中所载“汉防己散”及《太平圣惠方》中所载“半夏散”均为祛湿化痰法治疗消渴的代表方，方中以茯苓、陈皮、半夏、木香、白术、防己等祛湿化痰药作为组方的主药。邓氏等应用健脾化湿法为组方原则治疗糖尿病 33 例，药选苍术、茯苓、厚朴、黄芪、葛根等，总有效率为 82%，疗效明显优于西药对照组。

（4）益气健脾法：明代医家戴元礼治疗消渴，重视益气药物的应用，在《秘传证治要诀及类方·三消》中云“三消得之气之实，血之虚也，久久不治，气尽虚，则无能为力矣”，组方“黄芪六一汤”加减治疗；清代李用粹在其所著《证治汇补·消渴》中亦强调健脾益气的治疗作用，认为“五脏之精化，悉运乎脾，脾旺则心肾相交，脾健而津液自化，故参苓白术散为收功神药也”。冯氏采用健脾益气类药物如红参、黄芪、山药等配伍组方治疗 2 型糖尿病 78 例，显效 32 例，有效 38 例，总有效率 89.7%。马氏运用健脾益气养阴法为主治疗糖尿病也取得了较好的治疗效果。

（5）活血化瘀法：活血化瘀法是近年来中医治疗消渴病的热点，亦是目前广为应用的治法之一。现代研究表明，糖尿病的整个病程中均存在瘀血的证候。因此，运用活血化瘀法为主治疗糖尿病及其并发症取得了较好的疗效。如高氏采用桃仁、大黄等组成“活血降糖方”治疗 2 型糖尿病及胰岛素抵抗者 50 例，总有效率达 90%；李氏等以祝谌予教授的“降糖活血方”（药物组成为木香、当归、赤芍、川芎、益母草、丹参、葛根）为主方加减治疗糖尿病 54 例，治愈率为 85.14%，总有效率为 100%。

2. 针灸治疗

针灸治疗消渴病历史悠久，早在《史记·扁鹊仓公列传》中即有用灸法治疗消渴病的医案。晋代皇甫谧在《针灸甲乙经》中不仅提出可以用针刺的方法治疗消渴病，而且记载了针刺治疗的穴位，“消渴嗜饮，承浆主之……消渴，腕骨主之；消瘅，善喘……太溪主之”。唐代孙思邈则明确提出了消渴病采用灸法的适应证和禁忌证，他在《备急千金要方·消渴》中指出：“消渴咽喉干，灸胸膛五十壮，又灸足太阳五十壮”，“凡消渴病经百日以上者，不得灸刺，灸刺则于疮上漏脓水不歇，遂致痈疽，羸瘦而死，亦忌有所误伤”。

现代应用针灸治疗糖尿病的临床报道，首见于1943年，是一位日本医师代田文志报告其师用针灸在1927年治愈一例严重糖尿病患者。80年代后，运用针灸治疗糖尿病及其并发症的工作，取得了前所未有的发展，可采用体针、耳针、艾灸、穴位注射等方法。如胡氏治疗糖尿病的常规取穴为肺俞、脾俞、胃俞、肾俞、足三里、三阴交、阴陵泉、腕骨、然谷、承浆；燥热伤肺型配中脘、列缺，胃热炽热型配曲池、内庭，脾虚内热型配中脘、隐白，真元不足型配关元、命门、三焦俞等穴，酌情施灸，余穴针刺，共治疗35例，总有效率77.2%。宫氏取穴以补气滋阴、健脾固肾法为主治疗糖尿病，并以灸为主要治疗方法，总有效率为85%。

3. 饮食治疗

古代医家在长期的医疗实践中认识到消渴病系肥贵人膏粱之疾，故特别强调饮食疗法在消渴病防治中的重要作用。唐代孙思邈尤为重视饮食控制疗法，并将其放在治疗的首位，并提出："其所慎者有三：一饮酒，二房室，三咸食及面。能慎此者，虽不服药而自可无他。不知此者，纵有金丹亦不可救，深思慎之。"金代张从正发扬此治疗原则，指出："不减滋味，不戒嗜欲，不节喜怒，病已而复作；能从此三者，消渴亦不足忧矣。"元代罗天益在《卫生宝鉴》中也指出："夫消渴者……忌酒色、热面、鱼咸一百日，永除根本。"近年来，饮食治疗有了很大发展，已成为糖尿病的一项基础治疗措施。目前大多数医学专家认为糖尿病患者的饮食应符合平衡膳食的合理要求，在控制总热量的前提下供给足够的营养素。热量的合理供给是治疗糖尿病的关键，应以使患者能达到并保持标准体重为原则。每日饮食中碳水化合物、蛋白质、脂肪各占总热量的百分比如下：20%～25%来自脂肪，55%～65%来自碳水化合物（以复合碳水化合物和富含可溶性纤维的碳水化合物为主），蛋白质不应超过总热量的15%。糖尿病患者最好采用少食多餐的膳食结构，一日至少三餐，定时定量。三餐食量可按早、中、晚各占1/3，或早餐占1/5，中、晚餐各占2/5。提倡食用绿叶蔬菜、豆类、粗谷类、含糖成分低的水果等食品，以保证饮食中的纤维素含量，有利于各种维生素和微量元素的摄取。

第二节 糖尿病泛血管病变

一、泛血管疾病概念的形成

2014年，斯通（Stone）等提出了动脉粥样硬化性心血管疾病的概念，包括急性冠脉综合征、心肌梗死、稳定或不稳定型心绞痛、冠状动脉或其他动脉的血管重建术、动脉粥样硬化源性的卒中或短暂性脑缺血发作、动脉粥样硬化源性周围动脉疾病。美国心脏协会《心脏病与卒中统计数据（2019年版）》中描述心血管疾病的范围包括冠心病、卒中、高血压、心力衰竭、动脉疾病和其他心血管疾病。《中国心血管健康与疾病报告2023》定义的心血管疾病包括风湿性心脏病、缺血性心脏病、脑卒中、高血压性心脏病、非风湿性瓣膜性心脏病、心肌病和心肌炎、心房颤动、心房扑动、主动脉瘤、外周动脉疾病、心内膜炎和其他心血管和循环系统疾病等。

以往对血管病的研究是基于不同专科针对不同靶器官进行的，2002年泛血管疾病的概念被首次提出，血管病被认为是系统性疾病，动脉粥样硬化为其共同的病理基础，继而从系统生物学角度整体认识和管理血管性疾病。泛血管疾病概念的形成对之后的研究和临床治疗产生了重要的影响。

缺血性卒中的病因学分类中，大动脉粥样硬化型占全部病因的25%，小血管病占25%，隐源性卒中占25%，心源性卒中占20%，其他少见病因占5%。在隐源性卒中的概念里提出了原因不明的栓塞性卒中（embolic stroke of undetermined source，ESUS），其定义为排除腔隙性梗死、动脉粥样硬化病变及心源性栓塞的卒中亚型。ESUS的概念提出后，有研究证实此类卒中多数由心房颤动引起。有研究表明，颈内动脉粥样硬化性斑块很可能是ESUS的潜在病因。

二、2型糖尿病泛血管疾病的风险

泛血管疾病是一组全身性血管疾病，可同时累及大、中血管，以及微血管等，主要危害的靶器官包括心、脑、外周血管、肾脏和视网膜等。心脑血管疾病是我国居民的首要死亡原因。2019年，我国农村、城市心血管疾病（CVD）分别占全部死因的46.74%和44.26%，即每5例死亡中就有2例死于CVD。我国约有CVD现患人数3.3亿，其中脑卒中1300万，冠心病1139万，外周动脉疾病4530万。我国慢性肾脏病（CKD）患病人数高达1.323亿，CKD所致以及肾功能受损导致的CVD死亡占总死亡率的4.6%。我国正面临人口老龄化和代谢危险因素持续流行的双重压力，泛血管疾病负担仍将持续增加。

2型糖尿病（T2DM）作为泛血管疾病重要独立危险因素之一，与泛血管疾病的发生发展密切相关。中国患有糖尿病的人数高达1.41亿，且T2DM患者常合并高血压、血脂异常、肥胖等泛血管疾病的重要代谢危险因素。与非糖尿病人群相比，T2DM患者的泛血管疾病通常发病年龄更早且起病隐匿，常常在检出时已经发生血管病变，甚至已经造成心肌梗死、脑卒中等严重事件，T2DM患者易并发多部位的血管病变，且血管病变更严重。虽然T2DM患者的亚临床动脉粥样硬化病变普遍存在，但血管病变和治疗并没有作为预防重点；T2DM 患者泛血管疾病的诊疗涉及心血管内科、内分泌科、肾脏内科、神经内科、眼科、血管外科、心血管外科等不同科室，但由于学科细分，各个学科往往关注局部病变，而忽视了患者系统性血管病变的问题，导致对 T2DM 的防治策略不够完善。因此，早期系统地评估 T2DM 患者血管病变、制定综合性的管理策略对于泛血管疾病的预防具有重要意义。

三、T2DM 患者泛血管疾病流行病学现状

2015—2017 年进行的全国 31 省市的大样本流行病学研究显示，中国大陆≥ 18 岁成人糖尿病标化患病率为 12.8%（依据 2018 年 ADA 标准）或 11.2%（依据 1999 年 WHO 标准）。中国慢性病前瞻性研究显示，糖尿病人群发生冠心病和脑卒中的风险为非糖尿病人群的 1.5 ～ 2.5 倍，CVD 死亡率比非糖尿病人群增加约 2 倍。我国 T2DM 患者 CVD 总体患病率为 33.9%，T2DM 患者最终约有 75% 死于 CVD。T2DM 患者的脑动脉硬化以及脑部微小血管损伤也会引起认知功能的损害。国内大样本 Meta 分析证实，T2DM 患者认知功能障碍的发病风险明显高于健康人，其发生阿尔茨海默病、血管性痴呆、轻度认知功能障碍的风险分别是非糖尿病患者的 1.46、2.48、1.21 倍。60 岁以上的 T2DM 患者中，有 20% 的人群可能会发展为痴呆。

中国 T2DM 患者糖尿病肾脏疾病（DKD）患病率为 21.8%，DKD 已成为终末期肾病（ESRD）的主要原因，也是我国中老年人群发生 ESRD 的首要病因。我国糖尿病患者糖尿病视网膜病变（DR）的患病率为 23%，其中轻度非增生型糖尿病视网膜病变（NPDR）为 19.1%，增生型糖尿病视网膜病变（PDR）为 2.8%。DR 患者每年进展为威胁视力的 DR 比例为 3.4% ～ 12.3%，也是导致成人失明的主要原因之一。关于 T2DM 患者合并多部位血管疾病的研究数据，目前尚缺乏大规模的流行病学证据。

四、T2DM 患者泛血管疾病的病理生理机制

目前认为 T2DM 患者大、中血管病变的基本病理改变为动脉粥样硬化，主要累及主动脉、冠状动脉等；微血管病变是 DKD 和 DR 的病理基础和特异性表现。血管内皮功能障碍是 T2DM 患者泛血管疾病的始动因素。

（一）血管内皮功能障碍

T2DM 患者血管病变早期以血管内皮依赖性舒张功能受损为主，是血管病变发生的始动

因素和基本病理生理改变，其核心为血管内皮细胞功能障碍。高血糖和高胆固醇可影响一氧化氮合酶生成或生物活性，一氧化氮生成减少，血管内皮依赖性舒张功能减退，导致血管功能障碍和动脉粥样硬化形成。内皮细胞凋亡是糖尿病大血管病变的始发事件，不仅造成血管内皮结构的损害，还严重影响内皮细胞的正常功能，促进血管病变的发生。此外，胰岛素抵抗有关的代谢紊乱也是导致血管内皮功能障碍从而引发动脉粥样硬化的重要原因。

（二）动脉粥样硬化

T2DM 患者发生动脉粥样硬化的机制涉及高血糖、血脂代谢异常、胰岛素抵抗、炎症反应、高凝状态和表观遗传基因等。脂代谢紊乱、胰岛素抵抗与高胰岛素血症、纤溶和凝血机制异常等加速动脉粥样硬化的进展；表观遗传学微小 RNA 表达的变化影响 T2DM 患者动脉粥样硬化中靶基因的调节，可能是动脉粥样硬化发展的关键事件。T2DM 患者动脉粥样硬化可继发斑块出血、斑块破裂、血栓形成、动脉瘤破裂和动脉粥样硬化性狭窄等病理改变。

（三）微血管病变

关于 T2DM 患者微血管病变形成的细胞与分子机制，迄今未形成一致的看法，目前认为主要涉及两方面，即葡萄糖毒性产物的形成及糖毒性产物对细胞信号通路的影响。前者主要为多元醇通路活跃、氧化应激增加、糖基化终产物形成及己糖通路活跃；后者包括多种信号通路如蛋白激酶 C 通路、丝裂原活化蛋白激酶通路、炎症信号级联通路激活等。DKD 的病理改变为肾小球足细胞和内皮细胞损伤，系膜基质增宽和肾小球基底膜增厚，动脉粥样硬化、肾小管萎缩和纤维化，出现临床上可检测到的蛋白尿和肾小球滤过率下降。DR 主要表现为视网膜血管病变及细胞的内环境稳态失衡，血 – 视网膜屏障在糖尿病早期即受到损害，通透性增加，微血管渗漏，晚期视网膜新生血管形成、纤维增殖，最终视网膜微血管细胞结构改变，甚至完全丧失，并出现毛细血管的无细胞化。此外，T2DM 患者视网膜神经感觉功能的缺陷发生在微血管病变之前，且累及所有类型的视网膜神经细胞。

五、T2DM 患者泛血管疾病的多学科协作诊疗

尽管泛血管疾病的概念涵盖范围较大，但在临床诊疗及科研方面多集中于头 – 颈 – 冠状动脉，有条件的医疗机构已进行了相关的研究与尝试。

首都医科大学附属北京安贞医院作为以心血管内、外科为主要特色的综合性医院，掌握了大量的心血管内、外科患者的临床资料，为心脑血管联合病变的研究提供了有利条件；除

了心源性卒中之外，还进行了大量的心脏手术后神经系统并发症的研究。首都医科大学附属北京天坛医院作为以神经内、外科为主要特色的综合性医院，于2020年成立了神经心脏病学中心，建立以神经病学及心脏病学为基础的交叉学科，将多学科的力量进行整合，为治疗神经、心脏相关疾病提供了新选择。该中心成立后与首都医科大学附属北京安贞医院共同整合人员和技术优势，以达到心脑血管病联合诊治的目的。

在泛血管疾病的研究中，心、脑无疑是最重要的两个部分，颈动脉病变是与之相关的另一个重要因素。常见的颈动脉病变包括动脉狭窄和斑块，其与心脑血管病的发生、发展及转归息息相关。就解剖位置而言，颈动脉是位于心、脑血管之间的“中途岛”，均会对心、脑产生影响，因此心－脑－颈动脉临床联合评估和治疗成为必然。

随着对泛血管疾病概念认识的不断深入，与血管病相关的外科联合治疗逐步开展。临床较为常见的是分期或是同期进行颈－冠状动脉手术，如颈动脉内膜切除术联合冠状动脉旁路移植术。有研究结果显示，同期行颈动脉内膜切除术联合冠状动脉旁路移植术治疗颈动脉重度狭窄合并冠状动脉重度狭窄是安全有效的。

在以上研究的基础上，心脏科、神经科及血管外科医师在处理本学科血管疾病的同时，还需对其他血管进行综合诊治。神经科医师在接诊缺血性卒中患者时需要排除心源性病因，在治疗心房颤动引发的卒中的同时，须考虑针对心房颤动的治疗；而心脏内科医师在实施心房颤动抗凝治疗时需要考虑是否会引起脑出血。术前评估是减少颈动脉及心脏外科手术术后并发症（尤其是术后并发脑血管病）的有效手段，与泛血管疾病相关的其他疾病的评估也日益受到重视，如与血管病相关的睡眠障碍、焦虑抑郁、血管性认知障碍等。这些在临床上容易被忽视的血管病相关疾病，会潜在影响血管病患者的治疗、康复效果和生活质量。随着治疗技术的不断提高，一些常见的血管病并发症不断减少，其他类型的风险也在不断下降。但值得注意的是，认知障碍等呈现多发和增多趋势，目前认为这种认知障碍与术前颈动脉狭窄关系密切。

T2DM患者泛血管疾病的风险评估与管理模式应是系统性的，包括危险因素、血管结构和功能及靶器官损伤的早期评估、远期心脑血管事件的风险预测，以及多学科综合管理（包括心血管科、内分泌科、肾脏内科、神经内科、眼科、血管外科等）。管理内容包括生活方式的调整（饮食结构调整、肥胖人群的减重、运动及戒烟限酒等），高血糖、高血压、脂代谢紊乱等的控制和器官保护药物的应用。同时应积极开展系统的T2DM患者自我管理及健康教育，当发现危险因素、血管病变或靶器官的损伤等情况时，多学科协作诊疗模式有助于控制病情、减少花费和延缓泛血管疾病的进展。

鼓励各级医疗机构建立 T2DM 患者泛血管疾病的多学科诊疗协作组，对 T2DM 患者进行联合会诊，制定标准化的风险评估及管理路径。T2DM 患者确诊后，每年至少进行一次泛血管疾病的系统性风险评估以及随访，预防 T2DM 患者罹患泛血管疾病。

六、T2DM 患者泛血管疾病的风险评估

对T2DM患者进行常规问诊、体格检查及一般实验室检查，如尿常规、肝功能、肾功能、血糖、糖化血红蛋白、胰岛素、C 肽等，还要进行系统的泛血管疾病风险评估，以期在早期检出亚临床动脉粥样硬化和靶器官损伤。

（一）危险因素

所有 T2DM 患者均为泛血管疾病的高危人群。T2DM 患者确诊后，应每年至少评估一次泛血管疾病的危险因素，包括性别、年龄、体重指数、腰围、吸烟饮酒史、糖尿病病史、血脂异常、高血压、CVD 病史，以及早发 CVD 家族史等，其中血脂异常是 T2DM 患者心血管并发症发生的重要危险因素。T2DM 患者血脂异常的发生率明显高于非糖尿病患者，具特征为：①空腹和餐后甘油三酯（TG）水平升高；②高密度脂蛋白胆固醇（HDL-C）水平降低；③血清总胆固醇（TC）水平、低密度脂蛋白胆固醇（LDL-C）正常或轻度升高，且 LDL-C 发生质变，小而密的 LDL-C（sdLDL-C）水平升高；④载脂蛋白 B（ApoB）水平升高，载脂蛋白 C Ⅲ（ApoC Ⅲ）水平升高。T2DM 患者中，脂蛋白（a）[Lp（a）] 升高与冠状动脉事件和 CVD 事件的风险增加密切相关。根据目前临床血脂常规检测项目，T2DM 患者确诊时及之后随访中每年应至少评估一次血脂谱，包括 TC、TG、LDL-C、HDL-C、ApoB；T2DM 患者确诊后至少测定一次 Lp（a）水平。当 T2DM 患者 TG 升高时，非 HDL-C（non-HDL-C）及 ApoB 可以更准确地反映致动脉粥样硬化脂蛋白的颗粒数，推荐 T2DM 患者以 LDL-C、non-HDL-C、ApoB 作为诊治靶标。

（二）血管结构和功能

T2DM 患者的糖代谢异常与血管结构和功能病变密切相关，踝臂指数（ABI）、臂踝脉搏波传导速度（baPWV）、颈动脉超声、冠状动脉 CT 血管成像（CCTA）等检查可以在早期发现亚临床动脉粥样硬化，在大、中血管疾病的早期诊断、危险分层，以及预后评价中发挥重要作用，对于 T2DM 患者泛血管疾病的早期防治具有重要意义。

ABI：指胫后动脉或足背动脉的收缩压与肱动脉收缩压的比值，用于评估动脉阻塞和管

腔狭窄程度，是早期诊断下肢阻塞性疾病的常用手段。研究表明，冠状动脉事件随着 ABI 的降低而增加，其预测准确性高于 Framingham 风险评分。ABI 预测冠状动脉事件的灵敏度和特异度分别为 16.5% 和 92.7%，预测心血管死亡的灵敏度和特异度分别为 41.0% 和 87.9%。ABI 正常参考值为 1.00 ～ 1.30，0.91 ～ 0.99 为临界状态，ABI ≤ 0.90 提示下肢动脉病变，ABI ＞ 1.30 通常提示出现血管钙化、动脉弹性受损。

baPWV：代表心脏射血时脉搏波传播到外周血管的速度，通过记录肱动脉和踝部动脉脉搏波传导时间和距离测定 baPWV。作为动脉粥样硬化或冠状动脉硬化性疾病的评估指标，baPWV 可以独立预测心脑血管事件的发生风险。baPWV 的正常参考值＜ 1400cm/s，大于该值提示大动脉和中动脉弹性减退，动脉硬度升高，但需要注意其检查结果易受血压等多种因素影响。

颈动脉超声：颈动脉为动脉硬化的好发部位，其硬化病变的出现往往早于冠状动脉及脑血管。颈动脉超声用于检测颈动脉内膜中层厚度（IMT）、动脉硬化斑块、血管内径及狭窄，以及血流动力学信息，评估颈动脉是否存在病变。荟萃分析显示，颈动脉 IMT 每增加 0.1mm，冠心病的发病风险增加 15%，脑卒中的发病风险增加 17%。与健康人群相比，T2DM 患者早期，甚至糖尿病前期已合并颈动脉内膜损伤，且颈动脉狭窄及粥样硬化进一步增加 T2DM 患者的心脑血管事件及全因死亡风险。推荐 T2DM 患者早期评估颈动脉狭窄及斑块，预测 CVD 风险，尤其是合并其他心脑血管疾病风险因素（如有吸烟、高脂血症、高血压、脑卒中或短暂性脑缺血发作病史）的 T2DM 患者。颈动脉 IMT ≥ 0.9mm 或存在颈动脉粥样斑块，提示颈动脉病变。如确诊颈动脉病变，可进一步行 CT 血管成像（CTA）或磁共振血管成像（MRA）检查评估管腔情况及斑块性质。

CCTA：用于评估冠状动脉钙化进行冠心病危险分层，评估冠状动脉管腔和管壁结构，识别高危斑块与预后评价等。冠状动脉钙化积分可通过观察冠状动脉管壁钙化程度进行冠心病危险分层。目前临床上广泛采用的是 Agatston 评分。Agatston 评分为 0，预示 T2DM 患者 10 年内发生心血管事件的风险低；Agatston 评分＜ 100 提示心血管事件发生处于低风险（冠状动脉事件风险增加 2.1 倍）；100 ～ 400 分提示心血管事件发生处于中风险（冠状动脉事件风险增加 4.2 倍）；＞ 400 分提示心血管事件发生处于高风险（冠状动脉事件风险增加 7.2 倍）。

CCTA 可以显示管腔和管壁结构，对冠状动脉斑块特征及密度进行定性分析。CCTA 显示的高危斑块征象，如正性重构、低密度和大体积斑块、点状钙化和“餐巾环”征等均与临床预后密切相关，具有≥ 2 个上述高危斑块征象的患者，其主要不良心血管事件的发生率为不具有高危斑块征象患者的 9.17 倍。因此，CCTA 常用于对冠心病或动脉粥样硬化斑块的病变进展进行可量化的随访观察。此外，CCTA 可用于对冠状动脉周围脂肪的监测，用于评估冠状动脉炎症，追踪斑块破裂事件后血管炎症的变化，预测全因死亡率和心脏死亡率。

FACTOR-64（应用冠状动脉 CT 血管成像筛查无症状糖尿病患者心血管事件）研究显示，对病程 3 ～ 5 年、无 CVD 症状的糖尿病患者进行 CCTA 筛查，与常规诊治相比，在平均 4 年的随访时间内并未减少受试者心血管事件（全因死亡、非致死性心肌梗死或需要住院的不稳定型心绞痛的复合终点）风险。因此，推荐糖尿病病程较长（如 10 年以上）或心电图等其他检查提示可能存在无症状心肌缺血或合并脑卒中、外周血管疾病等大、中血管疾病的 T2DM 患者进行 CCTA 筛查。CCTA 的临床应用需要排除禁忌证：如已知的严重碘对比剂过敏史、肾功能不全 [肾小球滤过率＜ 60mL/（min· 1.73m^2）]、妊娠或怀疑受孕者等。

（三）靶器官损伤

靶器官损伤的风险评估是 T2DM 患者泛血管疾病风险评估的重要内容，如能在早期检出亚临床靶器官损伤并及时干预，亚临床靶器官损伤是可以逆转的，因此，应尽早对 T2DM 患者进行靶器官损伤的评估。

T2DM 患者的 CVD 早期常无症状，临床应积极评估 T2DM 患者心脏结构和功能，有症状者及时进行进一步检查和治疗。① N 末端 B 型利钠肽原 /B 型利钠肽（NT-proBNP/BNP）：T2DM 患者心血管事件的发生及进展与 NT-proBNP 浓度的升高显著相关。NT-proBNP 每增加 100pg/mL，T2DM 患者 5 年心血管事件住院率升高 12%。NT-proBNP ＞ 125pg/mL 预示 T2DM 患者未来发生心血管事件的风险较高。PONTIAC 研究（N 末端 B 型利钠肽原预防无心脏病史的糖尿病患者心脏事件）显示，对 NT-proBNP ＞ 125pg/mL 的 T2DM 患者进行强化心脏保护治疗，可以使 2 年后因 CVD 住院或死亡的风险降低 65%。建议 T2DM 患者每年至少检测一次 NT-proBNP/BNP，如发现 NT-proBNP ＞ 125pg/mL 或 BNP ＞ 50pg/mL，或通过连续监测发现检测值升高，提示可能存在心脏结构或功能的改变，则需要进一步评估经胸超声心动图，并立即启动心脏保护性治疗，同时增加随访频率，建议至少每半年检测一次。②高敏心肌肌钙蛋白（hs-cTn）：hs-cTn 是心肌损伤的特异性和高敏感性标志物，可以反映 T2DM 患者慢性亚临床心肌损伤。ARIC 研究（社区动脉粥样硬化风险研究）显示，T2DM 患者 hs-cTnT 升高（≥ 14ng/L）的可能性显著高于非糖尿病患者，未来 5 年冠心病、心力衰竭和全因死亡率的相对风险也显著增加。建议 T2DM 患者每年至少检测一次 hs-cTn，若检测值超过参考值上限，或通过连续监测发现检测值升高，则提示心肌细胞损伤，应该立即启动心脏保护性治疗，同时增加随访频率，建议至少每半年检测一次。③心电图：T2DM 患者应每年检测心电图，心电图有心肌缺血表现或有胸闷、心前区疼痛症状者应做运动平板试验或 CCTA。④经胸超声心动图：T2DM 易引发左心室结构和功能的变化，并常表现为亚临床左心室舒张功能不全。经胸超声心动图可用于左心室舒张功能变化的早期诊断，可通过测定房室腔容积，测量舒张早期血流速度（E）及舒张晚期血流速度（A），计算 E/A 比值等指标，观察心脏解剖结构，对左心室舒张功能进行评估。推荐心肌标志物升高或合并高血压或心电图异常或心脏听诊异常的 T2DM 患者完善经胸超声心动图。⑤其他指标：超敏 C 反应蛋白（hs-CRP）与 CVD 风险增加相关，hs-CRP ≥ 0.2mg/L 提示心血管事件的发生风险显著增加。此外，反映细胞损伤和炎症反应的生长分化因子 15（GDF-15），以及反映心肌细胞功能障碍和组织纤维化程度的可溶性肿瘤生成抑制因子 2（sST2）等新型炎症反应标志物也与 CVD 的发生发展有显著相关性。上述炎症标志物值得进一步关注，但临床推广应用仍需要进一步的证据，且需要注意，在并发感染性疾病或自身免疫性疾病等时，上述标志物的特异性可能会受到较大影响。

T2DM 患者脑血管疾病的评估包括颅外血管评估、颅内血管评估、认知功能评估，以及小、微血管损害的评估等。①颅外血管评估：T2DM 患者如合并吸烟、血脂异常、高血压等危险因素或合并脑卒中、短暂性脑缺血发作等脑血管疾病时应完善颅外血管（颈内动脉颅外段、椎动脉颅外段及锁骨下动脉）的评估。评估内容包括 IMT 以及动脉粥样硬化斑块有无、大小、稳定性、管腔狭窄程度、血流速度等。颈部血管超声是较常用的评估颅外血管的检查方法，具有无创、简便、重复性好、价格便宜等优势，其他可选用的检查包括主动脉弓超声、弓上动脉 CTA、对比增强 MRA 等。②颅内血管评估：T2DM 是颅内动脉狭窄及粥样硬化的独立危险因素，T2DM 患者如合并吸烟、高血压、颈动脉斑块等脑卒中风险因素时应完善颅内血管（包括双侧颈内动脉颅内段、双侧大脑中动脉、双侧大脑前动脉、双侧椎动脉颅内段、基底动脉、双侧大脑后动脉）的评估。评估内容包括颅内血管血流速度、血管狭窄或闭塞程度、斑块形成、侧支循环形成等。经颅多普勒超声（TCD）是临床常用的检查手段，其他可选用的无创检查包括头部 CTA 或 MRA 等。③认知功能评估：T2DM 患者常伴有记忆力减退、理解力下降、执行功能下降等认知损害。推荐 T2DM 患者年龄≥ 65 岁或出现因自我护理活动问题（如胰岛素剂量计算错误、碳水化合物计算困难等）导致临床状况显著下降时，应完善认知功能的评估（常用的神经心理评估工具包括简易精神状态量表、蒙特利尔认知评估量表等），并酌情每 1 ～ 2 年评估一次。④小、微血管评估：T2DM 患者小、微血管的损害，在脑组织中的表现主要为多发腔隙性脑梗死、微出血、脑白质病变、脑萎缩等。推荐 T2DM 患者确诊后应至少进行一次头部 CT 或 MRI（包括 T1 加权成像、T2 加权成像、液体衰减反转恢复、扩散加权成像、磁敏感加权成像等序列）等脑组织结构影像学检查。尤其对于具有较高认知功能障碍可能性的患者，应完善上述检查，评估可能存在的上述影像改变，并转诊至神经内科。

T2DM 患者外周血管疾病通常是指下肢动脉粥样硬化性病变（LEAD），与非糖尿病患者相比，T2DM 患者的下肢动脉病变常累及股深动脉及胫前动脉等中小动脉。临床上 LEAD 常与冠状动脉疾病和脑血管疾病同时存在，LEAD 对冠状动脉疾病和脑血管疾病有提示价值，LEAD 可增加 T2DM 患者心血管事件的风险和死亡率。推荐对于 50 岁以上的 T2DM 患者常规进行 LEAD 评估；伴有 LEAD 发病高危因素，如合并心脑血管疾病、血脂异常、高血压、吸烟或糖尿病病程 5 年以上的 T2DM 患者应每年至少评估一次；而对于有足溃疡、坏疽的 T2DM 患者，不论其年龄大小，应进行全面的动脉病变检查和评估。评估内容应包括临床症状、体征的全面评估，以及动脉体格检查等，如果发现异常需进行 ABI、下肢动脉超声等检查。①临床症状、体征的评估：间歇性跛行为 LEAD 的常见症状，表现为行走时下肢无力、大腿或小腿肌肉疼痛，严重 LEAD 患者可出现缺血性静息痛、缺血性溃疡或坏疽。②动脉体格检查：皮肤温度测定、足背动脉和胫后动脉搏动触诊，以及股动脉杂音的听诊等可为评估无症状性 LEAD 提供有价值的信息。如上述检查发现异常应进行 ABI、下肢动脉超声等检查。③ ABI：如果 T2DM 患者静息 ABI ≤ 0.90，无论患者有无下肢不适的症状，都应该诊断为 LEAD；运动时出现下肢不适且静息 ABI ≥ 0.90 的患者，如踏车平板试验后 ABI 下降 15% ～ 20%，也应该诊断为 LEAD；如果患者静息 ABI ＜ 0.40 或踝动脉压＜ 50mmHg 或趾动脉压＜ 30mmHg，应该诊断为严重肢体缺血。④其他检查：下肢动脉超声因无创、可及性高，且可评估动脉管壁情况，如内膜中层增厚、动脉硬化斑块及钙化等，也常被用于 LEAD 的筛查和诊断，如显示管腔狭窄或闭塞则可诊断为 LEAD。根据病情需要，可进一步对 LEAD 患者行 CTA 或 MRA，必要时行数字减影血管造影（DSA）检查，以进一步明确 LEAD 病情，并选择合理的治疗方案。

DKD 早期可能无明显症状，定期评估有助于其早期发现、诊断。T2DM 患者在确诊时应进行尿白蛋白和血清肌酐的检测，以早期发现 DKD，之后每年应至少评估一次。①尿白蛋白：可以通过测定尿白蛋白 / 肌酐比值（UACR）了解尿白蛋白排泄情况。UACR ≥ 30mg/g 为阳性。尿白蛋白的检测建议使用清晨第一次尿液，门诊患者可检测随机尿，但需同时检测尿肌酐对尿白蛋白进行校正。多种因素可影响尿白蛋白的排泄，如发热、明显高血糖、未控制的高血压、感染、慢性心力衰竭、妊娠等，均可导致一过性尿白蛋白排泄增高。T2DM 患者如发现UACR异常，建议3～6个月复查UACR，如3次结果中至少2次达到或超过临界值，且排除其他影响因素，方可诊断为白蛋白尿。②血清肌酐：用于估算肾小球滤过率（eGFR），可使用慢性肾脏病流行病学合作研究（CKD–EPI）或肾脏病膳食改良试验（MDRD）公式。当患者 eGFR < 60mL/（min·1.73m^2）时，可诊断为肾小球滤过率下降。该公式仅用于血肌酐水平稳定的患者，对于因妊娠、急性肾衰竭、截肢、截瘫、严重肥胖、营养不良或特殊饮食（如严格素食）等引起的肌肉量减少不适用。③其他检测指标：肾小球滤过屏障损伤的生物标志物（如尿转铁蛋白、尿免疫球蛋白 G 等）、肾小球内皮细胞和足细胞损伤的生物标志物（如 α– 肌动蛋白 4、黏多糖、肾病蛋白、足细胞标志蛋白和突触足蛋白抗体等），以及肾小管损伤的生物标志物（如胱抑素 C、β2– 微球蛋白、α1– 微球蛋白、视黄醇结合蛋白、中性粒细胞明胶酶相关脂质运载蛋白、肾损伤分子 –1 等）亦有助于早期发现糖尿病患者的肾脏损伤，但临床推广仍需进一步研究证据。DKD 的诊断常常是根据持续存在的 UACR 增加或 eGFR 下降，同时排除其他 CKD 而做出的临床诊断。DKD 诊断成立后，应根据 eGFR 及尿白蛋白水平进一步判断 CKD 分期，同时评估 DKD 进展风险及明确评估频率。其中，G4–A3 期、G5 期患者病情复杂且进展较快，同时患者的并发症（电解质紊乱、严重水肿、多浆膜腔积液等）较多，建议 G4–A3 期以及 G5 期患者的复查频率增至每年 4 次以上，同时根据患者临床实际情况增加复查频次。

糖尿病视网膜病变（DR）是 T2DM 患者高度特异的慢性并发症之一，除损害视力外，DR 还显著增加 T2DM 患者 CVD 及全因死亡风险。T2DM 患者也是白内障、青光眼、角膜病变及缺血性视神经病变等眼部疾病早发的高危人群，因此 T2DM 患者确诊后应尽快进行全面眼部检查，评估视力、眼压、房角、虹膜、晶状体和眼底（观察微血管瘤、视网膜内出血、硬性渗出、棉绒斑、视网膜内微血管异常、静脉串珠、新生血管、玻璃体积血、视网膜前出血、纤维增生等）。①评估方法：推荐采用免散瞳眼底摄片筛查 DR，其具有较好的灵敏度和特异度，高质量的眼底照片可以筛查出绝大多数有临床意义的 DR。但是需要注意，免散瞳眼底摄片无法有效筛查糖尿病性黄斑水肿（DME），若出现严重的 DME 或中度非增生期以上的 DR 征象，建议在眼科医师处行光学相干断层成像和荧光素眼底血管造影检查，必要时行眼底超声检查。部分糖尿病患者瞳孔过小或患有白内障，免散瞳眼底照片的拍摄质量常不达标，需要转诊至眼科进一步检查，明确眼底情况。近年来，人工智能在 DR 的筛查和分级诊疗方面展现出了巨大的应用价值，有条件的医院或者医疗机构可采用获得国家药品监督管理局认可的人工智能软件或系统进行眼底筛查。②评估频率：T2DM 无 DR 者每 1 ～ 2 年评估一次，如已出现 DR，应缩短随访间隔时间。轻度 NPDR 患者每年一次，中度 NPDR 患者每 3 ～ 6 个月一次，重度 NPDR 患者及 PDR 患者每 3 个月一次。T2DM 患者计划妊娠时应进行眼科检查，妊娠后应在第一次产检、妊娠后每3个月及产后1年内进行眼科检查。如果DR进展或威胁视力，应由眼科医师进行随访和处理。DR常与DKD伴发，DR合并微量白蛋白尿亦可作为DKD的辅助诊断指标。T2DM患者出现微量白蛋白尿或肾小球滤过率下降时需要进行DR筛查。

第三节　糖尿病慢性并发症

一、西医研究进展

糖尿病并发症的防治已成为世界糖尿病研究的重点课题。糖尿病并发症包括急性并发症和慢性并发症，其中又以慢性并发症更为常见和重要，是影响患者生存和生活质量以及致残致死的主要原因。糖尿病的慢性并发症主要为大血管病变和微血管病变，可遍及全身各个重要器官。无论是1型还是2型糖尿病，以动脉粥样硬化性心脑血管病和糖尿病性肾病、视网膜病、神经病变和糖尿病足的发病率较高，其发生、发展与糖尿病发病年龄、病程长短、代谢紊乱程度及病情控制程度密切相关。关于糖尿病并发症的发病机制，国内外进行了深入的基础和临床研究。循证医学的证据表明，高血糖是糖尿病慢性并发症的直接原因。糖尿病控制与并发症研究（DCCT）和英国前瞻性糖尿病研究（UKPDS）均证实，若把血糖控制在接近正常值范围，可防止和延缓糖尿病微血管并发症（主要指糖尿病视网膜病变、糖尿病肾病、糖尿病心脏自主神经病变）、大血管并发症、糖尿病神经病变的发生发展。目前对糖尿病并发症的治疗主要通过严格控制血糖、血压水平，调节血脂的异常，纠正血液高凝状态等手段以阻止或延缓并发症的进展与恶化，降低其死亡率和致残率，延长患者的寿命，提高生存质量。

（一）糖尿病微血管并发症

糖尿病视网膜病变（DR）：DR是最常见的糖尿病微血管并发症，是工作人群首位致盲性眼病。在不同的研究人群中DR患病率不同：背景期DR在常见于病程20年的糖尿病患者；增殖期糖尿病视网膜病变（PDR）在病程30年的1型糖尿病（T1DM）患者中发生率可达70%。克莱因（Klein）等研究发现，30岁之前发生糖尿病且使用胰岛素治疗的患者人群中，DR患病率为71%，4年的累计患病率为59%，进展为PDR的患者占11%；30岁以后发生糖尿病且未使用胰岛素治疗的患者人群中，DR的患病率为39%，4年累计患病率为34%，进展为PDR的患者占3%。上海市糖尿病并发症研究（SHDCS）的结果显示，上海社区人群DR患病率为9.2%，其中已诊断的糖尿病患者中DR患病率为12.9%，新诊断糖尿病患者的DR患病率为4.9%；糖尿病患者中DR的总患病率高达26.9%，其中非增殖期糖尿病视网膜病变（NPDR）为21.3%，PDR为5.6%。

糖尿病肾病（DN）：DN是最严重的糖尿病微血管并发症之一，是终末期肾病（end-stage renal disease，ESRD）的首要原因。2007年，美国肾脏病基金会在糖尿病及慢性肾脏病的临床实践指南（NKF-KDOQI）中提出使用“糖尿病肾脏疾病（DKD）”替代既往临床所用的“糖尿病肾病”。DKD通常表现为微量白蛋白尿的增加，然后进展到大量蛋白尿和肾衰竭。英国前瞻性糖尿病研究（UKPDS）显示在10年病程的糖尿病患者中大约有25%的T2DM患者发展为微量白蛋白尿或更严重的DKD。据估计约50%的患者在诊断糖尿病后的19年内发展到微量白蛋白尿阶段，每年有2%～3%的患者进展到下一严重阶段。布兰卡蒂（Brancati）等的一项前瞻性研究中有14%的T1DM患者10年内发展为肾功能不全和ESRD。我国SHDCS研究发现上海社区糖尿病患者中白蛋白尿的患病率为26.1%，其中微量白蛋白尿的患病率为22.8%，临床白蛋白尿的患病率为3.4%，肾功能不全的患病率为6.7%。

糖尿病周围神经病变（DPN）：DPN是最常见、最难诊断和管理的并发症。其临床表现多样，可累及机体和自主神经系统。由于存在不同的评判方法及标准，DPN的患病率在不同研究中有很大差异。在欧洲T1DM并发症研究中，28%的T1DM患者患有DPN。费德勒（Fedele）等报道了T1DM和T2DM中均存在相似的患病情况，DPN患病率达32.3%。匹兹堡糖尿病并发症流行病学研究（PEDC）和糖尿病控制与并发症研究（DCCT）中采用同样的标准，验证了DPN在糖尿病患者中的高患病率。在西雅图糖尿病足病前瞻性研究中，有50%的参加者被发现在基线就有周围感觉神经损害。我国多中心门诊糖尿病神经病变患病率调查显示DPN的患病率为17.2%。糖尿病微血管并发症的患病率在不同的研究人群中各不相同。

高血糖是促使糖尿病微血管并发症发生发展最重要的危险因子。DCCT研究发现年龄在13～39岁，病程在1～15年的T1DM患者中，胰岛素的强化治疗可以有效地推迟DR的出现和延缓DR的进展。对于基线无DR的患者，强化治疗组与常规治疗组相比可以将DR风险减少76%；基线轻度DR者，强化治疗组与常规治疗组相比可以将DR进展到PDR或重度NPDR的风险降低47%。DCCT研究结果还显示，强化血糖控制在第1年治疗后可以将微量白蛋白尿患病率降低29%。在二级预防队列中，强化治疗可以将微量白蛋白尿进展的风险减少43%，将临床蛋白尿进展的风险减少56%。这种强化血糖控制的效应在其后随访的4年、7～8年中依然可见。帕特尔（Patel）等研究发现，进一步控制糖化血红蛋白至6.5%，依然可以将恶化的肾病风险降低 21%。与之相类似，5 年随访的强化治疗较常规治疗可将临床神经病变进展减少 64%，异常神经传导和异常自主神经系统功能改变减少 44% 和 53%。中国人群的 SHDCS 研究发现糖化血红蛋白≥ 7.5% 的患者微量白蛋白尿的风险较糖化血红蛋白＜ 7.5% 的患者增加 1.52 倍。然而，该研究并未发现糖化血红蛋白对糖尿病患者肾功能不全的影响。

（二）糖尿病大血管并发症

糖尿病患者较非糖尿病患者动脉粥样硬化性疾病的发病率高、进展快、多个脏器同时受累。与非糖尿病患者相比，糖尿病患者的脑血管病患病率增高 3 ～ 4 倍，心肌梗死患病率高 10 倍，糖尿病足坏疽高 10 ～ 15 倍。糖尿病患者的胰岛素抵抗及代偿性高胰岛素血症，并发高血压、血脂异常、糖代谢异常及血浆纤溶活性异常等，促进动脉粥样硬化及血栓形成疾病的发生与发展；糖尿病以及一系列代谢紊乱等因素均促进体内炎症与免疫反应，其在动脉粥样硬化病变的形成中具有重要的作用；糖尿病以及合并存在的一些动脉粥样硬化的危险因素均可导致血管内皮细胞功能受损，血管内皮受损后所产生的一系列病理生理变化直接或间接引起血管的重塑，促使动脉粥样硬化的形成。动脉粥样硬化和动脉的钙化主要累及大动脉，常见的有主动脉、冠状动脉、脑动脉，以及外周动脉血管。心脑血管疾病是糖尿病患者的主要并发症和主要死亡原因，大多数（60% ～ 80%）2 型糖尿病患者最终死于大血管并发症。针对大血管并发症，强调规范的防治策略，根据循证医学的原则，选用科学的防治方法进行干预，以减少其致死致残性危害，提高患者的生活质量。

许多研究显示良好地控制糖尿病及其合并的危险因素，有利于减少或延缓糖尿病患者大血管并发症的发生。如①规范化治疗糖尿病：严格按照糖尿病防治指南控制好血糖，按前述标准保持血糖水平达标。②糖尿病合并高血压者：血压控制要达标，控制血压＜ 130/80mmHg；可选用血管紧张素转换酶抑制剂（ACEI）或血管紧张素受体拮抗剂（ARB）进行治疗，若不达标，可加用利尿剂等以确保血压控制在适当范围。若有不良反应，可由其他种类降压药替代。妊娠期糖尿病患者的血压应控制在 110 ～ 129/65 ～ 79mmHg 为宜，但在妊娠期应避免应用可能对胎儿有致畸性的 ACEI 或 ARB，可选用甲基多巴等。③控制血脂异常：糖尿病患者若有明显的心血管疾病或无心血管疾病但年龄超过 40 岁，或伴有一个或一个以上的心血管危险因素者，无论其血脂水平如何，均应启动他汀类药物治疗。对无明显心血管疾病者，控制 LDL–C ＜ 100mg/dL（2.6mmol/L）；若有心血管疾病者，控制 LDL–C ＜ 70mg/dL（1.8mmol/L），TG 水平应＜ 150mg/dL（1.7mmol/L），HDL–C 男性应＞ 40mg/dL（1.0mmol/L）、女性应＞ 50mg/dL（1.3mmol/L）。④抗血小板治疗：男性＞ 50 岁或女性＞ 60

岁的糖尿病患者，合并有至少一个心血管危险因素，应每天口服阿司匹林 75 ～ 162mg；已有心血管病史的糖尿病患者应启动阿司匹林抗血小板的二级预防。阿司匹林过敏者则每天用氯吡格雷 75mg 治疗。⑤戒烟：所有糖尿病患者均应戒烟。

（三）糖尿病肾病

糖尿病肾病在糖尿病患者中发生的比例为 20% ～ 40%，是终末期肾病的主要原因之一。糖尿病肾病是糖尿病全身性微血管病变表现之一，临床特征为蛋白尿、进行性肾功能损害、高血压、水肿，晚期出现严重肾衰竭。糖尿病肾病早期多无症状，血压可正常或偏高。用放射免疫法测定尿微量白蛋白排出量，若持续达到 30 ～ 299mg /24h（微量白蛋白尿），在 1 型糖尿病中属于早期糖尿病肾病阶段，也是 2 型糖尿病患者发生糖尿病肾病的标志。研究显示微量蛋白尿还是心血管疾病危险增加的预测因子，因此，积极控制微量蛋白尿的发生有助于延缓肾衰竭的发展进程。糖尿病肾病有如下临床表现：①蛋白尿。初始时由于肾小球滤过压增高和滤过膜上电荷改变，尿中仅有微量白蛋白出现，为选择性蛋白尿，没有球蛋白增加，这种状态可持续多年。随着肾小球基底膜滤孔的增大，大分子物质可以通过而出现非选择性临床蛋白尿；随病变的进一步发展，尿蛋白逐渐变为持续性重度蛋白尿。如果尿蛋白超过 3g/d，是临床预后不良的征象。糖尿病肾病患者蛋白尿的严重程度多呈进行性发展，直至出现肾病综合征。②水肿。早期糖尿病肾病患者一般没有水肿，少数患者在血浆蛋白降低前，可有轻度水肿，当 24 小时尿蛋白超过 3g 时，会出现低蛋白血症和明显的全身水肿。③高血压。高血压在糖尿病肾病患者中较为常见。严重的肾病多合并高血压，而高血压能加速糖尿病肾病的进展和恶化，故有效地控制高血压十分重要。④肾功能不全。糖尿病肾病一旦开始，其过程是进行性的，氮质血症、尿毒症是其最终结局。⑤贫血。有明显氮质血症的糖尿病患者，可有轻度至中度的贫血，用铁剂治疗无效。贫血为红细胞生成障碍所致，可能与长期限制蛋白饮食、氮质血症等有关。

糖尿病肾病治疗的主要原则是控制血糖和血压，以降低糖尿病患者发生糖尿病肾病的风险或延缓糖尿病肾病的进展。在非妊娠期的糖尿病患者合并有不同程度的蛋白尿时，选用 ACEI 或 ARB 较为合适。有研究认为有高血压和蛋白尿的 1 型糖尿病患者，应用 ACEI 能有效延缓糖尿病肾病的发展进程。有高血压、蛋白尿的 2 型糖尿病患者，应用 ACEI 和 ARB 均能延缓微量蛋白尿向大量蛋白尿的进展过程。对于合并有高血压、大量蛋白尿及肾功能不全的 2 型糖尿病患者，应用 ARB 能有效延缓糖尿病肾病的发展进程。在控制血压时若 ACEI 或 ARB 不能达标，还可加用利尿剂、钙通道阻滞剂等以将血压控制在合理范围。

（四）糖尿病视网膜病变

糖尿病视网膜病变是糖尿病患者的特异性血管并发症，它与糖尿病病程有密切关系。糖尿病视网膜病变是糖尿病患者致盲的重要原因，青光眼、白内障等眼部疾病在糖尿病患者人群中也十分常见。除糖尿病病程因素外，其他因素如高血压、高血糖，以及肾病等均是糖尿病视网膜病变高发的危险因素。

在糖尿病视网膜病变的治疗方面，控制好血糖与血压是关键，可延缓糖尿病患者视网膜病变的进展。对于已有视网膜病变的患者，可考虑激光光凝疗法以减轻视力的损伤。

（五）心脏、血管自主神经病变

糖尿病患者心脏自主神经功能受损后可出现下列特征性临床表现：①休息时心动过速。糖尿病早期可累及迷走神经，而交感神经处于相对兴奋状态，故心率常有增快倾向，在休息状态下心率超过 90 次 / 分者应疑及自主神经功能紊乱。此种心率增快常较固定，不易受各种条件反射的影响，有时心率可达 130 次 / 分，则更提示心脏迷走神经功能损伤。②直立性低血压。当患者从卧位起立时收缩期血压下降＞ 30mmHg 或舒张期血压下降＞ 20mmHg，称直立性低血压（或体位性低血压）。有时收缩期和舒张期血压均下降，尤以舒张压下降明显，甚至下降到零，常伴头晕、软弱无力、心悸、大汗、视力障碍、昏厥，甚至休克，尤其合并高血压而口服降压药者，或用利尿剂、血管扩张剂和三环类抗抑郁制剂者更易发生，也可见于注射胰岛素后，此时应注意与低血糖反应相鉴别。形成直立性低血压的原因可能是多方面的，调节血压反射弧任一环节的损害均可导致，但多数患者是由交感神经的损害引起的。糖尿病性自主神经病变者易发生直立性低血压，其原因可能是站立后有效循环血容量下降，不能发生反射性心率加快，外周血管不能反射性地收缩或收缩较差，儿茶酚胺与肾素 – 血管紧张素 – 醛固酮系统不能迅速起调节反应。其中以交感神经功能损害为主，患者从卧位站立时，由于交感神经病变，使去甲肾上腺素的释放量减少，未能代偿性地引起周围血管收缩；由于肾上腺素的分泌量亦不足而使每博输出量减少，以致收缩压与舒张压均降低。③无痛性心肌梗死。由于糖尿病患者常存在自主神经病变，心脏痛觉传入神经功能减退，无痛性心肌梗死的发病率较高，可达 24% ～ 42%；患者仅有恶心、呕吐、充血性心力衰竭，或表现为心律失常、心源性休克，有些仅出现疲乏无力、头晕等症状，无明显心前区疼痛，故易于漏诊与误诊，病死率高达 26% ～ 58%。糖尿病患者发生急性心肌梗死者较非糖尿病患者为多，病情较重，预后较差，且易再次发生梗死，此时预后更差，必须提高警惕。④心脏自主神经病变。心率变异性减小，此与心血管疾病的发病与死亡危险均有密切关系。⑤伴糖尿病心肌病患者常出现顽固性充血性心力衰竭、心脏扩大，甚至心脏性猝死。

（六）糖尿病周围神经病变

糖尿病患者多数会出现周围神经病变，其临床表现多种多样，其中以皮肤感觉功能异常较多见。糖尿病患者的早期识别和适当地治疗糖尿病周围神经病变有重要的意义：①在糖尿病患者中，也可存在非糖尿病性神经病变，这种病变是可以治疗的，因此应加以识别与筛查。②对已有症状的糖尿病周围神经病变的患者，有多种对应措施可以选择。③约有 50% 的糖尿病周围神经病变患者无明显的临床症状，患者尽管发生局部组织损伤，但多已失去知觉，如糖尿病足部病变等。④自主神经病变较常见，多影响胃肠、心血管、泌尿系统和性器官功能。目前，对糖尿病周围神经病变尚无特效的治疗方法，应用保护周围神经功能的药物对症处理或可改善患者的症状。良好地控制血糖，可能会延缓周围神经病变的进展速度，但这些治疗均不能逆转神经功能的损失。

（七）糖尿病足

糖尿病足也是糖尿病患者的严重并发症之一，足部可出现皮肤溃疡、坏疽，甚至可能需要截肢，它是糖尿病患者致残的重要原因之一。早期识别糖尿病足的危险因素以及适当的处置有利于防止或延缓此并发症的发生。研究认为糖尿病患者若有下列因素，发生足部溃疡或截肢的危险性将增大：①有截肢病史；②有足部溃疡史；③合并有周围神经病变者；④足部有畸形；⑤存在外周血管疾病；⑥有视觉障碍；⑦合并有肾脏病变（尤其是透析患者）；⑧血糖控制不佳；⑨吸烟者。糖尿病患者应定期到医院接受足部检查与评估，按科学的方法进行规范性的糖尿病防治，保持血糖在正常范围，注意足部的保护并处理好各种危险因素，防止糖尿病足并发症的发生。糖尿病足防治方面主要在于控制原发疾病，预防病变的进一步发展恶化。

二、中医治疗研究进展

（一）脑心同治代表方药防治糖尿病肾病的研究进展

1. 脑心通胶囊对糖尿病肾病防治的研究进展

糖尿病肾病是由于肾小球高滤过，出现微量蛋白尿，应用 ACEI 类药物可降低肾小球滤过压，改善高滤过、高灌注，降低蛋白尿的发生率。现代中医认为糖尿病肾病属消渴、尿浊、水肿等范畴，病机以气阴两虚、水湿瘀血内停为主，其中“瘀”在糖尿病肾病的发生发展过程中占有重要地位，因此活血化瘀是中医治疗糖尿病肾病的重要方法。脑心通胶囊由黄芪、水蛭、地龙、全蝎、当归、川芎、丹参、赤芍、桃仁、红花、乳香、没药、鸡血藤、桑枝、桂枝、牛膝组成，其中丹参具有活血化瘀、抑制血小板聚集、降低全血黏度、改善微循环、促进组织修复与再生，以及抑制过度增生的成纤维细胞等作用。脑心通胶囊有明显减轻肾脏病理变化，减少尿蛋白和改善肾功能的作用。常规药物联合使用脑心通胶囊，可发挥中西医结合的优势，有效地保护肾功能，达到延缓肾脏损害的作用。脑心通胶囊治疗早期糖尿病肾病，可通过明显的扩张血管、改善血液流变学和微循环、降低血脂等作用，更有效地降低尿白蛋白排泄率，减轻肾损害，改善肾功能，从而有效地延缓糖尿病肾病进程。随着糖尿病发病率的增高，为更加有效地控制和减慢糖尿病肾病的进展，在西药治疗的基础上联用脑心通胶囊治疗给临床医师制定医疗决策时提供了一个新思路。该中成药无明显不良反应，且治疗依从性好，值得临床推广使用。

2. 丹红注射液对糖尿病肾病防治的研究进展

糖尿病肾病是糖尿病患者最常见的慢性微血管并发症之一。临床上最早期出现微量白蛋白尿，继之出现临床蛋白尿，最后可进展为终末期肾病。在糖尿病肾病的西医治疗中被证实有效的治疗措施包括严格控制血糖及血压，主要是ACEI类及ARB类药物的应用。脑心同治理论的代表方药丹红注射液因其能改善微循环、增加肾血流量和抑制微血管内血小板的激活与血栓形成，亦被用于临床治疗糖尿病肾病，已显示出良好的疗效。

在动物实验研究方面，周志群等研究了丹红注射液对糖尿病肾病大鼠肾脏的保护作用及其机制。研究中将实验用6个月龄雄性SPF级GK大鼠随机分为B组和C组，各10只，喂食高脂饲料，制备糖尿病肾病模型，另选取正常Wistar大鼠10只为A组。C组大鼠用丹红注射液治疗8周。观察各组的一般情况，比较大鼠血糖、糖化血红蛋白、尿素氮、血肌酐、内生肌酐清除率、24小时尿蛋白排泄率、过氧化物酶及超氧化物歧化酶含量的变化。结果显示，实验过程中B组大鼠死亡3只，其余两组均无死亡情况；B组和C组大鼠的血糖、尿素氮、血肌酐、尿清蛋白排泄率、肌酐清除率、糖化血红蛋白、过氧化物酶及超氧化物歧化酶与A组比较，差异均有统计学意义（$P < 0.05$）；C组大鼠除血糖外，其他指标与B组比较，均有显著改善，差异有统计学意义（$P < 0.05$）。该研究提示丹红注射液可以改善糖尿病肾病大鼠肾功能，可能与其抑制氧化糖基化、减轻氧自由基损害而发挥肾脏保护作用有关。

临床研究也显示丹红注射液对糖尿病肾病患者有卓越的功效。有作者观察糖尿病肾病（DN）患者血浆丙二醛（MDA）、血管紧张素Ⅱ（AngⅡ）水平的变化，从氧化应激角度探讨丹红注射液对糖尿病肾病的治疗效果。该研究选 2 型糖尿病患者 70 例分为无 DN 组（20 例）、早期 DN 组（20 例）、临床 DN 组（30 例），选健康者 20 例为正常对照组。临床 DN 组给予丹红注射液治疗 2 周。结果显示早期 DN 组、临床 DN 组血浆 MDA 水平明显高于无 DN 组（均 $P < 0.01$），临床 DN 组血浆 MDA 水平明显高于早期 DN 组（$P < 0.01$），随着糖尿病肾病分期的发展，MDA 值越高；早期 DN 组血浆 Ang Ⅱ水平较对照组及无 DN 组明显升高。临床 DN 组血浆 Ang Ⅱ水平较无 DN 组及早期 DN 组明显升高；丹红注射液治疗临床 DN 组患者 2 周，血浆 MDA、Ang Ⅱ均较治疗前明显下降（$P < 0.01$），微量白蛋白尿较治疗前明显下降（$P < 0.01$）。该研究提示丹红注射液可改善糖尿病肾病患者血浆丙二醛及血管紧张素Ⅱ水平，从而抑制脂质过氧化反应，减轻氧自由基诱导的肾小球损伤，另外也可有效缓解血管紧张素Ⅱ的缩血管作用，恢复肾血管张力，调节肾血流量，使微量白蛋白尿明显减少，延缓病程的进展，促进糖尿病肾病的恢复。张建德等观察丹红注射液对 2 型糖尿病肾病患者血清 C 反应蛋白（CRP）、肿瘤坏死因子 -α（TNF-α）的影响时，将 60 例 2 型糖尿病肾病患者随机分成对照组与治疗组，各 30 例，对照组采用常规西药治疗，治疗组在常规西药治疗基础上加用丹红注射液，10 天为 1 个疗程，间歇 3 ～ 5 天，连用 2 个疗程。结果显示，丹红注射液治疗 2 型糖尿病肾病总有效率为 66.7%，而对照组总有效率为 43.3%，两组比较差异有统计学意义（$P < 0.05$）；治疗前治疗组 CRP、TNF-α 水平与对照组比较差异无统计学意义（$P > 0.05$）；治疗后治疗组 CRP、TNF-α 显著降低，与对照组比较差异有统计学意义（$P < 0.05$）；治疗组治疗前和治疗后 24 小时尿蛋白量与 CRP、TNF-α 水平呈正相关。该研究提示丹红注射液结合西药治疗对 2 型糖尿病肾病有效，可能与丹红注射液能调节炎性因子的产生、抑制炎性反应有关。

李新源将 60 例糖尿病肾病患者，随机分为两组，对照组给予常规治疗，治疗组在常规治疗基础上加用丹红注射液和脑心通胶囊。治疗组中丹红注射液每月静脉滴注 2 周，停用 4 周，脑心通胶囊每天口服，疗程 3 个月。结果显示，治疗组尿微量白蛋白明显下降，血脂水平明显改善。提示脑心通胶囊和丹红注射液联用，能充分发挥药物的协同作用，具有全面调脂，抗氧化，改善血液流变学指标，保护血管内皮，最大限度地改善血管缺血、缺氧，防止血小板聚集，降低血黏度，改善微循环障碍和血管代谢障碍等功能，能进一步保护肾脏，延缓肾功能损害。

丹红注射液可以降低糖尿病肾病患者尿蛋白排泄率、糖化血红蛋白及纤维蛋白原，与其在改善 24 小时尿蛋白定量、血清肌酐、血清肌酐清除率、胆固醇、甘油三酯、空腹血糖等方面效果相似；与丹参比较，丹红注射液在减少糖尿病肾病患者尿蛋白排泄率、24 小时尿白蛋白、胆固醇、甘油三酯等方面较优；与脉络宁比较，丹红注射液在降低 24 小时尿白蛋白及纤维蛋白原方面较佳。研究中极少出现药物不良反应。这些研究进一步证实丹红注射液治疗糖尿病肾病患者是有效的、安全的。

（二）脑心同治代表方药防治糖尿病视网膜病变的研究进展

1. 脑心通胶囊对糖尿病视网膜病变防治的研究

糖尿病患者的高血糖状态常常引起大血管病变及微血管病变。大血管的损害，尤其是脑血管的损害，可引起脑动脉硬化；微血管的损害可引起广泛的微循环障碍，常见于眼底的视网膜病变。糖尿病视网膜病变的病理基础是微血管病变。2 型糖尿病视网膜病变患者在常规控制饮食、降糖等治疗的基础上，给予脑心通胶囊口服（4 粒，每日 3 次，疗程为 3 个月），与常规治疗组对照。结果显示，与对照组相比，脑心通胶囊配合西药能改善糖尿病视网膜病变患者的血脂、血黏度，减轻眼底病变（用国际视力表检查显示视力改善、数字图像眼底镜检查眼底病变明显改善）。脑心通胶囊改善视力的机制可能是增加血管内皮一氧化氮（NO）含量、降低血管内皮素水平，改善视网膜的微循环，从而使眼底血运得以改善。

2. 丹红注射液对糖尿病视网膜病变防治的研究

糖尿病视网膜病变，多发生在长病程的糖尿病患者。据调查，有 60% 的 15 年以上病程的糖尿病患者会出现眼部血管损害甚至失明。早期患者眼底检查可表现为视网膜后极部散在的微血管瘤或者小点状的出血，静脉扩张迂曲，当病情逐渐发展，视网膜还可能会出现白色渗出物质，波及黄斑区域，严重影响患者的视力。据调查，目前糖尿病患者中糖尿病视网膜病变的发生率已经达到 50% 左右，成为西方国家的主要致盲疾病；在我国，其发生率和致盲率正呈逐年上升趋势。中医认为，糖尿病视网膜病变属于“暴盲”范畴。由于糖尿病久治不愈，患者阴虚亏损，气血受损，阴阳俱虚。患者帅血无力，血流不畅，进而诱发了视网膜病变。临床治疗此疾病，首先要将患者的血糖控制在正常范围内，使血糖不再上升，以稳定眼底的病变，再选用各种药物进一步调节机体，减少对眼部造成的压力。

丹红注射液是由丹参和红花所组成的中药注射剂，具有活血化瘀、通经止痛的效果。丹参具有通血脉、散瘀结的功效，红花能化瘀血、通经络。在丹红注射液中，红花与丹参协同，祛瘀生新，祛邪扶正，活血通络。药物进入人体后，能够很好地降低毛细血管的通透性，维持神经细胞的正常形态和结构。同时，此药物还可扩张血管，改善患者微循环，增加血流量，防止血栓形成等，从而改善血液状态，减少对视网膜的压力和损害。

丹红注射液与血塞通两种注射液联合使用，能够很好地减少视网膜的压力，改善患者视力。通过试验可证实，观察组患者除进行积极的血糖控制外，还联合使用了两种注射液，可扩张血管、疏通经络、降低血液黏稠度，治疗总有效率为 96.87%；而单纯控制血糖组的患者，总有效率仅为50.86%。观察组疗效明显优于对照组（$P < 0.05$），而且，单纯型糖尿病视网膜病变的疗效明显优于增殖型（$P < 0.05$），提示在治疗过程中，要做到早期诊断、早期治疗，以提高治疗效果。

使用丹红注射液辅助治疗糖尿病视网膜病变能取得较好的效果，患者视力提高，视野扩大，值得在临床推广使用。

（三）脑心同治代表方药防治糖尿病周围神经病变的研究进展

1. 脑心通胶囊对糖尿病周围神经病变防治的研究

糖尿病周围神经病变是糖尿病的慢性并发症，可累及全身，发生率极高，早期以感觉障碍为主，临床呈对称性疼痛和感觉异常，下肢较多见。感觉异常包括麻木、蚁走、虫爬、发热、触电样感觉，严重者可出现下肢关节痛及溃疡，其发生可单侧、可对称、可不对称。西医治疗在严格控制血糖的基础上给予神经营养药，但疗效不甚明显。脑心通胶囊配合西药治疗糖尿病周围神经病变，效果显著。糖尿病周围神经病变可归属中医的消渴、麻木范畴。其病因病机为饮食不节、情志失调、房劳过度等致火热内生、津（精）血亏虚，无以载气则致气虚，气不行血则致血瘀，气滞血瘀则筋脉无以濡养，经络无法畅通，故患者有麻木、疼痛等症状，疼痛多为刺痛、灼痛，下肢萎软乏力，严重者肌肉萎缩。脑心通胶囊中的主要成分黄芪、当归可补气升阳、生血行血；丹参、鸡血藤、赤芍养血和血，使筋脉得以濡养；桃仁、红花、川芎、乳香、没药活血行气、祛瘀通脉；牛膝引血下行，正好符合本病下肢多发的特点；桂枝、桑枝温通经脉；地龙、全蝎、水蛭为通经活络之峻猛药物。纵观全方，有补气升阳、生血行血、活血行气、通经活络之功效，攻补兼施，标本兼治为其特点，对糖尿病周围神经病变这一本虚标实证正能体现其卓越的功效。糖尿病周围神经病变的病因，现代医学研究认为主要是血管障碍和代谢障碍。糖尿病导致进行性微血管透明变性、增生增厚、血管狭窄，形成微循环障碍，局部缺血缺氧后神经组织失营养而发生代谢障碍。糖尿病慢性并发症中，以感觉神经病变最为常见，约80%的糖尿病患者可并发该症，严重影响患者的生活质量，是导致足溃疡、感染及坏疽的主要危险因素。本病属于中医"络病""痛证""痿证""麻木"的范畴，《黄帝内经》称"久病入络"。因消渴日久，气阴耗伤，气虚则运血乏力，阴虚则血行艰涩，而成久病入络、久虚入络之瘀血证候。临床可出现肢体麻木、肢末发凉、针刺样疼痛、蚁行感、触电感、腱反射减弱等症状。糖尿病周围神经病变属本虚标实之证，以正气虚为本，瘀血阻滞为标，治宜益气活血、化瘀通络。本研究在纠正糖代谢紊乱的基础上采用脑心通胶囊治疗。中医认为"气为血帅，血为气母，气行则血行"，脑心通胶囊以黄芪为君，补气升阳、活血通络；又以水蛭、地龙、全蝎为臣，取其药性善走、通经透络；再以当归、川芎、赤芍、乳香等活血化瘀之品为佐，以助上药疏通瘀阻之力；最后配以桂枝、牛膝为使，温经通脉、引血下行，诸药合用，有主有从，配伍精当，相辅相成，共同起到益气活血、化瘀通络、宣痹止痛之功效。现代药理学研究表明这些药物都能不同程度地改善血管缺血缺氧，防止血小板聚集，降低血黏度，改善微循环，使血管障碍和代谢障碍得以纠正，从而解除或缓解糖尿病周围神经病变症状，恢复神经传导功能。经临床观察，脑心通胶囊疗效明显，优于甲钴胺片，无明显不良反应，服用方便，值得推广应用。糖尿病周围神经病变（DPN）为糖尿病患者常见的并发症之一，发病率为 40% ～ 60%。糖尿病多属中医消渴范畴，DPN 作为糖尿病的并发症辨证属本虚标实证，本虚为久病元气亏虚，标实当责之于血瘀为患。脑心通胶囊以黄芪补气升阳，使元气充盛、气行血行，为主药；臣以药性善走，具通络、镇痉、活血之功的水蛭、地龙、全蝎；佐以当归、川芎、丹参、红花、赤芍等活血化瘀，共助君、臣药疏通瘀阻，以温经通脉的桂枝、牛膝为使药，共奏补益元气、活血化瘀、通络止痛之功。中医理论认为“不通则痛”，通过用药使血脉流通，通则不痛。现代实验研究证明，脑心通胶囊对“血瘀”模型的全血高切、低切黏度，血浆黏度，还原黏度，血小板黏附率均有显著降低作用，可抑制二磷酸腺苷（ADP）诱导的血小板聚集，可明显抑制血栓形成，扩张细动脉、细静脉，使血流加速，降低毛细管通透性，进而改善神经供血和营养；并能减少乳酸脱氢酶（LDH）释放，增强神经细胞活力，从而缓解糖尿病周围神经病变所致的疼痛、麻木等症状。另外脑心通胶囊可抑制血栓的形成、溶解血栓，消除动脉粥样硬化斑块，方中黄芪补虚抗衰强心，抑制血小板聚集；丹参、赤芍、红花等活血药物有抑制血小板聚集和血栓的形成、扩张血管、改善微循环的功效；全蝎和地龙通行经络，水蛭含有大量血栓溶解因子，可抗血栓形成，对糖尿病常伴有的高脂血症、高血压、冠心病、缺血性脑卒中的患者有很好的治疗和预防作用。这些研究表明，脑心通胶囊能改善微血管病变及组织缺血缺氧状况，对糖尿病周围神经病变的发病有针对性的治疗作用，优于常规维生素 B 族组，且无明显的不良反应，对此类疾病的防治有着广泛的应用前景，值得临床辨证使用。

2. 丹红注射液对糖尿病周围神经病变防治的研究

糖尿病周围神经病变机制以高血糖为始动因素，其存在微循环异常、自身免疫受损、炎症反应等，与年龄、血糖控制度、病程和局部神经供血情况等有关，与病程呈正相关。代谢异常和小血管病变在该病发展中起到了重要作用。血管损害致神经缺血的因素，多由神经低灌注，缺血、缺氧致神经病变；血液高凝状态，微血栓形成，也引发神经病变。此外还与神经营养因子缺乏、自身免疫损伤、遗传因子、肿瘤坏死因子等密切相关。丹红注射液中，丹参有效成分丹参素和丹参酮，是良好的自由基清除剂，可促进损伤细胞的修复，抑制炎性因子的释放，通过抗氧化作用保护血管内皮、扩张血管、改善微循环、降低毛细血管通透性、抑制血小板凝聚和血栓形成；红花有效成分红花苷、红花黄色素，同样能改善微循环，抑制血小板聚集，扩张小动脉，改善纤维蛋白溶酶活性，促进溶栓，提高机体缺氧耐受力。脑心通胶囊的药理研究表明，其对“血瘀”模型的全血高切、低切黏度，血浆黏度，还原黏度，血小板黏附率均有显著降低作用；可抑制 ADP 诱导的血小板聚集；可明显抑制血栓形成，且有一定事实上的量效关系；可明显增加脑血流量，明显降低脑血管阻力，明显延长凝血时间；可扩张血管、调节血脂，有抑制平滑肌细胞增生和保护血管内皮的作用，以改善微循环，从而解除或缓解糖尿病周围神经病变症状，恢复神经传导功能。经临床观察，丹红注射液联合脑心通胶囊可加速改善周围神经病变，提高临床疗效，同时不增加出血风险，疗效可靠安全，值得临床推广应用。

（四）脑心同治代表方药防治糖尿病足的研究进展

糖尿病足是由于周围神经病变、血管障碍、感染等原因，单独或组合引起的糖尿病特有的足部病变。在糖尿病患者的眼病、肾病、足病、周围神经病变等 4 种特异性慢性并发症中，糖尿病足是最常见、最严重的并发症之一。有 5% 的糖尿病患者因为糖尿病足而截肢，截肢率是非糖尿病患者的 15 倍。随着病程演变，糖尿病患者的周围血管出现粥样硬化、血栓形成、管腔狭窄、血液循环障碍，并且伴随肢体远端对称痛、温度等感觉减退，易出现冻伤、烫伤等无感觉性损伤，如发生感染，则形成糖尿病足坏疽。这些病变，主要是由下肢血管微循环障碍造成动脉闭塞和组织缺血所致。因此，在早期糖尿病足的治疗中，可通过静脉应用扩张血管和改善循环的药物治疗以改善肢体循环，修复周围神经的功能。仲崇涛等的研究在纠正糖代谢紊乱的基础上，采用丹红注射液和脑心通胶囊治疗早期糖尿病足，临床疗效满意。丹红注射液是由中药丹参、红花提炼而成，其中丹参具有扩张血管、改善微循环、降低毛细血管通透性、抑制血小板凝聚和血栓形成、抑制胶原纤维的产生和促进纤维蛋白降解的作用，还具有保护线粒体、改善能量代谢、清除氧自由基、促进损伤细胞的恢复、抑制炎性因子释放、抑制间质细胞活化、干预细胞内信号传导等作用；红花中的红花黄色素、红花苷，同样具有扩张血管、抑制血小板聚集、改善纤维蛋白溶酶活性、促进溶栓和提高耐缺氧能力等作用。有研究证实，在常规治疗基础上采用丹红注射液和脑心通胶囊治疗早期糖尿病，疗效优于复方丹参注射液。

第八章

DI BA ZHANG

脑心同治的护理

第一节　脑血管疾病的护理

一、脑血管疾病的急救护理

（一）急救措施

脑血管疾病发病后能否及时送到医院进行救治，是能否达到最好救治效果的关键。缺血性卒中成功治疗的时间窗为发病后 3 ～ 6 小时，应尽可能减少转运时间。

现场救护：①发现可疑患者应迅速拨打“120”急救电话。②患者保持安静、卧床或就地平躺，将头部垫高 15cm 左右，切忌摇晃、震动头部，尤其是出血性脑血管病患者。③松开衣领、腰带，取出假牙，将患者头部偏向一侧。呕吐者，应及时清除其口腔内呕吐物。④抽搐患者，要迅速清除患者周围的危险物，可用手绢包裹筷子放入患者口中，以防误伤舌头。指掐人中。忌强行按压抽搐的肢体，以防发生骨折。⑤患者出现大便失禁应就地处置，注意保暖，尽量减少移动上半身。

患者的运送：①尽快直接平稳地送往急诊室或由救护车运送。应送至有急救条件（能进行急诊 CT 检查，有 24 小时应诊的脑血管病专业技术人员）的医院及时诊治，或尽可能送至有神经专科医师或脑血管病专科的医院。②正确搬运患者，必须 2 ～ 3 人同时把患者平移至担架或床上，头部略高。如果从楼上抬下患者，要头朝上，脚朝下，运送途中，用手托住头部。③监测和维持生命体征。必要时予以吸氧、建立静脉通道及心电监护。④保持呼吸道通畅，解开患者衣领，有假牙者应设法取出，必要时予以吸痰、清除口腔呕吐物或分泌物。⑤昏迷患者应侧卧位。转运途中注意车速平稳，保护患者头部免受振动。⑥对症处理，如降颅内压、止痉，可给予20%的甘露醇250mL快速静脉滴注等。⑦及时采集血液标本，便血常规、生化和凝血功能试验能在到达医院时立即进行检测。⑧救护车上的工作人员应提前通知急诊室，做好准备及时抢救。⑨收集患者信息，如发病原因、时间、症状性质、有无其他病史和家族史等。

（二）脑血管病重症监护病房（NCU）护理

监测病情变化：①行心电、血氧、呼吸、血压监护，对患者的心电信息进行连续的床旁监测，注意观察患者的生命体征变化。每2小时测量体温1次，观察有无高热。如有高热，可行物理降温，如头枕冰袋；若大量出汗，应保持衣服干燥，皮肤清洁。注意脉搏的脉率、节律、强弱的变化，如脉搏细数、迟缓，谨防病情变化。观察呼吸的频率、节律、幅度，口唇及四肢末端的颜色等变化，如呼吸由浅慢变为快而不规则，或呈叹息样、潮式呼吸，预示呼吸中枢受到损害；如呼吸变慢可能为颅内压升高所致。机械通气者应调整好呼吸机各项指标及观察机器运转情况，定时吸痰，必要时给予吸氧。脑血管病无论是初发还是再次发作，高血压都是与之密切相关的危险因素。患者血压水平高于160/100mmHg即可使脑血管意外再发的风险明显增加，故需密切监测血压水平。血压下降不宜过低过快，并以控制舒张压为主。每30分钟至1小时监测血压1次，在降血压治疗过程中，注意观察患者四肢末端温度和颜色。密切观察其头痛、呕吐、失语、偏瘫、躁动不安等情况，准确记录并及时报告医师。②观察患者的意识和瞳孔变化，定时呼唤患者或进行疼痛刺激，以了解患者的意识状况。观察其瞳孔变化及对光反射，瞳孔大小不等，对光反射迟钝或消失，常为脑疝的症状；瞳孔缩小或呈针尖样，常为脑桥损害；双侧瞳孔散大，对光反应消失，提示病情十分严重。③注意患者的心率、ST段及T波等心电变化，正确指导临床，必要时查十二导联心电图。④建立和保持静脉通道，以保证随时应用药物。密切观察输液速度，避免不良反应的发生。⑤进行动态脑电图监测，为判断预后提供依据。⑥观察是否有并发症发生，必要时留置胃管、尿管。

保持气道通畅及有效的呼吸：患者采取侧卧位，平卧位时头应偏向一侧，松解患者衣领。鼓励神志清醒的患者主动咳嗽，取下假牙，定时清除患者口腔中的分泌物、黏液、呕吐物等，必要时使用口咽或鼻咽气道。如病情需要，可给予吸痰，若不易吸出阻塞气道的分泌物，可行超声雾化吸入或气管切开术。如患者出现意识障碍或呼吸抑制，应立即行经口或经鼻的气管插管，必要时使用人工呼吸机。使用人工呼吸机者每2小时查动脉血气1次。

保护脑组织，预防脑水肿：注意监测颅内压变化。高热昏迷者，头部应给予颅脑降温仪，或用冰袋、冷毛巾、电子冰帽进行降温，以降低脑部基础代谢，减少脑耗氧量。降低颅内压，控制脑水肿，应用高渗脱水剂，如 20% 甘露醇、呋塞米、激素等。控制脑细胞代谢，补充多种维生素、能量合剂、胞二磷胆碱、脑活素等。

维持水电解质、酸碱平衡：急性卒中并发的水电解质紊乱，主要有低钾血症、高钠血症和低钠血症。定期监测电解质及酸碱平衡情况，对发热、呕吐、脱水、吞咽困难或消化道出血者应及时通过静脉补充足够的电解质及水分，以防止水、电解质及酸碱失衡。输液最好使用等渗溶液，并补充足够的钾、钠离子。保持中心静脉压在 5 ～ 12mmHg，肺动脉楔压在 10 ～ 14mmHg。高钠血症者限制钠的摄入，口服或鼻饲水分，严重者可给予 5% 的葡萄糖溶液静脉滴注。记录每日出入量。

给予充分营养：昏迷患者发病后 24 ～ 48 小时应禁食，通过静脉输液补充营养。48 小时后仍不能进食者给予鼻饲匀浆饮食，每日热量的水平应维持在 1500 ～ 2000kcal，液体量保持在 2000 ～ 2500mL。鼻饲注入前使患者采取半坐位或坐位，每次注入量小于 200mL，注入 30 分钟后，使患者取左侧卧位，以防食物反流。每餐注入匀浆液前应抽取少量胃液，观察是否有上消化道出血。每 2 ～ 4 周更换鼻饲管 1 次。

预防感染：①口腔感染，及时清除口腔内分泌物，注意面瘫侧颊部黏膜的清洁。鼻饲者，一般每日清洁口腔 2 次。口腔有炎症者给予 1 ∶ 5000 呋喃西林溶液清洁口腔；若口腔黏膜出现白色分泌物，提示有真菌感染，给予 4% 碳酸氢钠溶液清洁口腔；若出现口腔溃疡，给予 1% 过氧化氢（俗称“双氧水”）清洁创面。患者口唇较干燥者，可用温开水润湿口唇。②肺部感染，保持病室内空气新鲜、洁净，温湿度适宜。注意患者保暖。意识清醒者教会其深呼吸及有效的咳嗽，每日叩背 2 次。叩击方法是以环形手掌叩击患者背部，自下而上，由外向内，用力均匀。叩背时要面向患者，以随时观察其病情变化。指导患者正确使用超声雾化、氧气雾化或蒸汽吸入，雾化湿化后再配合体位排痰，无法排痰者可采用机械排痰，遵医嘱用抗生素、祛痰等药物。③泌尿系统感染，嘱患者养成定时饮水的良好习惯，在病情许可的条件下鼓励患者多饮水。尽可能不留置导尿。需留置尿管者，要严格无菌操作，每 3 ～ 4 小时开放尿管 1 次，定时更换一次性尿袋，并每日用消毒棉球擦洗尿道口，冲洗会阴 1 ～ 2 次。一旦出现尿路感染，应及时采用抗生素治疗，并进行尿细菌培养和药敏试验，以指导抗生素的应用。

保持二便通畅：定时询问大小便情况，帮助患者习惯在床上排便，可进食者每日清晨进食前饮一杯温开水，润滑肠道，刺激肠蠕动。尿潴留者予以腹部按摩，针刺，听流水声，必要时在无菌操作下导尿。对于应用缓泻剂仍不能排便的患者，可给予小剂量低压不保留灌肠。

预防压疮：患者置于气垫床上，保持床单的平整、干净，中单下应放置橡胶单，防止二便的污染；定时为患者擦浴更衣，保持皮肤干燥和清洁。骨隆突部位应放置气圈或软垫，定期使用红外线照射；每 1 ～ 2 小时协助患者翻身 1 次，动作轻柔，严禁拖拉患者，以免发生皮肤擦伤。加强营养，增加皮肤抵抗力。一旦发生压疮要积极行外科换药，以去腐生肌，促进伤口愈合。

眼部护理：眼闭合受限者以眼药水湿润眼睛，避免过度干燥，并用凡士林油纱布或无菌生理盐水纱布覆盖双眼；定时涂以 0.5% 金霉素眼膏，防止角膜溃疡；双侧眼睑结膜水肿者，定时用 0.25% 氯霉素滴眼液滴眼，防止感染。眼睛有异物感、刺痛或流泪时，勿用手直接揉擦。

情志护理：关心体贴爱护患者，各种护理操作规范及时。重视患者的主诉，帮助患者克服忧虑、悲伤、恐惧等不良情绪，耐心解答患者的提问。尽量多说安慰性的话语，并采用非语言性安慰，如拉患者的手等，增加患者的亲切感。视患者给予不同的心理支持，从而调动患者全身的潜在力量，积极配合治疗。

二、脑血管疾病的一般护理常规

（一）评估

病史：①询问患者的起病情况，如起病的时间、方式、有无明显的前驱症状和伴发症状。②了解患者有无脑动脉硬化、高血压、高血脂、糖尿病等，是否有过失语、偏瘫、意识障碍史，是否进行过治疗及目前的用药情况。③了解患者的生活习惯、饮食习惯，有无烟酒等嗜好，有无家族史。

身体评估：①监测生命体征，观察血压、脉搏、呼吸、体温有无异常。②观察患者的意识与精神状态，神志是否清楚，有无意识障碍及其类型；评估患者的精神状况，检查有无认知功能与行为、定向力的异常。③观察瞳孔大小及对光反射是否正常，注意有无眼球运动受限、有无面部表情异常、有无口角㖞斜、有无听力下降等。④注意有无肢体活动障碍和感觉缺失，有无步态不稳，评估四肢肌力情况，皮肤有无水肿、多汗、破损等。

（二）病室环境

病室应安静、安全、舒适，光线柔和，温度保持在 18 ～ 20℃，湿度 50% ～ 60%，病室内禁止吸烟。每日开窗通风 20 ～ 30 分钟，忌对流风，避免患者受凉；每周用紫外线消毒 2 次，每日用 500mg/L 含氯消毒剂拖地 1 次，避免一切不良刺激。

（三）卧床休息

急性期患者应绝对卧床休息，保持安静。卧床期间禁止起坐、洗头、沐浴、如厕及其他下床活动，治疗和护理活动应集中进行。有躁动的，给予约束带或加床挡等保护性措施，防止患者坠床或受伤。

（四）密切观察病情变化

严密监测患者病情变化，定时监测体温、脉搏、呼吸、血压、神志、瞳孔并详细记录。注意观察呕吐物的颜色、性状、量及二便的变化。患者首次出血后病情稳定或好转情况下是否突然再次出现剧烈头疼、呕吐、抽搐发作等症状。同时密切观察患者的肢体瘫痪情况。

（五）保持气道通畅

尽量采取侧卧位，平卧位时头应偏向一侧，有分泌物和呕吐物时应立即清除干净。痰液黏稠、意识不清或排痰困难者行负压吸痰，每次吸痰时间不超过 15 秒。在吸痰前、中、后适当提高吸入氧的浓度，避免吸痰引起低氧血症。呼吸不畅缺氧严重者，则在必要时行气管插管或气管切开，以保证肺的通气。

（六）保持肢体功能位，预防压疮

体位：仰卧位，头部略抬高，并偏向一侧；侧卧位，背部与床铺的角度以 45° 为宜；半卧位床头抬高小于 30°，时间小于 30 分钟 / 次。

皮肤护理：床头交接，查看患者皮肤的局部情况，保持皮肤的清洁。床褥保持平整、干净，大小便失禁及多汗者，及时更换衣裤及床单被套。便后及时用温水擦洗患者的会阴、臀部。定时翻身，使用红外线照射。搬动患者时应将患者抬离床面，不要拖拉，以免擦伤皮肤。

（七）饮食调护

饮食调护应遵循饮食有节、合理搭配、食宜清淡、卫生清洁、忌食厚味、因人施食的原则，满足机体需要。

脑血管疾病患者，多数平素即有高血压，其病机不外肝阳亢盛、风痰闭阻二者，亦与高血压之病机略同。所选食物宜偏凉，多选滋阴之食物，以泻热辅之；饮食宜清淡，少食咸味食物；水果蔬菜有益阴之效，宜常常食用；荤腥之中，以水产、鱼类为宜；禽、畜肉及内脏肥腻，一般不适宜食用；不可饮酒，禁忌浓茶、咖啡。

中风重症患者，神昏口噤，不能吞咽，此时只能给予豆浆、果汁、菜汁、米汤、糖水等鼻饲。如属危症，可以暂停进食，待病情稳定，再议食疗。危重期已过，患者神志渐清，可逐渐食用粥、羹之类，根据病情缓慢添加，切勿操之过急。

摄入足够的水分。食物制作宜细软，使不费咀嚼之力。

食疗方例：雪羹汤（荸荠 30g、海蜇头 30g，将荸荠洗净去皮切成片，海蜇头洗净切碎，两者同放入锅内加水烧开，煮 10 分钟即可饮用）。功效除痰热、润肠、降浮火。

（八）生活护理

将日常用品和呼叫器置于患者健侧随手可及处，方便患者随手取用。指导和协助患者洗漱、进食、如厕、穿脱衣物及做好个人卫生。

昏迷患者无法吞咽，故必须注意口腔护理。每日用生理盐水清洁口腔 1 ～ 2 次。指导清醒患者配合和使用便器，保持大小便后会阴部清洁。

昏迷患者加用床挡，以防坠床；剪短指甲，去除发夹，以免损伤皮肤；取下假牙，防止其误入气管或被吞入胃内。

（九）用药护理

指导、协助患者按医嘱正确服药，让患者了解常用的药物种类、用法、服药注意事项、疗效和不良反应。不能随意更改、终止或自行购药服用。密切观察患者用药后反应，如抗凝治疗时有无出血倾向；使用噻氯吡啶等抗血小板聚集剂治疗时，可出现可逆性白细胞和血小板减少，应定期检查血象；甘露醇等脱水剂应快速静脉滴入，记录 24 小时尿量，并注意尿常规检查；使用溶栓、抗凝药物时应严格掌握药物剂量，监测凝血时间、凝血酶原时间，有无皮肤及消化道出血倾向等。中药制剂应少量多次温热服用。

三、脑血管疾病的中医护理

（一）中经络

无昏迷或仅有短暂的意识不清而出现的口眼㖞斜、偏瘫不语等症状者，为中经络。

肝阳上亢型：半身不遂，舌强语謇，口舌㖞斜，眩晕头痛，面红目赤，心烦咽干，便秘尿黄。舌质红或绛，舌苔黄或燥，脉弦有力。治宜平肝潜阳，通经活络。

护理：①保持病室安静整洁，空气新鲜凉爽，光线柔和，温湿度适宜，严格限制探视，避免噪声和一切不良刺激。②入睡困难、烦躁不安者，可遵医嘱适当服用地西泮，或睡前饮牛奶 250mL 加适量蜂蜜。③饮食应清淡甘寒，如绿豆、芹菜、菠菜、冬瓜、丝瓜、梨等，忌食羊肉、鸡肉、狗肉、大蒜、葱等辛香走窜之品。④调情志，保持情绪良好。

痰热腑实型：半身不遂，舌强不语，口舌㖞斜，口黏痰多，腹胀便秘，午后面红烦热。舌质红，舌苔黄腻或灰黑，脉弦滑大。治宜泄热通腑，化痰通络。

护理：①室温不宜过高，衣被不可太厚。②口黏痰多者，鼓励多饮水，定时翻身拍背。以通腑化痰为先，常予星蒌承气汤煎服，服药后 3 ～ 5 小时泻下 2 ～ 3 次稀便即可，说明腑气已通，不需再服；若服完药后未见排便，可报告医师，继续服药，以泻为度。③饮食以清热化痰润燥为主，如萝卜、绿豆、冬瓜、芹菜等，忌食羊肉、鸡肉、韭菜、大蒜等。④保持呼吸道通畅。

风痰阻络型：半身不遂，口舌㖞斜，舌强语謇，肢体麻木或手足拘挛，头晕目眩。舌苔白腻或黄腻，脉弦滑。治宜息风化痰，通经活络。

护理：①眩晕较严重者，嘱其安静卧床，保证休息及睡眠。②密切观察病情变化，若无眩晕头痛，说明病情稳定，可以进行功能锻炼；若舌苔变黄厚腻，口臭，便秘，脉弦滑而大，说明已转化为痰热腑实证，需及时报告医师。③饮食宜少量多餐，食黑大豆、藕、香菇、桃、梨等，忌食羊肉、鸡肉、狗肉、牛肉等。④调畅情志，消除患者恐惧、急躁、焦虑情绪，可配合针灸治疗。

气虚血瘀型：半身不遂，肢体软弱，偏身麻木，舌强语謇，手足肿胀，面色淡白，气短乏力，心悸自汗。舌黯淡有瘀斑，舌苔薄白或白腻，脉细缓或细涩。治宜益气活血，通经活络。

护理：①病室要温暖避风，汗多者随时协助擦汗，并勤换衣被。②宜食益气健脾通络之品，如山药薏苡仁粥、黄芪粥、莲子粥、白菜、木耳、冬瓜等。③用温水浸泡手足，做主动或被动屈伸运动，以疏通经络、消除肿胀。根据病情可适当活动，以利于气血的运行。

阴虚风动型：半身不遂，肢体麻木，舌强语謇，心烦失眠，眩晕耳鸣，手足拘挛或蠕动。舌质红或黯淡，少苔或光剥，脉细弦或数。治宜滋阴潜阳，息风通络。

护理：①病室应通风凉爽，但避免冷风直接吹入。②饮食以养阴清热为主，如百合莲子薏苡仁粥、甲鱼汤、淡菜汤、银耳汤、黄瓜、芹菜等。③避免情志刺激，勿惊恐郁怒，防止复中，保证休息及睡眠。

（二）中脏腑

闭证：主要表现为突然昏仆，不省人事，牙关紧闭，口噤不开，两手紧握，大小便闭。

护理：①阳闭宜清热豁痰开窍，鼻饲安宫牛黄丸，或用清开灵注射液 40 ～ 60mL 加入 10% 葡萄糖注射液静脉滴注；阴闭者宜辛温开窍，鼻饲苏合香丸。②密切监测生命体征，高热者可针刺人中、百会；三棱针点刺十二经穴出血。③鼻饲饮食（流质），保证饮食营养与水分的摄入，每日进水量不少于 2000mL。④保持呼吸道通畅，痰液壅盛者，及时清除痰液，必要时使用吸痰器，做好气管插管或气管切开术前准备。⑤目开不合者，以金霉素眼膏或生理盐水纱布覆盖双眼，防止角膜干燥或损伤。

脱证：主要表现为突然昏仆，不省人事，目合口张，鼻鼾息微，手撒肢冷，汗多不止，二便自遗，肢体瘫痪，舌紫黯，苔白腻，脉微欲绝。

护理：①扶正固脱，鼻饲参附汤合生脉散。②注意保暖，可艾灸神阙、气海、关元等穴。③配合医师做好抢救工作。

四、脑血管疾病的特殊检查及护理

（一）脑血管造影及护理

术前准备：①术前 4 小时禁食水。②备皮，肥皂水清洗会阴部。③术前行血常规、X 线胸透、心电图、碘过敏试验等检查。④向清醒患者及其主要亲属详细介绍造影的目的、方法，消除其紧张、恐惧情绪。⑤过度紧张的患者可适当应用药物肌内注射。一般选地西泮 10 ～ 20mg，术前半小时肌内注射。⑥观察患者血压情况并记录。⑦除常规术前准备外，另备敷料包、器械包、血压计、CT 片等。⑧环境准备，导管室术前 1 小时进行空气消毒紫外线照射 30 分钟，地面用 1% 的“84”消毒液湿拖。

术后护理：①造影结束后按压穿刺部位 30 分钟，然后加压包扎。观察有无活动性出血，无特殊不适将患者送回病房。②穿刺部位压沙袋 12 小时，同时观察有无出血、渗血情况。③患肢制动 24 小时（穿刺侧），严密观察肢体的血运情况。注意观察皮肤温度、色泽。④严密观察生命体征和瞳孔、意识的变化，遵医嘱应用抗生素及改善微循环的药物。⑤加强基础护理，防止并发症。⑥关心和体贴患者，调动患者主观能动性，助其树立战胜疾病的信心，有利于疾病的康复。

（二）脑室持续引流及护理

术后患者取平卧位，保持安静。对躁动不安的患者床边应使用防护栏加以约束，专人监护。

严格掌握引流瓶的放置高度。开始引流瓶可放于平侧脑室上缘高度，随着引流液内的血凝块消失，引流瓶可放于引流高度平侧脑室上 10 ～ 15cm，以维持一定的脑室压力。

妥善固定引流管，防止引流管脱出，认真做好床边交接班。严密观察引流管是否通畅，如引流管内液面无波动，应仔细检查引流管有无受压、扭曲、折叠等，如管腔阻塞，立即报告医师进行处理。移动患者时避免牵拉，先关闭引流管系统，以预防颅内压波动过大、积气或引流液反流入颅内，安置妥当、重新调节后开放。

严格无菌操作，防止颅内感染。创口敷料被污染时，应及时更换无菌纱布。穿刺部位每天更换无菌敷料 1 次，更换引流瓶应注意无菌操作，一般每日更换 1 次。

注意观察引流液的量及性质。一般情况下，24 小时引流量为 200 ～ 400mL。引流液初为暗红色并混有血凝块，逐渐转为淡红色；如引流液突然出现全血性或颜色较前加深，患者意识障碍加重，说明有再出血的可能；如瓶中无引流液流出，在患者头皮外引流管通畅且无脱管的情况下，可能是脑组织或血凝块阻塞引流管所致，应及时报告医师处理。

脑脊液中含有钾、钠、氯等电解质，引流过多，易产生水、电解质紊乱，应注意适量补液，保持水、电解质平衡。

一般脑脊液颜色转清，经复查头颅 CT 确认脑室内血肿消失，脑脊液循环通畅，可考虑拔管。拔管前先夹闭引流管观察 24 小时，其间患者无头痛、恶心、呕吐等不适，则可拔管。拔管后还须注意穿刺口有无脑脊液溢出，并注意保持敷料清洁干燥，避免颅内感染。

五、脑血管疾病常见并发症的护理

（一）昏迷患者的护理

保持呼吸道通畅：患者取何种卧位都要将头偏向一侧，以利于呼吸道分泌物的引流，及时清除患者口中的分泌物和呕吐物。

观察生命体征及病情变化：体温升高表示有感染病灶或者是中枢性高热；体温骤降可能是病情好转或者是进一步恶化；脉率及呼吸变慢，血压升高是脑压增高的表现；出血时血压呈逐渐降低的趋势。潮式呼吸多见于颅内压增高、脑缺氧患者；间断呼吸常见于颅内病变或呼吸中枢衰竭者。呼吸衰竭可引起低氧血症和高碳酸血症。注意瞳孔及神志变化。

加强基础护理：①要注意给患者保暖，防止受凉、感冒。②定时翻身，及时更换潮湿的床单、被褥和衣服。轻叩背部，以防吸入性或坠积性肺炎的发生。③补充营养，应给予患者高热量、易消化的流质食物；不能吞咽者给予牛奶、米汤、菜汤、肉汤和果汁、水等鼻饲，每次 200 ～ 350mL，每日 4 ～ 5 次，注意加强餐具的清洗、消毒。④早晚按摩腹部以预防便秘，番泻叶冲水喂服，必要时可用开塞露帮助排便。⑤预防泌尿系统感染，帮助患者翻身时，不可将尿袋抬至高于患者卧位水平，以免尿液反流。⑥做好安全防护，床边应加护栏，防止患者坠地跌伤；对谵语、烦躁不安者，除专人看护外，最好对四肢进行适当约束；使用热水袋等取暖时，应用布袋装好，温度不可过高，一般低于 50℃，以免发生烫伤；经常修剪指甲，以防抓伤。⑦对眼睛不能闭合的患者，可涂用抗生素眼膏并加盖湿纱布，以防结、角膜炎的发生。⑧每天早晚及饭后给患者用盐水清洁口腔；每日洗脚、清洗外阴等。

（二）瘫痪患者的护理

情志护理：瘫痪给患者带来沉重的思想负担，须鼓励患者树立乐观精神，克服困难，与医护人员和家庭成员配合，战胜疾病。

保持正确的体位：平卧时在肩部和髋部放置枕头或棉垫，侧卧位时使上肢呈肩关节外展、肘关节和腕关节伸直的姿势，下肢稍屈髋、屈膝和踝关节背屈。

早期肢体功能锻炼：活动瘫痪肢体，可预防肢体挛缩、畸形，包括肢体按摩、被动活动及坐起、站立、步行锻炼。可每日上、下午活动各 1 次，每个关节活动 3 ～ 5 次，每次活动 10 ～ 20 分钟。意识清醒的患者可每日进行坐位训练数次，促进早日康复。

预防并发症：压疮、坠积性肺炎、便秘、泌尿系统感染是瘫痪患者的常见并发症，注意防范。

生活能力训练：瘫痪有好转时，应逐步锻炼日常生活技能，医护人员和家属要共同给予正确指导和热情帮助，凡是力所能及的事，鼓励患者尽可能自己完成，如脱穿衣服、洗脸、吃饭等；对病情稳定者可逐步进行适应性锻炼。

（三）肺部感染的护理

对意识障碍的患者，应采取侧卧位，头偏向一侧，以利于呼吸道分泌物排出，必要时给予吸痰。

根据医嘱给予抗感染治疗，协助患者翻身拍背，对痰液黏稠者给予雾化吸入治疗。

严防误吸：对吞咽障碍者应给予鼻饲，鼻饲时取侧卧位或床头抬高 15°，鼻饲前先抽少许胃液，证实鼻饲管在胃内。鼻饲量不宜过多，速度不宜过快，以免引起呕吐和呃逆。鼻饲后半小时内不宜吸痰，以防呕吐。

加强饮食护理：早期进食，满足机体所需要的营养。对昏迷患者，除静脉补充营养外，应尽早鼻饲。对能进食者，应给予高蛋白、高维生素、易消化饮食。

加强医护人员无菌观念，严格执行无菌操作，规范合理使用抗生素。

（四）泌尿系统感染的护理

注意观察患者的小便颜色，勤换尿布和内衣，定期更换床单。

昏迷患者尿潴留行导尿术时，应严格无菌操作。

留置导尿者及时冲洗膀胱，定时开放尿管排尿。

随时复查尿常规检查，如有异常，做尿培养及药敏试验，选用有效抗生素。

（五）压疮的护理

压疮的预防：护士要做到七勤，即勤观察、勤翻身、勤擦洗、勤按摩、勤整理、勤更换、勤交班。①避免局部组织长期受压，鼓励和协助患者经常更换卧位，一般每 2 小时翻身 1 次，翻身时应抬起患者，注意避免拖、拉、推等动作。患者身体空隙处垫软枕、海绵垫，尽量使用气垫床。②避免局部理化因素的刺激，保持皮肤清洁干燥，床铺要经常整理，及时更换被服。尿便等刺激及分泌物多的患者应及时擦洗；不可让患者直接卧于橡胶单（或塑料布）上，严禁使用破损的便器。③增进局部血液循环，经常查看受压部位，定期使用红外线照射。病情许可时应给予患者高蛋白、高维生素膳食，同时适当补充矿物质。

压疮的护理：①受压部位出现皮肤发红、肿胀变硬时，应避免该部位继续受压。②皮肤出现水泡时，应在无菌操作下抽出水泡内液体，保持表皮完整贴敷，局部涂以安尔碘，保持创面干燥。③水泡部位出现表皮破损时，局部消毒；创面可用新鲜鸡蛋内皮贴敷，促进表皮愈合，并给予红外线灯照射，每日 2 次，每次 15 ～ 20 分钟。④表皮出现坏死，形成溃疡，面积逐渐扩大，并深达皮下组织时，局部给予 3% 过氧化氢去除腐烂组织，再用生理盐水清洁创面。处理后保持创面干燥。每日换药 1 次。⑤溃疡深达肌肉组织时，需做局部清创手术，术前对创面分泌物做细菌培养和药物敏感试验，术后全身应用抗生素，每日定时换药。

（六）情志护理

脑卒中后因为大脑左前半球受损可能导致抑郁，加之语言沟通障碍，肢体功能恢复的过程长、速度慢，还有日常生活依赖他人照顾等原因，如果缺少家庭和社会的支持，患者发生焦虑、抑郁的可能性会大大增加。而焦虑和抑郁会阻碍患者的有效康复，严重影响患者的生活质量。因而应重视对患者精神情绪变化的监控，提高对焦虑、抑郁状态的认识，及时发现患者的心理问题，进行针对性心理治疗（解释、安慰、鼓励），以消除患者的思想顾虑，稳定情绪，增强战胜疾病的信心。

1. 情志护理的原则

呵护尊重、细致耐心：医护人员对患者要关心体贴、保守秘密、尊重患者，调畅患者情志，从而使患者有安全感和乐观的情绪。

因人因病、辨证施护：由于患者的文化、职业、性格和家庭等的不同，患者的情感、意志、兴趣、欲望也有差别。所以不同的患者要采取不同的疏导方法才能收到事半功倍的效果。

静养心神、勿焦勿躁：喜、怒、忧、思、悲、恐、惊七情过极均可引起人体气机紊乱，导致各种疾病，故通过自我心理调节，保持良好心境，针对病因开导患者，充分体现患者的主体作用。

积极鼓励、调畅情志：保持乐观的心情能使人体气血调和，不论患者病情轻重均要细心开导，鼓励患者，增强患者战胜病魔的决心和意志，以促进病情好转。

2. 情志护理的方法

说理疏导，调和情志：通过正面说理疏导，取得患者的信任，理解患者的心理状态，开导和引导患者解除不良的心理因素，调和情志，帮助患者消除疑虑。

清静养神，移情易性：为患者创造能够清静养神的良好环境。疏导患者保持平静的心态，移情易性（如气功、音乐舞蹈、琴棋书画、交友览胜、种花垂钓等让患者把精神和注意力从疾病转移到其他方面去）。

情志相胜，以情制情：根据五行相克的规律（怒胜思、思胜恐、恐胜喜、喜胜悲、悲胜怒），有意识地采取一种情志战胜另一种相关情志刺激引起的疾病，从而达到心理治疗的目的。

心理暗示，释放疗法：医护人员运用语言、行为、情绪等给患者暗示，减轻和消除其精神负担，增加战胜疾病的信心。

发泄抑情，顺情解郁：发泄可使患者压抑的忧郁情绪得到表达和疏导，使患者情释开怀，身心舒畅。发泄的方式多样，如哭、生气、谈心、倾诉等，但要适度，不可太过。

3. 具体问题的心理护理

头痛的心理调护：指导患者了解头痛是因为出血、脑水肿致颅内压增高，血液刺激脑膜和脑血管痉挛，通过治疗，出血停止，血肿吸收，头痛会逐渐缓解。

担心再出血的心理调护：①避免诱因。告诉患者和家属容易诱发再出血的各种因素，指导患者与医护人员密切配合，避免精神紧张、情绪波动、用力排便、屏气、剧烈咳嗽等引起血压升高的因素，如高血压要坚持服药，血压过高须遵医嘱降压，便秘时给予缓泻剂，患者烦躁时给予镇静处理等。②病情监测。再出血的临床特点是首次出血病情稳定后突然再次出现头疼、恶心呕吐、意识障碍程度加重、原有局灶症状和体征重新出现等。应加强巡视，密切观察患者病情变化，发现异常应及时报告医师并协助处理。

害怕数字减影血管造影（DSA）检查的心理护理：向患者讲解 DSA 的目的和安全性等相关知识。DSA 检查主要是为了明确病因，为能彻底解除再出血的潜在隐患做准备。DSA 目前临床应用广泛，是一项比较安全的检查措施。指导患者消除紧张、焦虑、恐惧的心理，增强战胜疾病的信心，配合治疗和检查。

担心预后的心理护理：向患者讲解疾病治疗及康复计划，给患者列举治疗成功的案例，增进治疗信心。

指导照顾者：家属应关心、体贴患者，为其创造良好的休养环境，督促尽早检查和治疗，发现再出血征象应及时就诊。

（七）康复护理

康复对脑血管疾病整体治疗的效果和重要性已被国际公认。据世界卫生组织 1989 年发表的资料，脑血管疾病患者经一年康复后，约 60% 可达到日常生活活动自理，20% 需要一定帮助，15% 需要较多帮助，仅 5% 需要全部帮助；且 30% 工作年龄的患者，病后康复 1 年可恢复工作。

脑血管疾病康复的目标，是通过物理疗法、作业疗法为主的综合措施，最大限度地促进功能障碍的恢复，防止废用和误用综合征，减轻后遗症；充分强化和发挥残余功能，通过代偿和使用辅助工具以及生活环境的改造等，争取使患者达到生活自理，回归社会。康复流程为早期实施坐位能力、进食能力的训练，然后是提高患者肢体运动功能的训练，并最终达到日常生活能力自理。康复治疗开始时间应越早越好，只要患者神志清楚，生命体征平稳，就可以开始。一般脑梗死患者病后 48 小时，脑出血者可推迟至 1 周左右。

1. 维持合理体位，预防可能出现的痉挛模式

仰卧位：因受颈紧张反射和迷路反射的影响，异常反射活动较强，也容易引起骶尾部、足跟外侧或外踝部发生压疮，因此脑出血患者应以侧卧位为主。必须采取仰卧位时，患侧手臂应放在体旁的枕上，肩关节前伸，保持伸肘，腕背伸，手指伸展；患侧臀部和大腿下方放支撑枕，使骨盆前伸，防止患腿外旋；膝下可置一小枕，使膝关节微曲；足底避免接触任何支撑物，以免足底感受器受刺激，通过阳性支撑反射加重足下垂。应避免半卧位，因该体位的躯干屈曲和下肢伸直姿势直接强化了痉挛模式。

患侧卧位：使患侧肩关节向前平伸内旋，患侧上肢和躯干呈 90°，在床铺边放一支撑台，手完全放在上面；肘关节尽量伸直，手掌向上，患侧髋关节伸展，膝关节微曲，健腿屈曲向前置于体前支撑枕上。该体位可以增加患侧感觉输入，牵拉整个偏瘫侧肢体，有助于防止痉挛。

健侧卧位：是患者最舒适的体位。患侧肩前伸，肘、腕、指各关节伸展，放在胸前枕上，上肢向头顶方上举约 100°；患腿屈曲向前放在身体前面的另一支撑枕上，髋关节自然屈曲，足不要内翻。

2. 运动功能的康复

肢体被动运动：防止关节活动受限（挛缩），促进肢体血液循环，增加感觉输入。一般自肢体近端到肢体远端的顺序进行，动作要轻缓，先从健侧开始至患侧，关节依次为肩、肘、腕和髋、膝、踝。应注意活动幅度不宜过大，避免发生二次损伤。如患者体力允许时，可鼓励患者自行由健侧带动患侧运动，还可借助一些器械，如网架床牵引等。

体位转换和平衡训练：早期在床上练习翻身，先做双髋左右摆动，然后带动躯干向左右转动，双手五指上举随躯干同时翻转。教会患者做半桥运动，每次 5 ～ 10 个，每日 2 ～ 3 次。适度抬高床头，逐渐使患者转为坐位。老人和长期卧床者易出现直立性低血压，因此宜依次取 30°、45°、60°、80° 坐卧，不宜直接取 90°。帮助患者自行从健侧卧位坐起或在他人的帮助下从患侧卧位坐起，坐姿端正，髋、膝、踝屈曲 90°，足踏地，双手置膝上，躯干和头保持中立位。进行坐位 1 ～ 3 级平衡训练后，要进行床 – 轮椅、床 – 木凳、坐 – 站位转换。一般进行动态坐、卧位平衡训练的同时，开始站位训练，起立时要求患者双手手指前伸，双腿均匀持重，慢慢站起。患者站立后，嘱其松开双手，垂于体侧，上肢扶于栏杆上，进行站位平衡训练及重心的转移训练。

步行训练：一般患者达到站位平衡后，患腿可支持体重 1/2 ～ 2/3 时，向前迈腿步行。步行训练早期常出现膝过伸和膝打软现象，应进行针对性膝控制训练。如划圈步态，说明膝屈曲和踝背屈差，应练习上下楼梯（健腿先上，患腿先下）、走直线、绕圈、跨越障碍、上下斜坡等实用步行训练。对于足内翻及剪刀步者可在平衡杠（配矫形板）内进行训练。对大多数患者而言（尤其较年轻的患者）不宜早期使用手杖，以免产生依赖，影响训练。

3. 日常生活活动能力康复

一般从患者能取坐位姿势后开始，康复内容包括吃饭、穿衣、个人卫生、转移、洗澡及家务等，使其掌握一定技巧；必要时可用辅助工具，如粗柄勺子、带套圈的筛子、有吸盘固定的碗、加长的指甲剪、穿袜器、系纽扣器等，尽量使用患侧肢体或患侧肢体予以协助完成。可用斜面磨砂板训练上肢粗大动作，或训练纺织、堆积木、拼图、插板、拧螺丝等双手的协调及精细活动，部分患者还需进行利手转换训练。通过进行系统的康复治疗后，对不能适应原来生活环境的患者，可进行必要的环境改造：如尽量住平房或楼房一楼，去除门槛；台阶改为坡道或两侧安装扶手，厕所改坐式并加扶手，地面不宜太滑或太粗糙，生活用品要方便取放和使用。另外，部分患者还可进行轮椅、手杖等训练。

4. 吞咽功能障碍康复

急性脑血管疾病患者中 29% ～ 60% 伴有吞咽障碍，导致水和其他营养成分摄入不足，且易出现吸入性肺炎及窒息。急性脑血管病有吞咽障碍的患者应尽早撤除鼻饲，进行吞咽功能的训练。吞咽功能训练包括：①口腔、颜面肌及颈部屈肌的训练，如鼓腮、吹气、咳嗽、哼唱等。②选用胶冻样的食物，如蛋羹及均质的糊状食物，逐渐过渡到普食及水。③体位采用躯干轻度后倾、颈屈曲位误咽少，还可采用健侧卧位，颈部稍前屈。④通过各种刺激，有助于咽反射的恢复，如冰块按摩咽喉等。

5. 言语障碍康复

放松训练：通过放松随意肌群，使非随意的咽喉肌群紧张性松弛。

呼吸训练：目的是改善呼气的气流量和气流的控制（鼻吸气、嘴呼气）。

发音训练：改善声带和软腭的运动，包括发音启动、持续发音控制、音量控制及鼻音控制等。

发音器官的训练：改善口面与发音器官的肌肉力量、张力、协调性及速度等。

音匀律训练：改善说话时的速度、重音、语调等。

替代语言交流训练：对于重度语言障碍患者，应教会患者利用文字、画板、图画卡片、手语等一些实用的交流技术。

6. 物理疗法

生物反馈治疗：通过肌电反馈和训练，使患者有意识地控制肌肉收缩。

功能性电刺激（FES）：可选择性地电刺激肌肉，使肌肉收缩，预防肌肉萎缩。

其他：包括离子导入、超声治疗、水疗、血管内氦 - 氖激光照射等。

7. 传统的康复疗法

运用中国传统针灸疗法配合治疗。

常用穴：内关、三阴交、阳陵泉、曲池、尺泽、委中。

配穴：上肢不遂者配肩髃、手三里、合谷、外关；下肢不遂者配环跳、风市、阳陵泉、足三里、解溪；语言不利者配哑门、廉泉、通里；口眼㖞斜者配地仓、颊车；气虚血滞者配足三里、气海；肝阳上亢者配太冲、太溪；风痰阻络者配丰隆、合谷、足三里、解溪。

操作：毫针刺，补虚泻实，可配合艾灸、电针治疗。

其他：还可运用太极拳、八段锦、气功、推拿等手段进行康复治疗。

8. 心理和情感障碍的康复

脑血管疾病患者由于发病突然、高致残率及多种功能障碍，极易使患者产生痛苦、焦虑、抑郁、性格怪异等情况，对功能恢复和家庭关系极为不利。因此，我们要理解患者，经常与其交谈，鼓励患者早期进行功能训练，对其在康复过程中的每一点进步及时予以恰当的鼓励，让患者感受到被重视，感受到康复训练对生活的意义，树立生活的勇气和战胜疾病的信心。此外，要与患者的家属及亲友们取得联系，嘱其合理安排患者的生活起居及活动时间、内容，避免使用催促性语言和不耐烦的表情语气等。同时还应鼓励患者参加力所能及的学习活动、家务劳动及社会活动，增加生活的乐趣，以积极的态度和情绪投入疾病的康复活动中去，争取早日康复，回归社会。

（八）脑血管疾病的预防

脑血管疾病由于高致病性和高致残率而成为当前严重威胁人类健康的一大类疾病，科学、合理的中西医结合预防措施对预防脑血管疾病起着重要的作用。

1. 脑血管疾病的一级预防

指发病前的预防，即通过早期改变不健康的生活方式，积极主动地控制各种危险因素，如吸烟、酗酒、精神紧张、疲劳、高血压、心脏病、糖尿病、血脂异常、颈动脉狭窄等，从而达到脑血管疾病不发生或推迟发病年龄的目的。

2. 脑血管疾病的二级预防

主要目的是预防或降低再次发生卒中的危险，减轻残疾程度。对已发生脑血管病者选择必要的影像或其他实验室检查，尽可能明确患者的卒中类型及相关危险因素，以便针对病因采用合理的治疗措施。

3. 脑血管疾病的三级预防

主要是建立卒中单元（stroke unit）。卒中单元是指改善住院卒中患者的医疗管理模式，专为卒中患者提供药物治疗、肢体康复、语言训练、心理康复和健康教育，以提高疗效的组织系统。

4. 防病治病，以防为主

预防在中医学上包括未病先防和既病防变。中医护理的预防原则，一是要培养正气，提高抗病能力，即“正气存内，邪不可干”；二是要防止病邪侵害。

（1）未病先防：养生，即增强正气，使精气血旺盛，阴阳和调，脏腑功能健全，从而预防疾病。①顺应自然规律。人的生理活动和自然变化规律是相适应的。自然界四时气候、昼夜晨昏的变化必然影响人体的生理活动，由于人们对自然界的适应能力不同，故而导致疾病的发生。因此只有顺应自然，顺应四时气候的变化规律生活、劳逸适度，才能保持精力充沛、身体健康，从而减少疾病的发生。②重视情志调护。情志变化是人体对外界事物的客观情绪反应。情志因素与人体的生理、病理有密切的联系。突然、强烈或持久的精神刺激，可伤及脏腑，引起气机紊乱，气血阴阳失调而致病。因此，保持心情舒畅、精神愉快，减少不良情志刺激，可达到预防心脑血管疾病的目的。③注意饮食。不暴饮暴食，不食不洁食物，克服饮食偏嗜。肥甘厚腻助湿生痰，辛窜而辣助火散气，故应少食肥肉、辣椒、生葱、姜等辛辣刺激之品，多食新鲜蔬菜、水果。④加强身体锻炼。“生命在于运动”，锻炼身体可使气血流畅、经络通达、筋骨强劲、肌肉健壮、脏腑功能旺盛，体质增强，对疾病预防有重要意义。⑤防御邪气。平时讲究卫生，注意四时气候的变化，避免各种意外，以减少疾病的发生。

（2）既病防变：①注重早期诊治。病邪往往由表入里，由浅入深，逐步加重，因此要抓住时机，早期诊断，早期治疗。否则病邪逐步深入，病情日渐复杂、深重，治疗亦越困难。②防止传变。主要是通过“先安未受邪之地”来实现的。疾病的发展传变有一定的规律，一般外感热病多以六经或卫气营血以及三焦传变，内伤杂病多以脏腑五行生克制化规律或经络传变。

（九）安全防护

脑血管疾病后的运动功能障碍多表现为肢体偏侧瘫痪，在康复锻炼过程中一定要有专科康复护士或 PT 师、OT 师监督、保护、辅导，以达到康复锻炼而避免意外损伤的目的。

为患者创造良好的生活环境，确保室内光线充足，使用防滑地面，添加床边护栏；避免患者独居；患者指甲不可过长，取下义齿；对于手不能抓握的患者要配合必要的助具，如餐具下面安装吸盘，防止滑动；进餐选择合适的体位，本着先易后难的原则选择食物，避免呛咳和误咽。由于患者感知觉功能障碍，日常生活中应远离冷、热、电等一切危险因素。

脑血管患者容易产生心理和情感障碍，医护人员和家属要多关心体贴患者，消除其心理障碍，避免意外发生。

第二节　心血管疾病的护理

一、心血管疾病常见症状及护理

（一）心悸

情志护理：为减轻患者的焦虑和不安，应多关心患者，耐心向其解释病情，以防怒伤肝、忧伤脾、悲伤肺、恐伤肾，加重病情；并做好患者家属的工作，取得家属的支持与配合。

去除生活性因素：如戒烟酒，避免过于刺激的饮食和工作生活环境等。

休息与运动：有严重心律失常时应卧床休息，病情好转后逐渐下床活动。心悸严重者应避免左侧卧位；心功能不全者可取半坐卧位，以减少回心血量，减轻心悸带来的不适。

饮食调护：节制饮食，不可暴饮暴食。器质性心脏病患者应控制钠盐的摄入，少食多餐，避免饱餐，多食水果及蔬菜。

吸氧：根据病情可给予面罩或鼻导管吸氧。

密切监测病情变化：监测患者生命体征的变化，尤其是心率、心律的变化情况。注意心悸发生的诱因、时间、性质、程度及其伴随症状，如呼吸困难、胸痛等。

（二）呼吸困难

病房内温湿度适宜，定时通风换气。

医嘱给氧：轻度缺氧氧流量为1～2升/分，中度缺氧为2～4升/分，重度缺氧为4～6升/分，每班交接并检查吸氧管道是否通畅。

协助患者采取有利于呼吸的卧位，如高枕卧位、半坐卧位、端坐卧位。鼓励患者翻身，咳嗽、咳痰，促进痰液排出，保持呼吸道通畅，必要时吸痰。指导患者有效呼吸的技巧，如腹式呼吸、深呼吸。

做好解释工作，给予积极有效的安慰，多陪伴患者以减轻其焦虑、紧张情绪。

合并感染者，会加重呼吸困难。发热者及时予以降温，如使用抗生素等。若患者突发心力衰竭应及时遵医嘱给予强心、利尿处理，并予端坐位、湿化氧气吸入、控制入水量。

食用易消化、少刺激性、低盐饮食，补充足够的热量。严重呼吸困难者进流质或半流质饮食。

观察病情变化，观察患者发绀情况、呼吸困难的程度、肺部啰音的变化，监测血氧饱和度及血气分析结果。

病情允许时可鼓励患者下床活动，但应避免劳累。

（三）心绞痛

患者心绞痛时，协助其立即卧床休息，停止活动。予随身携带的硝酸甘油 1 ～ 2 片舌下含服，保持安静直到胸痛消除为止。观察心绞痛的性质、部位、持续时间、疼痛规律及服药后心绞痛能否缓解。

心绞痛剧烈、持续不缓解时，按医嘱静脉滴注硝酸甘油，肌内注射镇痛药，如罂粟碱、哌替啶等。做全导联心电图，必要时持续心电监护，观察心肌缺血改变，警惕急性心肌梗死发生。

协助做好患者的各种生活护理，如洗漱、大小便、进食等。

给予精神安慰，保持情绪稳定。多与患者沟通，了解其日常生活需要并给予帮助，增加患者安全感。及时为患者提供疾病好转信息，增强患者治疗信心。告知患者不良心理状况对心脏病的不良影响，指导患者进行心理调节。

指导患者避免心绞痛的诱发因素，如过度劳累、情绪激动、吸烟饮酒、受寒、饱餐、便秘等；调整饮食结构，进食清淡、易消化、低盐、低脂、低胆固醇的食物，少食多餐，避免过饱。肥胖者需限制热量的摄入。戒烟，禁食酒、浓茶、咖啡及刺激性食物，多食水果及高纤维素食物，保持大便通畅。避免寒冷刺激，注意保暖。积极治疗可能加重心绞痛的疾病，如高血压、糖尿病、心律失常等。

根据病情，鼓励患者有规律地进行活动和锻炼，避免劳累。久病卧床的患者，应逐渐增加活动量，以活动时不感到胸闷、胸痛为宜，并注意病情变化。告知患者避免剧烈运动和突然改变体位，以防劳累和直立性低血压诱发心绞痛。

嘱患者随身携带硝酸甘油。胸痛发作立即舌下含服 0.5mg，服药后最好平卧，并尽快入院诊治。

（四）发绀

观察体温、脉搏、呼吸、血压、末梢循环、肢体温度和发绀的情况，及早发现心排出量减少先兆。

病室内空气清新，温湿度适宜，注意患者的保暖。

取舒适体位，维持半坐卧位或坐位可减轻心脏前负荷，减轻发绀。

给氧，根据缺氧的情况选择合适的氧流量。

急性期应限制患者的活动，协助患者生活护理。病情稳定时，可鼓励患者逐渐增加活动量。

二、心血管疾病的急救护理

（一）急性冠脉综合征

立即平卧，充分休息，稳定患者情绪，给予心理支持。

应在发病10分钟内送达医院急诊科。

给予持续低流量氧气吸入，降低心肌耗氧量，提高氧分压，有利于提高缺血心肌的供氧，缓解疼痛。

建立可靠的静脉通路，为进一步治疗做好准备。

进行连续性的床旁心电监护，观察并记录患者的心电变化、血压、脉搏、呼吸、尿量及全身状态。抽血检测心肌酶谱、肌钙蛋白及其他有关化验检查。

溶栓和抗栓治疗，其目的是开通和维持冠状动脉的开放，恢复和维持充足的心肌氧供。

抗凝、扩张冠状动脉治疗。

纠正心力衰竭，抗心律失常。

介入性治疗，紧急介入治疗的目的是迅速使闭塞梗死的冠状动脉再通，恢复远端血流。

低血压、低血容量治疗。

（二）心脏性猝死

对心脏骤停的患者应尽快采取紧急有效的抢救措施，进行心肺复苏（CPR）。其目的是促进心肺循环功能恢复，最终恢复脑功能，即心肺脑复苏（CPCR）。

1. 基础生命支持

①畅通气道（airway）：判断意识不清后，就地放平患者，迅速清除口腔分泌物，发现假牙立即取下，清除气道内异物。一手置于患者前额用力加压，使患者头后仰，另一手的食、中指抬起下颌，使下颌尖、耳垂连线与地面垂直，以畅通气道。②人工呼吸（breath）：立即进行口对口人工呼吸，16～20次/分。有条件者宜早期行气管内插管加压通气或应用呼吸机。

③恢复循环（circulation）：采用胸外心脏按压法，使血液在血管内有效流动，改善全身血流量，恢复循环，有利于维持重要器官的血液灌注。按压时应快速、有力、匀速，使胸壁充分弹性复位。对所有年龄段患者实施单人心肺复苏以及对成人实施双人心肺复苏时按压与通气比为 30 ∶ 2。对婴儿和儿童实施双人心肺复苏时，则应按照 15 ∶ 2 给予按压和通气。双人或多人在场实施心肺复苏时，应每 2 分钟或 5 个心肺复苏周期（每个心肺复苏周期包括 30 次按压和 2 次人工呼吸）更换按压者，施救者应在 5 秒内完成转换。

2. 进一步生命支持

①除颤：早期除颤，迅速恢复有效的心律是复苏成功至关重要的一步。每延迟 1 分钟，除颤成功概率下降 7% ～ 8%。电除颤时，首次除颤功率为 200J，不成功则增至 300J，最高不超过 360J。若初始 1 ～ 2 次电复律失败，提示预后不良。②迅速建立 1 ～ 2 处上肢或颈内静脉通道，给予急救药物。肾上腺素为救治心脏骤停的首选药物，首次剂量 1mg 静脉注射，观察无效后立即用 5mg，可重复多次使用，每次间隔 3 ～ 5 分钟。除肾上腺素外，利多卡因也是常用药物之一。它可提高电击除颤的成功率，并防止室颤复发，按 1mg/kg 体重静脉注射，静脉注射后 15 ～ 30 秒起效，总剂量不超过 3mg/kg。静脉注射或静脉滴注溴苄胺，用于利多卡因或多次除颤均无效的顽固性室颤和无脉搏的室性心动过速。碳酸氢钠可纠正代谢性酸中毒，应在血气监测下安全使用。小剂量多巴胺 [1 ～ 5μg /（kg· min）] 可使尿量增多，心率和血压无明显变化；中等剂量多巴胺 [5 ～ 10μg/（kg· min）] 可使收缩压轻度上升，舒张压改变不明显；大剂量多巴胺 [10 ～ 20μg/（kg· min）] 可使血压升高，心率加快，可纠正休克或改善复苏后脑灌注。静脉注射阿托品 0.5 ～ 2mg，可用于慢性心律失常和室性停搏引起的心脏骤停。

3. 脑复苏

脑复苏是心肺复苏最后成败的关键。心脏停搏 10 ～ 15 秒，患者因脑缺血、缺氧可出现神志丧失；停搏 4 ～ 6 分钟，可造成不可逆的脑损害。脑复苏应在心脏骤停 5 分钟内开始，积极施行有效的脑保护，头部使用冰帽、冰袋，物理降温或加用冬眠药物。肛温保持在 32 ～ 34℃。

临床也可予中药安宫牛黄丸、紫雪丹温水化开喂服，同时可配合针刺疗法，促其清醒。选穴：极泉、少海、通里、神门、少冲，直刺或点刺出血，可灸。

（三）心肌梗死

发现患者出现心肌梗死症状，立即就地平卧并实施抢救，绝对禁止来回走动或随意搬动。

硝酸甘油0.5mg，舌下含化；或口服速效救心丸10粒。疼痛是心肌梗死最早发生的症状，多突然发生，呈持续性心前区疼痛。

安置患者住院治疗，病发后24小时绝对卧床休息。保持室内空气新鲜，安静整洁，禁止探视人员过多，协助完成生活护理。

合理使用氧气。急性期患者应给予持续高流量吸氧（4～6升/分），病情稳定或疼痛减轻后间歇低流量吸氧（2～4升/分），维持1～2天。

一旦发现患者呼吸、心跳停止或心跳严重不规则，立即施行心肺复苏。

严密观察病情变化，预防三大并发症（心律失常、心源性休克、急性左心衰竭）的发生。持续心电监护，注意观察并记录患者生命体征、心音、心率、心律、脉搏、血压、胸痛的变化，记录24小时出入量。同时，建立静脉通道，保证输液通畅，确保抢救药品及时输入。同时注意输液速度（20～30滴/分），纠正电解质紊乱。

做好心理护理，消除患者紧张情绪。

给予患者低热量、低脂、低胆固醇、清淡易消化饮食，少食多餐，保证足够的维生素，避免进食刺激性食物。急性期3～4天应给予流质饮食，如病情稳定改为半流质饮食。

预防便秘，确保大便通畅。

每1～2小时给患者翻身1次，按摩保护受压部位，保持床铺清洁干燥。

（四）心源性晕厥

嘱患者避免剧烈活动、情绪激动或紧张、快速改变体位，一旦有出冷汗、头晕、黑蒙等先兆时立即让患者蹲下或平卧，以防跌伤。发生晕厥，立即将患者平放，或抬高下肢，促进下肢静脉血液回流心脏，帮助脑恢复正常供血。

解开患者衣领、裤带，妇女应松开胸罩，使其呼吸顺畅。有假牙者，应将其取出。

开放气道，进行胸外心脏按压和人工呼吸。

患者意识恢复后可少量饮水。

（五）高血压急症

首选硝普钠迅速降血压，降压幅度因人而异。注意年老体弱，或伴有脑血管病、冠心病的患者，降压速度不宜过快，以防重要脏器出现低灌注。血压降至稳定后，宜长效治疗。

使患者平卧，头偏向一侧，以防剧烈呕吐时将呕吐物吸入气道，有条件时可将患者转入

CCU 或 ICU 进行严密监测。

患者血压突然升高，伴有恶心、呕吐、剧烈头痛、心慌、尿频，甚至视物模糊，即已出现高血压脑病。言语开导患者，调和情志，卧床休息。并遵医嘱服用降压药，还可另服利尿剂、镇静剂等。

三、冠心病监护病房（CCU）护理

（一）心电监护

对患者行心电监测，严密监测患者的生命体征，如患者的呼吸频率、深度，观察患者的意识、精神状况、皮肤颜色及湿度、肺部啰音的变化，监测血气分析结果，发现异常及时报告医师，协助采取积极的处理措施。安放监护电极前注意清洁皮肤，电极放置部位应避开胸骨右缘及心前区，以免影响做心电图和紧急电复律；定期更换电极，观察有无局部皮肤发红、发痒等过敏反应，必要时给予抗过敏药物。

（二）给氧

氧气间断或持续吸入，根据缺氧的轻重程度调节氧流量，根据病情选择合适的湿化液。非严重缺氧患者采用低流量鼻导管吸入，即 2 ～ 4 升 / 分，浓度为 30% ～ 40%，严重缺氧者吸氧流量为 6 ～ 8 升 / 分，急性肺水肿患者采用 30% ～ 50% 乙醇湿化吸氧，呼吸功能不全者使用面罩加压吸氧，必要时行机械通气。

（三）维持水电解质酸碱平衡

注意出入量平衡，准确记录 24 小时尿量，并观察尿色、性质。大量利尿者，应给予补钾，血清钾应维持在 4.5 ～ 5.0mmol/L，维护机体内环境稳定。根据病情调整钠、水补给量。及时处理酸中毒或碱中毒，如酸中毒者可口服碳酸氢钠，重者应静脉滴注碳酸氢钠或乳酸钠。在纠正酸中毒时，为防止诱发低血钙抽搐，应给予葡萄糖酸钙静脉滴注。

（四）给予充分营养

辨证、辨药、因人、因时施食，食宜清温平淡，忌生冷寒凉。给予低盐、低脂、高蛋白、高维生素、易消化饮食，告知患者限制钠盐和加强营养的重要性并督促其执行。少食多餐、避免过饱，以免增加心脏负担，根据病情适当限制液体摄入量。

（五）服药护理

硝酸酯类：硝酸酯类化合物作用迅速，静脉用药前 1 ～ 2 小时，要严密控制血压，并根据患者血压的变化来调整硝酸酯类药物的滴速，尽可能使用输液泵或输液控制器控制滴速。嘱患者及家属切不可擅自调节滴速，以免造成低血压。硝酸甘油是抗心绞痛的首选药，舌下含化 0.25mg 或 0.5mg，老年人首次含化 0.25mg，一般 1 ～ 3 分钟即可缓解。如果含化 1 片不能缓解，隔 1 分钟可再含化 1 片。若连服 3 片仍无效，宜速请医师诊治，以防止发生心肌梗死。用药后，患者宜平卧片刻。硝酸甘油宜贮存在棕色玻璃瓶中，放置 3 ～ 6 个月应更换。部分患者用药后可出现面部潮红、头部胀痛、头昏、心动过速、心悸等不适，应告知患者为药物作用所致，以解除其顾虑。患青光眼、低血压者忌用。

儿茶酚胺类：临床应多用于神经源性、心源性、中毒性休克的早期。剂量不宜过大。静脉滴注速度应掌握在每分钟 4 ～ 8μg，使收缩压维持在 90mmHg 左右。避免药物漏出血管外，造成局部组织缺血坏死。剂量不要过大，以免发生急性肾衰竭。停药时，应先逐渐减少剂量和减慢滴速，以免造成血压突然下降。患高血压、动脉硬化症及无尿的患者禁用。

抗血小板药物：阿司匹林具有抑制血小板聚集和释放的作用。常见不良反应为胃肠道刺激和凝血功能障碍，如消化道出血、出凝血时间延长等。在用药前详细询问病史，有溃疡史患者慎用。使用时为避免胃肠道反应，可嘱咐患者饭后服用或选用肠溶片剂型，以减轻胃肠道症状。用药时注意观察患者凝血功能及消化道出血症状，发现异常及时报告医师，给予对症治疗。

（六）预防感染

预防口腔感染：①坚持每天口腔护理。一般采用生理盐水棉球做口腔护理，或采用金银花漱口液漱口，每天 2 ～ 3 次，口腔有特殊气味的患者应做咽拭子培养，根据培养结果来选择漱口液。经常观察口腔黏膜、颊黏膜等变化，发现异常应根据培养结果或口腔 pH 测试结果选择合适的口腔护理液。②若口腔黏膜发生炎症或溃疡，用含丁卡因等局部麻醉液含漱后可减轻疼痛。亦可用中药洗漱液反复多次含漱，每次不少于 3 分钟。有溃疡时给予溃疡膜外贴或溃疡液、锡类散外涂。

预防肺部感染：①病房室内温度应保持在 20 ～ 24℃，湿度应保持在 50% ～ 60%，保持新鲜空气流通，减少陪护及探视人员；每日用紫外线消毒 1 次，注意保护患者眼部及皮肤黏膜。②指导患者深呼吸，在深吸气末进行深部咳嗽，并经常给患者拍背，以利于排出痰液。痰液黏稠不易咳出者，可给雾化吸入。③病情允许时可鼓励患者适量活动，增加肺活量，减少肺部并发症的发生，但避免劳累。活动时间专人陪伴，以防意外。④尽早拔除各种留置导管，深静脉穿刺处每日消毒、更换敷料。严格消毒器械，包括呼吸机管道、雾化器、气管插管、吸痰管、给氧面罩、鼻导管及湿化瓶。⑤对于年老的慢性心血管疾病患者，可考虑预防接种肺炎球菌疫苗。⑥加强营养支持疗法，提高血清白蛋白，减少胃液内细菌丛集。

预防泌尿系统感染：①病情允许时嘱患者多饮水，并注意保持会阴部清洁。②尿潴留患者导尿时严格无菌操作。对尿道损伤患者要选择较细软的尿管，插入时动作要轻柔，尿管要妥善固定，并保持尿液引流通畅。集尿袋要固定在距骨盆水平面 40cm 以下的床边。每日擦洗尿道外口及导尿管与集尿袋连接处。集尿袋定期更换。打开集尿袋放尿前、后均应洗净双手。③认真观察尿液的颜色和量并记录，发现异常及时通知主管医师。

（七）保持大便通畅

鼓励卧床患者多食蔬菜、水果及富含纤维素食物，病情允许嘱患者多饮水，养成每日解便的习惯。护士应关心患者使其尽快适应病房环境，保持排便环境安静，患者不受干扰。养成床上排便的习惯，切忌排便过度用力，因屏气可增加心脏负荷，使心肌耗氧量增加，甚至诱发心律失常。对便秘患者可用手沿结肠走行方向轻轻按摩，也可以轻压肛门的后部。连续数日未解者可给予番泻叶泡茶饮用或低压温水灌肠。

（八）心理支持

医务工作者首先要以沉着的态度、娴熟的技术赢得患者信赖，重视患者的心理变化，加强床旁巡视。对患者做好耐心、细致的解释工作，消除其思想顾虑和恐惧心理。避免精神刺激，使患者能够正确地对待疾病，配合治疗，安静休息，同时做好患者家属的工作，减少探视人员与缩短探视时间，以减少外界、家庭或工作带来的情绪因素影响。

四、心血管疾病内科患者的护理

（一）一般护理常规

1. 评估

①现病史：患病的起始时间，有无明显的诱因，主要症状及特点，有无伴随症状，有无并发症，是否进行性加重；检查结果，治疗及效果；目前主要不适，对日常生活的影响，有无体重及营养状况的改变；有无与心血管相关的疾病，是否进行积极的治疗及效果如何。

②心理社会资料：患者角色，心理状态，性格特征及社会支持系统。③生活史和家族史：既往史，饮食方式，生活方式，家族史。④体格检查：生命体征，面容表情和体位。皮肤黏膜的颜色、温度、湿度，有无发绀、身体低垂部位的水肿。肺部检查有无干、湿啰音，啰音的部位，与体位的关系，有无胸腔积液。心脏血管检查有无心前区隆起，心尖搏动的部位和范围，有无震颤和心包摩擦音。腹部检查有无腹水及肝颈静脉回流征。

2. 病室环境

①物理环境：病室应保持安静、安全、舒适、空气新鲜，温度适宜，湿度 50% ～ 60%，光线柔和。病室内禁止吸烟。每日开窗通风 20 ～ 30 分钟，忌对流风，避免风寒侵袭；每周用紫外线消毒 2 次，每日用 500mg/L 含氯消毒剂拖地 1 次，避免一切不良刺激。②社会环境：建立融洽的护患、病友关系，避免不良情绪。

3. 密切观察病情变化

①生命体征：注意体温变化（过高或过低）；有无脉率异常（心动过速和心动过缓）、节律异常（间歇脉和脉搏短绌）、强弱异常（洪脉、细脉、交替脉、水冲脉、重搏脉和奇脉）及有无动脉壁异常；呼吸有无频率异常（过快或过缓）、深度异常（深度呼吸或浅快呼吸）、节律异常（潮式呼吸、间断呼吸）、声音异常（蝉鸣声、鼾声）、形态异常（胸式呼吸减弱腹式呼吸增强、腹式呼吸减弱胸式呼吸增强）及有无呼吸困难；判断血压有无异常，动态监测血压以了解循环系统的功能状态。②发绀状况：发绀的部位和特点以及发绀的类型，发病年龄和性别，发病诱因和病程，发绀是否伴随呼吸困难、意识障碍等。③水肿情况：水肿出现的时间、缓急、部位及性质，有无心、肾、肝和内分泌的症状，是否与药物、饮食等相关。④心率、节律：有无快慢及节律的异常。⑤咳嗽、咳痰：咳嗽的性质、时间与规律，咳嗽的音色，咳痰的性质和量，发病的性别和年龄，有无发热、胸痛、呼吸困难等伴随症状。⑥胸痛情况：发病缓急、诱因、加重和缓解的方式；胸痛的表现如部位、性质、程度、持续时间和有无放射痛；伴随症状及其程度。

4. 限制水钠摄入

每天食盐摄入量在 5g 以下，控制液体摄入，一般每天水的摄入量限制在 1500mL 以内。

5. 给氧

对于低氧血症的患者，纠正缺氧对缓解呼吸困难、保护心脏功能、减少器官损害有重要作用。①氧疗的指征：急性肺水肿，有明显的缺氧表现，睡眠性潮式呼吸或合并夜间低通气、睡眠呼吸暂停。②氧疗方法：鼻导管吸氧、面罩吸氧、无创正压通气等。

6. 做好皮肤护理、预防压疮

避免局部组织长期受压，避免拖、拉、拽等动作以免形成摩擦力而损伤皮肤，保护患者的皮肤，勤翻身、拍背、按摩，增进患者的营养，在患者病情允许的情况下鼓励患者适当活动。

7. 饮食调护

节制饮食，忌食厚味。根据病情虚实寒热之别，辨证施食。虚证宜补益，实证宜疏利，寒证宜温热，热证宜寒凉。进食有规律，养成良好的饮食习惯。遵行早吃好、午吃饱、晚吃少，忌暴饮暴食，以免伤及脾胃。饮食多样，合理搭配，汲取各种营养，维持气血阴阳的平衡。限制甜食，忌酒、浓茶、咖啡，戒烟。宜多食富含维生素C和粗纤维的新鲜蔬菜和水果、红枣、桂圆、莲子等食物。控制体重。

8. 疼痛护理

剧烈疼痛可使交感神经过度兴奋，引起心率加快，血压升高和心排血量增加，从而增加心肌耗氧量。患者疼痛发作时应卧床休息，遵医嘱先给予硝酸甘油舌下含服或口腔黏膜喷雾，2～3分钟再询问患者症状是否有所缓解。若疼痛不能缓解，可遵医嘱给予镇痛剂，一般首选吗啡，用量为3～5mg，静脉注射。在使用过程中，要密切观察患者胸痛的性质、程度、部位、发作频率、持续时间及对药物的反应情况，同时注意是否有呼吸抑制及血压下降等情况发生。由于发病早期可逆性心肌缺血的疼痛和心肌梗死所致的疼痛常混淆在一起，如果剧烈的胸痛持续不缓解，提示心肌严重缺血。因此当患者疼痛反复发作且持续不缓解时，应立即报告医师及时处理。使用溶栓药物后，应定时描记心电图、抽血查心肌酶，询问患者胸痛有无缓解。溶栓后可根据下列指标判断溶栓是否成功：①胸痛2小时内基本消失；②心电图抬高的ST段于2小时内回降＞50%；③2小时内出现再灌注性心律失常；④血清CK-MB酶峰值提前出现（14小时以内），或根据冠状动脉造影直接判断冠脉是否再通。

9. 生活护理

①充分休息：重症患者绝对卧床休息，恢复期或缓解期的患者可适当活动，如床旁洗漱、如厕等，但不能做剧烈活动，避免疲劳。②保证口腔清洁：如有气管插管、昏迷者，定期做口腔护理。③保持大便通畅：排便用力过度会增加心脏负荷，诱发心律失常，导致心脏破裂甚至死亡。因此需多食含纤维素高的水果和蔬菜，适量运动，减轻压力，养成良好的排便习惯。每日清晨进食前饮一杯温开水，润滑肠道，刺激肠蠕动。排便困难者可使用缓泻剂如麻仁润肠丸，或番泻叶茶，仍不能缓解可用开塞露，必要时给予甘油灌肠。病情尚未稳定的患者排便过程中应加强心电监测，一旦出现心律变化，及时停止排便动作并处理。④衣着整洁宽松，注意保暖。

10. 用药护理

①指导、协助患者按医嘱正确服药，让患者了解常用的药物种类、用法、服药注意事项。不能随意更改、中止或自行购药服用。密切观察药物疗效、不良反应及用药后反应。②静脉用药时注意速度及配制的浓度、持续时间及药物的配伍禁忌，必要时用输液泵控制滴速，遵守用药注意事项。③使用不良反应较强的药物时，注意监测肝肾功能、电解质、血压、尿量等的变化。④中药制剂应注意煎药方法及药性，宜小量多次温热服用，不宜用药性过于猛烈的药物。

（二）中医护理

1. 辨证施护

（1）心虚胆怯

【治法】镇惊定志、养心安神。

【用药】安神定志丸加减。

【饮食】合欢皮 20g，粳米适量，加水煮粥，加酸枣仁末 6g 同食。

（2）心血不足

【治法】补血养心，益志安神。

【用药】柏子养心丸或归脾汤加减。

【饮食】党参 9g，当归 12g，红枣 6 枚，猪心 1 具，加水炖熟，调味食用，隔日 1 次。

（3）阴虚火旺

【治法】滋阴清火，养心安神。

【用药】天王补心丹合朱砂安神丸加减。

【饮食】百合 15g，红枣 6 枚，水煎，加冰糖、蜂蜜适量服用。

（4）心阳不足

【治法】温补心阳，安神定惊。

【用药】桂枝甘草龙骨牡蛎汤合参附汤加减。

【饮食】桂枝 6g，桂圆 15g，粳米适量煮粥，热服。

（5）心脉瘀阻

【治法】活血化瘀，理气通络。

【用药】桃仁红花煎加减，胸闷心痛可给予速效救心丸。

【饮食】鲜万年青 30g，丹参 20g，红枣 10 枚，水煎，代茶饮。

黑木耳 20g，瘦肉 10g，水煎，代茶饮。

2. 针灸护理

常用穴：神门、内关、心俞。配穴：心阳不振配气海、关元、足三里；心胆虚怯者配胆俞；心脾两虚者配脾俞、足三里；心脉瘀滞者配膻中、膈俞；水气凌心配关元、肾俞、阴陵泉。操作：毫针刺，虚证用补法，急性发作可用泻法，留针 30 ～ 60 分钟，以症状消失或缓解为度。阴虚内热者不宜灸，其余证型可灸。

3. 健康指导

保持居室环境安静，避免噪声和惊吓；生活起居有节，适当锻炼，增强体质；多食营养丰富的食物，避免过饱，忌食肥甘味厚；忌烟酒、浓茶、咖啡等，慎食辛辣等刺激性食物；保持心情愉悦，避免情志刺激；坚持长期治疗，以巩固疗效。

（三）情志护理

向患者简明扼要地解释疾病过程与治疗配合，说明不良情绪会增加心肌耗氧量而不利于病情的控制，提醒患者保持清静的心态，使其少思少虑，排除杂念，做到精神内守，心气平和，达到“恬淡虚无，真气从之，精神内守，病安从来”。医护人员工作应紧张有序，以减少对患者的影响。允许患者表达内心感受，给予心理支持。疼痛发作时应有人陪伴，鼓励患者树立战胜疾病的信心。尽量降低监护仪的报警声，以免影响患者休息，增加患者心理负担。烦躁不安者可肌内注射地西泮。

（四）手术护理

心血管内科各种手术技术开展十分广泛，对诸多心血管疾病疗效肯定。

术前准备：①患者准备。完善各项检查，如血常规、出凝血时间、血型、凝血酶原时间、生化全项、超声心动图等。注意观察手术部位皮肤颜色、温度等。做好各种药物过敏试验。洗澡更衣、备皮。描记十二导联心电图。埋置静脉留置针。消除患者紧张情绪，做好情志护理，做好术前健康宣教。应用抗凝药物时，注意观察有无不良反应。②物品准备。手术包、手术衣、无菌手套、消毒液、无菌注射器、局麻药、抗凝剂、心电监护仪、电击除颤器、各种急救药品。③配合手术。连接心电监护，静脉留置输液。

术后护理：①心电监护。密切观察患者有无心前区不适、生命体征、动脉搏动情况，观察心率、心律及心电图改变；观察呼吸频率、深浅度、有无呼吸困难；观察皮肤温度、肢体自我感觉情况并记录。②绝对卧床休息，协助患者做好生活护理。③观察伤口及引流液情况，准确记录。④遵医嘱使用抗生素治疗，防止感染发生。⑤避免增加腹压的活动，如咳嗽、打喷嚏。⑥应用血管扩张剂和溶栓剂等注意观察药物疗效及不良反应。⑦注意观察患者尿量。⑧维持水电解质酸碱平衡。⑨注意倾听患者主诉，做好情志护理。

（五）康复护理

Ⅰ、Ⅱ期：主要通过鼓励患者适当的活动，减少或消除绝对卧床休息带来的不利影响。逐步恢复一般日常生活活动能力，包括上、下肢被动及主动运动，坐椅子，床边、室内步行，床边或床上个人卫生活动，轻度家务劳动、娱乐活动等。

Ⅲ期：巩固Ⅰ、Ⅱ期康复成果，控制危险因素，改善或提高体力活动能力和心血管功能，恢复发病前的生活和工作。本着个体化、循序渐进、持之以恒、兴趣性、全面性的原则进行有氧运动，如步行、登山、游泳、骑车、中国传统形式的拳操。可进行间断性或连续性的运动，合理的每周运动总量为 700 ～ 2000cal（相当于步行 10 ～ 32km），运动总量无明显的性别差异。合理运动量的主要标志为运动时稍出汗、轻度呼吸加快但不影响对话，早晨起床时感觉舒适，无持续的疲劳感和其他不适感。

指导患者独立自救的方法：①当胸痛发作时，应卧床休息，舌下含服硝酸甘油，待病情平稳方可下床活动。②若胸痛发作持续时间延长，含服硝酸甘油后持续不缓解，或一段时间内反复多次发作时，应立即就医。注意平卧，有条件的患者可给予氧气吸入。③随身携带硝酸甘油、硝酸异山梨酯等常用急救药品。④随身携带保健卡或使用腕带，写明患者姓名、所患疾病名称、患病时间、经常就诊的住院号、病案号等。

第三篇

中医药防治心脑血管疾病

第一章

DI YI ZHANG

脑心同治理论的创立与发展

第一节 脑心同治理论概述

中医脑心同治理论是根据古代文献记载、时代经验及观察实践，总结出来的一套理论，主要思想是“气、血、神”的相互作用，把心脑看作“一体”，处理心脑病的理念都建立在经络的相互联系上，以“健气养血、补神活血”为治疗方案。

中医脑心同治理论认为，健康是心脑共同协调发挥作用的状态，而疾病是心脑配合功能失调，失去平衡引起的。心脑的共同作用由三个相互兼容的要素组成：心气、血液、神经，它们之间又有复杂而分离的功能和机制。

1912 年，利维（Levy）提出中枢神经系统与心脏互有联系。1937 年，多兹（Dozzi）首先报告了脑血管病患者存在心功能障碍，其后有许多临床案例及心电图报告。1947 年，拜尔（Byer）等首次报告了脑血管意外时心电图异常的改变。1983 年，梅因（Main）等报告 283 例急性脑出血患者中有 23% 出现心律失常，而发病前无心脏病史。此类问题，有人称为“脑心综合征”。

赵步长、伍海勤和赵涛潜心研究心脑血管疾病的中医治疗方法，从中医理论“异病同治”“脑心同源”“脑心同病”角度进行探索，在中医学及现代医学脑心相通理论的基础上，结合现代医学关于心、脑密切的生理关系及心脑血管病变共同的病理基础（动脉粥样硬化）等论述，创新性地提出脑心同治理论，从整体观的角度诠释心脑血管病的病机与治则，探讨心脑血管疾病的发生、发展与治疗，指导临床实践，经过大量的文献研究、实验研究、临床研究，证明是具有科学性和先进性的创新性理论。脑心同治理论付诸临床实践，在临床上取得了良好的效果。赵步长教授等人在创新性地提出脑心同治医学理论后，结合多年临床实践经验，研制出了脑心通胶囊，并广泛应用于临床治疗冠心病心绞痛和脑卒中等心脑血管疾病。历经 30 余年的发展与完善，脑心同治理论是目前体现心、脑血管疾病中医整体观思维的创新思想体系，该理论认为心血管疾病和脑血管疾病有着密切的联系，脑心同治是联合防治心脑血管疾病的必然之路。

第二节　脑心同治理论指导心脑血管疾病的防治策略

脑心同治理论是在中医学异病同治理论的指导下，在心脑密切的生理关系及心脑血管病变共同的病理基础（动脉粥样硬化）上提出的，是对心脑血管疾病中医整体观思维的创新与发展。

心脑血管疾病同源于动脉粥样硬化，同治于动脉粥样硬化。中医认为中风和胸痹多属于气虚血瘀证，证同则治同，即异病同治、脑心同治。

中医强调整体观，未病先防，且历来注重预防，早在《黄帝内经》中就提出了“治未病”的预防思想。《素问・四气调神大论》指出：“圣人不治已病治未病，不治已乱治未乱，此之谓也。夫病已成而后药之，乱已成而后治之，譬犹渴而穿井，斗而铸锥，不亦晚乎。”

脑心同治理论基于心脑同源的中医生理基础和以动脉粥样硬化为共同病理基础的现代医学概念，提出针对心脑血管疾病的整体防控思想，对指导心脑血管疾病的治疗和预防都具有重要的意义。

一、强调疾病预防的重要性

《素问・上古天真论》云：“上古之人，其知道者，法于阴阳，和于术数，食饮有节，起居有常，不妄作劳，故能形与神俱，而尽终其天年，度百岁乃去。”可见古人很早就注重养生，强调健康、规律的生活方式。调摄饮食提倡定时定量，注意饮食卫生；加强体魄锻炼；养性调神，保持心理平衡；戒烟控酒，起居正常等。1992 年，世界卫生组织发表的《维多利亚宣言》中提出了“健康四大基石”，即合理膳食、适量运动、戒烟限酒、心理平衡。以上从中西医角度强调了治未病的意义。而脑心同治理论强调，早期防治心脑血管疾病共同的危险因素对心脑血管疾病的预防是有价值的。

二、控制疾病危险因素

（一）改善生活方式

脑心同治理论强调良好的生活方式对心脑血管疾病有很好的防治作用。有研究显示，合理膳食、戒烟、规律运动、控制体重、保持心理平衡，这些生活方式的干预可以使女性卒中发生风险下降 55%，男性冠心病发生风险下降 27%。

（二）降压、降糖、调脂

高血压是一种发病率高、致死率高、危害性大的世界性疾病，而且是心脑血管疾病的危险因素，控制高血压能够最大限度地降低心脑血管发病和死亡的总危险。为达到防治心脑血管疾病的目的，血压应控制在 140/90mmHg 以下。研究数据显示，收缩压每下降 10mmHg，冠心病风险下降超过 20%，卒中风险下降超过 30%。空腹血糖检查、糖耐量试验筛查和积极干预糖耐量异常，有助于减少糖尿病发生的风险。临床研究显示糖化血红蛋白每降低 1%，心肌梗死发生率下降 14%，卒中发生率下降 12%。血脂异常是心脑血管疾病的主要危险因素之一，血脂异常的防治是冠心病一级预防和二级预防的重要策略。低密度脂蛋白胆固醇（LDL–C）水平升高是冠心病的主要危险因素，低密度脂蛋白胆固醇每降低 1mmol/L，冠心病发生风险下降 20%，卒中发生风险下降 20%。脑心同治理论的代表方药对血脂异常、高血压、炎症反应等危险因素的有效干预均有利于降低心脑血管疾病发生的危险性。

（三）强化抗栓治疗

阿司匹林是唯一推荐用于心脑血管疾病一级预防的抗血小板药物。阿司匹林抑制血小板血栓素 A_2 的生成从而抑制血小板聚集，其作用机制为不可逆的抑制环氧合酶活性；由于这些酶不可再合成，所以此抑制作用尤为显著。因此，阿司匹林可广泛应用于心脑血管疾病的一级预防，已在临床上得到充分的证实。脑心同治理论的代表方药丹红注射液、脑心通胶囊等有显著的抗血小板、抗凝血功能，在临床防治血管血栓性疾病方面有良好的疗效。

三、心脑血管疾病临床防治

（一）树立整体观

中医理论体系的主要特点：一是整体观，二是辨证论治。中医学认为人体是一个内外联系、自我调节和自我适应的有机整体。人体的各个组成部分在结构和功能上是完整统一的，精、气、血、津液的生成、运行、输布、贮藏和代谢支持着脏腑形体官窍的功能，气血阴阳失调就会导致疾病的发生。中医学认为本虚标实、久病入络是心脑疾病的共同病理机制，气虚血瘀证是心脑血管疾病的常见证型。中医讲究辨证论治，心、脑血管疾病多见气虚血瘀证，故临床上常采用益气活血法，标本同治，脑心同治理论正是基于整体观念对心、脑血管疾病进行综合防控。

（二）治法：益气活血化瘀

心、脑血管疾病具有反复发作，经久难愈，入络入血等临床特点，均属络脉病变，其病程较长，临床表现复杂多样，多为慢性迁延性疾病。此两类疾病病因病机较为复杂，但综合来看，不外乎本虚标实——心肾阳气亏虚为本，痰浊、瘀血阻滞为标，故将其归为气虚血瘀证。冠心病患者多由气虚而致，气虚不足以运血而血瘀，故益气活血为治疗冠心病心绞痛的常用治法。活血法与补气法联合应用，可以提高活血化瘀法的疗效。在重用活血化瘀药时，配合补气药，以达到化瘀而不伤正的目的。缺血性脑卒中属于“中风”的范畴，多数情况下，基础病因是痰瘀，即“故邪”致病。王清任云：“亏损元气，是其本源。”因见到肢体不用等虚证，认为虚是中风的直接原因，因此，气虚血瘀证作为缺血性中风的主要证型，临床治法主要采用益气活血化瘀。

方随法出，法随证立。气虚则补气，血瘀则活血化瘀。心、脑血管疾病多见气虚血瘀证，临床上常采用益气活血法治疗。脑心同治理论及其代表方药采取益气活血、化瘀通络的治疗策略同治心脑血管疾病，体现了不同疾病采用相同治法的原则。

（三）抗动脉粥样硬化血栓形成：保护血管内皮功能、稳定动脉粥样硬化斑块及抗栓作用

动脉粥样硬化是心血管疾病（以冠心病为主）和脑血管疾病（以脑卒中为主）的病因，也是两类疾病病理变化的共同基础，动脉粥样硬化血栓形成是导致心脑血管临床事件的根源。因此，临床上预防和治疗动脉粥样硬化血栓形成便成为预防和治疗心脑血管疾病的根本和基础。临床心脑血管并发症主要是因血管内皮功能受损、动脉壁斑块的炎症反应导致斑块不稳定性增加、斑块破裂形成血栓等，引起病变血管狭窄、组织器官供血不足而出现的临床血管事件。单核细胞趋化蛋白 -1（MCP-1）在动脉粥样硬化病变部位呈高表达，是促进免疫细胞持续侵入斑块局部的主要趋化因子，而且主要由病变局部的单核巨噬细胞分泌；LOX-1

是由内皮细胞表达的氧化性低密度脂蛋白特异性受体（Ox–LDL），是动脉粥样硬化形成的重要危险因子，其通过与内皮细胞表面的LOX–1结合激活内皮，影响内皮功能，激活炎症反应，损伤血管，参与动脉粥样硬化血栓形成等疾病的形成。临床上可通过降低主动脉血管壁MCP–1基因的表达、降低主动脉LOX–1mRNA的表达、抑制炎症反应和降低细胞凋亡率来达到抗动脉粥样硬化和稳定动脉粥样硬化斑块的作用，从而减少血栓形成事件。减少动脉粥样硬化血栓形成的危险因素，如控制高脂血症、高血压、糖尿病等，同时采取减肥、戒烟、调整饮食结构等生活方式改变的措施，既能预防动脉粥样硬化血栓形成疾病，也从根本上杜绝了对冠心病和脑卒中两大类疾病的发展，这在治疗原则上体现了脑心同治理论的基本思想。脑心同治理论的代表方药具有全面的保护血管内皮功能、抑制炎症反应、稳定斑块及抗栓效应，在动脉粥样硬化病变发生发展的多环节中发挥有效作用。

（四）防止心脑血管事件复发

一级预防是对只有危险因素而尚未患病的人群进行干预，以减少或预防心脑血管疾病的发生；二级预防，是指对已经发生心脑血管疾病的患者早发现、早诊断、早治疗，目的是改善症状、控制病情进展、改善预后，防止心脑血管病复发。心脑血管病二级预防的主要措施有两个，一是寻找和控制危险因素，二是应用有效的药物和有效的剂量进行药物干预。无论是心血管病还是脑血管病，治疗或干预的主要目的都是防止患者再次发生心肌梗死或脑卒中等心脑血管事件。

防止血管事件复发，改善患者预后是心脑血管病防治工作的重心，也是关键问题。有研究表明，高龄、持续的高血压、糖尿病、入院时血糖水平、颈动脉粥样硬化程度、大脑半球大面积的梗死，以及动脉粥样硬化性脑梗死是脑梗死复发的危险因素。研究显示，首次卒中后是否戒烟，血压、血糖和血胆固醇是否控制在正常范围，出院后是否正规服用阿司匹林等与脑梗死复发密切相关。脑心同治理论在指导心、脑血管疾病防止血管事件复发方面具有相同的策略，指出无论是心血管病还是脑血管病，都要积极控制好危险因素，并根据需要选用有效的药物、使用有效的剂量维持治疗，以防止血管事件复发，切实改善患者预后。黄勇华等人的研究证实脑心通胶囊在预防脑梗死复发方面与阿司匹林作用相似，且出血事件发生率小于阿司匹林，胃肠道反应也较轻微。此外，脑心通胶囊除有降血脂、稳定血压的作用外，还可降低血黏度，改善微循环，从而减少心脑血管疾病的发病危险，长期服用安全，无明显不良反应，值得临床推广应用。

第二章

DI ER ZHANG

脑心同治理论——同因、同源、同病、同治、同防

第一节 脑心同因

西医学认为，动脉粥样硬化是心血管疾病和脑血管疾病的共同病因，也是两类疾病共同的病理变化基础。心脏的冠状动脉粥样硬化导致冠状动脉粥样硬化性心脏病、冠状动脉管腔狭窄，进而导致冠脉供血不足诱发心绞痛。脑动脉粥样硬化不仅使脑动脉的弹性降低，也使管腔狭窄，产生一过性脑供血不足，严重者可发生脑血管闭塞，或发生脑出血。不论是脑血管闭塞还是出血，临床上均表现为突发的脑血管意外，称为脑卒中。因此，冠心病和脑卒中的病理变化基础均为动脉粥样硬化，预防和治疗动脉粥样硬化便成为防治心血管和脑血管疾病的根本和基础。临床上将预防和治疗高脂血症、高血压、糖尿病等危险因素，同时采取减肥、戒烟、调整饮食结构等干预措施，认为这是对动脉粥样硬化的预防和治疗，同时又对冠心病和脑卒中两大类疾病起到了根本上的预防和治疗作用，这正是提出脑心同治概念的现代医学理论依据。

中医学历来重视病因在疾病发生、发展变化过程中的作用，认为任何临床症状和体征都是在某种致病因子的影响和作用下，患病机体所产生的一种异常反应。中医在整体观念的指导下，探求病因，除了解发病过程中可能作为致病因素的客观条件外，主要以临床表现为依据，通过分析病症的症状、体征来推求病因，为治疗用药提供依据。这种方法称为“辨症求因”，又称“审症求因”，为中医探究病因的主要方法，也是中医病因学的主要特点。因此，正确地认识病因，在疾病的预防和治疗上具有重要的意义。

中医脑心同治论的病因学也以此为基础，将致病因素根据病因的性质及其致病特点分为

六淫、饮食、七情及劳伤因子，并从这四个方面探讨其致病规律及相互关系。

一、六淫因子

风、寒、暑、湿、燥、火六种正常的自然界气候是万物生长的条件，六气的变化有一定的规律和限度，如六气的太过与不及、非其时而有其气，以及气候变化过于急骤，都会使机体不能与之相适应，而导致疾病的发生，这就是“四时阴阳，生病起于过用”（《素问·经脉别论》），此时的六气，便称为“六淫”。

（一）风袭脑心

风之为病，可分为外风与内风两类。风邪外袭多自皮毛肌腠而入，从而产生外风病症；风气内动则产生内风病症。

风为阳邪，其性开泄，易袭阳位，风邪喜动而不居，具有升发、向上、向外的特性，属于阳邪。所以风邪侵袭，阳先受之，上先受之，如《素问·太阴阳明论》载“故犯贼风虚邪者，阳受之”“伤于风者，上先受之”，而心属阳，以“阳气为用”，五行属性为火，《灵枢·阴阳系日月》载“心为阳中之太阳”，头又为诸阳之会。因此，脑心易受风邪侵袭而发病，临床上易出现恶风、发热、心慌、气短、脉律不齐及头痛、头晕、半身不遂、头面中风、口眼㖞斜等表现。

风为百病之长，易与他邪合而侵犯心脑，如与寒、痰、火、热等合而为风寒、风痰、风火、风热等证，临床表现为面赤恶风、骨节酸痛、心悸、气短、胸闷、心痛、脉结代、头痛、头晕、半身不遂、心烦躁扰、高热抽搐等。

内风主要责之于肝，可由肝阳化风、热极生风、血虚风动、阴虚风动、血燥生风所致。

肝阳化风：心主血，肝藏血；心主神志，肝主疏泄，“脑为元神之府”（《本草纲目》）。因此，在疾病的发展过程中，因为阳盛或阴虚不能制阳，阳升无制而出现肝的功能失调，肝阳化风，肝不藏血，则心无所主，统归于心而分属于五脏的脑的生理功能也因此失调，出现一系列临床表现，如头晕目眩、四肢抽搐、头痛如掣、心悸、气短、胸闷、猝然昏倒、不省人事、半身不遂、舌红、脉弦细等。

热极生风：多由邪热亢盛，伤及营血，燔灼肝经，内陷心包，煽动内风，累及脑髓所致，主要表现为高热烦渴、抽搐项强、两目上翻、角弓反张、神志昏迷、舌红苔黄、脉弦数。

血虚风动：心血不足，不能濡养心脏、脑髓、筋脉，表现出心悸怔忡、失眠多梦、眩晕健忘、面色淡白无华、口唇色淡、肢体麻木不仁、手抖头摇、舌淡或舌红、脉细等。

阴虚风动：久病耗损阴血，或失血过多，或阴血生成不足，或情志不遂，肝郁化火，暗耗阴血，使心失所养，心神、脑髓、筋脉得不到阴血的濡养，出现心动不安、怔忡、心神不宁、手足蠕动、头震颤、眩晕健忘、五心烦热、潮热盗汗、舌红少津、脉细数等。

血燥生风：久病耗血，或年老精亏血少，或长期营养缺乏生血不足等，出现经脉气血失于和调，心脑及相关肌肤失润化燥，出现皮肤干燥瘙痒、肌肤甲错等临床表现。

（二）寒中脑心

寒之为病，分为外寒、内寒。外寒致病又有伤寒、中寒之别。“阴盛则阳病”（《素问·阴阳应象大论》），所以感受阴寒之邪，最易伤及人体阳和之气。作为“阳中之太阳”及人身精髓气血阴阳之总会的心脑受损，血脉痹阻，气血不得畅通而出现头痛、身痛，或胸闷剧痛暴作、舌淡苔白等。《素问·痹论》云：“痛者，寒气多也，有寒故痛也。”

寒性清冷、凝滞、收引，寒客血脉，则气血凝滞，血脉挛缩，如《素问·举痛论》载“寒气客于脉外则脉寒，脉寒则缩蜷，缩蜷则脉绌急，绌急则外引小络，故卒然而痛”。大寒入骨，则髓冷脑逆，头齿俱痛，如《素问·奇病论》言“当有所犯大寒，内至骨髓，髓者以脑为主，脑逆故令头痛”，临床可见头痛、骨节疼痛、脉紧。

内寒之于心脑，常因外寒侵入机体，积久不散，导致人体心气心阳受损，同时，因肾中有真阳，肾由督脉而通于脑，因此，寒邪中于真阳，伤及脑髓。可见畏寒肢冷，头痛、心痛暴作，痛势剧烈，舌淡胖苔白滑，脉象微细，心神失养、涣散，以致神志模糊，甚则昏迷。

（三）暑扰脑心

暑邪纯属外邪，有明显的季节性，其性炎热，为阳邪，阳性升发，故暑邪侵犯心脑，多直入心之气分，或热盛蒸脑，或升散之暑邪耗气伤津，致气阴大亏，不能上承于脑，出现心烦失眠、口渴喜饮、神昏谵语，甚则暑厥等。

（四）湿蒙脑心

湿邪为病，亦有外湿、内湿之分。外湿多由气候、居处潮湿，或涉水冒雨等外在湿邪侵袭人体心脑所致。湿性重着、黏滞，为阴邪，易阻遏气机，损伤阳气。并且湿为土浊之气，头为诸阳之会，其位高、其气清、其体虚，清阳之气均系于头，故感受湿邪常见头重如裹、周身困倦酸懒、多寐、痴呆神昏、脘闷作恶、舌苔腻、脉濡缓，病程较长或反复发作，缠绵难愈。如《素问·生气通天论》所载："因于湿，首如裹。"

内湿的形成，多因饮食不洁，恣食生冷肥甘，或饥饱失常，损伤脾胃，脾伤则运化失职，致津液不得运化转输，湿从内生，聚而为患。脾伤则生血不足，统摄无权，或致心血亏虚，或致血溢脉外。心血亏虚则心无所主，出现心神不宁、失眠多梦；头目失养，则眩晕健忘。血溢脉外则出现皮下出血、脑卒中等病症。

（五）燥犯脑心

燥邪为病，有外燥、内燥两类。外燥之邪多从口鼻而入，侵袭肺卫，与温热之邪结合而发为温燥证，与寒邪结合而发为凉燥证。

燥性干涩，易伤津液，易伤肺卫。心主血，肺主气，"呼出心与肺"，因此，肺气虚或肺失肃降均可影响心的行血功能，导致血液运行失常，血不养神，脑神失养，出现神志失常、胸闷、咳嗽气促等症。

内燥多见于高热、呕吐、腹泻、出汗、出血过多之后，津液阴血耗伤，津血亏虚，上不能养脑神，心亦无所主，出现神志昏乱、四肢痿厥不用等症。

（六）火炎脑心

火之为病，有内外之分，属外感者，多由直接感受温热邪气所致，属内生者，常由脏腑阴阳失调而成。

风寒暑湿燥火入里皆可化火，脏腑功能失调，心情内郁，也能化火。火为阳邪，其性炎上，多见高热、烦渴、汗出、脉洪数等。火热阳邪上炎可扰乱神明，则出现心烦、失眠、狂躁妄动、神昏谵语，如《素问·至真要大论》所言"诸躁狂越，皆属于火"。生风动血，可出现抽搐、颈项强直、目睛上视、血溢脉外等病症。火热与心相应，心主血脉而藏神，火邪扰心可见烦躁，或谵妄发狂，或昏迷等；与肝相应，气火上逆致头痛眩晕、口苦咽干、烦躁易怒、不寐等症；与胃相应，"胃不和则卧不安"，表现为不寐。情志过极化火，伤及五脏，上扰于脑，出现心悸虚烦、健忘少寐、潮热盗汗、手足心热等症。

二、七情因子

喜、怒、忧、思、悲、恐、惊七种情志变化是人体对客观事物的不同反应，突然或长期持久的情志刺激超过了人体本身的正常生理活动范围，使人体气机紊乱，脏腑阴阳气血失调，导致疾病发生。《素问·阴阳应象大论》言："人有五脏化五气，以生喜怒悲忧恐。"《素问·调经论》又言："血有余则怒，不足则恐。"《灵枢·本神》曰："心气虚则悲，实则笑不休。"可见情志活动以五脏精气作为物质基础，与内脏气血关系密切。

七情之于心脑，《素问·六节藏象论》曰："心者，生之本，神之变也。"《灵枢·口问》曰："心者，五脏六腑之主也……故悲哀愁忧则心动，心动则五脏六腑皆摇。"又曰："大惊卒恐，则血气分离，阴阳破败，经络厥绝，脉道不通，阴阳相逆，卫气稽留，经脉虚空，血气不次，乃失其常。"《素问·调经论》又言："血之与气并走于上，则为大厥。"由此可见，七情在伤及心和相关脏腑之神时，亦可伤及脑髓，血气不按正常次第运行，气逆血乱，导致心脑病症的发生。

（一）喜则气缓

《灵枢·本神》说："喜乐者，神惮散而不藏。"故喜无节制，暴喜则伤心，使营卫气血不通，心气涣散不收，不能奉养心脑之神；脑神失主，神无所藏而游离。临床上可见精神不集中、心悸、心烦不寐，甚至语无伦次、举止失常等症。

（二）怒则气上

怒为肝志，若肝之气郁不舒，脑神为之怫郁不畅，则善疑多虑，神志恍惚；肝藏血，肝气横逆上冲，血随气逆，并走于上，损伤心脑之血络而出现呕血、吐血及耳鼻出血等症状，如《素问·举痛论》所载"怒则气逆，甚则呕血及飧泄"。若上逆之气血扰乱心脑，蒙闭清窍，则出现头晕目眩，甚至神昏暴厥症状，如《素问·生气通天论》所言"阳气者，大怒则形气绝，而血菀于上，使人薄厥"。

（三）悲忧则气消

忧（悲）为肺志，《灵枢·本神》言"愁忧者，气闭塞而不行"。心肺同居上焦，过于悲忧可使心系拘急，包络气机阻塞不通，则内心痛苦，表情不舒，神疲乏力，食欲不佳，如《素问·痿论》言"悲哀太甚，则胞络绝，胞络绝则阳气内动，发则心下崩"。悲忧过度亦可影响到统率五脏之神的脑神，出现神气不足、精神萎靡、意志消沉、胸闷心悸、少气懒言等。

（四）恐则气下，惊则气乱

惊恐为肾志，《素问·经脉别论》曰："有所惊恐，喘出于肺，淫气伤心"，"惊而夺精，汗出于心"。《素问·举痛论》又曰："惊则心无所倚，神无所归，虑无所定，故气乱矣。"惊恐虽为肾志，然肾气通于脑，恐伤肾气，肾气不足，肾之精血亏虚，脑无所充，加之恐则气下，致机体气机逆乱，升降失常，则形神失调而发病。由此可见，惊恐虽伤肾，但其为病多见心无所倚，怵惕不安，如恐人将捕之，神志错乱，甚至癫狂等。

（五）思则气结

思为脾志，《素问·举痛论》谓“思则心有所存，神有所归，正气留而不行，故气结矣”。思发于脾而成于心，《灵枢·本神》谓“心怵惕思虑则伤神，神伤则恐惧自失，破䐃脱肉，毛悴色夭”。脑主五脏之神，久思则耗伤心血，心神失其所养，髓海空虚，脑失其用，则出现失眠健忘、怔忡、心神不定、形体消瘦、头晕、耳鸣、便溏等。

三、饮食因子

饮食是人体赖以维持生命活动，保持健康的必要条件，是营养的源泉。如果饮食不当，失其节制，或者五脏之所欲与五味之所令失调，则可引起相关脏腑的多种病症，其中心脑相关疾病主要与饮食之五味偏嗜、饥饱失常、嗜食肥甘厚味、饮酒过度、饮食不节等有关。

（一）五味偏嗜

所谓五味，即辛、甘、酸、苦、咸。《素问·至真要大论》有言“辛甘发散为阳，酸苦涌泄为阴，咸味涌泄为阴，淡味渗泄为阳”“夫五味入胃，各归所喜，故酸先入肝，苦先入心，甘先入脾，辛先入肺，咸先入肾”。由此可见五味与五脏，因相类似的五行属性而各有所属。若长期偏嗜某种食物就会使相应脏腑功能偏盛而发生多种病症，如《素问·生气通天论》所说“味过于酸，肝气以津，脾气乃绝；味过于咸，大骨气劳，短肌，心气抑；味过于甘，心气喘满，色黑，肾气不衡；味过于苦，脾气不濡，胃气乃厚；味过于辛，筋脉沮弛，精神乃央”。

五味之与心脏，辛甘发散为阳，偏嗜辛甘之味，则阳气先受之，作为“阳中之太阳”和“诸阳之会”的心脑，首当其冲，受其侵害。《灵枢·五味》说：“五味各走其所喜，谷味酸，先走肝；谷味苦，先走心；谷味甘，先走脾；谷味辛，先走肺；谷味咸，先走肾。”《素问·阴阳应象大论》又说“咸胜苦”“咸伤血”，由此可见，无论属阳之辛甘淡，或属阴之酸苦咸，若偏嗜太过均可影响气、血、津液、精之生成，从而影响到心、脑的正常生理功能而发生病变。

（二）饥饱失常

饮食应以适量为宜，饥饱失常均可发病。

过饥则摄食不足，气血生化乏源，久之则气血不足，正气虚弱，抵抗力下降而引发他病。对心脑而言，气血不足则心神失其滋养，出现心悸、气短、失眠、面色无华等症状；血虚脑髓失养，睛目失滋，可出现头晕眼花、健忘及小儿脑发育不良等。

过饱则摄食过量，尤其嗜食肥甘厚味，致脾胃运化功能失常，无以运化水液而聚湿生痰，痰阻于心，心血不畅，可见胸闷心悸，甚至出现胸痹、真心痛。痰迷心窍，可见神昏痴呆；痰火扰心，则发为癫狂；痰浊上犯于脑，蒙闭清窍可见眩晕、昏仆、痴呆等。另外，若嗜酒过度，湿热内生，耗伤心阴，虚火扰乱心神则出现心悸、脉律失常、神志恍惚。

（三）饮食不洁

饮食不洁可引起寄生虫病，如猪囊尾蚴寄生于脑而发为脑囊虫病，如寄生于胆道则出现四肢厥冷的蛔厥证。若进食腐败、变质有毒食物，则毒气犯脑可出现高热神昏、四肢抽搐等脑神失主之象，或出现剧烈腹痛、吐泻等中毒症状，重者可出现昏迷或死亡；若邪毒化热内陷心包，可出现心神不安、烦躁、夜不能寐，重者可见神昏谵语、神志不清等症状。

四、劳伤因子

劳伤因子，包括过劳（劳力过度、劳神过度、房劳过度）及安逸过度。

（一）过劳

长期操劳过度，则损伤元气，使气血、筋骨、肌肉失其生理常态，而产生病理现象。

劳力过度：较长期的过度用力可积劳成疾。《素问·举痛论》说："劳则气耗"，"劳则喘息汗出，外内皆越，故气耗矣"。《素问·宣明五气》说："久立伤骨，久行伤筋。"由此可见，劳力过度则伤气，久之则气衰少，神疲消瘦，如久视伤血、久卧伤气、久坐伤肉、久立伤骨、久行伤筋，以及劳倦之后，汗出过多，伤津耗气。具体到五脏，肺劳伤气、心劳伤神、脾劳伤食、肝劳伤血、肾劳伤精等。

对于心脑而言，劳力过度可伤五脏，五脏功能受损，久之皆可波及心脏或直接劳及心脏。劳则气耗，劳则喘息汗出，心液内亡，出现心悸气喘、倦怠乏力、少气懒言、静卧嗜寐等；脑神失养，出现神志不安、失眠多梦、头晕健忘、魂不守舍等症。若心脑原有宿疾，劳力过度，或血脉偾张，或血随气逆，蒙蔽清窍则发为昏厥；骤阻心脉，则发为真心痛，均可令人暴亡。

劳神过度：心主血藏神，《素问·阴阳应象大论》说脾“在志为思”。思虑劳神过度，可耗伤心血，损伤脾气，出现心神失养的心悸、健忘、失眠多梦及脾不健运的纳呆、便溏等症，气血生化乏源，阴血暗耗，心脑之神失养，可加重病情，加之虚火上扰，蒙蔽清窍，而致昏厥、中风等。

房劳过度：肾藏精，主封藏，肾精不宜过度耗泄，房劳过度，易伤肾精。耗精过度，也可引起心气、心脑之神病变，正如《脾胃论》所言“气乃神之祖，精乃气之子，气者，精神之根蒂也……积气以成精，积精以全神，必清必静，御之以道”。由此可见，肾精耗伤，则真气受损，脑失其养，脑髓由此而空虚，出现精神萎靡、头晕、头痛、耳鸣、失眠等症；肾精耗伤，相火偏亢，肾水不能上济心火，则出现心悸、心烦、头晕、目眩、腰酸耳鸣等症；精血同源，精亏血少，心血亏虚，心神失养，则出现面色无华、心悸、舌淡、脉细等；若心脑原有宿疾，兼房事过度，常可诱发病情复发或加重。

（二）过度安逸

人体只有适当地运动，气血才能流畅，若不劳动、不运动，易使气机郁滞，血脉失于宣畅，而出现精神萎靡不振、倦怠嗜卧、肢体软弱无力、心悸等症；若贪逸少动，机体所需减少，脾胃功能减弱，气血生化乏源，心血不足，则可出现心悸气短、眩晕、面色无华、脉细无力等症；若大脑懒于可思考，则可出现意识思维迟钝、记忆力减退等症。

若过逸又多食，则机体营养过剩，形体肥胖或湿浊内生，气机受阻，或痰瘀互结，痹阻心阳，出现胸闷、气短，动则心悸气喘，甚至短气喘息，不能平卧。

第二节　脑心同源

心为神之居，血之主，脉之宗。在人体脏腑中，心居首要地位，各脏腑的功能活动依赖于心之统领和调节作用。《医学入门·脏腑》说：“有血肉之心，形如未开莲花，居肺下肝上是也。有神明之心……主宰万事万物，虚灵不昧者是也。”《素问·灵兰秘典论》称之为“君主之官”。中医认为心的生理功能是主血脉、主神志，或“心藏神”。“神”是生命力的体现，是对人体生命活动的高度概括，表现为人的精神、意识和思维活动，心主神明体现了中医的整体观。心的生理功能正常，则意识清楚，思维敏捷，情志正常，精神饱满；反之，则可出现精神思维活动障碍。正如《素问》所说“心者，君主之官也，神明出焉”，“主明则下安”，“主不明则十二官危”。脑，属奇恒之腑。中医认为脑的生理功能是主宰生命活动，主藏元神。明代李时珍说“脑为元神之府”。人的精神活动，包括意识、思维、情感、记忆等都是外界客观事物反映于脑的结果，属中医学狭义之神的范畴。

《黄帝内经》创立了“五神藏”理论，其藏象学说将脑的生理病理统归于心而分属五脏，认为心是君主之官，五脏六腑之大主，神明之所出，精神之所舍，把人的精神意识和思维活动统归于心，称之为“心藏神”。神分为神、魂、魄、意、志五种不同的表现，分别归属于心、肝、肺、脾、肾五脏。神虽分属五脏，但与心关系最为密切，都是在心的统领下发挥作用。因此，张锡纯认为人之神明原在心脑两处，神明之功用，原心与脑相辅相成。神明往来于心脑之路，脑为统帅，心脑共同主宰人体生命活动，产生意识思维并支配其相应行为。

中医学一方面强调人的意识思维和情志活动为心所主，心是思维的主要器官；另一方面又强调意识思维和情志活动是在元神功能基础上后天获得的，与脑的关系密切。明清之后，随着西方医学的传入，脑主神明论者将西医学的神经大脑与中医学的肾精髓理论相结合，是中西医学理论成功结合的一个范例。脑主神明意在弥补心主神明论的不足，使中医学理论与现代科学知识相互融合。心脑共主神明，心主神明是从脏腑功能控制调节立论，而脑主神明从物质场所立论。心脑共主神明，脑生神，心调神，其体在脑，其用在心。《素问·痿论》云：“心主身之血脉。”心气虚则无力推动血液运行，致瘀血阻滞心脑之络，引起中风、胸痹等诸多病理变化。可见，中医学认为心脑是相通的。

一、脑生理

脑，又名髓海，深藏于头部，居颅腔之中，其外为头面，内为脑髓，是精髓和神明汇聚发出之所，又称为“元神之府”，是生命的枢机，主宰人体的生命活动。元神来自先天，由先天之精化生，先天元气充养，故称为先天之神。人在出生之前，随形具而生之神，即为元神。《素问·五脏生成》说：“诸髓者，皆属于脑。”《灵枢·海论》又说：“脑为髓之海。”脑结构与功能的物质基础为“血气”和“精气”，其生理功能主要表现在脑协助心调控人的精神、意识、思维及脏腑的功能活动，主司运动和感觉，并完成听觉、视觉、嗅觉，以及思维、记忆、言语等功能。王清任在《医林改错·脑髓说》中云：“灵机记性在脑者，因饮食生气血，长肌肉，精汁之清者，化而为髓，由脊骨上行入脑，名曰脑髓。盛脑髓者，名曰髓海。其上之骨，名曰天灵盖。两耳通脑，所听之声归于脑。脑气虚，脑缩小，脑气与耳窍之气不接，故耳虚聋；耳窍通脑之道路中若有阻滞，故耳实聋。两目即脑汁所生，两目系如线，长于脑，所见之物归于脑。瞳仁白色是脑汁下注，名曰脑汁入目。鼻通于脑，所闻香臭归于脑。脑受风热，脑汁从鼻流出，涕浊气臭，名曰脑漏。看小儿初生时，脑未全，囟门软，目不灵动，耳不知听，鼻不知闻，舌不言。至周岁，脑渐生，囟门渐长，耳稍知听，目稍有灵动，鼻微知香臭，舌能言一二字。至三四岁，脑髓渐满，囟门长全，耳能听，目有灵动，鼻知香臭，言语成句。所以小儿无记性者，脑髓未满；高年无记性者，脑髓渐空。”

（一）脑的生理功能

《华洋脏象约纂》指出：“夫居元首之内，贯腰脊之中，统领官骸，联络关节，为魂魄之穴宅，性命之枢机者，脑髓是也。”加之脑与十二经脉相连，具有宜封藏、喜净恶躁等生理特点，有总统诸神，主十二官、五官七窍，司运动等功能，是生命活动的主宰。故一切精神、意识、思维、情感、记忆等活动皆受脑的支配。只有脑主神明功能正常，才能精神振奋、意识清楚、思维敏捷、机灵善变、记忆力强。《素问·宣明五气》云：“五脏所藏：心藏神，肺藏魄，肝藏魂，脾藏意，肾藏志。”由于五脏为有形，为器，为生化之宇，为神之所用的物质基础，因此，属于脑神的神、魂、魄、意、志皆藏于五脏，喜、怒、忧、思、虑、智的思维过程也以五脏为本，并与六腑、五体、五官、九窍等有着广泛的联系。

1. 总统诸神

“头者，精明之府”，是精髓和神明高度汇集之处，总统神、魂、魄、意、志诸神。“神”指精神、意识、思维、情感等活动；“魂”指脏腑、经络活动和躯体四肢运动等；“魄”指人体对外界的反映及感觉等；“意”指构思、意向；“志”指记忆。《素问·八正神明论》中说：“请言神，神乎神，耳不闻，目明心开而志先，慧然独悟，口弗能言，俱视独见，适若昏，昭然独明，若风吹云，故曰神。”因此，精神、意识、思维、情感、记忆、语言等高级神经活动及脏腑、经络、五官七窍、四肢百骸的功能活动皆由脑之元神主宰，脑神健旺则五神有主，功能正常。

“脑为元神之府”，元神由元精、元气所化生，亦为元精及元气作用的体现。脑为元神所藏之处，自然为元精元气所汇聚之处，即《重广补注黄帝内经素问》所谓“脑为髓之海，真气之所聚”。脑中元精充、元气足，则元神藏。元神安，则能统驭元精、元气，推动和调控人体的生长发育，并为后天生命活动的内在调控之本原动力。《云笈七签·元气论》说：“脑实则神全，神全则气全，气全则形全，形全则百关调于内，八邪消于外。”元精藏于肾，化髓而充脑，故称“脑为髓海”。《灵枢·经脉》说：“人始生，先成精，精成而脑髓生。”故肾中元精生成后，首先生成脑髓，元神也随之而生。肾中元精不断充养脑髓而为元神化生之源泉，如《医学衷中参西录》所言“脑为髓海……究其本源，实由于肾中真阳、真阴之气酝酿化合以成……缘督脉上升而贯注于脑者也”。故肾精为脑髓之化生本源，脑髓为元神化生之本源。概言之，无论是脏腑经络，还是精、气血津液；无论是相对自主的生理活动，还是其参与整体的生命运动，都是在遵循生命总规律“神”的前提下进行的，脑之元神，是统五神之王。

2. 主十二官

脑为元神之府，主司五脏六腑，而五神（魂、魄、意、志、神）分属五脏，脑通过主五神，行主十二官之职。从经络与脏腑的联系上讲，十二经脉上连于脑，下络五脏六腑。人体脏腑、全身各部通过经络上通于脑，脑也通过经络联络全身，调节全身的功能。《灵枢·大惑论》中曰：“五脏六腑之精气，皆上注于目而为之精……裹撷筋骨血气之精而与脉并为系，上属于脑。”由此可见，脑与脏腑经脉相连，气血相通，脑髓充盈与否与脏腑功能活动密切相关。脑髓充盛，脑神功能正常，则五脏六腑功能亦正常；脑神功能失常，对脏腑失去控制，五脏六腑功能随之失常，故曰“主不明则十二官危”。

3. 主五官七窍

王宏翰《医学原始》说：“耳目口鼻聚于首，最显最高，便于接物。耳目口鼻之所导入，最近于脑，必以脑先受其象而觉之，而寄之，而存之也。”由此可见，脑通过耳、目、口、鼻、舌、咽喉等与外界相通，并对七窍有主宰作用。视觉、听觉、嗅觉、味觉和躯体冷、暖、痛、痒等感觉是由五官和皮肤感觉而得。脑主任物，五官、皮肤、七窍等所接收的各种信息传入脑中，经脑的分析、判断后产生各种生理反应。隋代杨上善认为“声、色、芳、味之气，循七窍从外入内”“七窍者，精神之户牖也”。《寓意草·沙宅小儿治验》中说：“虽目通肝，耳通肾，鼻通肺，口通脾，舌通心，不过借之为户牖，不得而主之也。其所主之脏，则以头之外壳包藏脑髓。”即耳、目、口、鼻、舌、咽喉虽内通五脏，但主宰其感觉运动的不是五脏，而是脑髓。五官七窍功能由脑所主：①目司视觉，其功能由脑支配。王清任在《医林改错·脑髓说》中说：“两目系如线，长于脑，所见之物归于脑。”可见目与脑直接相连，是脑向外反应、视物之器，故脑主目。《灵枢·大惑论》又云：“五脏六腑之精气，皆上注于目而为之精。精之窠为眼，骨之精为瞳子，筋之精为黑眼，血之精为络，其窠气之精为白眼，肌肉之精为约束，裹撷筋骨血气之精而与脉并为系，上属于脑。”可见目“视万物，别黑白，审长短”之功能，由脑所主，脑髓充足，脑神功能正常，则两目炯炯有神，灵活自如，视物清晰。②耳司听觉，其功能由脑支配。王清任说“两耳通脑，所听之声归于脑”，故脑主耳。《灵枢·经脉》云：“膀胱足太阳之脉……其支者，从巅至耳上角；其直者，从巅入络脑”“三焦手少阳之脉……其支者，从耳后入耳中，出走耳前，过客主人前，交颊，至目锐眦”“胆足少阳之脉，起于目锐眦，上抵头角，下耳后……其支者，从耳后入耳中，出走耳前，至目锐眦后”。可见耳与脑有经络相连，两耳听声聆音之功能，由脑所主，脑髓充足，脑神功能正常，则两耳聪明。③鼻司嗅觉，其功能由脑支配。鼻有主嗅之功能，当脑的功能正常时，鼻才能正确地辨别气味。《素问·解精微论》云：“泣涕者脑也，脑者阴也，髓者骨之充也，故脑渗为涕。”王冰注云：“鼻窍通脑，故脑渗为涕。”王清任说：“鼻通于脑，所闻香臭归于脑。”脑神功能正常，则鼻知香臭。④口舌（咽喉）司发声和味觉，其功能由脑支配。口舌（咽喉）与脑可通过肾经、膀胱经直接联系。《医林改错·辨语言謇涩非痰火》曰：“舌中原有两管，内通脑气，即气管也，以容气之往来，使舌动转能言。”《医林改错·脑髓说》云：“至周岁，脑渐生……舌能言一二字。”《灵枢·经脉》有言，手少阴心经“其支者，从心系上挟咽，系目系”，足厥阴肝经“循喉咙之后，上入颃颡，连目系”“其支者，从目系下颊里，环唇内”，“手少阴之别……系舌本，属目系”。《灵枢·大惑论》中也有“眼系以入于脑”之论。脑神功能正常，则口舌（咽喉）发音和酸苦甘辛咸味觉正常。

由此，七窍感知均由脑主司。即通过目之视、鼻之嗅、耳之闻、口之味，把一些表面具体的、片面的现象反映于脑，由脑承受并加以综合。另外，躯体感觉包括肤觉的触觉、温觉、痛觉，机体的饿觉、渴觉等。这些感觉由魂魄主司，而魂魄又受脑髓之调节。

（二）脑生理功能的物质基础

脑为元神之府，元神是人体最本原，最重要的神。它是人体百神之主，具有统御众神的功能，人体的各种神志活动均由其主宰。神是人体生命活动的总称，也指精神意识思维活动，即心理活动。精、气、血、津液是产生神的物质基础，神是不能脱离这些精微物质而存在的。

1.“精”与脑的生理功能

关于“精气”，《管子·内业》曰：“精也者，气之精者也。”脑髓禀受父母先天之精而形成。父母生殖之精结合而凝成胚胎，其胚由精始，胎由精成，胚胎形成，脑髓始生。《灵枢·经脉》云：“人始生，先成精，精成而脑髓生，骨为干，脉为营，筋为刚，肉为墙，皮肤坚而毛发长，谷入于胃，脉道以通，血气乃行。”由此可见，“精”（精气）为人体生命活动最基本的物质之一，与脑髓联系密切。《灵枢·本神》曰：“天之在我者德也，地之在我者气也，德流气薄而生者也。故生之来谓之精，两精相搏谓之神，随神往来者谓之魂，并精而出入者谓之魄，所以任物者谓之心，心有所忆谓之意，意之所存谓之志，因志而存变谓之思，因思而远慕谓之虑，因虑而处物谓之智。”即脑是精髓汇聚之处，元神所居之府。《素问·五脏生成》云："诸髓者，皆属于脑。"肾主骨生髓通于脑。肾藏精，精生髓，脊髓上通于脑，髓聚而成脑。髓充养脑，脑为髓之海，以保证脑神之用。《体仁汇编》云："肾受精气，故神生焉，传曰：聚精会神者此也。"只有肾气旺盛，肾气充足，脑神才能正常。

2."气"与脑的生理功能

脑居天阳之位，气机上升至此而转为下降，成为气机升降的转折点，《灵枢·口问》云："上气不足，脑为之不满。"肝与脑在气机方面又密切相关，《医学入门》载"肝藏魂，魂者，神明之辅弼，故又曰肝为宰相"，《素问·灵兰秘典论》亦载"肝者，将军之官，谋虑出焉"，故七情易导致脑病。七情过度就会影响正常的精神活动，在男子肝气多冲逆，在女子则肝气多抑郁，导致人体气机紊乱，发生神志类疾病。正如《灵枢·本神》云："是故怵惕思虑者则伤神，神伤则恐惧，流淫而不止。因悲哀动中者，竭绝而失生。喜乐者，神惮散而不藏；愁忧者，气闭塞而不行；盛怒者，迷惑而不治；恐惧者，神荡惮而不收。"因此，脑的正常功能的发挥也有赖于肝疏泄气血之作用。

3."血"与脑的生理功能

《素问·八正神明论》云："血气者，人之神。"血液是神志活动的主要物质基础。心主血脉，不断供给血液充盈脑髓，从而使其发挥脑神的作用。正如现代医学所证明的，每分钟经脑组织的血液达80mL，即心脏血液的1/6供给脑。从某种意义上讲，脑主神明涵盖了心主神明的功能。《灵枢·邪气脏腑病形》云："十二经脉，三百六十五络，其血气皆上于面而走空窍。"张锡纯《医学衷中参西录》中说："血生于心，上输于脑。"这些论述均从生理、病理角度说明了血液是脑生理的重要物质基础，脑必须在血液的濡养之下才能产生"神"，所以说脑为气血精华汇集之处。

4."津液"与脑的生理功能

《灵枢·五癃津液别》云："五谷之津液，和合而为膏者，内渗入于骨空，补益脑髓。"脾主运化水谷精微，神即是水谷精微所化。故《灵枢·平人绝谷》云："神者，水谷之精气也。"再者，脾主升清阳，清阳之升实于脑，而头为诸阳之会，故脾主运化，主统血，藏意而系脑，脑髓的增长要靠后天水谷精微不断滋养和充实才能发挥其正常生理功能。

二、心生理

心为神之居，血之主，脉之宗；在五行属火，为阳中之太阳。实质性心脏可主血脉，被称为血肉之心；而主神明、主精神意识思维活动的心被称为神明之心。在人体脏腑中，心居首要地位，各脏腑的功能活动依赖于心之统领和调节作用。《医学入门·脏腑》说："有血肉之心，形如未开莲花，居肺下肝上是也。有神明之心……主宰万事万物，虚灵不昧者是也。”因此，心主宰人体生命活动，《素问·灵兰秘典论》称之为“君主之官”。心与小肠相表里，合脉，其华在面，开窍于舌，在液为汗，在志为喜，外与夏天之气、赤色、苦味相应，从而构成一个动态的、整体联系的心功能系统。

（一）心的生理功能

作为五脏之一的心，按其功能分为“实质之心”与“神明之心”。实质之心指的是血肉之心，是从形态学即解剖学的意义而言，古人形容它形圆而尖，犹如含苞待放的莲花，与血脉相联系，有“主血脉”的功能；神明之心则是从功能的意义而言，心可接受外界事物的刺激并作出反应，进行心理、意识和思维活动，神明之心主神志。因此，心有“藏神”“主神明”的功能。此外，心在形体方面与脉管相合，其华在面，开窍于舌，在志为喜，在液为汗，与小肠（腑）相表里，在自然界则与夏气相应。因此，一旦心的生理功能紊乱，便会产生一系列血脉、神志、口舌、泌尿、生殖等相关的病症。

1. 心主身之血脉

主血是心脏的主要功能。心脏与血液生成相关，并能推动血液运行，以输送营养物质于全身。心主血是指心除了具有推动血液运行的作用，还与血液营养功能有关。反过来血液也会对心脏产生影响，如血液流量、浓度、成分变化等，均可影响心脏的搏动；但仍以心脏为主，心与血的关系是心主血，而不是血主心。《血证论》曰：“火者，心之所主，化生血液，以濡周身。”血液的正常运行有赖于心气的正常推动作用，还有赖于脉管的充盈和脉道的通利，因此心主血脉的功能，必须以心气强健、血液充盈、脉道通利为基本条件。案同《素问·六节藏象论》云：“心者……其华在面，其充在血脉。”心主血脉的功能正常，则面色红润光泽，脉象和缓有力；若心主血脉的功能失常，心气不足，则见心跳无力、血运不畅、脉道空虚、脉象细弱无力或脉律不整（促、结、代）、面色苍白，甚至面色晦暗青紫、心痛等。

脉，又称血脉，是血液运行的道路和护卫。中焦之汁化赤为血，必须通过血脉运载，才能营运于周身，发挥其营养脏腑器官的功能。《灵枢·五味论》曰：“血脉者，中焦之道也。”

在结构上脉管与心联结，主要是大血管与心直接相连。《医学原始·脉经之血由心炼论》云：“脉络大根生于心……上生下生，分为二焉。一由心下分，分于左右至足；一由心上分，分以至头尽贴于血络之下，绕行周身。”

在功能上心促动脉管，没有心脏作为脉管舒缩的动力，也就没有脉管的节律性舒缩。

《医学原始·脉经之血由心炼论》云："心既常动，故周身之脉经亦俱运动不息也。"而脉管的收缩变化也影响着心脏的跳动及血液流动，如脉管的弹性、管腔大小的变化等，也对心脏的形态与活动产生重要影响。

心与脉二者密不可分，相互影响。由于血管分布于全身，血液供养全身，人体各部位的变化均可通过脉管及其搏动情况得以体现，人体一些部位的脉动与充盈状态，既能反映心脏、血管的情况，也反映身体病变的相应情况。心气旺盛，血脉充盈；气血运行通畅，则脉象和缓，节律整齐；心气不足，推动乏力，则脉象虚弱；心血不足，血脉不充，则脉来细小；心气虚衰，气行不匀，或心血瘀阻，血运不畅，则脉律不整而促、结、代。心之合脉，是切脉的理论根据之一。

心主神志又称心主神明，或"心藏神"。人的精神情志思维活动虽分属于五脏，但必须以血液为物质基础。正因为心主血脉，心才具有主神志的功能。《灵枢·本神》云："心藏脉，脉舍神。"《灵枢·营卫生会》云："血者，神气也。"故心是精神情志思维活动产生的中枢。《灵枢·本神》亦云："所以任物者谓之心。"即心具有接收外来信息的作用。

2. 心在志为喜

外界信息引起的人的情志变化，是由五脏的生理功能所化生，故把喜、怒、思、悲、恐称作五志，分属于五脏。心在志为喜，心的生理功能与精神情志的"喜"有关。《素问·天元纪大论》曰："人有五脏化五气，以生喜怒思忧恐。"《素问·阴阳应象大论》曰："在脏为心……在志为喜。"对外界信息产生良性反应的喜，有益于心的生理功能。如《素问·举痛论》云："喜则气和志达，荣卫通利。"但喜乐应有度，若过度，则伤心神。《灵枢·本神》说："喜乐者，神惮散而不藏。"而心主神志的功能亦有太过与不及的变化，太过则使人喜笑不休，不及则使人易悲。《素问·调经论》云："神有余则笑不休，神不足则悲。"

3. 心合小肠

心为脏，属阴，主里；小肠为腑，属阳，主表。小肠者，受盛之官。心合小肠主要包括心主血与小肠主受盛和化物，以及二者通过经脉的相互络属所构成的表里关系。心与小肠之间有经脉沟通，即手少阴心经属心络小肠，手太阳小肠经属小肠络心。心与小肠通过经脉相互络属，从而构成了脏腑、阴阳、表里的关系。《灵枢·本输》曰："心合小肠。"心阳对小肠有温煦作用，使其能分清泌浊，而小肠吸收的水谷精微，为滋血液化生之源，助心血化生，使心有所主，神有所归。《素问·灵兰秘典论》曰："小肠者，受盛之官，化物出焉。"在正常生理情况下，心火循经敷布小肠，小肠受盛化物，泌别清浊的功能才能正常进行。若心火炽盛，可循经移热于小肠，影响小肠泌别清浊、主液的功能，引起尿少、尿热、尿赤、尿痛等症；若小肠有热，可循经上炎，出现心烦、舌赤、口舌生疮等。《血证论》云：“心者……与小肠相为表里，遗热于小肠则小便赤涩。”《备急千金要方》曰：“病苦身热来去，汗不出，心中烦满，身重，口中生疮，名曰小肠实热也。”此外，小肠虚寒，日久则可出现心血不足之病证。

4. 其华在面

人体内在脏腑的精气盛衰、功能强弱，可以显露于外在的体表组织器官，即荣华外露。五脏各有其华，心之华在面。心主血脉，而面部血脉又极为丰富，皮肤薄嫩，易于观察，全身气血又皆上注于面，所以望面色常作为推论心脏气血盛衰的指标。《灵枢·邪气脏腑病形》说：“十二经脉，三百六十五络，其血气皆上于面而走空窍。”《素问·六节藏象论》说：“心者……其华在面。”《素问·五脏生成》亦说：“心之合脉也，其荣色也。”所以心气旺盛，血脉充盈，则面部红润光泽，奕奕有神；心气不足，则可见面色㿠白、晦滞；血虚则面色无华；血瘀则面色青紫；心经有热则面色红赤；心血暴脱，气随血亡则面色改变更为明显。因此，心华在面是望色的理论根据。

5. 开窍于舌

《灵枢·脉度》说：“心气通于舌，心和则舌能知五味矣。”《素问·阴阳应象大论》说“心主舌”“在窍为舌”，即舌的形态和功能的变化可反映心的状态。可通过观察舌体的胖瘦，舌色泽的浓淡以及舌运动的灵拙等来判断心功能（主血脉和主神明）的情况。

舌不但运动灵活，感觉也特别敏锐，包括触觉、压觉、冷热觉、痛觉等，这些活动都离不开血液的充分供应，而血液的循环又靠心的推动，所以心可通过“主血脉”的功能来保证舌的正常功能活动。同时，舌又是一个辅助说话的器官，如果舌运动不灵活，说话就不清楚。语言是表达大脑思维、意识活动的重要方式。因此，舌的运动又是反映“心主神明”的一个重要方面。若心的功能正常，心之气血和调，阴平阳秘，则舌体红活荣润，柔软灵活，味觉灵敏，语言流利；反之则可导致味觉的改变和舌强语謇等病理现象。《灵枢·脉度》曰：“心气通于舌，心和则舌能知五味矣。”若心之阴血不足，则舌质红绛瘦瘪；若心火上炎，则舌红，甚则舌上生疮；若心血瘀阻，则舌质暗紫或有瘀斑等；心主神志的功能异常，则可表现为舌强、舌卷、语謇或失语等。

6. 汗为心之液

汗是由阳气蒸发，津液散于肌表而成，《素问·阴阳别论》说：“阳加于阴谓之汗。”《温病条辨·杂说·汗论》说：“汗也者，合阳气阴精蒸化而出者也。”汗是人体津液之一，汗与血同源，因心主血脉，心生血，而津液又是血的组成部分，故“汗乃心之液”。因此，汗之有无、生成与排泄等都与心有密切关系。《医宗必读·汗》曰："心之所藏，在内者为血，在外者为汗，汗者，心之液也。"张景岳谓："心主血，汗则血之余也。"心气虚时，卫表不固，自汗出；心阴虚时，阳无所附，心液失其敛藏而发盗汗。汗出过多不仅会损及心血、心液，也会进而耗散心气或心阳。中医认为，失血过多之人患感冒不能再用发汗法，所谓"夺血者无汗"；而汗出过多的患者在治疗中也不要损伤其血，即"夺汗者无血"。此外，大汗也会有气脱或亡阳的危险。

7. 其应在虚里

虚里，位于左乳下方，心尖搏动之处。《素问·平人气象论》说："胃之大络，名曰虚里，贯隔络肺，出于左乳下，其动应衣，脉宗气也。盛喘数绝者，则病在中；结而横，有积矣；绝不至曰死。乳之下，其动应衣，宗气泄也。"说明气血的运行，脉的搏动，皆与宗气有关。若虚里按之应手，动而不紧，缓而不急，节律一致，是宗气内守、心搏正常的表现；如按之动微而不显，不应手，是宗气内虚，心搏减弱；不用手按，即可望见其动应衣，或节律紊乱，是宗气外泄、心搏太过之象；若搏动躁急而快，引衣而动或动而弹手，洪大搏指，是宗气大虚，属危重证候；若搏动消失，是宗气绝，故曰死证。因此，"脉宗气"是说宗气贯心脉以行气血，其有推动心脏搏动，调节心率和心律等功能，可以推动气血的运行。故触诊"虚里"脉，可以测宗气的盛衰和心脏功能的强弱，对判断疾病的吉凶生死有重要意义。

（二）相关脏腑功能

1. 心与脾

心主血而脾生血，心主行血而脾主统血。心与脾的关系，主要表现在血液的生成与运行方面。

心属火，脾属土，两脏之间存在着火土相生的关系，手少阴心经起于心中，走出后属心系，向下穿过膈肌，络小肠，足太阴脾经的分支从胃分出，上膈入注心中，交系少阴心经。另外，心经分支又挟食道上行，两条经脉直接联系，在经络结构的联系上密不可分。

心主一身之血，心血供养于脾以维持其正常的运化功能。而脾为气血生化之源，水谷精微通过脾的转输升清作用，上输于心肺，灌注于心脉而化赤为血，以保证足够的血量来源。脾之运化功能正常，则化生血液的功能旺盛，血充足，则心有所主。若思虑过度，不仅暗耗心血，还可影响脾的运化功能。血液在脉中正常运行，既有赖于心气的推动以维持畅通而不迟缓，又依靠脾气的统摄以使血行脉中而不溢出脉外。若心气不足、行血无力，或脾气虚损、统摄无权，均可导致血行失常的病理表现。

2. 心与肝

心主行血而肝主藏血，人体之血液，化生于脾，贮藏于肝，运行于心。心为一身血液运行的枢纽；肝为储藏血液、调节血量的重要脏器。肝脏的藏血功能正常，可以保证心脏运血之需，且可调节、维持其适度的循环血量；反之，心脏运血功能正常，才能使肝脏藏血功能正常。两者相互作用，协调平衡，以保证机体各组织器官之需。《素问·六节藏象论》中说肝“其充在筋，以生血气”；《素问·阴阳应象大论》也有“肝生筋，筋生心”。肝木生发以生心，肝血禀“春木”之性而为万物化生之源。

在血液运行方面，肝木疏泄以调血，为推动血液运行之关键环节。肝的疏泄功能正常，则气机调畅、血脉通利，血液顺脉道流动而不外溢，所有脏腑器官得到滋养而活动正常、协调。唐容川《血证论·脏腑病机论》云：“木之性主于疏泄”“肝属木，木气冲和条达，不致遏郁，则血脉得畅”。

肝的疏泄、藏血功能相互协调是心主血脉的根本保证。肝为血海，肝所“藏”之血充盈可以使心与血脉得以濡养；肝气条达、疏泄有度可保持心脉通畅、气血和调。陈士铎曰：“肝旺则心亦旺。”《薛氏医案·求脏病》亦曰：“肝气通则心气和。”肝失所藏，心失其运，则会相互影响，而致血运失常。心血不足可致肝血亏虚，肝血不足则会加重心血亏虚，因此，临床上常见心慌、心悸等症状，与头晕目眩、爪甲不荣、手足麻木、颤抖等肝虚症状并存。肝失疏泄（疏泄不及），常致气滞血瘀，发生胸闷胁痛等症；疏泄太过，血失约束，溢出脉外，可见出血、瘀斑等症。

精神情志方面，心主神志，肝主疏泄。心藏神，主宰精神、意识、思维及情志活动，所谓“心者，君主之官，神明出焉”。然而，肝通过调达气机、和畅气血来体现其对神志活动的影响，如“肝者，将军之官，谋虑出焉”，即指此意。肝气郁结，每致心情抑郁、默默不乐；若郁久化火伤阴，则可见心烦易怒、头晕目眩、心慌易惊等。而神思过度，心火偏亢，也可导致肝升太过，肝火上炎。故临床上心火旺与肝火旺常相互影响或并见，表现为心烦目赤、急躁易怒、失眠多梦等。

3. 心与肺

心肺同居上焦，心主血而肺主气，心主行血而肺主呼吸。心与肺之间的功能联系，以心主血与肺主气的相互依存、相互为用为主，由宗气之作用得以实现。

肺为燥金，主气，司呼吸，主宣发肃降，通调水道，朝百脉，主治节，在志为忧。肺主一身之气与呼吸之气，依赖其宣发肃降之性，对体内水液代谢起调节作用。其将全身血液通过经脉聚会于肺，经过呼浊与吸清，再将血液输布全身以体现其朝百脉功能。所以，气血运行、视听触觉、心动强弱及其他生命活动，均由宗气通过贯心脉的功能而得以正常进行。若肺气虚衰，主气功能及宣肃失常，宗气形成不足，难以贯心脉而助血运，气机调节障碍，升降异常，血液运行因此受制，出现胸闷、心率改变，甚至唇青、舌紫等血瘀现象。心血不足、心阳不振、瘀阻心脉等，也可影响肺的宣发和肃降功能，出现咳喘、胸闷等肺气上逆表现。

4. 心与肾

心居上焦属阳属火，其性主动，以阳为主；肾居下焦属阴属水，其性主静，以阴为主。心火下降以资肾阳，温煦肾阴，而肾水不寒；肾水上济以资心阴，濡养心阳，而心火不亢。此即所谓水火既济，心肾相交，乃机体阴阳平衡的一项重要保证。肾属寒水，主藏精，主生长发育和生殖，主水液，主纳气，在志为恐，在液为唾，在体为骨，主骨生髓，其华在发，在窍为耳及二阴。肾所藏之精气，是机体生命活动的根本，其主水功能表现为气化作用对机体水液代谢的主持和调节，其纳气作用则体现了呼吸运动中肾脏封藏功能的重要性。若命火充足，则心阳旺盛，血运调畅，而血运调畅，又可充实命门真火；若心火不足，则命火亦微，肾水难以温化，见肢冷水肿、水饮内停等症；若寒饮上凌心肺，又见心悸、喘促等。反之，若肾阴不足，难于上济，见心火独亢，表现为心悸而烦、失眠多梦等。

精神互用方面，心藏神，肾藏精。精生髓，髓海充则生神，为气、神之源；神能控精驭气，为精、气之主。精是神的物质基础，神是精的外在表现。精气充沛是神志活动正常的基本保证，神机旺盛是精气生的重要保证。如《类证治裁·内景综要》中说：“神生于气，气生于精，精化气，气化神。”

君相安位方面，心为君火，肾为相火。君火在上，如日照当空，为一身之主宰；相火在下，系阳气之根，为神明之基础。命火秘藏，则心阳充足；心阳充盛，则相火亦旺。君火相火，各安其位，则心肾上下交济，反之则出现不寐、心悸、口舌生疮等。

5. 心与三焦

心与三焦的联系不外气血生成与运行两方面。中焦受气取汁，变化而赤是谓血；泌糟粕而蒸津液，化其精微，上注肺脉。是故中焦生化正常，则心才有所主；上焦开发、宣发，若雾露之溉。三焦气化正常，则气机升降出入有序，气血运行调畅。

6. 心与胆

心与胆之间的关系，主要体现在共同调节精神情志活动方面。心藏神，而胆主决断，两者相互作用，以维持正常的精神情志活动。另外，胆应春升之气，为生气之首，主升发，故有“十一脏皆取决于胆”之说。因此，胆腑功能又可影响心及其他脏腑的所有生理功能。

7. 心与胃

心与胃的生理功能联系主要体现于气血生成与气血运行的关系上。胃与脾为气血生化之源，饮入于胃，游溢精气，中焦受气取汁而生成气血。气血生化之源旺盛，则心有所主，血运调畅。反之，心君健而四方安宁，心脏功能正常，也可保证中焦脾胃功能发挥正常。

8. 心与小肠

小肠乃受盛水谷之腑，由脾转输于心的精微物质，绝大部分源于小肠，故一般称小肠有奉心化血之功能，但这一功能又必须借心阳的温煦作用才能实现。

小肠上连于胃，下接大肠。胃及小肠中的水谷精微，由脾转输上归心肺化而为血，其余水分及糟粕经小肠泌别清浊，其清者（水液）渗入膀胱而为尿，浊者（糟粕）下入大肠为大便，小肠的这一功能也必须依赖于心阳的资助。

（三）心包的生理功能

心外面有一层包膜，称心包，又称为心包络、膻中。《灵枢·胀论》说："膻中者，心主之宫城也。"心包围护于心脏之外，能通行气血，犹如心的屏障，有保护心君、"代心行令"的功能，故又称为"心主"。《素问·灵兰秘典论》说："膻中者，臣使之官，喜乐出焉。"心包的功能既与心主神志的功能类似又有保护心脏的作用，当外邪侵犯心脏时，心包常代心受邪而表现出精神情志异常的症状，故邪气犯心，首先侵犯心包，心包受邪，势必影响心的功能，因此在温热病出现高热、神昏、谵语或昏沉不语等神志症状时，称为"热入心包"。《血证论》说："凡心之能事，皆包络为之。见证治法，亦如心脏。"心包络尚有"代心受邪"的作用，如果邪气侵及心脏，首先是心包络受病。心包络的病证，治疗上也从心论治。

三、气生理

气由精化生，是人体内活力很强、运行不息的极精微物质，是构成人体和维持人体生命活动的基本物质之一，如《素问·阴阳应象大论》说"精化为气"。气运行不息，推动和调控着人体内的新陈代谢，维系着人体的生命进程。气的运动停止，则意味着生命之终止。

（一）气的构成

人体之气由先天之精所化生的先天之气（元气）、水谷之精所化生的水谷之气和自然界的清气构成，水谷之气和自然界的清气又合称为后天之气（宗气），三者结合而成一身之气。而水谷精微化生的血和津液，也可作为化气之源。如《灵枢·刺节真邪》说："真气者，所受于天，与谷气并而充身也。”《灵枢·营卫生会》说：“人受气于谷，谷入于胃，以传与肺，五脏六腑，皆以受气。”

来源于自然界的清气需要依靠肺的呼吸功能和肾的纳气功能才能吸入体内。《素问·阴阳应象大论》说：“天气通于肺。”清气参与气的生成，并且不断吐故纳新，促进人体代谢活动，因而是生成人体之气的重要来源，清气随呼吸运动源源不断地进入体内，不可间断。

（二）气的运动与气化

1. 气的运动

气的运动即气机，有升、降、出、入四种基本形式。先天之气、水谷之气和吸入之清气，都必须经过升降出入才能布散全身，发挥其生理功能。精、血、津液也必须借助气的运动才能在体内不断地运行流动，以濡养全身。人体脏腑、经络、形体、官窍的生理活动必须依靠气的运动才能得以完成，脏腑、经络、形体、官窍之间的相互联系和协调也必须通过气的运动来实现。也就是说，人体所有生命活动都离不开气的升降出入运动。同时，人与自然环境之间的联系和适应，也离不开气的升降出入运动，如吸入清气、呼出浊气；摄入食物和水液，排出粪便及尿液、汗液等都是气运动的体现。气的升降出入运动是人体生命活动的根本。《素问·六微旨大论》说：“出入废则神机化灭，升降息则气立孤危。故非出入，则无以生长壮老已；非升降，则无以生长化收藏。是以升降出入，无器不有。”

人体的脏腑、经络、形体、官窍，都是气升降出入的场所。气的升降出入运动，也只有在脏腑、经络、形体、官窍的生理活动中，才能得到具体体现。

心肺居上位，在上者宜降；肝肾居下位，在下者宜升；脾胃居中，通连上下，为升降转输的枢纽；六腑传化物而不藏，以通为用，以降为顺，在饮食水谷的消化吸收过程中，六腑也有吸取水谷精微和津液参与全身代谢的作用，降中寓升；肝主升发、肺主肃降，肺主出气、肾主纳气，脾主升清、胃主降浊及心肾相交等，都表现了脏与脏、脏与腑之间处于升降的统一体中。而就某一脏言，其本身也是升与降的统一体，如肺之宣发肃降、小肠的分清泌浊等。总之，脏腑的气机升降运动，在生理状态下，体现了升已而降、降已而升、升中有降、降中有升的特点，并通过气化作用，升清降浊，摄取精微，排泄废物，维持物质代谢和能量转换的动态平衡，共同完成整个机体的新陈代谢，促进生命活动的正常进行。

当气的运动出现异常变化，升降出入之间失去协调平衡，“气机失调”就会出现“气机不畅”“气滞”“气逆”“气陷”“气脱”“气闭”等运动失常的状态和机制。

2. 气化

气化是指体内精微物质的化生及输布，精微物质之间、精微物质与能量之间的互相转化，以及废物的排泄等都属于气的运动而产生的各种变化。《素问·阴阳应象大论》说："味归形，形归气；气归精，精归化；精食气，形食味；化生精，气生形……精化为气。"因此，体内精、气、血、津液各自的代谢及其相互转化，是气化的基本形式，是生命活动的基本特征之一。精的生成，包括先天之精的充盛和后天水谷之精的化生；精化为气，包括先天之精化生元气和后天之精化生谷气，以及谷气分化为营卫二气；精化为髓，髓充骨而消耗或汇脑而化神；精与血同源互化，津液与血同源互化；血的化生与其化气生神，津液的化生与其化汗化尿；气的生成与代谢，包括化为能量、热量及生血、化精、化神，并分化为脏腑之气和经气等，皆属气化的具体体现。

气的升降出入运动以及气的阴阳双方之间相互作用，是气化过程发生和赖以进行的前提与条件，气的各种运动形式又是从气化过程中得以体现的。《素问·天元纪大论》说："物生谓之化，物极谓之变。"气的升降出入运动维系了体内新陈代谢的协调稳定和生命过程的有序发展，气的运动及其气化过程的停止就意味着生命活动的终结。

（三）气的生理功能

1. 推动与调控作用

气的推动作用表现在气能推动和激发人体所有脏腑经络进行正常的生理活动，并以自身的运动来推动精、血和津液等有形物质的代谢。气的调控作用表现在推动、兴奋、升发的阳性作用及宁静、抑制、肃降的阴性作用两方面。《证治准绳·杂病·诸气门》说："一气中而有阴阳，寒热升降动静备于其间。"《医原·阴阳互根论》亦说："阴阳互根，本是一气，特因升降而为二耳。"

2. 温煦与凉润作用

气的温煦作用可以使人体温暖，消除寒冷，使人体维持相对恒定的体温，有助于各脏腑、经络、形体、官窍进行正常的生理活动，有助于精血津液的正常施泄、循行和输布，即所谓"得温而行，得寒而凝"。《医碥·气》说："阳气者，温暖之气也。"气的温煦作用对人体有重要的生理意义。而发挥凉润作用的阴气以其寒凉、柔润、制热的特性来制约阳气太过温煦所致的脏腑功能亢奋、精血津液代谢加快等热性病变。

3. 防御作用

气既能护卫肌表，防御外邪入侵，同时也可以驱除侵入人体内的病邪。《素问·刺法论》

说："正气存内，邪不可干。"气的防御功能正常，则邪气不易入侵；或虽有邪气侵入，也不易发病；即使发病，也易于治愈。气的防御功能决定着疾病的发生、发展和转归。《医旨绪余·宗气营气卫气说》曰："卫气者，为言护卫周身，温分肉，肥腠理，不使外邪侵犯也。"若气的防御作用低下，势必不能抗邪，邪气易于入侵而发生疾病，故《素问·评热病论》说"邪之所凑，其气必虚"。当邪气入侵人体某一部位时，机体正气就会聚集该处，发挥抗御邪气、驱邪外出的作用。

4. 固摄作用

气对于体内血、津液、精等液态物质有固护、统摄和控制的作用，从而防止这些物质无故流失，保证它们在体内发挥正常的生理功能。具体表现在：统摄血液，使其在脉中正常运行，防止其溢出脉外；固摄汗液、尿液、唾液、胃液、肠液，控制其分泌量、排泄量和有规律地排泄，防止其过多排出及无故流失；固摄精液，防止其妄自排泄。若气的固摄作用减弱，气不摄血，可以引起各种出血；气不摄津，可以引起自汗、多尿、小便失禁、流涎、呕吐清水、泄泻滑脱等；气不固精，可以引起遗精、滑精、早泄等。

5. 中介作用

气充斥于人体各个相对独立的脏腑、组织、器官之间，成为它们相互联系的中介。

气具有感应传导信息以维系机体的整体联系的中介作用，气是感应传递信息之载体。人体内各种生命信息，都可以通过在体内升降出入运行的气来感应和传递，从而构建起人体各个部位之间的密切联系。外在信息感应和传递于内脏，内脏的各种信息反映于体表，以及内脏各种信息的相互传递，皆以人体内无形之气作为信息的载体，如脏腑精气盛衰可以通过气的负载和传导而反映于体表相应的组织器官，内部脏腑之间可以通过经络或三焦等通道，以气为载体传递信息，加强联系、维护协调。针灸、按摩或其他外治方法等的刺激和信息，也是通过气的感应运载而传导于内脏，以达到调节机体生理活动的目的。因此，气是生命信息的载体，是脏腑形体官窍之间相互联系的中介。

四、血生理

血是运行于脉管中赤色液态样的营养物质，是构成人体和维持人体生命活动的基本物质之一。而被称为"血府"的脉管是血液运行的管道，血液在脉中循行于全身，脉起着约束血液运行的作用。血液循脉运行周身，内至脏腑，外达肢节，周而复始，发挥营养和滋润的作用，为脏腑、经络、形体、官窍的生理活动提供营养物质，是人体生命活动的根本保证。《灵枢·营卫生会》云："其清者为营，浊者为卫，营在脉中，卫在脉外，营周不休，五十而复大会，阴阳相贯，如环无端。”

（一）血生理功能的物质基础

精、血、津液都是液态物质，与气相对而言，其性质均属于阴。精、血、津液三者之间存在着互相转化、互相补充的关系，即“精血同源”“津血同源”。

1. 水谷精微

水谷精微是化生血液最基本的物质。《灵枢·决气》云：“中焦受气取汁，变化而赤，是谓血。”水谷精微在脾胃、心、肺、肾等脏腑的共同作用下，经过一系列气化过程，得以化生为血液。

2. 营气

来源于脾胃所化生的水谷精微，其清柔的部分，注于血脉之中，通过心肺的气化作用，化生为血液，成为血液的组成部分，即所谓“气能生血”。摄入饮食物转化成水谷精气，水谷精气转化成营气，营气转化成赤色的血。其中的每一个过程都是气运动变化的结果，因此说，气能生血。气旺，则化生血液功能强盛，血液充盈；气虚，则化生血液的功能衰弱，可导致血虚。

3. 津液

津液和血液同源于水谷精微。津液输布于肌肉、腠理等处，不断地渗入孙络，成为血液的组成成分，并有濡养和滑利血脉的作用。血与津液在运行输布过程中相辅相成，互相交会，津可入血，血可成津，共同发挥其滋润、营养作用。《血证论》载“水中有血……血中有水”“是水与血，原并行不悖”，因此，有“津血同源”之说。汗为津液所化，汗出过多则耗津，津耗则血少，故又有“血汗同源”之说。如果津液大量损耗，不仅渗入脉内之津液不足，甚至脉内之津液还会渗出脉外，形成血脉空虚、津枯血燥的病变，故《灵枢·营卫生会》有“夺汗者无血”之说。

在病理上，血与津液又相互影响，《素问·调经论》载“孙络外溢，则经有留血”，《金匮要略·水气病脉证并治》又载“经为血，血不利则为水，名曰血分”，故血能病水，水能病血，水肿可导致血瘀，血瘀亦可导致水肿。《血证论·阴阳水火气血论》说：“汗出过多则伤血，下后亡津液则伤血，热结膀胱则下血，是水病而累血也。”

4. 肾精

肾藏精，肝藏血，二者可以相互转化，故有“精血同源”之说。精是血液化生的基本物质，血是精之属也。《诸病源候论·虚劳病诸候》说：“肾藏精，精者血之所成也。”由于精与血之间存在着相互资生和相互转化的关系，因而肾精充足，则可化为肝血以充实血液。《张氏医通·诸血门》说："精不泄，归精于肝而化清血。"《素问·生气通天论》说："骨髓坚固，气血皆从。"由此可见，肾藏精、精生髓、髓养骨，精髓是化生血液的重要物质基础，《类经》云"精足则血足"。血液以水谷之精化生的营气、津液及肾精为其化生之源。

（二）血生理功能

1. 濡养滋润作用

血液由水谷精微所化生，含有人体所需的丰富的营养物质，而血的营养作用由其组成成分决定。血在脉中循行，内至五脏六腑，外达皮肉筋骨，不断地对全身各脏腑组织器官起到濡养和滋润作用，以维持各脏腑组织器官正常发挥生理功能，保证人体生命活动的正常进行，如《难经·二十二难》所言"血主濡之"。全身各部（内脏、五官、九窍、四肢、百骸）无一不是在血的濡养作用下而发挥其生理功能，如鼻能嗅、眼能视、耳能听、喉能发音、手能摄物等。《素问·五脏生成》说："肝受血而能视，足受血而能步，掌受血而能握，指受血而能摄。"说明血的濡养作用，较明显地反映在面色、肌肉、皮肤、毛发、感觉和运动等方面。血量充盈，濡养功能正常，则面色红润，肌肉壮实，皮肤和毛发润泽，感觉灵敏，运动自如；血的生成不足，或过度耗损，可引起全身或局部血虚失养的病理变化，如头目昏花、面色萎黄、肢体困倦、肌肉瘦削、肌肤干涩、毛发枯萎不荣、肢体麻木或运动无力失灵等。《金匮钩玄·血属阴难成易亏论》亦说："目得之而能视，耳得之而能听，手得之而能摄，掌得之而能握，足得之而能步，脏得之而能液，腑得之而能气。是以出入升降，濡润宣通者，由此使然也。"

《景岳全书·血证》说："凡为七窍之灵，为四肢之用，为筋骨之和柔，为肌肉之丰盛，以至滋脏腑，安神魂，润颜色，充营卫，津液得以通行，二阴得以调畅，凡形质所在，无非血之用也。是以人有此形，惟赖此血，故血衰则形萎，血败则形坏，而百骸表里之属，凡血亏之处，则必随所在而各见其偏废之病。"

2. 化生神志

血是机体精神活动的物质基础。《灵枢·营卫生会》说："血者，神气也。"血气充盛，血脉和调，则精神充沛、神志清晰。若心、肝血虚不养神，可见心悸、失眠、多梦、烦躁不安的表现；若血热心神被扰，可见神昏谵语；若血瘀不能养神亦可出现神志方面的病变，如健忘、反应迟钝等。《素问·八正神明论》说："血气者，人之神，不可不谨养。"《灵枢·平人绝谷》亦说："血脉和利，精神乃居。"

此外，血液亦是化生乳汁、经水、养育胎儿的物质基础，若血液亏虚，则经水无源、乳汁缺少，可见经少经闭、缺乳等。

总之，人体的精神活动必须得到血液的营养，只有物质基础充盛，才能产生充沛而舒畅的精神情志活动。

（三）相关脏腑功能

1. 脾胃

脾胃化生的水谷精微是化生血液最基本的物质，营气和津液是血液化生的主要物质基础，而营气和津液也是由脾胃运化转输饮食水谷精微所产生的，因此，脾胃是血液生化之源。脾胃运化功能的强健与否，饮食水谷营养的充足与否，都影响着血液的化生。若脾胃功能虚弱或失调，造成长期饮食营养摄入不良，可导致血液化生之源匮乏，从而形成血虚的病理变化。《金匮要略编注》说："五脏六腑之血，全赖脾气统摄。"脾主统血，脾气统摄控制血液在脉内运行而不溢出脉外。如果血液离开了脉管，溢出脉外，成为离经之血，离经之血若不能及时排出或消散，变为瘀血，则成为致病因素。

2. 心肺

心气是维持心脏正常搏动，推动血液运行的根本动力，心脏、脉管和血液构成了一个相对独立的系统。心主血脉，输送营养物质于脏腑，促进血液的生成，水谷精微、营气和津液等"奉心化赤而为血"。脾胃运化水谷精微所化生的营气和津液，由脾向上升输于心肺，与肺吸入的清气相结合，贯注心脉，在心气的作用下变成血液。《灵枢·营卫生会》说："此所受气者，泌糟粕，蒸津液，化其精微，上注于肺脉，乃化而为血。"

肺朝百脉，主治节。肺气宣发肃降，治理和调节全身气机，随着气的升降辅助心脏推动血液运行至全身。尤其是宗气贯心脉而行血的功能，突出了肺气在血行中的推动和促进作用。此外，十二经脉中手太阴肺经始于中焦，说明肺脉化生血液流向全身，肺脏在化生血液的过程中起着重要作用。

3. 肝

肝主疏泄，调畅气机，使血液运行畅通无阻。肝主藏血，贮藏血液和调节血量，根据人体各个部位的生理需要，在肝气疏泄功能的协调下，调节脉道中循环血量，维持血液循环及血流量的平衡。同时，肝藏血的功能可防止血溢脉外，避免出血的发生。"肝生血气"，肾精归于肝，经肝之生化，方化为血。

4. 肾

肾精化血。肾精化生元气，促进脾胃化生水谷精微，奉心化赤而为血。肾藏精，精生髓，精髓是化生血液的基本物质之一。肾中精气充足，则血液化生有源，同时肾精充足，肾气充沛，也可以促进脾胃的运化功能，有助于血液的化生。如若肾精不足，或肾不藏精，则往往导致血液生成减少。因此，临床上治疗血虚病证，有时需采用补肾益精的方法，增强肾精及肾气的作用，促进脾胃功能及精血之间的互生互化。

心气的推动、肺气的宣发肃降、肝气的疏泄是推动和促进血液运行的重要因素，脾气的统摄及肝的藏血是固摄控制血液运行的重要因素。心、肝、脾、肺、肾等脏的生理功能相互协调与密切配合，共同保证了血液的正常运行，其中任何一脏的生理功能失调，都可引起血行失常的病变。如心气不足，血运无力，可以形成血瘀；肺气不足，宣降失司也可导致血瘀；脾气虚弱，统摄无力，可产生多种出血病证；肝失疏泄，肝气上逆可致出血，抑郁不畅可致瘀血等。故《温病条辨·治血论》说：“故善治血者，不求之有形之血，而求之无形之气。”

五、脑心与气血关系

心脑作为脏腑器官的重要组成部分，统领和协调其他脏腑器官的功能，其功能的发挥依赖于气血生理功能的正常进行。气能生血，气的运动变化能产生血；气能行血，血属阴主静，不能自行，血的运行，有赖于气的推动；气能摄血，使血液循脉道运行，而不致外溢；血为气之母，气不能离开血而单独存在，气必须依靠血的运载，才能到达全身各处；血又可源源不断地把精微物质供给气，使其更好地发挥作用。由此，脑、心有了气、血的支持才得以发挥其正常生理功能。

（一）脑与气

1. 脑与元气

元气，又称“原气”“真气”，其源于肾中精气（先天之气），并赖后天水谷精气培育，是人体最基本最重要的气，是人体生命活动的原动力。元气发源于肾，通过三焦流行于全身，内至脏腑，外达肌肤腠理，而作用于机体的各个部分。元气推动脑的生长发育，温煦和激发脑器官的生理活动，故元气是人体生命活动的原动力，是脑之气的本原。因此，元气的充足与否也关系到脑的生长发育，关系到脑各种生理功能的正常发挥。元气充盛，则髓海满盈。《素问·五脏生成》说：“诸髓者，皆属于脑。”《灵枢·海论》云：“脑为髓之海。”脑居颅内，颅内容量是恒定不变的，元气充盛，脑海容量才能满盈，脑之气循行不足，其恒定容量减少，髓海便空虚，所以脑之髓海不单是指白色的脑结构物质，也包括了红色血液和无形之气。

2. 脑与宗气

宗气入脑为思。宗气是肺吸入的自然界清气与脾胃所化生的水谷精微之气相合，聚集于胸中的一种气。宗气聚于胸中，贯注于心肺之脉，上出于肺，循喉咙而走息道；下蓄于丹田，注入阳明之气街而下行于足。宗气走息道、司呼吸，与言语、声音、呼吸强弱有关；贯心脉、行气血，推动心脏搏动、调节心率和心律；与人体的视、听、言、动等神经系统功能相关。宗气上肝生筋，奉心化血，灌溉雾露肺脏，润泽喉咙、舌本以司音声之机，入脑为思，入贯全身肌肉，大运卫表。若宗气生成不足，导致一身之气衰少，脑之气亦减少，则脑的生理功能不能正常发挥。

3. 脑与营气

营气与脏腑之气是濡养化生脑髓的基本物质。营气运行于脉中，具有营养作用，又称“营阴”“营血”，主要由水谷精气中精粹部分所化生，“清者为营”“营行脉中”。营气通过十二经脉和任督二脉而运行于全身，贯五脏而络六腑。营气进入脉中，同时吸收脉外津液进入脉中，共同成为血液的组成成分；营气循经脉流注全身，为脏腑、经络等生理活动提供营养物质。《素问·痹论》说：“荣者，水谷之精气也，和调于五脏，洒陈于六腑，乃能入于脉也。故循脉上下，贯五脏，络六腑也。”营气循经脉流注全身，进入脑髓，为脑髓提供营养物质。

4. 脑与卫气

卫气运行于脉外，有护卫功能，又称“卫阳”，主要由水谷精气中慓疾滑利部分所化生，即“浊者为卫”。《素问·痹论》说：“卫者，水谷之悍气也，其气慓疾滑利，不能入于脉也，故循皮肤之中，分肉之间，熏于肓膜，散于胸腹。”卫气温养脏腑、肌肉、皮毛，保持体温相对恒定。卫气司汗孔开合，控制汗液排泄，调节人体的水液代谢和体温恒定；护卫肌表，防御外邪入侵。《医旨绪余·宗气营气卫气说》中言：“卫气者，为言护卫周身……不使外邪侵犯也。”卫气具有温煦脑及全身的作用，内至脑及脏腑，外及肌肉皮毛都得到卫气的温养，从而保证了脑及脏腑、肌表的生理活动得以正常进行。卫气充足，温养机体，则可维持人体体温的相对恒定。卫气虚亏则温煦之力减弱，易致风寒湿等阴邪乘虚侵袭脑及肌表，出现阴盛的寒性病变；若卫气在局部运动受阻，郁积不散可出现阳盛的热性病变。故《读医随笔·气血精神论》说：“卫气者，热气也。凡肌肉之所以能温，水谷之所以能化者，卫气之功用也。虚则病寒，实则病热。”

5. 脑与脏腑、经络之气

脏腑、经络之气是构成脏腑经络最基本的物质，也是维持脏腑经络生理活动的能量基础。脑通过十二正经以及任督二脉，将脑中之气循环达于五脏六腑，并通过脑气筋联属五官九窍与脏腑，共同协调五脏六腑的运动与感觉。清末医家邵同珍在《医易一理·脑脏论》中说："元神之府，脑。精气居头顶之上……分九对，脑气筋入五官脏腑以司视听言动……脊髓者，由脑直下，为脑之余，承脑驱使，分派众脑气筋之本也。脊柱二十四节，凑叠连贯，互相勘合而成，共成脑气筋三十一对，由筋分线，由线分丝，愈分愈细，有绕如纲者，有结如球者，以布手足周身，皮肉筋骨，无微不到。"

脏腑之气和经络之气均来源于肺吸入的清气、脾胃化生的水谷精气与肾中精气，其中由肺吸入的清气和水谷精气在气化中被消耗，产生能量和热，供给人体生命活动的需要。肾中真精化生元气分布到脏腑成为脏腑之精，即徐灵胎在《医学源流论·元气存亡论》中所说的"五脏有五脏之真精，此元气之分体者也"。脑汇聚了五脏六腑之精气，精气又对脑发挥濡养作用。

脑气虚损多出现眩晕，头空痛或隐痛，记忆力、计算能力下降，视物昏花，失眠多梦，精神萎靡不振，甚至昏不知人，嗜睡等症；脑气陷可见头晕目眩，少气倦怠，耳鸣耳聋，目眶深陷等症；脑气郁可见头闷痛，嗳气太息，抑郁，癫狂等表现；脑气滞可见头胀痛不舒，攻窜不定，时轻时重，常随精神情绪变化而增减；脑气逆见头痛，眩晕，突然昏厥等症；脑气不清，可出现头痛昏重，眩晕，视物昏花，言语不清甚至郁证，癫狂，喜怒不自知，登高而走，弃衣而歌等表现。

（二）脑与血

神志活动离不开血气充盈。《灵枢·营卫生会》说："血者，神气也。"血是神志活动的物质基础，有血气才能有神气，人的精神思维意识活动才能正常进行。脑之髓海，包括先天之精髓和后天之精髓。先天之精即元脑、元神，是禀受父母生殖之精而得，为脏腑阴阳之本、生命之源，为先天之本，但先天之本须依赖后天脑内气血的充盈和濡养才能不断充实、发育完善。先天之精髓虽与生俱来，但其分化发育过程又离不开脑内气血的滋润营养，而通过气血循行可以调节脑的养分和代谢产物。脑中气血和髓海保持着相对恒定的量。气血、髓海满盈，容量稳定正常，则人神采奕奕，灵机记性敏捷；脑之气血髓海亏虚不足，则人无神采，灵机记性迟钝，或丧失脑的正常生理功能。大脑所需的养分离不开脑气血循行的供给，它能将摄入之谷气和吸入之清气输送给脑利用，同时还能将脑代谢利用后之浊气，带到肺肾排出体外，以实现脑的吐故纳新，故而正常的脑气血循行有调节平衡髓海满盈，保证脑功能正常发挥的作用。

因此，精、气、血等营养物质通过脉管流经脑腑，并在脑中发挥着重要生理功能。不但将新纳营养精华物质输送给脑，还将脑产生释放的促进人体组织发育的生长物质输送至人体其他组织内，使其发挥作用，并将脑代谢利用后的浊气物质带到排泄器官，排出体外，以维护脑腑的神明情志、灵机记性功能。脑的许多功能作用失常，应当责之于脑气血循行的失调，脑气血充盛，则脑功能正常。

（三）心与气

气是不断运动着的极其细微的物质，是构成人体、维持人体生命活动的最基本物质。《素问·六节藏象论》说："天食人以五气，地食人以五味。五气入鼻，藏于心肺，上使五色修明，音声能彰。五味入口，藏于肠胃，味有所藏，以养五气，气和而生，津液相成，神乃自生。"

气的升降出入运动是心发挥正常生理功能的基本形式。气在人体内处于升降出入的不断运动之中，没有气的升降出入，就没有生命活动。气的升降出入运动过程是通过脏腑的功能活动实现的，心同样存在气的升降出入运动，并通过气的运动来摄其所需，排其所弃，维持正常的生理功能，完成正常的新陈代谢过程。

脏腑气血的升降运动，在上者宜降，在下者宜升，就脏而言，心在上，其气宜降，降已而升，升已而降，升中有降，降中有升，以维持心脏气血平衡。

心脏不停地跳动，有赖于"心主阳气"的功能。《素问·六节藏象论》说："心者……为阳中之太阳，通于夏气。"《素问·金匮真言论》说："阳中之阳，心也。"《素问·阴阳应象大论》说："心为火脏。"所谓"夏气""太阳""阳中之阳"都是指心脏中存在着阳热之气，这种心气具有火热性质，要保持充盈的状态，人体各个脏腑组织器官功能才能因此而发挥正常。反之，若心气不足，则血液运行不畅，或血脉空虚，而见面色无华，脉象细弱无力等，甚则发生气血瘀滞，血脉受阻，而见面色灰暗，唇舌青紫，心前区憋闷、刺痛，脉象结、代、促、涩等。

（四）心与血

血是营养和滋润脏腑组织的重要物质，是运行于脉中、循环流注全身的具有营养和滋润作用的红色液体，是构成维持人体生命活动的基本物质之一。血为心所主，藏于肝，统于脾，循行于脉中，充润营养全身脏腑组织，使五脏六腑、四肢百骸、肌肉皮毛等整个身体都获得充分的营养，实现目能视、耳能听、鼻知香臭、舌知味。心功能的协调亦有赖于其所主之血脉的濡养。

心之于血，一是行血以输送营养物质，心气推动血液在脉内循环运行，血液运载着营养物质以供养全身，使五脏六腑、四肢百骸、肌肉皮毛等整个身体都获得充足的营养，并维持其正常的功能活动；二是生血，使血液不断地得到补充，胃肠消化吸收的水谷精微，通过脾主运化、升清散精的作用，上输至心肺，在肺部吐故纳新之后，贯注心脉变成血液，《素问·阴阳应象大论》有“心生血”之说。

心功能失常，会影响到血液的化生，如心阳不足，温煦无力，不能赤化，津不化血，可致血虚；心气不足，血脉亦弱，化生无力，津液不能化生血液，亦可导致血虚。心阳虚或心气虚的患者多有心血虚之证，而心血虚的患者，也多伴有心气、心阳不足。由于心有调节其他四脏生血的功能，所以心血虚证，难以独见，多与其他脏腑的血虚证伴随出现，如心肝血虚、心脾血虚等。心血虚证，表现为心、神及其他各脏腑器官失于血液濡养的证候，如心悸、失眠多梦、头晕目眩、颜面肌肤无华、唇舌色淡、脉细弱等。

第三节 脑心同病

笔者在探索研究中风、真心痛、胸痹时，发现心脑血管缺血性疾病有着相同的病因病机，应用相同的治法和方药，可获得相同的治疗效果，提出中医脑心同治理论学说。

病机学说是阐明疾病发生、发展和变化规律的系统理论，是从诊断疾病到治疗疾病的过程中不可或缺的方法论，临床疾病种类繁多，表现错综复杂，病机亦各不同，治疗方药各有千秋。

病机之名，首见于《素问·至真要大论》的“审察病机，无失气宜”和“谨守病机，各司其属”。先秦两汉时期，病机学基本形成，《黄帝内经》奠定了病机理论的基础，张仲景《伤寒杂病论》精辟地阐述了外感伤寒病证六经病机变化与其传变、转归规律，并对脏腑、经络、气血、痰饮等病机有所发展，凸显了病机学与临床应用的结合。

一、气

气系人体之气，由父母的先天之精气、后天食物中的水谷之精气和自然界中的清气三者有机结合而成，是构成人体和维持人体生命活动的物质基础，具有推动血液循环、产生能量、促进新陈代谢、防御致病因子侵入等功能。《仁斋直指方·诸气方论》曰："人以气为主，一息不运则机缄穷，一毫不续则穹壤判。阴阳之所以升降者，气也；血脉之所以流行者，亦气也；荣卫之所以运转者，气也；五脏六腑之所以相养相生者，亦此气也。盛则盈，衰则虚，顺则平，逆则病。"

（一）气虚

气虚系因先天生成不足，或后天来源匮乏，或消耗过度等，致气量减少。气虚则鼓动血液循环之力不足，致使血液流速减缓，五脏六腑供血减少，疾病丛生。《仁斋直指方·血营气卫论》曰："气者，血之帅也。气行则血行，气止则血止，气温则血滑，气寒则血凝。气有一息之不运，则血有一息之不行。"《景岳全书·诸气》又曰："百病皆生于气，正以气之为用，无所不至，一有不调，则无所不病。故其在外则有六气之侵，在内则有九气之乱，而凡病之为虚为实，为热为寒，至其变态，莫可名状。欲求其本，则止一气字足以尽之。盖气有不调之处，即病本所在之处也。"

气虚则供血不足，脑失血之濡养而中风。《医林改错·半身不遂本源》曰："若元气一亏，经络自然空虚，有空虚之隙，难免其气向一边归并，如右半身二成半，归并于左，则右半身无气；左半身二成半，归并于右，则左半身无气。无气则不能动，不能动，名曰半身不遂。"

气虚则血流速度减缓，心肌缺血则发心痛，《圣济总录·厥心痛》曰："若诸阳气虚，少阴之经气逆，则阳虚而阴厥，致令心痛，是为厥心痛。"《诸病源候论·心痛病诸候》曰："诸脏虚受病，气乘于心者，亦令心痛。"

（二）气滞

气滞系气行郁滞、阻塞不畅而致气流量减少之病机。气在人体贵于运行不止、流布畅通，气滞则影响全身或局部气的运行，导致气血、津液等营养物质在机体的脏腑、经络循行输布受阻，气行则血行，气滞则血瘀，气滞可致血行滞涩，而形成瘀血。《难经·二十二难》曰："气留而不行者，为气先病也。"《读医随笔·证治总论》曰："气虚不足以推血，则血必有瘀。"张景岳《景岳全书·胁痛》亦曰："凡人之气血，犹源泉也，盛则流畅，少则壅滞，故气血不虚则不滞，虚则无有不滞者。"

气行滞涩，气流量减少，脑失之濡养而中风。《诸病源候论·风偏枯候》曰："血气凝涩，不能润养，久不瘥，真气去，邪气独留，则成偏枯。"《杂病源流犀烛·中风源流》亦曰："肥人多中风""人肥则腠理致密而多郁滞，气血难以通利，故多卒中也"。

气行不得宣畅而受阻，心失之濡养则病心痛而急。《诸病源候论·心悬急懊痛候》曰："邪迫于阳，气不得宣畅，壅瘀生热，故心如悬而急，烦懊痛也。"

（三）气结

气结系气的结聚、闭塞而运行障碍致气流量骤减之病机，较气滞更为严重之气塞的病理状态。气结于某经脉，致脉络闭塞，脉络闭塞则供血中断，供血中断则脑心组织缺血，脑心组织缺血则梗死。《丹溪心法》曰："郁者，结聚而不得发越也。当升者不得升，当降者不得降，当变化者不得变化也。"气结于心则心痛，《症因脉治·胸痛论》曰："怫郁气逆，伤其肺道，则痰凝气结……而闷闭胸痛矣。"

（四）气逆

气逆系气之运行升降失常，当降不降，或不降反升，或升之太过的病理状态。升降是气的基本运动形式，升降保持动态平衡，血行则循环正常，是维持机体正常生理功能的首要条件和基础。气逆时气不降而骤升，血随气上涌，血流速增快，血流量增大，势必增加经脉管壁之压力。气逆于脑，极易造成出血性脑卒中，《素问·调经论》曰："血之与气并走于上，则为大厥，厥则暴死，气复反则生，不反则死。"气逆于心则心痛，《圣济总录·厥心痛》曰："少阴之经气逆，则阳虚而阴厥，致令心痛，是为厥心痛。"

二、血

血，即血液，是循行于脉管中的富有营养的红色液体，系维持人体生命活动的基本物质之一。血是由饮食水谷之精微与肺呼吸之清气结合而成，《灵枢·决气》曰："中焦受气取汁，变化而赤，是谓血。"血具有营养滋润全身和维持神志精神的功能，《素问·五脏生成》曰："肝受血而能视，足受血而能步，掌受血而能握，指受血而能摄。"《景岳全书·血证》曰："灌溉一身，无所不及，故凡为七窍之灵，为四肢之用，为筋骨之和柔，为肌肉之丰盛，以至滋脏腑，安神魂，润颜色，充营卫，津液得以通行，二阴得以调畅。凡形质所在，无非血之用也。是以人有此形，惟赖此血。"血和气的关系密切，相互依存，相互滋生，相互制约，一言以蔽之，"气为血之帅，血为气之母"。气能生血、行血、摄血；血能载气、生气。

（一）血瘀

血瘀之名，古代尚有恶血、留血、衃血、脉凝泣、脉不通等。血瘀系血液在脉管中流动不畅、迟缓、阻滞、凝聚的病理状态。血瘀之处，血流速度减缓，血流量减少，出现供血不足之症。血瘀因所在不同部位，如五脏六腑、奇恒之腑、经络、肢体、皮表等，而出现不同疾病。血瘀于脑脉道，则见缺血性脑卒中，血瘀于心脉道，则见缺血性真心痛、厥心痛、胸痹等。

现代医学研究证实血瘀之血液流变学参数异常，血液的流动性和黏滞性相应改变，表现为全血黏度（高切、中切、低切）、血浆黏度、红细胞比容、血小板聚集率、纤维蛋白原等参数升高，遂成高黏滞综合征，中医所言“血瘀滞不行”“血凝而不流”是也。临床所见心脑血管缺血性疾病的急性脑梗死、急性心肌梗死、冠心病心绞痛等血瘀证，均可见血液流动性下降，血液黏滞性增高及血液流变学参数升高。

现代医学研究还证实血瘀之血流动力学指标改变，临床应用心脏超声波、血流仪、经颅多普勒等仪器检测，均可证实其血流量减少和血流速减缓。脑梗死、心肌梗死、冠心病心绞痛等血瘀证，均可见血流动力学指标下降，血流速减慢和血流量减少。

现代医学研究尚证实血瘀之动脉管腔狭窄，临床应用超声波、放射性核素造影、心导管检查，均可发现脑心动脉管腔狭窄，系动脉粥样斑块所致。

（二）血塞

血塞系血液在脉管内阻塞、闭塞、不通之病理状态，较血瘀更为严重，血流中断而不通，是为死血，《备急千金要方》曰：“脉不通则血不流……血先死。”

现代医学研究证实血栓系动脉粥样斑块破裂、出血或脱落而形成，导致心脑血管阻塞，严重缺血，以致脑梗死或心肌梗死，其梗死范围较血瘀造成的梗死范围更大，症状更危重。

三、痰

痰分有形之痰和无形之痰，有形之痰又称外痰，无形之痰又称内痰。外痰临床表现为痰、涕、涎、唾、沫、黏冻、脓等呼吸系统和消化系统的炎性分泌物。外痰与心脑血管缺血性疾病无关联，我们所阐述和讨论的是与心脑血管缺血性疾病相关联的内痰。

（一）内痰

内痰即无形之痰，位于人体五脏六腑、奇恒之腑、经络、骨骼、皮里膜外。内痰无处不在，视之无形，触之无体，是中医独有的病机概念。其形成与脏腑经络阴阳失调有关，气、血、津液、水液是成痰的物质基础，均可败坏而成内痰，故有“内外百病皆痰所致”（《泰定养生主论》）之说。内痰既是病机，亦是病因，因痰致病者称为痰病。痰病分布在多个系统中，临床上有多种临床症状和体征，多见怪异之症，故有“怪病多痰”之说。

中医痰病之兴起随心脑血管缺血性疾病而发展，日臻完善和成熟乃是近代之事。缺血性脑卒中之中医病机系“痰蔽清窍”，临床出现神志不清，甚则昏迷；痰窜经络则出现肢体麻木、半身不遂；痰阻舌本，则见言语謇涩，甚则失语。若痰偏热，尚可见腹胀便秘、喉中痰鸣、舌苔黄厚；若痰偏湿，则又见面白唇暗、四肢不温等。缺血性心肌梗死之中医病机系“痰迷心窍”，临床可见心痛濒死感、口唇爪甲青紫，甚则神志昏迷。

现代医学研究证实痰病均为高脂血症，TC、TG、LDL–C 等均升高，血液流变学参数和血流动力学指标均改变，血黏滞度增高、血流速减低、血流量减少等。

（二）痰瘀

痰瘀系指痰病致血瘀，血瘀成痰病，两者相互依存、相互转化、共同消长的病理变化状态，是谓“痰瘀互结”，是一种较内痰更为复杂的病机，可分痰病夹瘀、瘀血夹痰、痰瘀互结三型。痰病夹瘀者素有郁痰，后因血滞，与痰相聚，遂成痰夹瘀血，或痰病郁久，气机受阻，久必致瘀，此类皆病程迁延，症见痰病和血瘀证互连。瘀血夹痰者先血瘀，气滞则生痰，与血相聚，遂成瘀血夹痰，临床多见顽疾不去，病程缠绵，症见血瘀证与痰病互连。痰瘀互结系痰夹瘀血或瘀血夹痰日久而成痰瘀同病。“怪病多痰”“怪病多瘀”，两者相结，病种繁多，有学者统计痰瘀互结涉及 14 个系统、113 个病种、17 种症状，并且无性别、年龄之差异，非一般致病因病机可比。

现代医学研究证实痰瘀在脂质代谢、血液流变学、血流动力学等方面与心脑血管缺血性疾病有着相同的病理改变。

第四节　脑心同治

一、治疗原则

中医脑心同治理论的治则是中医治疗心脑血管疾病时所遵循的基本原则，是在整体观念和辨证论治理论指导下制定的治疗心脑血管疾病的准绳，对临床立法、辨治等具有普遍的指导意义。

（一）标本同治

标本常用来区分疾病的主次本末和病情轻重缓急。标是疾病表现于临床的现象和出现的证候；本是疾病发生的病机，即疾病的本质，或者相对地指先病的脏腑及其病理表现。从邪正双方来说，正气是本，邪气是标；从病因与症状来说，病因是本，症状是标；从疾病先后来说，旧病、原发病是本，新病、继发病是标。标本同治是一种治则，指标病本病并重，标本兼顾，标本同治。

《黄帝内经》十分重视标本理论，视标本为诊治疾病的纲领。《素问·标本病传论》指出："知标本者，万举万当；不知标本，是谓妄行。"《素问·至真要大论》亦云："夫标本之道，要而博，小而大，可以言一而知百病之害。"说明了标本理论的重要性和灵活性。《素问·标本病传论》还指出"谨察间甚，以意调之，间者并行，甚者独行"，"间者并行"即为标本同治，因此标本同治作为中医学的治则之一可追溯到《黄帝内经》。

标为疾病的现象、表现；本指疾病发生的本质。"急则治标，缓则治本"是原则，但临床中心脑血管疾病多见复杂的情况，对于标病与本病并重、标本俱急者，单纯治本不能缓其标，单纯医标不能救其本，理应标本同治。

治疗心脑血管疾病的中药方剂多是通过调整人体内部机制，令人体系统自我平衡、自我修复，并非单纯以人体为战场与病原体作战，或单纯补充于一时，而是调动机体内源性保护机制，将几种作用综合集成，而发挥最大效用。

（二）三因制宜

脑心同治的三因制宜原则即因时、因地、因人制宜，指治疗心脑血管疾病要根据季节、地区，以及患者的体质、性别、年龄等不同而制定适宜的治疗方法。脑心疾病的发生、发展与转归受多方面因素的影响，如时令气候、地理环境等，尤其是患者个体的体质因素，对疾病的影响更大。因此，在治疗时必须具体情况具体分析，区别对待，以制定出适宜的治疗方案。

1. 因时制宜

四时气候的变化，对人体的生理功能、病理变化均能产生一定的影响。根据时令气候节律特点来考虑治疗用药的原则，即为"因时制宜"。《灵枢·岁露论》说："人与天地相参也，与日月相应也。"年月季节、昼夜晨昏时间因素，既可改变自然界不同的气候特点和物候特点，又对人体的生理活动与病理变化带来一定影响，因此，要注意在不同的天时气候及时间节律条件下的治疗宜忌。一般来说，春夏季节，气候由温渐热，阳气升发，人体腠理疏松开泄，心脑血管疾病患者即使兼夹外感风寒，也不宜过用辛温发散药物，以免开泄太过，耗伤气阴；秋冬季节，气候由凉变寒，阴盛阳衰，人体腠理致密，阳气内敛，此时若非大热之证，当慎用寒凉药物，以防伤阳。《素问·六元正纪大论》说："用寒远寒，用凉远凉，用温远温，用热远热，食宜同法。"暑邪致病有明显的季节性，并且暑多兼湿，故暑天治疗心脑血管疾病要注意解暑化湿；秋天气候干燥，外感秋燥，治宜辛凉润燥等。所以治疗用药必须因时制宜。

2. 因地制宜

根据不同的地域环境特点，制定适宜的治疗原则。不同的地域，地势有高下，气候有寒热湿燥、水土性质之异。因而，在不同地域长期生活的人就具有不同的体质差异，加之患者生活与工作环境、生活习惯各不相同，其生理活动与病理变化亦不尽相同，因地制宜就是考虑这些差异而实施不同的治疗。

我国西北高原地区，气候寒冷、干燥少雨，其民依山而居，经常处在风寒的环境之中，多食鲜美酥酪骨肉和牛羊乳汁，体质较壮，故外邪不易侵犯，其病多为内伤。东南地区，滨海傍水，平原沼泽较多，地势低洼，气候温暖潮湿，其民食鱼而嗜咸，大多皮肤色黑，肌理疏松，病多痈疡，故阳气容易外泄，脑心疾病患者易感外邪而感冒。医生治同一病而治法各不相同，可能就是因为地势不同，而治法各有所宜，如心脑血管疾病兼外感风寒证，西北严寒地区多用麻黄、桂枝之类辛温解表药且分量较重；东南温热地区常用桑叶、菊花、薄荷一类辛凉解表之剂，即使外感风寒，也少用麻黄、桂枝等温性较大的解表药，而多用荆芥、防风等温性较小的药物且分量宜轻。所以治病须依地理气候的不同而因地制宜。

3. 因人制宜

不同的患者各有其体质特点，因此，应根据患者年龄、性别、体质、生活习惯等不同来考虑心脑血管疾病治疗的用药原则。清代徐灵胎在《医学源流论》中指出："天下有同此一病，而治此则效，治彼则不效，且不惟无效而反有大害者，何也？则以病同而人异也。"

不同年龄患者的生理状况和气血盈亏情况不同，治疗用药宜区别对待。老年人生理功能减退，气血亏虚，发病多虚证，或虚实夹杂，治疗虚证宜补，有实邪者攻邪要慎重，用药量应较青壮年轻，中病即止。《温疫论·老少异治论》说："凡年高之人，最忌剥削。设投承气，以一当十；设用参术，十不抵一。盖老年荣卫枯涩，几微之元气易耗而难复也，不比少年气血生机甚捷，其势勃然，但得邪气一除，正气随复。所以老年慎泻，少年慎补，何况误用耶！万有年高禀厚，年少赋薄者，又当从权，勿以常论。"青壮年气血旺盛，脏腑充实，发病时由于邪正相争剧烈而多表现为实证，可侧重于攻邪泻实，药量亦可稍重。小儿生机旺盛，但气血未充，脏腑娇嫩，易寒易热，易虚易实，病情变化较快，故治忌投峻攻，少用补益，用药量宜轻。

男女性别各有其生理特点。妇女有经、带、胎、产等情况，生理上以血为本，以肝为先天，若邪犯脑心，治疗用药应加以考虑，如对妊娠期女性当禁用或慎用峻下、破血、滑利、走窜伤胎或有毒药物，对产后女性应考虑气血亏虚及恶露情况等。男子生理上则以精气为主，以肾为先天，病理上精气易亏而有精室疾患及男性功能障碍等特有病症，如阳痿、阳强、早泄、遗精、滑精及精液异常等，宜在调肾基础上结合具体心脑血管疾病病机而治。

因先天禀赋与后天生活环境的不同，个体体质存在差异。一方面不同体质有着不同的病邪易感性；另一方面，患病之后，由于机体的体质差异与反应性不同，病证就有寒热虚实之别或“从化”的倾向。阳盛或阴虚之体，慎用温热之剂；阳虚或阴盛之体，慎用寒凉伤阳之药；体质壮实者，攻伐之药量可稍重；体质偏弱者，则应采用补益之剂。

二、治疗方法

中医脑心同治理论的治法是在一定治则指导下制定的针对疾病与证候的具体治疗方法，如平肝潜阳、醒脑开窍、活血化瘀、痰瘀同治等，可选择的治疗措施包括药治、针灸、按摩、导引、熏洗等。

（一）平肝潜阳

平肝潜阳法是中医治法中正治法的一种。常用的寒者热之、热者寒之、虚者补之、实者泻之即为正治。平肝潜阳适用于肝阳上亢证的眩晕耳鸣、头目胀痛、面红目赤、急躁易怒、心悸健忘、失眠多梦、腰膝酸软、头重脚轻、舌红少苔、脉弦有力。其病机为肝阴不足，不能制阳，致使肝阳偏亢而体现出阴阳失去平衡、阳亢阴虚的病证。治疗从调整阴阳入手，平抑亢奋的肝阳，即潜阳，补充已损的阴质，以平抑上亢之肝阳为主要目的，常用以治疗肝阳上亢证的药物，称为平肝潜阳药，常用的平肝潜阳药有天麻、石决明、钩藤、龙骨、牡蛎、龟甲等，代表复方有天麻钩藤饮、镇肝息风汤等。

平肝潜阳药均具有平肝潜阳功效，主治肝阳上亢证。有的平肝潜阳药兼有宁心安神、明目等作用，可分别主治心神不宁、心悸、失眠及肝热所致的目赤肿痛等。现代医学心脑血管疾病中的高血压、眩晕等为肝阳上亢证的部分患者可表现出上述症状。此类药的应用当考虑到其病之根本为肝肾阴虚，故常需与滋养肝肾之阴的药物配伍，益阴以制阳。肝阳化风，导致肝风内动者，当与息风止痉药配伍；若肝火亢盛，烦躁易怒者，宜与清泻肝火之品配伍；肝阳上亢，内扰心神而兼心神不宁者，又常与宁心安神药配伍。

平肝潜阳法常用于治疗脑梗死和心肌梗死的基础疾病高血压。中医将高血压的病因病机分为肝气郁结、肝阳上亢、肝风内动、肝火上炎四个阶段，并有由浅入深、由轻到重的发展趋势。高血压的治疗则根据不同阶段选用不同方药，肝气郁结期治以疏肝理气，选用代表方剂柴胡疏肝散、逍遥散；肝阳上亢期治以平肝潜阳，选用代表方剂天麻钩藤饮；肝风内动期治以镇肝息风，选用代表方剂镇肝息风汤；肝火上炎期治以清肝息火，选用代表方剂清肝息火汤。其中夹湿、夹痰者，再佐以化湿、祛痰之品，每收奇效。

（二）醒脑开窍

醒脑开窍法适用于邪气壅盛、痰浊蒙蔽清窍所致的窍闭神昏证，包括热陷心包、神昏谵语、惊风、癫痫、中风等，该法主要用于治疗抢救多种危重疾病。具有开窍醒神作用的药物称为开窍药，开窍药具有辛香走窜之性，以开窍醒神为主要作用，故称“芳香开窍”。常用的开窍药有麝香、石菖蒲、冰片、苏合香；代表复方有安宫牛黄丸、紫雪丹、至宝丸、丹红注射液、醒脑静注射液、清开灵注射液、脑心通胶囊等。该类药对中枢神经系统、循环系统、脑细胞的超微结构等方面有着确切的药理作用，能改善脑功能、减轻脑水肿和脑损害。其药代动力学特征是：芳香走窜——吸收快、分布快而广泛、消除迅速，在脑内有较高的分布浓度且停留时间长；开窍——该类药的有效成分主要为脂溶性强、分子量极小的挥发性成分，易透过血脑屏障进入脑组织；醒神护脑——其对中枢神经系统的主要药理作用表现为镇静安神与醒脑护脑的双向调节作用，在脑内发挥药效，减轻脑损伤；引药上行——引药上行作用表现为除了本身能进入脑组织发挥作用之外，还可促进其他药物透过血脑屏障，以更快更好地发挥药效。

安宫牛黄丸、紫雪丹、至宝丹，中医称“开窍三宝”，都具有开窍镇痉、安神定志、清热解毒之功效，可治疗窍闭神昏证。但三者功效各有侧重，开窍镇痉之力，至宝丹最强，紫雪丹次之，安宫牛黄丸再次之；清热开窍之力，安宫牛黄丸最强，紫雪丹次之，至宝丹再次之。清开灵注射液即由安宫牛黄丸衍化而成。

苏合香丸可用于脑梗死、心肌梗死神昏而属阴闭者，今所用冠心苏合丸、麝香保心丸、速效救心丸、苏冰滴丸等，无不脱胎于苏合香丸。

（三）活血化瘀

活血化瘀法具有通畅血脉、消散瘀滞等作用，凡具有和血、活血、散血、行血、破血、逐瘀血、去恶血作用的药物均属于活血化瘀药。因血液运行于周身，全身各脏腑器官组织都可因瘀血而发生病变，所以活血化瘀法的适应证很广泛，如瘀阻于心所致的胸闷心痛、口唇青紫；瘀阻于脉络所致的半身不遂等。常用川芎、桃仁、红花、赤芍、丹参、蒲黄、乳香、没药等药物组成方剂，代表复方有桃仁承气汤、血府逐瘀汤、复元活血汤等。中药活血化瘀是一种综合调理作用，可调整脏腑功能、疏通血脉、消除疼痛，使病变部位恢复正常。

活血化瘀药物可分为三类，和血类药：当归、牡丹皮、丹参、生地黄、赤芍、鸡血藤；活血类药：川芎、蒲黄、红花、刘寄奴、五灵脂、郁金、三七、穿山甲（代）、大黄、姜黄、益母草、泽兰、苏木、牛膝、延胡索、鬼箭羽（卫矛）、桃仁、乳香、没药、王不留行、凌霄花；破血类药：水蛭、虻虫、莪术、血竭、干漆、三棱、土鳖虫。临床应用常依据临床表现选用其中一类、两类或三类联合用药。脑心通胶囊包括上述三类活血化瘀药：和血类药取当归、丹参、赤芍、鸡血藤；活血类药取川芎、红花、乳香、没药；破血类药取水蛭、地龙、全蝎。丹红注射液中选用和血药丹参及活血药红花。联合用药有协同作用，可增加活血化瘀之力，共奏化瘀血、通梗死、增供血之功。

现代研究证明常用活血化瘀药物有如下作用：①抗血栓形成；②溶血栓；③改变血栓结构、降低纤维蛋白血栓稳定性；④抗心肌缺血及坏死。现代研究还证明活血化瘀方药具有新的治疗作用，如调节心肌代谢、改善心血管功能、抗心肌缺血、抗高脂血症及动脉硬化、抗血栓、抗血小板聚集及分子、受体、基因等方面的调控功能。研究证明活血化瘀作用主要在于“活其血脉”，即改善心脑血管功能、血液物理化学性状、血小板及凝血系统功能、微循环等生理功能；“化其瘀滞”，即抗心肌缺血、脑缺血，抑制血小板聚集，抗凝、抗血栓形成等病理状态，并具有改善细胞、胶原组织和脂质代谢，抑制平滑肌细胞和纤维组织增生等广泛作用。研究证明活血化瘀方药通过改善心脑及周围血管功能，改善冠状动脉循环，改善血液理化性状等，达到抗心肌缺血、脑缺血、动脉硬化及血栓栓塞等功效。目前，该治法已广泛用于中医内、外、妇、皮肤等科，涉及现代医学呼吸、消化、循环、泌尿、内分泌、血液、运动、感觉等系统，包括冠心病、心绞痛、阻塞性脑血管病等疾病。

（四）痰瘀同治

痰瘀同治法是为痰瘀同病而设的主要治疗方法。痰由津液凝聚，瘀为血行不畅或离经之血内停，二者分别为津液和血的病理性改变。痰和瘀既是病理产物，同时又是致病因素。它们在病理上的相互影响与其致病特点密切相关。痰之为病，随气流行于脏腑经络、巅顶四末，全身上下，无处不到，因此，痰邪致病相当广泛，加之痰性黏滞，极易阻碍血行，久则血行不畅，痰瘀互结，形成痰瘀同病。《医述》曰：“若素有郁痰，后因血滞，与痰相聚，名曰痰挟瘀血。”痰阻气机，影响血行，因痰致瘀，痰瘀同病，若瘀血内存，气机受阻，升降失调，必然影响津液输布排泄，导致痰浊内生。《灵枢·百病始生》云：“卒然外中于寒，若内伤于忧怒，则气上逆，气上逆则六输不通，温气不行，凝血蕴里而不散，津液涩渗，著而不去，而积皆成矣。”

痰瘀同病同源，互为因果，互相转化，相辅相成，故痰瘀可同病同治。应用痰瘀同治法时，以扶正为主兼以祛邪，或祛邪为主兼以扶正，或扶正祛邪并进，方能获效。不论侧重扶正，或侧重祛邪，均要掌握扶正补而勿滞，祛邪攻而勿伐的方法。若痰结较重，当以祛痰为主；若血瘀较重，当以活血祛瘀为主；若痰结和血瘀并重，则当以化痰祛瘀并施，使痰瘀分消。化痰祛瘀要抓住宣通气机的治则，因为气行则水行，气行则血行，治气即是治水，治气血脉易畅，可起到一箭双雕的作用，所以血中气药、气中血药的选用也显得尤为重要。在祛痰化瘀的同时还要选用化瘀散结、散结分消药，使之相济。痰瘀为病具有黏滞、凝涩、脉道不利的特点。其病位广，病情复杂，变化多，临床上疑难重症常见，如心脑血管疾病，包括出血性及缺血性脑卒中急性期和后遗症期、血管性痴呆、冠心病、心律失常、高血压、动脉硬化症等；精神情志疾病包括癫痫、脑瘫、脑炎及各种脑病、睡眠障碍等；代谢性疾病如高脂血症、高黏血症等。

痰瘀同治法的应用，应视临床表现痰病夹瘀或瘀血夹痰之主次，化痰和化瘀应有侧重。近代血瘀证的研究发现，中医痰病都伴有程度轻重不同的血瘀证，“若素有郁痰，后因血滞，与痰相聚，名曰痰挟瘀血”，治宜消痰佐以活血化瘀之品，往往收效甚捷；瘀血既久，化为痰水，由瘀血而生痰，治宜活血化瘀佐以化痰之品，亦收效甚著。

附：外治疗法

中医对心脑血管疾病的治疗，不但有独特的理论指导，而且经过了长期的临床实践，总结出了多种多样的治疗方法。早在《黄帝内经》中就有针刺治疗厥心痛的记载，《灵枢·厥病》曰：“厥心痛，痛如以锥针刺其心，心痛甚者，脾心痛也，取之然谷、太溪。”唐代孙思邈在《备急千金要方》中记录了艾灸、外熨疗法治疗胸痹心痛等方法。

中医心脑血管疾病的综合治疗方法涉及内容广泛，不仅有传统的内服中药、外敷、针灸、气功、食疗、药浴、拔罐、推拿按摩，还研制了气雾剂、注射剂、口服液、片剂、颗粒剂（冲剂）等剂型，使患者服药方便，还能适应危急重症抢救的需要。由此，将多种治疗方法有机结合起来是今后中医心脑血管疾病治疗的发展方向。

1. 针灸疗法

针灸疗法是在经络学说等中医理论的指导下，运用针刺和艾灸等对人体特定穴位进行刺激，以起到疏通经络、调节脏腑、行气活血的作用，从而达到扶正祛邪、治疗疾病的目的。在心脑血管疾病引起的各种神经及精神疾患的康复中具有重要的作用。

针灸能够治疗由心脑血管疾病引起的各种阴阳失调、经络血脉闭塞不通、神志昏聩或痴呆等。现代医学证明针灸通过对特定穴位或部位的刺激，可直接扩张血管，增加缺血区氧和血液的供应，并可调节血脂，改善血液流变学，加速清除自由基，从而提高机体抗氧化能力，减轻心脑血管疾病对脑心细胞的形态和功能的损害。针刺与早期康复的联合是心脑血管疾病早期康复较为理想的方法。灸法可改善甲皱微循环、脑心血液循环和全血黏度，临床可单独应用或与针刺及其他疗法合用，如温针灸法，具有温经通络、活血化瘀、回阳固脱、预防心脑血管疾病发作等作用。

心脑血管疾病的常用针灸治疗方法包括毫针疗法、艾灸疗法、温针灸疗法、电针疗法、头针疗法、耳穴疗法、腕踝针疗法、手针疗法、足针疗法、面针疗法、眼针疗法、鼻针疗法、口针疗法、舌针疗法、三棱针疗法、皮肤针疗法、皮内针疗法、芒针疗法、粗针疗法、指针疗法、挑治疗法、割治疗法、穴位埋藏疗法、穴位结扎疗法、磁针疗法、腧穴激光照射疗法、腧穴红外线照射疗法、中药离子透入疗法、超声药物透入疗法、声波针疗法、超声针疗法、腧穴电兴奋疗法、共鸣火花电疗法、微波针灸疗法、火针疗法、电子冷针疗法、锋钩针疗法、穴位注射疗法等。临床艾灸可用艾炷或艾条，其中艾炷施灸有直接灸与间接灸两种，目前临床使用较多的是间接灸，又称隔物灸，姜、蒜、盐等都可充当“媒介”，将艾绒做成艾炷放在姜、蒜、附子饼等介质上再放在穴位上，点燃艾炷进行治疗；艾条灸有温和灸、雀啄灸、回旋灸等。

临床治疗过程中可以根据患者的情况，采用上述一种或几种针灸方法进行治疗，并可配合其他如推拿、功能锻炼等以加强疗效，促进心脑血管疾病引起的各种功能障碍的恢复。

赵步长教授发明的药气针疗法，即应用步长中风健脑帽、督脉十三针及四肢六针治疗脑卒中，总有效率可达到91.9%，是中药与针灸综合疗法的典范。

2. 刮痧疗法

刮痧疗法有宣通气血，发汗解表，舒筋活络，调理脾胃等功能，而五脏之俞穴皆分布于背部，刮治可使脏腑秽浊之气通达于外，促使周身气血流畅，逐邪外出。现代医学证明，本疗法首先作用于神经系统，借助神经末梢的传导以加强人体的防御机制；其次可作用于循环系统，使血液及淋巴液回流加快，循环增强，新陈代谢旺盛。另外，刮痧疗法还有明显的退热镇痛作用。一般来说，刮痧时出痧的颜色与病情的轻重程度有关，若只是发红，则说明病情较轻，若颜色发紫，则说明病情较重。

刮痧疗法是用边缘光滑的嫩竹板、瓷器片、小汤匙、铜钱、硬币、苎麻等工具，蘸食用油或清水在体表部位由上而下、由内向外反复刮动，用以治疗相关的疾病。郭志邃《痧胀玉衡》曰："刮痧法，背脊、颈骨上下及胸前胁肋、两背肩臂痧，用铜钱蘸香油刮之。"吴尚先《理瀹骈文》载："阳痧腹痛，莫妙以瓷调羹蘸香油刮背，盖五脏之系，咸在于背，刮之则邪气随降，病自松解。"刮痧疗法方便易行，不良反应小，疗效亦较明显，尤其在心脑血管疾病不能及时服药或不能进行其他治疗方法时，更能发挥它的治疗效用。如头痛、高血压、失眠等病可取颈背部顺刮，先从第七颈椎起，沿着督脉由上而下刮至第五腰椎，然后从第一胸椎旁开沿肋间向外侧斜刮，如见神昏可加用眉心、太阳穴等。凡危重病症，重症心脏病、高血压、中风等应立即送至医院治疗。

3. 药浴疗法

药浴属于传统中医疗法中的外治法之一，是指将药液盛于器皿内，浸泡身体的某些部位或全身，利用水温本身对皮肤、经络、穴位的刺激和药物的透皮吸收，达到治疗疾病、养生保健的目的。按照中医辨证施治的原则，根据不同的疾病，药液中加入不同的药物进行治疗。因药物不经胃肠破坏，直接作用于皮肤，并通过皮肤吸收进血液，故较内服药疗效快、舒适，不会增加肝脏负担，被医学界誉为"绿色疗法"，越来越受到患者的青睐。

中华药浴，古已有之。我国最早的医方《五十二病方》中就有治婴儿癫痫的药浴方。《礼记》曰"头有疮则沐，身有疡则浴"，《黄帝内经》中也有"其有邪者，渍形以为汗"的记载。药浴的历史源远流长，奠基于秦代，发展于汉唐，充实于宋明，成熟于清代。

药浴分为局部药浴和全身药浴两种，局部药浴多选用足部、小腿为浸泡部位。足部乃运行气血、联系脏腑、沟通内外上下经络的重要起止部位，足三阳与足三阴经均交接于此，足部有内脏及全身反射区，包括52块骨头、60余条肌肉，被誉为人体的"第二心脏"。小腿的角质层较薄且血管、神经、肌肉丰富，更利于药物透皮吸收。全身药浴是浸泡和熏蒸除头颈部外全身其他部位的一种治疗方法，作用面积更大，药物利用度更高，适合用于病变部位广泛的全身性疾患。

皮肤是人体最大的器官，除有抵御外邪侵袭的保护作用外，还有分泌、吸收、渗透、排泄、感觉等多种功能。药浴疗法就是利用皮肤这一生理特性，达到治疗疾病的目的，其机制不外乎局部作用和整体作用两个方面。局部作用是通过药物直接作用于肌表及肌肉、关节，改善皮肤、肌肉、关节的代谢，恢复其功能，直接针对病位、病因发挥治疗作用；整体治疗是通过药物透皮吸收进入血液，通过调整全身阴阳气血，调整脏腑功能。

现代研究表明，药浴液中的药物离子通过皮肤、黏膜的吸收、扩散、辐射等途径进入体内，避免了肝脏首过效应，增加了病灶局部有效药物的浓度，直接针对病因、病位发挥作用。同时湿热的药液刺激局部血管扩张，促进局部和周身的血液循环和淋巴循环，促使新陈代谢旺盛，改善局部组织营养和全身功能，使疾病向愈。

药浴疗法通过药物作用、水的温热刺激及磁疗效应，能够到达调和气血、平衡阴阳、疏通经脉、透达腠理、祛邪和中、温经散寒、祛风除湿、清热解毒、消肿散结、通络止痛等作用，对失眠、周围血管病、便秘等疾病有确切疗效。

现代研究认为药物或者其他介质的刺激作用于皮肤，通过其压力、温度、化学、痛觉等感受器，经由神经将这种冲动传到大脑皮层相应功能区域并形成一个新的兴奋灶，遗留下痕迹反射，调整了相应神经的兴奋与抑制过程，进而改变了下丘脑－垂体－肾上腺皮质系统的功能状态，再通过神经、体液、内分泌的调节使机体免疫功能平衡。此外，药物透过皮肤由血管、淋巴管吸收，到达体内，可以激活机体免疫系统，而产生全身性的药物作用。

4. 推拿疗法

推拿疗法是运用各种手法作用于人体一定部位或穴位，达到治疗目的的一种传统方法，具有扶正祛邪、健脾和胃、散寒止痛、舒筋活络、导滞消积等功效。临床常采用㨰、推、一指推、拿、按、摩、揉、捻八种手法进行心脑血管疾病的相关治疗，尤其在心脑血管疾病的早期康复上，在促进肢体功能恢复方面起到不容忽视的作用。

㨰法：术者手四指并拢微屈，拇指自然略外展，以小指掌指关节背侧为吸定点，手背部第 4 ～ 5 掌骨基底部背侧接触推拿部位，以腕关节的连续外旋动作行推拿治疗。本法着力深透，多用于面积较大，肌肉丰满部位。

推法：以手指、手掌、肘部着力于治疗部位上，做直线单方向推动。本法适用于身体各部。

一指禅推法：用拇指指腹或指端贴于推拿部位或穴位，通过前臂摆动带动腕关节做有节律的运动。本法要求操作时使患者有透热感或传导感，运用于人体各个部位。

拿法：用拇指指腹及食指、中指指腹或用拇指与其余四指指腹相对，捏拿推拿部位，做提起、放下的活动，动作要求和缓，用力须由轻到重。本法适用于颈项、肩背、四肢等处。

按法：用拇指、掌面或肘部在推拿部位按压。根据着力部位不同，轻重不一，可分按、点、压几种不同手法，统称按法。此法要求用力要稳，轻重适宜。适用于人体各个部位。

摩法：以术者的掌面或手指指腹，贴于推拿部位，以前臂带动手掌做环形移动。此法要求动作快而有节奏，每分钟 80 ～ 120 次，使肌肤深层有感应，而体表无不适感。多适用于胸腹部。

揉法：以术者手掌的大鱼际或掌根、拇指指腹，着力于推拿部位，以腕关节或拇指掌指关节作回旋动作，要求用力适度，缓急均匀，适用于全身各部。

捻法：用拇指和食指的指腹相对捻动推拿部位。要求用力均匀，捻动灵活、缓和。本法多适用于四肢小关节。

现代研究表明，推拿手法作用于特定的经络或神经，一方面其机械性刺激，直接在施术部位促进局部组织血液循环、改善新陈代谢；另一方面将手法转换成各种不同的信息，刺激通过经络、神经或体液的传导作用，对脑心疾病患者的神经、循环、消化、内分泌、运动等系统及机体镇痛机制起到各种不同的治疗作用，因而具有调节神经系统和内脏功能、改善血液循环、促进组织修复、调节免疫功能、增强抵抗力等作用。因此，推拿手法在解除大脑的紧张和疲劳状态、改善脑动脉搏动性供血程度、治疗脑心疾病引起的神识昏聩或痴呆等病中发挥了作用。

5. 拔罐疗法

拔罐疗法是利用各种罐子，通过采用水罐、针罐、药罐、走罐、抽气罐、挤压罐法等不同方法，使其内部形成负压，吸附在体表相关穴位或部位，造成局部血管扩张和充血，从而达到扶正祛邪等治疗目的的一种传统中医外治方法。拔罐疗法具有散寒除湿、温经通络、舒筋解痉、活血化瘀等作用，对脑心疾病引起的经络不通、肢体功能障碍有较好的治疗作用，且具有操作简单、疗效显著的特点。临床可用于辅助中医脑心疾病的治疗。

现代研究表明拔罐能改善局部血液循环，促进新陈代谢，通过经络及神经、体液的传导，增强大脑皮层兴奋性，从而促进脑心功能的恢复。

综上所述，中医心脑血管疾病的治疗方法很多，对于心脑血管疾病引起的各种功能障碍，可采用早期、联合的方法，将标本同治、三因制宜等各种治疗原则相结合，紧紧抓住心脑血管疾病不同时期的特点，强调多种治疗方法的有机组合，制定有效的治疗方案，让患者早日康复。

第五节　脑心同防

一、心脑血管病是可防可控的

心脑血管疾病的核心问题是动脉粥样硬化、不稳定性斑块形成、斑块破裂或血栓形成。从发病到出现临床事件，再到出现临床后果，多个环节中均可采取相应的办法或手段予以干预。

不同个体通常具有不同的危险因素，若不及时干预，可进一步发展为血管动脉粥样硬化，从而引发临床心脑血管疾病。从出现危险因素到动脉粥样硬化病变的形成前加以干预（即一级预防），可以减少心脑血管病的病变基础——动脉粥样硬化的发生。无论是心脏还是大脑的血管，尽管存在动脉粥样硬化病变，若无斑块破裂或血栓形成，也不会出现临床事件。在这个过程中有效干预使其不发生斑块破裂或血栓事件，则能减少临床心肌梗死、心绞痛、脑卒中或猝死的发生，即二级预防。

心脑血管病常见的危险因素有年龄、性别、高血压、高血脂、糖尿病、吸烟、超重或肥胖、代谢综合征、缺乏体力活动、饮食结构不合理及精神因素等。除年龄、性别是无法改变的危险因素外，其他心脑血管病危险因素都是可以改变的。可以通过有效地治疗高血压、高血脂及糖尿病等疾病以降低心脑血管病的发生概率。此外，改变不良的生活方式，如戒烟限酒、保持合理的饮食结构、坚持体力活动或锻炼、保持合理的体重、调整好紧张的精神与心理因素等，都有助于改善心脑血管病的危险因素，显著降低患心脑血管病的风险。

二、多学科协作，心脑联防

心脑血管疾病主要是血管动脉粥样硬化或血栓形成，引发心、脑等器官血管事件，这种血管的异常改变也可能在其他脏器引起临床事件，因此，动脉粥样硬化性血管疾病是全身性的疾病。目前临床医学科室按照不同的病种和治疗方法细分，虽在专业发展上有其独特的优势，但由于分科过细，科室间的合作减少，使其共同抵御疾病发生发展的综合能力有所削弱。

心脑血管疾病涉及全身性的问题，且众多危险因素相互作用，与许多学科有着紧密的联系，如在临床层面与心血管外科、心血管内科、血管介入治疗科、内分泌科、糖尿病专科等都有密切的关联。此外，作为临床医学的一部分，它与基础医学研究、预防医学研究也存在相互作用、相互依赖、共同促进与发展的内在联系。

心脑血管疾病的防治不仅需要医疗卫生领域给予重视，尚需社会、政府部门予以关注。单靠心血管内科或神经科的“单兵种作战”是远远不够的，需要各相关学科“联合作战”，需要全社会与政府部门共同应对，才能实现全方位地干预心脑血管疾病，减少血管并发症，提升人类健康水平。

三、中西医结合防治心脑血管疾病更具优势

心脑血管疾病作为一类慢性非传染性疾病，目前已成为引起人类死亡或致残的主要原

因，如何更加有效地防控心脑血管疾病，降低疾病的致死率与致残率仍然是临床医师面临的重大挑战。

心脑血管疾病的发病机制十分复杂，有许多因素参与其中。随着研究的不断深入，近年来有关心脑血管疾病的防治取得了显著的进步，主要体现在药物治疗不断更新、介入与外科手术治疗逐渐规范合理及治疗模式的转变等，现代医学干预成为心脑血管疾病防治的主线。然而，尽管先进的医疗技术应用于心脑血管疾病的防治，仍不能解决所有问题。动脉粥样硬化及心脑血管并发症的发生发展过程中涉及多环节、多靶点相互作用，目前单一应用西药干预仍难以满足临床要求。而我国的中医药在传承的基础上不断创新与发展，尤其是中医药的现代化与循证医学的研究，使得中医药防治疾病的机制与作用空间得到了进一步的拓展。事实上，中医药在心脑血管疾病防治方面的研究已积累了许多宝贵的经验，并在临床实践中发挥了重要的作用。可见在攻克心脑血管疾病这一重要课题上，中西医结合将会发挥不可替代的作用，这也符合我国的医疗卫生政策主张中西医并重，联合防治疾病的策略。

考量心脑血管疾病的现代防治理念与策略，以中医的视野来看，中西医之间有许多本质的关联。心脑血管疾病的现代预防策略前移，主张预防为主，特别是强调初始预防（即倡导健康的生活方式）以减少人群中危险因素的影响，这与中医“上工治未病”十分吻合，中医强调要做好预防工作、防病于未然。西医学注重心脑血管疾病的整体防控，如根据器官、系统建立起心血管病防治中心、脑血管病防治中心，以及患者的整体护理等，无不显示出对人的整体关怀，而中医整体观也是同样的指导思想。西医十分关注对心脑血管疾病多重危险因素的控制，并在治疗药物开发中研究复合制剂以期能多管齐下，达到多方位同时干预的目的，也与中医的综合干预思路及中药复方配伍的应用策略不谋而合。这些现象表明，在应对心脑血管疾病时，中、西医策略有许多相似之处，相信二者有效整合在疾病的防治中能体现出更卓越的价值。

现代医学研究证实心脑血管疾病同源于动脉粥样硬化，又同治于动脉粥样硬化。中医认为，中风和胸痹多属于气虚血瘀证，证同则治同，即异病同治、脑心同治。中医强调整体观，未病先防，早在《黄帝内经》中就提出了“治未病”的预防思想。脑心同治理论基于心脑同源的中医生理基础和以动脉粥样硬化为共同病理基础的现代医学概念，提出心脑血管疾病的整体防控思想，在指导心脑血管疾病预防和治疗的各个环节，都可发挥极其重要的作用。

第三章
DI SAN ZHANG
“供血不足乃万病之源”学说

第一节 概述

一、西医的“血”

（一）概述

西医中的“血”即血液，为人或高等动物体内循环系统中的液体组织，呈暗赤或鲜红色，有腥气，由血浆（约占55%）和血细胞（又称血球，约占45%，包括红细胞、白细胞、血小板）构成，是水、糖、脂肪、蛋白质、钾盐和钙盐的混合物，对维持生命活动起到重要作用。人体器官的生理和病理变化，往往会引起血液成分的改变，故常常通过验血进行初步诊断。

人体内的血液量可达体重的7%～8%，如体重60kg，血液量则为4200～4800mL。各种原因引起的血管破裂都可导致出血，如果失血量较少，不超过总血量的10%，通过身体的自我调节，可以很快恢复；如果失血量较大，达总血量的20%时，则出现脉搏加快，血压下降等症状；如果在短时间内丧失的血液达全身血液的30%或更多，就可能危及生命。

血液分动脉血和静脉血。动脉血为体循环（大循环）的动脉中流动的血液，以及在肺循环（小循环）的肺静脉中的血液，动脉血含氧较多，含二氧化碳较少，呈鲜红色。静脉血指体循环（大循环）的静脉中流动的血液，以及在肺循环（小循环）的肺动脉中的血液，静脉血中含较多的二氧化碳，氧含量较低，呈暗红色。

（二）成分

血液由血浆和血细胞组成。

1. 血浆

血浆相当于结缔组织的细胞间质，为浅黄色半透明液体，其中除含有大量水分以外，还有无机盐、纤维蛋白原、白蛋白、球蛋白、酶、激素、各种营养物质、代谢产物等。这些物质无一定的形态，但具有重要的生理功能。

1L 血浆中含有 900 ～ 910g 水（90% ～ 91%）、65 ～ 85g 蛋白质（6.5% ～ 8.5%）和约 20g 低分子物质（2%），低分子物质中有多种电解质和小分子有机化合物，如代谢产物和某些激素等。血浆中电解质含量与组织液基本相同。

2. 血细胞

血细胞包括红细胞、白细胞、血小板三类。在机体的生命过程中，血细胞不断新陈代谢。红细胞的平均寿命约 120 天，白细胞和血小板的生存期限一般不超过 10 天，淋巴细胞的生存期从几个小时到几年不等。

红细胞及血小板的产生来自造血器官，红细胞、有粒白细胞及血小板由红骨髓产生，无粒白细胞则由淋巴结和脾脏产生。

（三）血液循环

心脏节律性的搏动推动血液在血管系统中按一定方向循环往复地流动。血液循环是英国哈维根据大量的实验、观察和逻辑推理，于 1628 年，提出的科学概念。然而受限于当时的条件，他无法完全了解血液是如何由动脉流向静脉的。1661 年，意大利马尔皮基在显微镜下发现了动、静脉之间的毛细血管，从而证实了哈维的推断。动物在进化过程中，血液循环的形式是多样的。循环系统的组成有开放式和封闭式，循环的途径有单循环和双循环。人类血液循环是封闭式的，由体循环和肺循环两条途径构成双循环。血液由左心室射出经主动脉及其各级分支流到全身的毛细血管，在此与组织液进行物质交换，为组织细胞供给氧和营养物质，运走二氧化碳和代谢产物，动脉血变为静脉血，各级静脉汇合成上、下腔静脉流回右心房，这一循环为体循环。血液由右心室射出经肺动脉流到肺毛细血管，在此与肺泡气进行气体交换，吸收氧并排出二氧化碳，静脉血变为动脉血，然后经肺静脉流回左心房，这一循环为肺循环。

（四）功能

血液在人体生命活动中主要具有四方面的功能：①运输。运输是血液的基本功能，自肺吸入的氧气及由消化道吸收的营养物质，都依靠血液运输才能到达各组织。同时，组织代谢产生的二氧化碳与其他废物也依赖血液运输到肺、肾等处排出体外，从而保证身体正常代谢的进行。血液的运输功能主要是靠红细胞来完成的。贫血时，红细胞的数量减少或质量下降，从而不同程度地影响了血液的运输功能，从而出现一系列的病理变化。②参与体液调节。激素分泌直接进入血液，并依靠血液输送到相应的靶器官，使其发挥生理作用。可见，血液是体液性调节的联系媒介。此外，酶、维生素等物质也是依靠血液的传递才能发挥对代谢的调节作用。③保持内环境稳态。由于血液不断循环及其与各部分体液之间的交流，其对体内水和电解质的平衡、酸碱度平衡及体温的恒定等都起决定性的作用。④防御功能。机体防御或消除伤害性刺激的能力涉及多方面，血液体现其中免疫和止血等功能。血液的免疫防御功能体现在血液中的白细胞能吞噬并分解外来的微生物和体内衰老、死亡的组织细胞；有的白细胞则扮演免疫细胞的角色，产生特异性抗体或细胞因子，进一步增强机体的免疫防御能力；血浆中的抗体如抗毒素、溶菌素等均能防御或消灭入侵机体的细菌和毒素。此外，血液凝固对血管损伤起防御作用。

（五）血液病

血液病指原发或主要累及血液或造血器官的疾病。按国际疾病分类（ICD）命名血液系统疾病，可将血液病分为红细胞疾病、白细胞疾病和出血性疾病三大类。①红细胞疾病：缺铁性贫血、营养性巨幼细胞贫血、葡萄糖-6-磷酸脱氢酶缺乏症、自身免疫性溶血性贫血、地中海贫血、再生障碍性贫血、阵发性睡眠性血红蛋白尿、失血性贫血、红细胞增多症。②白细胞疾病：白细胞减少症、骨髓增生异常综合征、白血病、恶性淋巴瘤、传染性单核细胞增多症、传染性淋巴细胞增多症、嗜酸性粒细胞增多症、多发性骨髓瘤、恶性组织细胞病、脾功能亢进、骨髓纤维化。③出血性疾病：过敏性紫癜、特发性血小板减少性紫癜、原发性血小板增多症、血友病、遗传性血小板无力症、弥散性血管内凝血。

二、中医的“血”

（一）基本概念

血，即血液，是循行于脉中的富有营养的红色液态物质，是构成人体和维持人体生命活动的基本物质之一。血主于心，藏于肝，统于脾，布于肺，根于肾，有规律地循行脉管之中，在脉内营运不息，充分发挥灌溉一身的生理作用。

脉是血液循行的管道，又称“血府”。在某些因素的作用下，血液不能在脉内循行而溢出脉外时，称为出血，即“离经之血”。离经之血离开脉道，失去了发挥作用的条件，就丧失了血的生理功能。

（二）血的生成

1. 血液化生的物质基础

水谷精微是血液最基本的组成物质。《灵枢·决气》曰：“中焦受气取汁，变化而赤，是谓血。”《校注妇人良方·调经门》载：“血者，水谷之精气也……故虽心主血，肝藏血，亦皆统摄于脾，补脾和胃，血自生矣。”由脾胃化生的水谷精微是血液生成的最基本的物质基础，所以有脾胃为“气血生化之源”的说法。饮食营养的优劣，脾胃运化功能的强弱，直接影响着血液的化生。《医门法律·虚劳论》曰：“盖饮食多自能生血，饮食少则血不生。”因此，长期饮食营养摄入不足，或脾胃的运化功能长期失调，均可导致血液的生成不足而形成血虚的病理变化。

营气是血液的组成部分，是血脉中的具有营养作用的气。《读医随笔》曰：“夫生血之气，营气也，营盛即血盛，营衰即血衰，相依为命，不可离者也”，“营气者，出于脾胃，以濡筋骨、肌肉、皮肤，充满推移于血脉之中而不动者也”。营气主要由脾胃中水谷精气所化生，行于脉中，成为血液的组成部分，其营运周身，发挥营养作用。《校注妇人良方·调经门》载：“荣者水谷之精，和调于五脏，洒陈于六腑，乃能入于脉也。源源而来，化生于脾，总统于心，藏受于肝，宣布于肺，施泄于肾，灌溉一身。目得之而能视，耳得之而能听，手得之而能握，足得之而能步，脏得之而能液，腑得之而能气。注之于脉，少则涩，充则实，常以饮食滋养，则阳生阴长，变化而为血。”由于营气行于脉中，又能化生血液，故常“营血”并称。

精髓也是化生血液的基本物质。《景岳全书·血证》曰：“血即精之属也。”《侣山堂类辩·痘论》曰：“肾为水脏，主藏精而化血。”《诸病源候论·虚劳病诸候》曰：“肾藏精，精者，血之所成也。”

血液的盈亏也与津液有密切关系。《灵枢》载：“营气者，泌其津液，注之于脉，化以为血”“中焦出气如露，上注溪谷，而渗孙脉，津液和调，变化而赤为血”。津液可以化生为血，不断补充血液，以使血液满盈。《读医随笔·气血精神论》曰：“津亦水谷所化，其浊者为血，清者为津，以润脏腑、肌肉、脉络，使气血得以周行通利而不滞者此也。凡气血中不可无此，无此则槁涩不行矣。”

综上所述，水谷精微、营气、津液、精髓均为血液生成的物质基础，但津液和营气都来自饮食物经脾和胃的消化吸收而生成的水谷精微。所以，就物质来源而言，水谷精微和精髓是血液生成的主要物质基础。

2. 血液生成与脏腑的关系

心主血脉。一则行血以输送营养物质，使全身各脏腑获得充足的营养，维持其正常的功能活动，反过来也能促进血液的生成；二则水谷精微通过脾的转输升清作用，上输于心肺，在肺吐故纳新之后，复注于心脉，化赤而变成新鲜血液，即所谓“血乃中焦之汁，流溢于中以为精，奉心化赤而为血”，“奉心化赤而为血”意指心也参与血液的生成。《医碥·血》曰：“血为心火之化……以其为心火所成，故经谓心生血，又云血属于心。”

肺主一身之气，参与宗气的生成和运行。气能生血，气旺则生血功能亦强，气虚则生血功能亦弱。气虚不能生血，常可导致血液衰少。肺通过主一身之气的作用，使脏腑之功能旺盛，从而促进了血液的生成。肺在血液生成中的作用，主要是通过肺朝百脉、主治节的作用实现的。《灵枢·营卫生会》曰：“中焦亦并胃中，出上焦之后，此所受气者，泌糟粕，蒸津液，化其精微，上注于肺脉，乃化而为血。”脾胃消化吸收的水谷精微，化生为营气和津液等营养物质，通过经脉而汇聚于肺，再依赖肺的呼吸功能，在肺内进行气体交换之后方化而为血。

脾为后天之本，气血生化之源。脾胃所化生的水谷精微是化生血液的最基本物质。《景岳全书·传忠录·藏象别论》云：“血者，水谷之精也，源源而来，而实生化于脾。”《医碥·血》载：“胃中水谷之清气，借脾运化成血，故曰生化于脾。”若中焦脾胃虚弱，不能运化水谷精微，化源不足，往往导致血虚。可见，中医学已认识到血液与营养物质的关系，也已认识到脾是一个造血器官。

肝主疏泄而藏血，肝脏是一个贮血器官。因精血同源，肝血充足，故肾亦有所藏，精有所资，精充则血足。另外，肝脏也是一个造血器官，《素问·六节藏象论》云：“肝……其充在筋，以生血气。”

肾藏精，精生髓。精髓也是化生血液的基本物质，故有血之源头在于肾之说。中医不仅认识到骨髓是造血器官，肾对血液的生成有调节作用，而且也认识到肾精在肝脏的作用下生成血液，《张氏医通·诸血门》说：“血之与气，异名同类，虽有阴阳清浊之分，总由水谷精微所化。其始也混然一区，未分清浊，得脾气之鼓运，如雾上蒸于肺而为气；气不耗，归精于肾而为精；精不泄，归精于肝而化清血。”

综上所述，血液是以水谷精微和精髓为主要物质基础，在脾胃、心肺、肝肾等脏腑的共同作用下生成的，故临床上常用补养心血、补益心脾、滋养肝血和补肾益髓等法以治血虚之候。

（三）血的循行

1. 血液循行的方向

脉为血之府，脉管是一个相对密闭、如环无端、自我衔接的管道系统。血液在脉管中运行不息，流布于全身，环周不休，以营养人体的周身内外上下。《灵枢・营卫生会》曰："营在脉中，卫在脉外，营周不休，五十而复大会，阴阳相贯，如环无端。"

李中梓在《医宗必读・新著四言脉诀》中则更明确指出："脉者血脉也，血脉之中气道行焉。五脏六腑以及奇经，各有经脉，气血流行，周而复始，循环无端，百骸之间，莫不贯通。"

《素问・经脉别论》中记载了血液循行的具体方向是："食气入胃，散精于肝……食气入胃，浊气归心，淫精于脉。脉气流经，经气归于肺，肺朝百脉，输精于皮毛。毛脉合精，行气于府。府精神明，留于四脏，气归于权衡。"《素灵微蕴》论述："……将此雾气，由脏而经，由经而络，由络而播宣皮腠，熏肤充身泽毛……阴性亲内，自皮而络，自络而经，自经而归趋脏腑。"这段论述说明了水谷精气的走行方向，明确地指出了水谷精气会进入血液循环，并且可以了解到血液离心性和向心性的循行方向。这个方向虽与现代生理学对血液循环的认识有所不同，但已明确提出了心、肺和脉构成了血液的循环系统。

2. 血液运行的机制

血液正常循行必须具备两个条件：一是脉管系统的完整性，二是全身各脏腑发挥正常生理功能，特别是与心、肺、肝、脾四脏关系密切。

心主血脉。《医学入门・脏腑》云："人心动，则血行诸经。"心为血液循行的动力，脉是血液循行的通路，血在心的推动下循行于脉管之中。心脏、脉管和血液构成了一个相对独立的系统。心气是维持心的正常搏动，从而推动血液循行的根本动力。全身的血液，依赖心气的推动，通过经脉而输送到全身，发挥其濡养作用。心气充沛与否，心脏的搏动是否正常，在血液循环中起着十分关键的作用。

肺朝百脉。心脏的搏动是血液运行的基本动力，而血非气不运，血的运行依赖气的推动，随着气的升降而运至全身。肺司呼吸而主一身之气，调节着全身的气机，辅助心脏，推动和调节血液的运行。

《医易一理》论述："肺主气，心主血。肺之一呼一吸以行脏腑之气，心因之一舒一缩以行经络之血。肺金清肃，其气下行，肾则纳之，归于中宫，助真火，蒸饮食，化精微，以为生元气之根本。呼吸由此而起，声音由此而出，人身之强弱寿夭悉本乎此。心脏舒出紫血之浊气，缩入赤血之清气，赤血即受肺吸入清气，生气由心运行血脉管，滋养周身之精血也。紫血即受脏腑经脉浊气毒气改变之血，由回血管复运行肺内，待呼吸出浊气，得吸入之清气，则紫血复变为赤血，仍流布周身之内，以养身命。人身之血脉运行周而复始也。”

脾主统血。五脏六腑之血全赖脾气统摄，脾之所以统血，与脾为气血生化之源密切相关。脾气健旺，气血旺盛，则气之固摄作用也就健全，血液就不会溢出脉外，以致引起各种出血。

肝主藏血。肝具有贮藏血液和调节血流量的功能。根据人体动静的不同情况，调节脉管中的血液流量，使脉中循环血液维持在恒定水平。此外，肝的疏泄功能能调畅气机，一方面保障肝本身的藏血功能，另一方面对血液的通畅循行也起到一定的作用。

从上文可以看出，血液的正常循行需要两种力量：推动力和固摄力。推动力是血液循环的动力，具体体现在心主血脉、肺助心行血及肝的疏泄功能方面。固摄力是血液不致外溢的保障因素，具体体现在脾统血和肝藏血的功能方面。这两种力量的协调平衡维持着血液的正常循行，若推动力量不足，则可出现血液流速缓慢、滞涩，甚者血瘀等改变；若固摄力量不足，则可导致血液外溢，出现出血证。

综上所述，血液循行是在心、肺、肝、脾等脏腑相互配合下进行的，其中任何一个脏腑生理功能失调，都会引起血行失常。

中医学认为，血液的生理表现与心、肺、脾、肝、肾皆有密切关系。《景岳全书·血证》曰：“血……盖其源源而来。生化于脾，总统于心，藏受于肝，宣布于肺，施泄于肾，灌溉一身，无所不及。”所以临床上治疗血液疾病也需从整体入手。

血行失常不外出血和血瘀两端。治疗出血，不重在止血而重在分清出血的原因和性质，从而选择正确的止血方法，如清热止血、益气止血、平肝止血、清肺止血、祛瘀止血等。血瘀则行血，以活血祛瘀为要，无论活血还是祛瘀，多在和血基础上进行，用药一般不宜猛峻，如欲逐瘀，常与攻下法同用，如理气活血、温经活络、攻逐瘀血等。

（四）血的生理功能

1. 营养滋润全身

血沿脉管循行于全身，为全身各脏腑组织的功能活动提供营养。血的营养作用是由其组成成分决定的。血循行于脉内，是其发挥营养作用的前提。《难经·二十二难》将血的这一作用概括为“血主濡之”。全身各部（内脏、五官、九窍、四肢、百骸）无一不是在血的濡养作用下发挥功能，如鼻能嗅、眼能视、耳能听、喉能发音、手能摄物等都是在血的濡养作用下完成的。《金匮钩玄·血属阴难成易亏论》云：“目得之而能视，耳得之而能听，手得之而能摄，掌得之而能握，足得之而能步，脏得之而能液，腑得之而能气。是以出入升降，濡润宣通者，由此使然也。”

血的濡养作用可以从面色、肌肉、皮肤、毛发等方面反映出来。血的濡养作用正常，则面色红润，肌肉丰满壮实，肌肤和毛发光滑等；血的濡养作用减弱时，除脏腑功能低下外，还可见到面色不华或萎黄，肌肤干燥，肢体或肢端麻木，运动不灵活等临床表现。《景岳全书·血证》曰：“故凡为七窍之灵，为四肢之用，为筋骨之和柔，为肌肉之丰盛，以至滋脏腑，安神魂，润颜色，充营卫，津液得以通行，二阴得以调畅，凡形质所在，无非血之用也。”

2. 神志活动的物质基础

血在神志方面的作用是古人通过大量的临床观察而认识到的，无论何种原因形成的血虚或血液循行失常，均可以出现不同程度的神志方面的症状。心血虚、肝血虚，常有惊悸、失眠、多梦等神志不安的表现，失血甚者还可出现烦躁、恍惚、癫狂、昏迷等神志失常的改变。可见血液与神志活动有着密切关系，如《灵枢·营卫生会》所载“血者，神气也”。

（五）气与血的关系

气属阳，主动，主煦之；血属阴，主静，主濡之。这是气与血在属性和生理功能上的区别。但两者都源于脾胃化生的水谷精微和肾中精气，在生成、输布（运行）等方面关系密切。故《难经本义》曰：“气中有血，血中有气，气与血不可须臾相离，乃阴阳互根，自然之理也。”《医学真传·气血》论：“人之一身，皆气血之所循行，气非血不和，血非气不运，故曰：气主煦之，血主濡之。”这种关系可概括为“气为血之帅”“血为气之母”。

1. 气对血的作用

气为血之帅，包含着三方面的意义：气能生血，气能行血，气能摄血。

气能生血是指气的运动变化是血液生成的动力。从摄入的饮食物转化成水谷精微，到水谷精微转化成营气和津液，再到营气和津液转化成赤色的血，其中每一个转化过程都离不开气的运动变化，而气的运动变化又是通过脏腑的功能活动表现出来的。气的运动变化能力旺盛，则脏腑的功能活动旺盛，化生血液的功能亦强；气的运动变化能力减弱，则脏腑功能活动衰退，化生血液的功能亦弱。气旺则血充，气虚则血少。故在临床治疗血虚病症时，常配合补气药，就是补益生血的动力。

气能行血指气的推动作用是血液循行的动力。气一方面可以直接推动血行，如宗气；另一方面又可促进脏腑的功能活动，进而推动血液运行。“运血者即是气”，“气行乃血流”。气生成于血中而固护于血外，气为血之帅，血在脉中流行，实赖于气之率领和推动。故气之正常运动，对保证血液的运行有着重要意义。总之，气行则血行，气止则血止，气有一息之不运，则血有一息之不行。所以临床上治疗血行失常，常以调气为上，调血次之。如气虚不能行血则面色晄白，补气行血则面色润泽；气滞则血瘀，妇女月经闭止，行气活血则经通。

气能摄血即气对血的统摄作用。气的固摄作用使血液正常循行于脉管之中而不溢于脉外。《血证论》云：“人身之生，总是以气统血”，“血之运行上下，全赖乎脾”。《张聿青医案》亦载：“血所以丽气，气所以统血。非血之足以丽气也，营血所到之处，则气无不丽焉；非气之足以统血也，卫气所到之处，则血无不统焉，气为血帅故也。”气摄血，实际上是脾统血的体现。“诸血皆统于脾”，脾为气血运行上下之总枢，其气上输心肺，下达肝肾，外灌溉四旁，充溢肌肤，所谓居中央而畅四方，血即随之运行不息。若脾虚不能统血，则血无所主，因而脱陷妄行。气不摄血则可见出血之候，故治疗时，必须用补气摄血之法，方能达到止血的目的。如临床上每见血脱之危候，治本“血脱者固气”之法，用大剂独参汤补气摄血，气充则血止。

2. 血对气的作用

血为气之母，即气在生成和运行中始终离不开血。

血为气母的含义有二：其一，血能生气。气存血中，血不断地为气的生成和功能活动提供水谷精微。水谷精微是生成全身之气和维持生理功能的主要物质基础，而水谷精微又赖血以运之，为脏腑的功能活动不断地供给营养，使气的生成与运行正常地进行。所以血盛则气旺，血衰则气少。其二，血能载气。《血证论》曰：“守气者即是血”，“载气者，血也”。气存于血中，赖血之运载而达全身。血为气之守，气必依附于血而静谧。《医论三十篇》载：“气阳而血阴，血不独生，赖气以生之；气无所附，赖血以附之。”血不载气，则气将飘浮不定，无所归附，故气不得血，则散而无所附。所以在临床上，每见大出血之时，气亦随之而涣散，形成气随血脱之候。

综上所述，气与血，一阴一阳，互相维系，不可分割。《不居集》载：“一身气血，不能相离，气中有血，血中有气，气血相依，循环不息。”

三、“供血不足乃万病之源”学说

中医基础理论论述，血的生成与心、肺、脾、肝、肾密切相关，血的循行赖心、肺、脾、肝的共同作用；同时血的营养滋润作用又为全身各个脏腑组织的功能活动提供了物质基础。可见，血在人体中充当了一个十分重要的角色，占有至关重要的地位。若血液减少、供应不足则必然导致全身脏器的功能障碍，引发各种疾病。

（一）供血不足与血虚

供血不足，是指血液不足，濡养功能减退的一种病理变化，中医属“血虚”范畴。其形成的原因包括：①失血过多，如吐血、衄血、月经过多，外伤出血等使体内血液大量丧失，而新血又不能及时生成和补充；②血液生化不足，脾胃为气血生化之源，脾胃虚弱，化源不足，导致生成血液的物质减少，或化生血液的功能减弱；③久病不愈，慢性消耗等因素而致营血暗耗；④瘀血阻滞，瘀血不去则新血不生等，最终导致全身血虚。

血是维持人体生命活动的重要物质之一，对人体具有营养作用。因此，血液亏虚不能营养脏腑组织，必然导致全身或局部失于营养，生理功能逐渐减退等病理变化，其临床表现以眩晕，面色不华，唇、舌、爪甲淡白无华为重要特征。由于心主血，肝藏血，脾为气血生化之源，肾精能化血，所以血虚多与心、肝、脾、肾等脏功能失调关系密切。血虚与阴虚虽同属阴血不足，但血虚是虚而无热象，阴虚是虚而有热象，两者在病机上既有联系又有区别。

（二）血虚产生的原因

1. 气虚

气为血之帅，血为气之母，气血之间有着密切的联系。若气虚则血液生化乏源，血液生成减少；气虚则无力推动血液运行，血液循行受阻；气虚无法固摄血液，血液离经叛道；气虚必然导致血虚。周学海曾说：“所谓气生血者……人身有一种气，其性情功力能鼓动人身之血，由一丝一缕化至十百千万，气之力止，而后血之数止焉。常见人之少气者，及因病伤气者，面色络色必淡，未尝有失血之症也，以其气力已怯，不能鼓化血汁耳。此一种气，即荣气也，发源于心，取资于脾胃，故曰心生血，脾统血，非心脾之体能生血统血也，以其脏气之化力能如此也。”

2. 失血

失血亦称为血证，是指由多种原因引起火热熏灼或气虚不摄，致使血液不循常道，或上溢于口鼻诸窍，或下泄于前后二阴，或渗出于肌肤所形成的疾病，统称为血证。也就是说，非生理性的出血性疾病，称为血证。

早在《黄帝内经》中已对血的生理及病理现象有较深入的认识，有关篇章对血溢、血泄、衄血、咳血、呕血、溺血、便血等病证作了记载，并对引起出血的原因及部分血证的预后有所论述。

《金匮要略·惊悸吐衄下血胸满瘀血病脉证治》中最早记载了泻心汤、柏叶汤、黄土汤等治疗吐血、便血的方剂，沿用至今。《诸病源候论·血病诸候》将血证称为血病，并对各种血证的病因病机做了较详细的论述。《三因极一病证方论·失血叙论》说："夫血犹水也，水由地中行，百川皆理，则无壅决之虞。血之周流于人身荣、经、府、俞，外不为四气所伤，内不为七情所郁，自然顺适。万一微爽节宣，必至壅闭，故血不得循经流注，荣养百脉，或泣或散，或下而亡反，或逆而上溢，乃有吐、衄、便、利、汗、痰诸证生焉。"《备急千金要方》收载了一些较好的治疗血证的方剂，至今仍广泛应用的犀角地黄汤即首载于该书。《济生方·失血论治》认为失血可由多种原因导致，"所致之由，因大虚损，或饮酒过度，或强食过饱，或饮啖辛热，或忧思恚怒"，而血证的病机，则强调多因于热者。《素问玄机原病式·热类》亦认为失血主要由热盛所致。《景岳全书·血证》曰："血本阴精，不宜动也，而动则为病。血主荣气，不宜损也，而损则为病。盖动者多由于火，火盛则逼血妄行；损者多由于气，气伤则血无以存。"《医学正传·血证》率先将各种出血病证归纳在一起，并以"血证"之名概之。自此之后，血证之名即为许多医家所采用。《先醒斋医学广笔记·吐血》提出了著名的治吐血三要法，强调了行血、补肝、降气在治疗吐血中的重要作用。《景岳全书·血证》对血证的内容做了比较系统的归纳，将引起出血的病机提纲挈领地概括为"火盛"及"气虚"两个方面。《血证论》是论述血证的专书，对各种血证的病因病机、辨证论治均有许多精辟论述，该书所提出的止血、消瘀、宁血、补血的治血四法，确实是通治血证之大纲。

血证是涉及多个脏腑组织，而在临床又极为常见的一类病证。它既可以单独出现，又常伴随其他病证。凡以出血为主要临床表现的内科病证，均属本证的范围。西医学中多种急慢性疾病所引起的出血，包括呼吸、消化、泌尿系统疾病导致的出血症状，以及造血系统病变所引起的出血性疾病，均可参考本节辨证论治。中医学对血证总结出系统而有特色的理论认识，积累了丰富的临床经验，形成了许多有效的治疗方药，对多种血证尤其是轻中度的出血，能获得良好的疗效。

3. 血瘀

血瘀是指血液循行迟缓和不流畅的一种病理状态（《气血论》），是由于血液循行受到阻碍所致。此时，"瘀"之义同"淤"，有"滞塞，不流通"之义。血瘀滞塞、不流通，即血行受阻、循行迟滞。生理状态下，血液循行于经脉，畅达周身，发挥其滋养荣润之职，如《血证论》说："平人之血，畅行脉络，充达肌肤，流通无滞，是为循经，谓循其经常之道也。"《诸病源候论》说："血之在身，随气而行，常无停积。"血之运行，听命于气，故曰"气为血之帅"。因此，气分受病，气机不畅，或气虚推动无力，是导致血瘀的重要机制，故有气滞血瘀、气虚血瘀的说法。此外，邪气直犯经脉，影响血的循行，也是导致血瘀的常见致病因素。《灵枢·痈疽》说："寒邪客于经络之中则血泣，血泣则不通。"《素问·举痛论》说："经脉流行不止，环周不休，寒气入经而稽迟，泣而不行。"凡此都说明，气病或邪气影响可以导致血行不畅，而为血瘀。《丹溪心法·六郁》中所论述的"血郁"，更是指的血行不畅，即血瘀病变。

血不畅为瘀，血瘀为病广泛。血循经脉周行全身，若血瘀不行，则为害广泛，内而脏腑，外而肌肤，上至巅顶，旁及四肢，皆可因血瘀不行而为病。瘀滞经脉，瘀阻气血，瘀遏清窍，瘀着脏腑，为病多端，难以尽述。并且瘀血不去则新血不生，日久即引起全身血虚。

（三）"供血不足乃万病之源"与"血气不和，则百病丛生"

《素问·调经论》有"人之所有者，血与气耳"之说，认为气血是形体、脏腑、经络、九窍等一切组织器官进行生理活动的物质基础，气血"行之经隧，常营无已，终而复始"，起着营养和联络脏腑组织、表里上下的作用，人的生、长、壮、老、病、死，尽管其表现形式不同，可是归根结底都离不开气血的变化。气血以流畅和平衡为贵，若气血失畅，平衡失常，就会引起一系列连锁的脏腑寒热虚实病变，从而导致疾病丛生。《灵枢·口问》谓："夫百病之始生也，皆生于风雨寒暑，阴阳喜怒，饮食居处，大惊卒怒，则血气分离，阴阳破败，经络厥绝，脉道不通……乃失其常。"指出病邪不论来自何方，首先都会干扰气血的功能，使其紊乱，以致阴阳失衡，经脉瘀阻不通，气血循行失常。《素问·调经论》则谓："五脏之道，皆出于经隧，以行血气，血气不和，百病乃变化而生，是故守经隧焉。""守"即保护之意，"守经隧"即守护经脉，保持气血在经脉中运行通畅。经脉乃气血运行的通道，经脉畅通则全身得以滋养。气血通畅不仅反映了机体的精、气、血、津液的充盈健旺，也表明脏腑组织生理功能的正常。气血冲和，万病不生，一旦气滞血凝，脏腑经脉失其所养，功能失常，疾病即随之而起。

另外，《医学入门》谓："人知百病生于气，而不知血为百病之胎也。凡寒热、蜷挛、痹痛、瘾疹、瘙痒、好忘、好狂、惊惕、迷闷、痞块、疼痛、癃闭、遗溺等证及妇人经闭、崩中、带下，皆血病也。"气分、血分是疾病发展的两个分期，邪之伤人，始而伤气，继而伤血，或因邪盛，或因正虚，或因失治、误治，邪气久恋不去，必然伏于血分。《素问·缪刺论》谓："夫邪之客于形也，必先舍于皮毛……留而不去，入舍于经脉。"

赵步长教授充分认识到气血之间的紧密联系以及它们在疾病发生发展过程中起到的关键作用，总结出"供血不足乃万病之源"的理论。他认为，气血失和是脏腑失调和机体病变的集中表现，而血虚则是产生气血不和的一个重要因素。在这一理论的指导下，赵步长教授创制出了很多优质的中成药，通过调气活血，达到"有病可治，无病防病"的目的。

第二节　与脑心同治理论的关系

中医脑心同治理论的共同病理基础可以概括为气、血、瘀、痰。气是人体组织、器官、脏腑正常生理活动的总称；血是人体的营养物质，沿脉管循行全身，外达皮肉筋骨，内至脏腑，为全身各组织、器官、脏腑提供营养物质，以维持人体正常的生理活动。气血充沛则脏腑的功能活动得以正常运行，若气虚无力推动血液运行，血液流速减缓，血流量减少，脑心的供血亦相继减少，出现血流淤滞，脑心不能维持正常的生理活动，临床上势必出现脑心疾病。

脑心同治理论中的脑心疾病系指中风、胸痹等，即西医学的心脑血管缺血性疾病，其中以脑梗死、心肌梗死、冠心病为代表。中风的病因病机在秦汉隋唐宋时期以"外风论"占主导地位；金元时期抛弃"外风论"，创立"内风论"；明代张景岳在批驳"外风论"和"内风论"的基础上创立了"非风论"，欲去"中风"二字，拟名"类风"。清代王清任创立"血瘀论"，认为"人过半百，元气已虚，气虚无力推动血行，使瘀血偏滞于体，乃罹患偏瘫"，又曰"元气既虚，必不能达于血管，血管无气，必停留而瘀"。清末民初时期，又出现了"肝阳上亢论"，认为脑卒中系肝阳上亢、肝风内动、气血逆上所致。心病的病因病机相对脑病而言，创新立说较少。脑心疾病共同的发病机制是气虚不能鼓动血行，血流缓慢渐至血瘀，瘀血留滞脉络，脉络阻塞，供血减少，脑心失养而受病。

由此可见，脑心同治理论中脑心同病的病因为脑心供血不足。"供血不足乃万病之源"学说与脑心同治理论在这方面有着相同的含义，但是前者并不只局限于脑心疾病，还包含其他脏腑的疾病，范畴更广泛；而后者除了解释病因病机外还涵盖治则治法等内容，两者既有相同之处又有区别。

第四篇

脑心同治代表方药的评价及机制研究

第一章

DI YI ZHANG

中医活血化瘀药物与脑心同治代表方药的评价

第一节　中医活血化瘀药物的分类与作用

活血化瘀属于临床上常用的中医治疗方法，最早记载于《黄帝内经》，书中指出“疏其血气，令其调达”，为临床治疗提供了新的思路和方法。活血化瘀药物药理作用复杂，广泛用于心脑血管疾病、肝硬化及糖尿病等多种疾病的治疗，多数患者可从中获益。

一、定义

凡以通利血脉、促进血行、消散瘀血为主要功效，用于治疗瘀血病症的药物，称活血化瘀药，或活血祛瘀药，简称活血药，或化瘀药。其中活血作用较强者，又称破血药，或逐瘀药。

二、分类

活血化瘀药依据其作用强弱不同，分为活血行气药、活血散瘀药、破血逐瘀通络药。

（一）活血行气药

本类药物多具辛味，辛散善行，既入血分，又入气分，活血每兼行气，有良好的止痛效果，主治气血瘀滞所致的各种痛症，如头痛、胸胁痛、心腹痛、痛经、产后腹痛、肢体痹痛、跌打损伤之瘀痛等，也可用于其他瘀血病症。

1. 川芎

川芎性味辛温，归于肝、胆、心包经，具有活血行气、祛风止痛的功效。

【应用】

血瘀气滞痛证：本品辛温散通，既能活血化瘀，又能行气止痛，为“血中之气药”，具通达气血功效，故能治气滞血瘀之胸胁、腹部诸痛。若治心脉瘀阻之胸痹心痛，其常与丹参、桂枝、檀香等同用；若治肝郁气滞之胁痛，常配柴胡、白芍、香附，如柴胡疏肝散（《景岳全书》）；若治肝血瘀阻、积聚痞块、胸胁刺痛，多与桃仁、红花等同用，如血府逐瘀汤（《医林改错》）；若治跌扑损伤、瘀肿疼痛，可配乳香、没药、三七等。

头痛：本品辛温升散，能“上行头目”，祛风止痛，为治头痛要药，无论风寒、风热、风湿、血虚、血瘀头痛均可随证配伍用之，李东垣言“头痛须用川芎”。治风寒头痛，其可配羌活、细辛、白芷，如川芎茶调散（《太平惠民和剂局方》）；若配菊花、石膏、僵蚕，可治风热头痛，如川芎散（《卫生宝鉴》）；若治风湿头痛，可配羌活、独活、防风，如羌活胜湿汤（《内外伤辨惑论》）；配当归、白芍，取本品祛风止痛之功，可治血虚头痛，如加味四物汤（《金匮翼》）；若治血瘀头痛，可配赤芍、麝香，如通窍活血汤（《医林改错》）。

风湿痹痛：本品辛散温通，能祛风通络止痛，又可治风湿痹痛，常与独活、秦艽、防风、桂枝等药同用，如独活寄生汤（《备急千金要方》）。

【用法用量】煎服，3 ～ 9g。

【使用注意】阴虚火旺，多汗，热盛，以及无瘀之出血和孕妇均当慎用。

【古籍摘要】《神农本草经》云：“主中风入脑头痛、寒痹，筋挛缓急，金创，妇人血闭无子。”《本草汇言》云：“芎䓖，上行头目，下调经水，中开郁结，血中气药……尝为当归所使，非第治血有功，而治气亦神验也……味辛性阳，气善走窜而无阴凝黏滞之态，虽入血分，又能去一切风，调一切气。”

【现代研究】本品含生物碱、挥发油、酚类成分、内脂素及维生素 A、叶酸、蔗糖、甾醇、脂肪油等。

【药理作用】川芎嗪能扩张冠状动脉，增加冠状动脉血流量，改善心肌的血氧供应，并降低心肌的耗氧量；可扩张脑血管，降低血管阻力，显著增加脑及肢体血流量，改善微循环。

2. 乳香

乳香性味辛苦温，归于心、肝、脾经，具有活血行气止痛、消肿生肌的功效。

【应用】

跌打损伤、疮疡痈肿：乳香辛香走窜，入心、肝经，味苦通泄入血，既能散瘀止痛，又能活血消痈，祛腐生肌，为外伤科要药。其治跌打损伤，常与没药、血竭、红花等药同用，如七厘散（《良方集腋》）；配没药、金银花、白芷等，可治疮疡肿毒初起、红肿热痛，如仙方活命饮（《校注妇人良方》）；治痈疽、瘰疬、痰核、肿块坚硬不消，可配没药、麝香、雄黄以解毒消痈散结，如醒消丸（《外科全生集》）；治疮疡溃破、久不收口，常配没药研末外用以生肌敛疮，如海浮散（《疮疡经验全书》）。

气滞血瘀痛证：本品辛散走窜，味苦通泄，既入血分，又入气分，能行血中气滞，化瘀止痛。其内能宣通脏腑气血，外能透达经络，可用于一切气滞血瘀之痛证。《珍珠囊》谓其能“定诸经之痛”。治胃脘疼痛，本品可与没药、延胡索、香附等同用，如手拈散（《医学心悟》）；若治胸痹心痛，可与丹参、川芎等药同用，如脑心通胶囊；治痛经、经闭、产后瘀阻腹痛，常与当归、丹参、没药等药同用，如活络效灵丹（《医学衷中参西录》）；治风寒湿痹、肢体麻木疼痛，常与羌活、防风、秦艽、当归等同用，如蠲痹汤（《医学心悟》）。

【用法用量】煎服，3～10g，宜制用。外用适量，生用或炒用，研末外敷。

【使用注意】胃弱者慎用，孕妇及无瘀滞者忌用。

【古籍摘要】《名医别录》云：“疗风水毒肿，去恶气”，“疗风瘾疹痒毒”。《本草纲目》云：“消痈疽诸毒，托里护心，活血定痛，治妇人难产、折伤。”其又言：“乳香香窜，能入心经，活血定痛，故为痈疽疮疡心腹痛要药……产科诸方多用之，亦取其活血之功尔。”《本草汇言》云：“乳香，活血祛风，舒筋止痛之药也……又跌仆斗打，折伤筋骨，又产后气血攻刺，心腹疼痛，恒用此，咸取其香辛走散，散血排脓，通气化滞为专功也。”

【现代研究】乳香化学成分主要含有树脂、树胶和挥发油。树脂的主要成分为游离 α、β-乳香酸，结合乳香脂酸，乳香树脂烃；树胶主要成分为阿糖酸的钙盐和镁盐，西黄芪胶黏素；挥发油含蒎烯，α、β- 水芹烯等。

【药理作用】乳香有镇痛、消炎、升高白细胞的作用，并能加速炎症渗出排泄，促进伤口愈合，含蒎烯有祛痰作用。乳香能明显减轻阿司匹林、保泰松、利血平所致胃黏膜损伤及应激性黏膜损伤，减低幽门结扎性溃疡指数及胃液游离酸度。

（二）活血散瘀药

凡以调畅血脉、散瘀止痛为主要功效的药物，称活血散瘀药。本类药物性能大多辛散苦泄，主归肝经血分，具有活血散瘀之功，尤善通畅血脉而调经水，亦常用于瘀血痛症、癥瘕、跌打损伤、疮痈肿毒。

1. 丹参

丹参性味苦微寒，归于心、心包、肝经，具有活血调经、祛瘀止痛、凉血消痈、除烦安神的功效。

【应用】

月经不调，闭经痛经，产后瘀滞腹痛：丹参功善活血祛瘀，性微寒而缓，能祛瘀生新而不伤正，善调经水，为妇科调经常用药。《本草纲目》谓其“能破宿血，补新血”。

血瘀心痛，脘腹疼痛，癥瘕积聚，跌打损伤，风湿痹证：本品能通行血脉、祛瘀止痛，广泛应用于各种瘀血病症。若治血脉瘀阻之胸痹心痛、脘腹疼痛，丹参可配伍砂仁、檀香，如丹参饮（《医学金针》）；治癥瘕积聚，可配伍三棱、莪术、鳖甲等药；治跌打损伤、肢体瘀血作痛，常与当归、乳香、没药等同用，如活络效灵丹（《医学衷中参西录》）；治风湿痹证，可配伍防风、秦艽等祛风除湿药。脑心通胶囊中丹参配伍虫类药取其活血祛瘀生新之功，主治中风、胸痹之气虚血滞、脉络瘀阻证。《本草便读》称丹参为“调理血分之首药”。在丹红注射液中，其为君药，善通行血脉，祛瘀止痛，祛瘀生新而不伤正。

疮痈肿毒：本品性寒，既能凉血活血，又能清热消痈，可用于热毒瘀阻引起的疮痈肿毒，常配伍清热解毒药。

热病烦躁神昏，心悸失眠：本品入心经，既可清热凉血，又可除烦安神；既能活血，又能养血以安神定志。其用于热病邪入心营之烦躁不寐，甚或神昏，可配伍生地黄、玄参、黄连、淡竹叶等；用于血不养心之失眠、心悸，常与生地黄、酸枣仁、柏子仁等同用，如天王补心丹（《摄生秘剖》）。

【用法用量】煎服，5～15g，活血化瘀宜酒炙用。

【使用注意】反藜芦，孕妇慎用。

【古籍摘要】《日华子本草》云：“养神定志，通利关脉。治冷热劳，骨节疼痛，四肢不遂；排脓止痛，生肌长肉；破宿血，补新生血；安生胎，落死胎；止血崩带下，调妇人经脉不匀，血邪心烦；恶疮疥癣，瘿赘肿毒，丹毒；头痛，赤眼，热温狂闷。”《滇南本草》云：“补心定志，安神宁心。治健忘怔忡，惊悸不寐。”

【现代研究】丹参化学成分包含脂溶性成分和水溶性成分。脂溶性成分主要有丹参酮Ⅰ、ⅡA、ⅡB，隐丹参酮，异隐丹参酮，羟基丹参酮，去甲丹参酮，异丹参酮Ⅰ、$Ⅱ_A$，丹参新酮，左旋二氢丹参酮，丹参酸甲酯，丹参醇Ⅰ、Ⅱ、Ⅲ，紫丹参甲素，紫丹参乙素，丹参醌类，亚甲基丹参醌，以及丹参酚，丹参醛等。水溶性成分主要有丹参素，丹参酸甲、乙、丙，原儿茶酸，原儿茶醛。

【药理作用】①强心：加强心肌收缩力、改善心脏功能，但不增加心肌耗氧量。②对血管作用：扩张冠状动脉，增加心肌血流量；扩张外周血管，血流增加；使脑血流量下降。③抗血栓形成：提高纤溶酶活性，延长出、凝血时间，抑制血小板聚集，改善血液流变学特性。

④改善微循环：促进组织的修复与再生，促进成纤维细胞分化和胶原纤维形成；促进肉芽形成；促使局部淤血减轻，血液循环改善，愈合时间缩短；对过度增生的成纤维细胞有抑制作用。

2. 红花

红花性味辛温，归于心、肝经，具有活血通经、祛瘀止痛的功效。

【应用】

血滞经闭、痛经，产后瘀滞腹痛：红花辛散温通，为活血祛瘀、通经止痛之要药，是妇产科血瘀病症的常用药，常与当归、川芎、桃仁等相须为用。其治痛经，单用奏效，可配伍赤芍、延胡索、香附等以理气活血止痛。

癥瘕积聚：本品能活血通经、祛瘀消癥，可治疗癥瘕积聚，常配三棱、莪术、香附等药。

胸痹心痛，血瘀腹痛，胁痛：本品能活血通经、祛瘀止痛，善治瘀阻心腹胁痛。其若治胸痹心痛，常配桂枝、瓜蒌、丹参等药，如脑心通胶囊；治瘀滞腹痛，常与桃仁、川芎、牛膝等同用，如血府逐瘀汤（《医林改错》）。丹红注射液由丹参和红花组成，君臣相配，辛开苦降，升降共投调理气机，畅旺血行，使血脉流畅，则瘀血痹阻、脉络不通之中风、胸痹诸证可愈。

跌打损伤，瘀滞肿痛：本品能通利血脉、消肿止痛，为治跌打损伤、瘀滞肿痛之药，常与木香、苏木、乳香、没药等药同用。

此外，红花还可用于回乳，以及治疗瘀阻头痛、眩晕、中风偏瘫、喉痹、目赤肿痛等。

【用法用量】煎服，3 ～ 10g。外用适量。

【使用注意】孕妇忌用，有出血倾向者慎用。

【古籍摘要】《新修本草》云："治口噤不语，血结，产后诸疾。"《本草汇言》云："红花，破血、行血、和血、调血之药也。"

【现代研究】红花含红色、黄色色素，如红花苷、前红花苷、红花醌苷、新红花苷、红花黄色素 A 及 B 等，又含多酚类成分如绿原酸、咖啡酸、儿茶酚等，还含 80 余种挥发性成分。

【药理作用】红花有轻度兴奋心脏、降低冠状动脉阻力、增加冠状动脉流量和心肌营养性血流量的作用，能保护和改善心肌缺血，缩小心肌梗死范围。

（三）破血逐瘀通络药

凡药性峻猛，以破血逐瘀通络为主要功效的药物，可称破血逐瘀通络药。本类药物味多辛、苦，虫类药居多，兼有咸味，归肝经血分。虫类药活血力量强劲，具有走窜之性，凡气血凝聚之处皆能开之，凡真气难达之死角，草木难攻之瘀滞皆能除之，为他药所不及。虫类药作用峻猛，走而不守，通过其推陈致新的作用，达到活血祛瘀的目的；以其行气散滞、活血化瘀的作用，达到行气止痛、化瘀散结的目的，用于治疗各类气滞血瘀证。虫类药因其为血肉之品、有情之物，性喜攻逐走窜，通经达络，搜剔疏利，无处不至；又因其与人类体质比较接近，容易被吸收和利用，效用佳良而可靠，能起到挽澜之功，乃草木、矿石之类所不能比拟，且药源丰富，故被临床广泛使用。

1. 水蛭

水蛭性味咸苦平，有小毒，归于肝经，具有破血通经、逐瘀消癥瘕的功效。

【应用】

血瘀经闭，癥瘕积聚：本品咸苦入血，破血逐瘀力强，主要用于血滞经闭、癥瘕积聚等。其常与虻虫相须为用，也常配三棱、莪术、桃仁、红花等药，如抵当汤（《伤寒论》）；若兼体虚者，可配人参、当归等补益气血药，如化癥回生丹（《温病条辨》）。脑心通胶囊中君药为黄芪，以水蛭、地龙、全蝎等破血逐瘀通络药为臣药，发挥活血逐瘀、通行经络、通利血脉的作用。

跌打损伤，心腹疼痛：取本品破血逐瘀之功，亦常用于跌打损伤，可配苏木、自然铜等药同用，如接骨火龙丹（《普济方》）；治瘀血内阻，心腹疼痛，大便不通，则配伍大黄、牵牛子，如夺命散（《济生方》）。

【用法用量】煎服，1.5 ～ 3g；研末服，0.3 ～ 0.5g。以入丸、散或研末服为宜。或以鲜活者放置于瘀肿局部吸血消瘀。

【使用注意】孕妇及月经过多者忌用。

【古籍摘要】《神农本草经》云：“主逐恶血、瘀血、月闭，破血瘕积聚，无子，利水道。”《本草衍义》云：“治折伤。”

【现代研究】水蛭化学成分主要含蛋白质。其唾液中含有水蛭素，还含有肝素、抗血栓素及组胺样物质。

【药理作用】水蛭水煎剂有较强抗凝血作用，能显著延长纤维蛋白的凝聚时间，水蛭提取物、水蛭素对血小板聚集有明显的抑制作用，能抑制大鼠体内血栓的形成，对弥散性血管内凝血有很好的治疗作用。

2. 全蝎

全蝎性味辛平，有毒，归于肝经，具有息风镇痉、攻毒散结、通络止痛的功效。

【应用】

痉挛抽搐：本品主入肝经，性善走窜，既平息肝风，又搜风通络，有良好的息风止痉之效，为治痉挛抽搐之要药。若治各种原因之惊风、痉挛抽搐，本品常与蜈蚣同用，即止痉散(《经验方》)；若治小儿急惊风高热，神昏、抽搐，常与羚羊角（代）、钩藤、天麻等清热、息风药配伍；若治小儿慢惊风抽搐，常与党参、白术、天麻等益气健脾药同用；若治痰迷癫痫抽搐，可与郁金、白矾等分，研细末服；若治破伤风痉挛抽搐、角弓反张，可与蜈蚣、天南星、蝉蜕等配伍，如五虎追风散（广州中医学院《方剂学》)；或与蜈蚣、钩藤、朱砂等配伍，如撮风散(《证治准绳》)；若治疗风中经络、口眼㖞斜，可与白僵蚕、白附子等同用，如牵正散(《杨氏家藏方》)。

疮疡肿毒，瘰疬结核：本品味辛，有毒，故有散结、攻毒之功，多作外敷用。如《本草纲目》引《澹寮方》用全蝎、栀子，麻油煎黑去渣，入黄蜡为膏外敷，治疗诸疮肿毒；《医学衷中参西录》以本品焙焦，黄酒下，消颌下肿硬；《经验方》小金散，以本品配马钱子、半夏、五灵脂等，共为细末，制成片剂用，治流痰、瘰疬、瘿瘤等证。近代用本品配伍蜈蚣、地龙、土鳖虫各等分，研末或水泛为丸服，以治淋巴结核、骨与关节结核等。亦有单用全蝎，香油炸黄内服，治疗流行性腮腺炎。

风湿顽痹：本品善于通络止痛，对风寒湿痹久治不愈，筋脉拘挛，甚则关节变形之顽痹，作用颇佳。可用全蝎配麝香少许，共为细末，温酒送服，对减轻疼痛有效，如全蝎末方(《仁斋直指方》)；临床其亦常与川乌、金钱白花蛇、没药等祛风、活血、舒筋活络之品同用。

顽固性偏正头痛：本品搜风通络止痛之效较强，用治偏正头痛，单味研末吞服即有效；配合天麻、蜈蚣、川芎、僵蚕等同用，则其效更佳。

【用法用量】煎服，3～6g。研末吞服，每次0.6～1g。外用适量。

【使用注意】本品有毒，用量不宜过大。孕妇慎用。

【古籍摘要】《开宝本草》云："疗诸风瘾疹及中风半身不遂，口眼㖞斜，语涩，手足抽掣。"《本草从新》云："治诸风掉眩，惊痫抽掣，口眼㖞斜……厥阴风木之病。"《本草求真》云："全蝎，专入肝祛风，凡小儿胎风发搐，大人半身不遂，口眼㖞斜，言语蹇涩，手足抽掣，疟疾寒热，耳聋，带下，皆因外风内客，无不用之。"

【现代研究】本品含蝎毒，是一种类似蛇毒神经毒的蛋白质，并含三甲胺、甜菜碱、牛磺酸、棕榈酸、软硬脂酸、胆甾醇、卵磷脂及铵盐等，还含有钠、钾、钙、镁、铁、铜、锌、锰等元素。现在研究最多的是镇痛活性最强的蝎毒素Ⅲ、抗癫痫肽等。

【药理作用】东亚钳蝎毒和从粗毒中纯化得到的抗癫痫肽有明显的抗癫痫作用；全蝎对

士的宁、烟碱、戊四氮等引起的惊厥有对抗作用；全蝎提取液有抑制动物血栓形成和抗凝作用；蝎身及蝎尾制剂对动物躯体痛或内脏痛均有明显镇痛作用；蝎尾镇痛作用比蝎身强约5倍；全蝎水、醇提取物分别对人体肝癌和结肠癌细胞有抑制作用。

3. 地龙

地龙性味咸寒，归于肝、脾、膀胱经，具有清热定惊、通络、平喘、利尿的功效。

【应用】

高热惊痫，癫狂：本品性寒，既能息风止痉，又善于清热定惊，故适用于热极生风所致的神昏谵语、痉挛抽搐及小儿惊风，或癫痫、癫狂等病症。《本草拾遗》治狂热癫痫，即以本品同盐化为水，饮服；《摄生众妙方》治小儿急慢惊风，则用本品研烂，同朱砂作丸服；治高热抽搐惊痫之症，多与钩藤、牛黄、白僵蚕、全蝎等息风止痉药同用。

气虚血滞，半身不遂：本品性走窜，善于通行经络，常与黄芪、当归、川芎等补气活血药配伍，治疗中风后气虚血滞、经络不利、半身不遂、口眼㖞斜等症，如补阳还五汤（《医林改错》）。

痹证：本品长于通络止痛，适用于多种原因导致的经络阻滞、血脉不畅、肢节不利之症；性寒清热，尤适用于关节红肿疼痛、屈伸不利之热痹，常与防己、秦艽、忍冬藤、桑枝等除湿热、通经络药物配伍；如用治风寒湿痹，肢体关节麻木、疼痛尤甚、屈伸不利等症，则应与川乌、草乌、天南星、乳香等祛风散寒、通络止痛药配伍，如小活络丹（《太平惠民和剂局方》）。

肺热哮喘：本品性寒降泄，长于清肺平喘。用治邪热壅肺，肺失肃降之喘息不止，喉中哮鸣有声者，本品单用研末内服即效；亦可用鲜地龙水煎，加白糖收膏用；或与麻黄、杏仁、黄芩、葶苈子等同用，以加强清肺化痰、止咳平喘之功。

小便不利，尿闭不通：本品咸寒走下入肾，能清热结而利水道。其用于热结膀胱，小便不通，可单用，或配伍车前子、木通、冬葵子等同用。

此外，本品有降压作用，常用治肝阳上亢型高血压。

【用法用量】煎服，4.5 ～ 9g。鲜品 10 ～ 20g。研末吞服，每次 1 ～ 2g。外用适量。

【古籍摘要】《本草拾遗》云："疗温病大热，狂言，主天行诸热，小儿热病癫痫。"《本草纲目》云："性寒而下行，性寒故能解诸热疾，下行故能利小便，治足疾而通经络也"，"主伤寒疟疾，大热狂烦，及大人小儿小便不通，急慢惊风，历节风痛"。

【现代研究】本品含多种氨基酸，以谷氨酸、天冬氨酸、亮氨酸含量最高；含铁、锌、镁、铜、铬等元素；含花生四烯酸、琥珀酸等有机酸；还含蚯蚓解热碱、蚯蚓素、蚯蚓毒素、黄嘌呤、次黄嘌呤、黄色素及酶类等成分。

【药理作用】蚯蚓水煎液及蚯蚓解热碱有良好的解热作用；热浸液、醇提取物对小鼠和家兔均有镇静、抗惊厥作用；广地龙次黄嘌呤具有显著舒张支气管作用，并能拮抗组胺及毛果芸香碱对支气管的收缩作用；广地龙酊剂、干粉混悬液、热浸液、煎剂等，均有缓慢而持久的降压作用；地龙提取物具有纤溶和抗凝作用。此外，地龙还具有增强免疫、抗肿瘤、抗菌、利尿、兴奋子宫及肠平滑肌作用。

第二节　脑心同治代表方药的工艺创新与作用特点

一、脑心通胶囊

步长制药创始人赵步长教授开创性地将脑心同治理论应用到临床实践之中，在此基础上，结合三十余年临床实践经验研制而成脑心通胶囊，以治疗气滞血瘀疾病。赵步长教授研制的脑心通胶囊是在补阳还五汤的基础上加味的，补阳还五汤出自清代名医王清任《医林改错·瘫痿论》，是专治半身不遂、口眼㖞斜，语言謇涩、口角流涎的中药方剂。王清任认为人体阳气有十成，"分布全身，左右各得其半"，若亏五成，就会半身不遂，而此方能补其亏损的阳气，故名补阳还五汤。本方由黄芪、当归尾、赤芍、地龙、川芎、红花、桃仁七味药物组成，具有补气活血通络之功效，主治中风，症见半身不遂、口眼㖞斜、语言謇涩、口角流涎等。

补阳还五汤针对气虚患者，因气虚无力推动血液运行从而导致血瘀证。古人由于生活水平低，温饱难以解决，一旦生病多出现气虚体弱之症。现代疾病谱与古代相比已发生巨大变化：今人多营养过剩，肥胖、血脂异常多见，形盛而不虚，一旦发病单纯植物药难能奏效。脑心通胶囊根据现代人自身体质及发病特点在补阳还五汤的基础上加入乳香、没药、丹参、鸡血藤以增强其养血活血、疏通瘀阻之力；加入全蝎、水蛭，取其药性善走，能搜剔络中之邪，另虫类药又可破血逐瘀，增强通经透络之功效；桑枝、桂枝针对上下肢半身不遂，可引药直达病所，温经通脉；牛膝逐瘀血，通经络，引血下行。

脑心通胶囊由黄芪、水蛭、地龙、全蝎、当归、丹参、川芎、桃仁、红花、乳香（炙）、没药（炙）、赤芍、鸡血藤、桑枝、牛膝、桂枝16味中药组成，具有益气活血、化瘀通络的功效，广泛应用于临床治疗冠心病心绞痛和脑卒中等心脑血管疾病及糖尿病并发症等。脑心通胶囊应用先进的超微粉碎技术（科技部技术项目编号：2002EE770026）极大提高了生物利用度和临床疗效。脑心通胶囊采用符合《中药材生产质量管理规范》的药源基地的道地药材，在中医基础理论的指导下，动物药材经过超微粉碎技术制备后，药材绝大多数细胞的细胞壁破裂，细胞内的有效成分不需经过细胞壁屏障而直接和给药部位接触。由于微粉药物粒径小，比表面积大，极易吸附在小肠壁上被小肠壁吸收，大大提高了有效成分的吸收速度；微粉与给药部位接触面积大，延长了药物在体内的滞留时间，药物的吸收率也显著增加；同时提高了动物药材中蛋白质类热敏性有效成分的稳定性。

大量临床研究表明，脑心通胶囊能够使患者的一氧化氮（NO）、前列环素（PGI_2）水平升高，降低内皮素（ET）、血栓素 B_2（TXB_2）水平，扩张冠状动脉，从而保护血管内皮细胞和心肌细胞。脑心通胶囊已被证实具有抗动脉粥样硬化、稳定动脉粥样硬化斑块的作用；能够改善血液流变学指标，对心肌缺血和脑缺血－再灌注损伤具有明显的保护作用；具有保护神经细胞、抑制神经细胞凋亡作用；能促进侧支循环的建立，改善微循环；具有降脂抗凝——降低总胆固醇、降低低密度脂蛋白、升高高密度脂蛋白的作用，可稳定血压，用于改善现代生活方式病，从而降低心脑血管疾病发病危险因素；能够抗缺血缺氧，抑制氧化，抗炎症，抗血小板凝集，抗血栓形成；可显著改善胸痛、胸闷、心悸等症状，有效预防脑梗死复发。运用循证医学方法，对上市 18 年来脑心通胶囊治疗冠心病心绞痛和脑卒中临床应用文献进行 Meta 分析，得到如下结论：①对冠心病心绞痛患者，脑心通胶囊能明显改善冠心病临床疗效和心电图疗效，可明显减少心绞痛发作频率及持续时间，明显改善心肌缺血。此外，脑心通胶囊可明显改善疗后血脂（总胆固醇、甘油三酯、高密度脂蛋白、低密度脂蛋白）的检测结果。②对脑卒中患者，能明显改善中风的中医证候，改善神经功能缺损状况、患者的生活状态、偏瘫患者活动功能，且明显改善血液流变学指标（全血高切黏度、全血低切黏度、血浆黏度、红细胞比容、红细胞聚集指数、纤维蛋白原）。

二、丹红注射液

丹红注射液由丹参和红花两味中药组成，具有活血化瘀、通脉舒络的功效。其主治瘀血闭阻所致的胸痹及中风，证见胸闷、心悸、半身不遂、口眼㖞斜、言语謇涩、肢体麻木、活动不利等症，以及冠心病、心绞痛、心肌梗死、瘀血型肺心病、缺血性脑病、脑血栓而见上述症状者。丹红注射液均采用道地药材，在中医基础理论的指导下，引进国际一流的设备和工艺进行提取、制备，采用指纹图谱技术全程在线质量控制。全厂符合《药品生产质量管理规范》，通过了国家认证，配备高速管式离心机、洗烘灌封全自动联动线、多效蒸馏水机、连续动态逆流提取、膜分离超滤等大量先进设备；引进日韩先进设备建立了微机数字化控制系统，从药材种植、中间体提取、制剂生产各环节全程采用指纹图谱技术，确保生产过程数字化控制，为产品安全性和疗效提供保障。临床上，丹红注射液广泛应用于全身（脑、心、肺、肝、肾等）脏器供血不足的疾病，对梗死性供血不足疾病（脑梗死、心肌梗死）效果尤为显著，能够有效治疗糖尿病心脑血管并发症。丹红注射液配合脑心通胶囊能有效改善冠心病支架术后血管内皮细胞的修复与完整。药理学研究表明，丹红注射液能够改善血液流变学参数；具有多途径抗凝溶栓机制；可以调节血栓素 A_2（TXA_2）和前列环素（PGI_2）的平衡，抑制血小板聚集、动脉粥样斑块的形成和发展；降低白介素 –6（IL–6）和 D– 二聚体（DD）水平，具有抑制炎症反应、提高纤溶系统活性、稳定动脉粥样斑块的作用。有研究显示，丹红注射液用于冠心病心绞痛及脑卒中患者有优异的临床疗效，其作用机制为：①活血化瘀，改善微循环，扩张冠状动脉，增加冠状动脉灌注和心肌血液供应，改善脑组织血供，由此而改善心肌或脑组织缺血缺氧的情况，减轻心脑缺血的损伤和减少组织缺血的范围；②降低血液黏度，加快血液流速，促进侧支循环的建立，改善心肌缺血、缺氧状态，增加冠状动脉血流量及心肌供氧，对防治脑组织缺血 – 再灌注损伤、保护神经细胞功能有良好的作用；③降低血清的血脂含量，可防止脂质在动脉管壁及细胞内沉积，阻断冠状动脉或脑血管粥样硬化及血栓形成的环节，防止冠心病心绞痛、脑卒中的发生和发展；④降低纤维蛋白原浓度，抑制血小板黏附，清除氧自由基，促进纤溶系统溶解冠状动脉或脑血管内微小血栓，控制心脑血管病的发作及其向心肌梗死、脑梗死的转化。

三、稳心颗粒

稳心颗粒是由党参、黄精、三七、琥珀、甘松组成的专利中成药，具有益气养阴、定悸复脉、活血化瘀的功效，主要用于气阴两虚、心脉瘀阻之心动悸、脉结代，症见心悸不宁、气短乏力、头晕心烦、胸闷胸痛、脉结代或虚数。其在临床上能够调节多离子通道，是有效的广谱抗心律失常药物。稳心颗粒中的药材甘松，采用超临界 CO_2 萃取技术提取其所含的挥发油。挥发油由于性质不稳定，采用常规的水蒸馏或水蒸气蒸馏法会造成挥发油的分解或氧化，挥发油的收率普遍较低。挥发油所含成分极性较小，分子量小且沸点较低，但在超临界 CO_2 流体中有良好的溶解性能。因此，稳心颗粒中运用超临界 CO_2 萃取技术提取挥发油的效果较理想，所得产品无论收率还是质量均较传统方法好。大量研究结果表明，该项提取新技术对挥发油的提取效果有着其他提取技术不可替代的优势。所以，超临界 CO_2 萃取技术在稳心颗粒制备工艺中的应用，大大提高了挥发油的收率和质量，同时也提高了稳心颗粒的制剂质量，因而也增强了制剂的临床疗效。

大量的基础研究和临床研究表明稳心颗粒具有以下特点：①调节离子通道（Na^+、K^+、

Ca^{2+}）的功能，是广谱的抗心律失常药物；②显著改善心慌、心悸、胸闷等患者自觉症状；③有效改善心脏功能，防治心力衰竭；④活血化瘀，改善心肌缺血，防治冠心病；⑤长期服用安全可靠，不会引起新的心律失常，避免了一般抗心律失常西药在抗心律失常同时导致新的心律失常的不良反应；⑥镇静安神、改善睡眠。由中华医学会心电生理和起搏分会与原卫生部心血管防治中心首次进行的6000多例公益性、学术性“中国住院患者心律失常调查”，结果显示：稳心颗粒在所有中西药抗心律失常常规药使用频率中位居第六，是中国人使用较多的抗心律失常中成药。

四、冠心舒通胶囊

冠心舒通胶囊是由广枣、丹参、丁香、冰片、天竺黄组成的专利中成药。其具有活血化瘀、通经活络、行气止痛的作用，主要用于治疗冠心病心绞痛。冠心舒通胶囊选用道地中药材，采用现代工艺，使用先进的多功能提取罐、三效节能浓缩器、真空干燥器，采用水蒸气蒸馏等提取有效成分，能最大限度保留中药的有效成分。制剂采用全自动胶囊灌装及国内先进的平板铝塑泡罩板包装技术，使整个生产过程自动化，保障了冠心舒通胶囊的治疗效果和保持产品竞争性技术壁垒优势。

冠心舒通胶囊能够改善血液流变学的各项指标，降低血液黏稠度，增加红细胞变形能力，降低红细胞的聚集指数，减轻血管壁受到血液流动时的切力负荷，从而减轻内皮损伤，抗血栓形成，达到抗动脉粥样硬化的目的。临床试验证明，冠心舒通胶囊能迅速改善冠心病心绞痛症状，特别是改善微循环功能十分有效；适用于冠心病并发高血压、高血脂的治疗；能有效治疗冠心病并发心律失常，预防介入手术治疗后的冠心病再复发。

五、银杏蜜环口服溶液

银杏蜜环口服溶液属于复方制剂，成分为银杏叶提取物和蜜环粉，主要用于冠心病、心绞痛、缺血性脑血管疾病，可改善心、脑缺血性症状。其临床常用于各种急慢性心、脑缺血性疾病的治疗，对心、脑缺血引起的胸闷胸痛、头晕头痛、失眠健忘、焦虑抑郁、肢体麻木、耳鸣等症状，疗效显著，具有脑心同治的作用。

（一）银杏蜜环口服溶液的特点

1. 生产工艺先进，质量控制金标准

银杏蜜环口服溶液的生产线是目前国内规模较大、生产技术较先进的口服溶液生产线。

口服溶液剂型与传统口服固体剂型比较，无须崩解，生物利用度更高，吸收起效更快。

银杏蜜环口服溶液采用第六代银杏叶制剂标准，符合美国USP31版药典和欧洲EP6.0版药典银杏叶制剂标准，银杏总黄酮含量为24%～27%，银杏总内酯含量为8%～12%，更贴近银杏叶天然组分配比，有效成分恒定，品质更高，临床使用更安全、更有效。

2. 循证研究充足

银杏蜜环口服溶液上市后，围绕其安全性、有效性和质量可控性，步长制药先后与中国中医科学院西苑医院、中国医学科学院阜外医院、首都医科大学附属北京天坛医院、中国人民解放军总医院第六医学中心、天津药物研究院、天津中医药大学、天津中医药大学第二附属医院等多家医院和高校开展了大量研究，取得了充分的脑心同治循证证据。

银杏蜜环口服溶液的安全性研究，由天津药物研究院刘昌孝院士团队负责进行，结果显示，急性毒性及长期毒性试验结果均未发现不良反应，证明银杏蜜环口服溶液安全性较高。

银杏蜜环口服溶液的有效性研究包括：针对脑梗死的银杏蜜环口服溶液治疗脑梗死临床总结，针对冠心病心绞痛的银杏蜜环口服溶液治疗冠心病心绞痛临床观察，针对不稳定型心绞痛的常规治疗联合银杏蜜环治疗不稳定型心绞痛的疗效观察。上述研究成果分别进入2022年版《临床路径治疗药物释义·神经内科分册》《临床路径治疗药物释义·心血管病分册》，以及《中成药临床应用共识》《脑血管病社区防治指南》。有效性研究结果显示：银杏蜜环口服溶液具有良好的抗炎作用，能扩张血管、快速促进侧支循环建立、抑制血小板活化和聚集、清除自由基、降低血黏度、改变血液流变学、改善抑郁行为学、调节神经内分泌及神经递质水平和受体结合率、改善睡眠，并成为指南和共识推荐用药。

3. 银杏蜜环口服溶液的创新性

大部分心脑血管慢性病患者存在不同程度的焦虑，而焦虑和心脑血管疾病互为因果，需要通过解决焦虑来中断恶性循环。目前，中药和西药均没有此类药物。银杏蜜环口服溶液的主要成分为银杏叶提取物和蜜环粉，临床使用不但对心脑缺血疾病疗效确切，而且对缺血后焦虑抑郁状态具有明显的改善和镇静安神效果。由高润霖院士、张运院士指导，中国医学科学院阜外医院吴永健教授牵头开展的“银杏蜜环口服溶液治疗PCI术后胸痛的有效性和安全性：多中心、前瞻性、随机、双盲、安慰剂对照研究”，有全国27家三甲医院参与。该研究既评估银杏蜜环口服溶液对胸痛的疗效，又观察其对焦虑抑郁的改善。同时开展的临床循证研究有首都医科大学附属北京天坛医院赵性泉教授牵头的“银杏蜜环口服溶液治疗运动认知风险症候群的有效性和安全性：多中心、前瞻性、随机、双盲、安慰剂对照研究”，有全国23家三甲医院参与。中国人民解放军总医院第六医学中心戚晓昆教授牵头的“银杏蜜环口服溶液治疗缺血性卒中后认知障碍临床研究”，有全国200多家医院参与，已完成3200多例病例收集。

（二）银杏蜜环口服溶液在脑心同治方面的机制研究

银杏蜜环口服溶液脑心同治的机制主要表现在两个方面：一方面，心脑血管疾病的核心是血管和血液的问题，银杏蜜环口服溶液保护血管和保护血液的作用机制主要在于抗炎、扩张血管、快速促进侧支循环建立、抑制血小板活化和聚集、抗氧化、清除自由基、降低血黏度、改善血液流变学、改善微循环、促进缺血心脑组织血管新生等，从而达到保护血管和血液、防治心脑血管疾病的目的；另一方面，心脑血管慢性病患者，大部分都存在不同程度的焦虑抑郁问题，焦虑抑郁和心脑血管疾病互为因果。中医的心功能有两个方面：一是心主血脉，与西医学所说的心相似；二是心主神明，是指心有主宰生命活动和主宰意识、思维、情志等精神活动的功能。银杏蜜环口服溶液成分中的蜜环粉，不仅具有保护心脑循环的作用，还具有抗焦虑抑郁、改善睡眠等功效，可以改善心脑血管患者的精神情志类症状，达到更好的脑心同治作用。

（三）银杏蜜环口服溶液保护血管和保护血液的机制研究

1. 抗炎作用

基础研究表明，银杏蜜环口服溶液可降低脑损伤后产生的炎性因子（TNF-α、IL-1β和IL-6）含量，可明显抑制血管内皮细胞凋亡蛋白（caspase-3）和自噬蛋白（Beclin-1）表达，同时可促进抗炎因子（IL-10、IL-10R）表达，具有抗炎的药理作用。

2. 扩张血管、快速促进侧支循环建立

基础研究表明，银杏蜜环口服溶液能改善微动脉管径、微静脉管径、毛细血管开放数，达到扩张血管的药理作用。同时，银杏蜜环口服溶液通过促进心肌梗死区周围缺血心肌组织的血管新生，增加缺血心肌的有效灌注，快速促进冠状动脉侧支循环建立。

3. 抑制血小板活化和聚集作用

银杏蜜环口服溶液主要成分之一为银杏叶提取物。研究表明，银杏叶提取物能抑制血小板活化因子（PAF），同时抑制二磷酸腺苷（ADP）和花生四烯酸（AA）介导的血小板聚集，具有抑制血小板活化和聚集的药理作用。

4. 抗氧化、清除自由基

银杏蜜环口服溶液具有抗氧化、清除自由基的药理作用，其主要成分为银杏叶提取物和

蜜环粉。研究表明，银杏叶提取物具有扩张血管、抗氧化、抑制血小板活化因子、改善微循环等作用；银杏叶提取物中的黄酮类可清除自由基，抑制细胞膜脂质过氧化，提高红细胞超氧化物歧化酶（SOD）活性，防止内皮损伤。蜜环粉具有催眠、镇静、改善心脑血液循环、降血糖、抗氧化、免疫调节等作用。

5. 改善血液流变学

研究表明，银杏蜜环口服溶液的主要成分银杏叶提取物可改善血管清晰度，减轻毛细血管淤血，纠正血液流态异常和加快毛细血管流速，从而降低血液黏稠度，改善血液流变学。

6. 改善微循环

基础研究表明，银杏蜜环口服溶液可抑制小鼠耳廓血液灌注量（PU）、移动血细胞浓度（CMBC）及速率的下降，从而改善微循环障碍。

7. 改善缺血－再灌注损伤

基础研究表明，银杏蜜环口服溶液可显著缩小大鼠脑梗死范围，改善缺血大鼠 24 小时神经症状，增强血清超氧化物歧化酶（SOD）及谷胱甘肽过氧化物酶（GSH–Px）活力，降低血清丙二醛（MDA）及一氧化氮（NO）水平，纠正缺血－再灌注 24 小时后脑组织去甲肾上腺素（NE）水平的降低和 5–羟色胺（5–HT）水平的升高，从而改善缺血－再灌注损伤。

此外，银杏蜜环口服溶液可促进心肌微血管内皮细胞（CMECs）的增殖、迁移和血管成环，同时促进血管内皮生长因子（VEGF）和血小板－内皮细胞黏附分子（CD31）表达，表明银杏蜜环口服溶液具有显著促进血管新生的能力。

（四）银杏蜜环口服溶液在抗抑郁、改善情志方面的药理作用研究

抑郁症是情感持续性低落的精神情志性疾病，心脑血管疾病患者常常出现抑郁症状，这就是中医所说的“情志所伤，致人疾患”。西医学中称之为“双心病”，即心血管疾病伴随心理疾病（焦虑、抑郁等），也属于心脑同病的情况，需要脑心同治。

银杏蜜环口服溶液经过基础研究证实，具有抗焦虑、抗抑郁、改善睡眠等药理作用。具体作用机制主要有以下几个方面：①银杏蜜环口服溶液对孤养结合慢性不可预见性刺激致抑郁模型大鼠的改善作用研究表明，银杏蜜环口服溶液对大鼠具有抗抑郁样作用。该作用可能是由两种机制介导，第一种是恢复脑组织中单胺类神经递质的水平，增强递质的循环利用；第二种是调节压力导致的亢进的下丘脑－垂体－肾上腺轴（HPA）功能。②银杏蜜环口服溶液对孤养结合慢性不可预见性轻度应激（CUMS）大鼠抑郁模型 P2RX7/NLRP3 信号通路的影响研究表明，银杏蜜环口服溶液可以改善大鼠抑郁样行为，作用机制与调控嘌呤能受体

（P2RX7/NLRP3）信号通路相关。③银杏蜜环口服溶液对中风后抑郁大鼠模型的影响研究表明，银杏蜜环口服液可改善大鼠神经功能缺损及抑郁样行为，作用机制可能与调控5-羟色胺（5-HT）受体、转运体表达，以及抑制脑内炎症反应和神经损伤修复等相关。④银杏蜜环口服溶液对大鼠睡眠时相的影响研究表明，银杏蜜环口服溶液可改善大鼠的抑郁行为，增加大鼠总睡眠时间，但不影响睡眠结构。

（五）银杏蜜环口服溶液在脑血管和心血管疾病方面的临床研究

1. 银杏蜜环口服溶液对脑梗死治疗的研究进展

银杏蜜环口服溶液是一种由银杏叶中提取物与天麻的共生菌天麻蜜环菌组合制成的口服液体制剂，具有比天麻更好的活血化瘀效果。相关研究表明，银杏叶可以通过调节细胞间黏附分子的表达，发挥扩张血管、清除氧自由基的功效，改善机体的微循环。此外，银杏叶还具有拮抗血小板的活化因子，进一步提高机体的抗氧化能力。天麻蜜环菌产生的蜜环菌多糖可以通过提高机体的氧自由基清除率来保护细胞，防止细胞的损伤。经过临床试验研究证实，银杏叶提取物和蜜环菌结合制成的银杏蜜环口服溶液在扩张冠状动脉、增加机体冠状动脉的血流量、抑制血小板聚集、改善机体的微循环及抗凝防止血栓形成等方面有着良好的效果。

银杏蜜环口服溶液由银杏叶提取物和蜜环粉组成，银杏叶提取物可减少人体内的肿瘤坏死因子-α（TNF-α）所诱导的内皮细胞表面血管细胞黏附分子-1（VCAM-1）与细胞间黏附分子-1（ICAM-1）表达，抑制核转录因子和促炎因子的活性，有效控制体内炎症反应发生。提取物中银杏内酯属于血小板活化因子（PAF）抑制剂，可抑制腺苷酸环化酶，最终起到抗血小板聚集和抑制血栓的作用。此外，提取物中的银杏黄酮母核中含有还原性羟基功能团，可直接清除自由基。蜜环菌具有镇静、提升人体免疫力的作用，可改善心脑血液循环，发挥心脑缺血保护作用。研究发现，银杏蜜环口服溶液可以有效改善脑梗死患者的认知功能，且不会增加不良反应。

银杏蜜环口服溶液用于脑梗死的治疗，不少学者近年来进行了临床研究。何敏等人将160例患者随机分成对照组和治疗组，各80例。对照组给予常规治疗2周，包括抗血小板聚集，给予阿司匹林肠溶片100mg，1次/天；调制稳定斑块，给予阿托伐他汀钙片20mg，1次/天；活血化瘀，给予注射用丹参多酚酸注射液0.13g，1次/天；清除氧自由基，给予依达拉奉注射液30mg，2次/天；降糖，给予阿卡波糖片50mg，3次/天。治疗组在对照组的基础上加用银杏蜜环口服溶液，每次10mL，口服，3次/天，治疗2周。采用NIHSS评分和神经功能缺损程度评分（NDS）对治疗效果进行了评估，并分析了银杏蜜环口服溶液对脑梗死患者血清淀粉样蛋白A(SAA）和白介素-6(IL-6）水平的影响。治疗1周和治疗2周后，两组的NIHSS评分和NDS评分均较同组治疗前有改善，且治疗组的NIHSS评分和NDS评分均低于对照组，差异有统计学意义（$P < 0.05$）；两组血清SAA和IL-6水平均较治疗前下降，且治疗组的血清SAA和IL-6水平均低于对照组，差异有统计学意义（$P < 0.05$）。两组治疗前后的血常规、凝血功能和生化指标等相比较无明显变化，服药治疗过程中未发生任何药物不良反应。综上所述，在脑梗死常规治疗的基础上加用银杏蜜环口服溶液可有效改善脑梗死患者神经功能缺损，促进其神经功能恢复，降低血清SAA和IL-6水平，疗效显著。

2. 银杏蜜环口服溶液对稳定型心绞痛治疗的研究进展

彭丽岚、龚举贤为探究冠心病心绞痛应用银杏蜜环口服溶液的治疗效果，将80例冠心病心绞痛患者分为实验组和对照组，各40例。实验组采用银杏蜜环口服溶液治疗；对照组采用常规药物治疗，例如β受体阻滞剂、硝酸酯类药物等。对比两组患者临床治疗效果，实验组总有效率为92.5%，对照组总有效率为75.0%，实验组治疗总有效率明显高于对照组，差异有统计学意义（$P < 0.05$）。冠心病心绞痛患者，通过银杏蜜环口服溶液治疗，可减少患者心绞痛发作次数，缩减发作持续时间，控制硝酸异山梨酯服用量，促使ST段下移得到改善，且无明显的不良反应，具有安全性高、效果好等优点。相较于传统药物治疗，通过银杏蜜环口服溶液治疗，效果更显著，值得广泛推广。

银杏蜜环口服溶液的药理作用主要包括：①抗氧化，清除氧自由基；②拮抗PAF，改善血液流变学；③保护心脑血管；④降低血脂，预防动脉粥样硬化。临床研究发现，银杏蜜环口服溶液能有效改善冠心病心绞痛临床症状和缺血性心电图的表现，总有效率分别达到86.7%和70.0%。银杏蜜环口服溶液治疗冠心病心绞痛临床疗效确切，还表现出一定的降低甘油三酯作用。

脑心同治理论源于中医理论中的脑心同源、脑心同病，并结合了心和脑具有密切的生理关系及心脑血管病变具有共同的病理基础（动脉粥样硬化）等西医学概念。经过大量研究证实，该理论具有科学性和先进性。银杏蜜环口服溶液是脑心同治理论的代表药物之一，既能保护心、脑血管，改善心、脑缺血疾病症状，又能调节精神情志、抗焦虑、改善睡眠。在脑心同治理论指导下，并随着循证医学研究的不断深入，未来银杏蜜环口服溶液在心脑血管疾病领域会发挥更大的作用。

第二章

DI ER ZHANG

脑心同治代表方药的机制研究

第一节　代表方药对血液方面作用机制研究

一、脑心通胶囊对血液方面作用机制研究

脑心通胶囊以黄芪、赤芍、丹参、当归、川芎、桃仁、红花、乳香（炙）、没药（炙）、鸡血藤、牛膝、桂枝、桑枝、地龙、全蝎、水蛭为原料，是根据中医活血化瘀理论研制而成的复方制剂，具有益气活血、化瘀通络之功效。大量的基础研究表明，脑心通胶囊对血液方面的作用表现在以下几个方面：①脑心通胶囊能明显改善血液流变学指标，降低血管阻力、扩张血管、增加血流速度、改善血液循环。脑心通胶囊可明显改善全血黏度（中切），治疗后红细胞比容、纤维蛋白原、血小板聚集率间差异均有统计学意义（$P<0.05$）。②脑心通具有降脂、抑制血小板活化、减少血小板的黏附和聚集、抗炎和抗血栓作用。③脑心通可抑制 ADP 诱导的血小板聚集，明显抑制血栓形成和增加纤溶酶的活性。

（一）脑心通胶囊对冠心病患者血液流变学的影响

孔德梅等观察冠心病患者服用脑心通胶囊后血液流变学的变化情况，其将 100 例冠心病患者随机分为 2 组：对照组 50 例，在常规治疗的基础上加用复方丹参片，每次 3 片，每日 3 次；治疗组 50 例，在常规治疗的基础上加用脑心通胶囊，每次 3 粒，每日 3 次。治疗期间停用降血脂及抗凝药物，疗程为 4 周。结果提示，治疗组显效率及总有效率均显著高于对照组，差异有统计学意义（$P<0.05$），两组患者治疗后血液流变学各指标间差异均有统计学意

义（$P < 0.05$），常规治疗药物加脑心通胶囊对改善冠心病血液流变学异常有促进作用，可减少冠心病的危险因素。

冠心病属于中医“胸痹”范畴，其主要病机为气滞血瘀、寒凝痰结、心气亏虚。大量临床资料表明，冠心病患者大多有血液流变学异常、血黏度增高的特点，而血黏度增高提示血浆蛋白凝聚力增强，从而易形成血栓等病变。脑心通胶囊是由多种中药组成的新型纯中药制剂，具有益气活血、通络止痛及改善血液流变学之功效。另据报道，脑心通胶囊能明显缓解心绞痛，减少发作频率，缩短发作时间，可明显改善无症状的心肌缺血。其机制是脑心通胶囊对心肌耗氧量有明显的降低作用，能显著增加冠状动脉血流量，扩张冠状动脉血管，改善心肌供血，增加左心室做功，并可加强心脏泵血功能，使血液瘀滞状态得以改善。

此外，脑心通胶囊能促进心肌细胞对葡萄糖的摄取和利用，提高有氧分解能力，降低缺氧时心肌乳酸的含量，还能抑制血小板集结和释放反应，抑制血管平滑肌的增殖。观察结果表明，脑心通胶囊不仅能改善患者血液流变学异常、血黏度增高的病理状态，还能减轻患者胸闷、心悸、乏力等症状，从而提高患者生活质量，且其用法简单、安全有效，值得临床参考应用。

（二）脑心通胶囊对短暂性脑缺血发作的疗效及血液流变学的影响

姜月峰等研究脑心通胶囊对短暂性脑缺血发作（TIA）的疗效及对血液流变学的影响，其对 32 例 TIA 患者使用脑心通胶囊治疗，并进行开放性自身对照研究，在治疗前后检测红细胞比容、血浆黏度、全血黏度（中切）、全血还原黏度（中切）、纤维蛋白原及血小板聚集率并观察疗效。治疗开始后 TIA 相继减少，停止发作时间及患者数分别为 1 天内 4 例，3 天内 16 例，6 天内 8 例，9 天内 4 例，随访半年无复发，未见脑梗死病例发生，无药物不良反应发生。治疗前后血浆黏度、全血黏度（中切）、红细胞比容、纤维蛋白原、血小板聚集率间差异均有统计学意义（$P < 0.01$）。结论为脑心通胶囊能明显改善 TIA 患者血液流变学异常并获得疗效，可作为缺血性脑卒中的治疗和预防用药。

TIA 是由于局部脑组织或视网膜缺血，引起短暂的神经功能异常发作，典型的临床症状持续不超过 1 小时，没有临床急性梗死的证据。脑心通胶囊由黄芪、丹参、当归、川芎、赤芍、红花、乳香、没药、桂枝、全蝎、地龙、水蛭等成分组成。其中，虫类药物全蝎、地龙、水蛭中含有大量血栓溶解因子，可以起到溶解血栓、消除动脉粥样硬化斑块作用；当归、川芎等可透过血脑屏障，扩张血管、改善循环，增加血流速度，降低血液黏度，改善血液微循环，改善供血不足。动物研究已证实，该药可以改善微小血管血流，扩张微小动静脉血管，降低脑血管的通透性。脑心通胶囊通过益气活血、化瘀通络，增加脑血流、保护脑细胞、提高脑功能。本研究中脑心通胶囊能使患者血液流变学获得明显改善，减少 TIA 和预防脑梗死，长期使用未发现明显不良反应，可作为缺血性脑卒中的治疗和预防用药。

（三）脑心通胶囊对冠心病患者血液流变学及血脂的影响

王东方等观察脑心通胶囊对冠心病患者血液流变学及血脂的作用，评价其对冠心病心绞痛患者的疗效。该研究选择 89 例门诊及住院冠心病稳定型心绞痛患者，给予脑心通胶囊 4 粒，3 次 / 天，口服，治疗 3 个月，治疗前后分别行血液流变学及血脂、心电图检查。结果显示：①脑心通胶囊改善冠心病稳定型心绞痛的疗效明显，有效率为 91.3%，心电图改善有效率为 52.3%；②明显降低血液黏滞度和血小板聚集率；③明显降低血脂。

脑心通胶囊具有降低血小板黏附率、抑制血栓形成、保护血管内皮细胞、抗动脉粥样硬化及稳定粥样斑块的作用，研究发现其对稳定型心绞痛的疗效明显，且心电图改善显著。既往临床观察显示，其对冠心病心绞痛及缺血性心电图有良好的改善作用。本研究同时证明，脑心通对高脂血症有明显疗效，且不良反应小。脑心通胶囊具有抗心绞痛、改善心肌缺血、降低血小板聚集、降低血液黏度及降脂消退动脉粥样斑块等作用，用于冠心病的预防及治疗是安全有效的，可以长期应用。

二、丹红注射液对血液方面作用机制研究

丹红注射液由丹参和红花两味药组成，丹参和红花均为多年临床经典活血化瘀药，丹红注射液在符合中医君臣佐使之原则基础上，最大化减少了药味数，从而有效保障了药物的安全性。

中医药典籍对丹参、红花这两味药的功效有详细描述。《本草正义》载：“丹参，专入血分，其功在于活血行血，内之达脏腑而化瘀滞，故积聚消而癥瘕破，外之利关节而通脉络，则腰膝健而痹着行。”《本草纲目》载丹参能“破宿血，补新血”，红花能“活血润燥，止痛散肿，通经化瘀”。

依据中药性味归经理论，丹参味苦性微寒，红花味辛性温，二药都入心经和肝经，二药相辅可以起到祛瘀生新、除邪而不伤正的效果。此外，血性属阴，得温则行，遇冷则凝。丹参性微寒，若辅以红花，则可借其温性以助消散瘀血，温运血行，可以共奏活血通络、祛瘀生新之功。

依据中药升降浮沉理论，丹参为植物根茎，具有沉降之功，红花为植物花序，具有升浮之效，如唐代王冰所言，“升无所不降，降无所不升，无出则不入，无入则不出”。丹参与红花二药同用，一升一降，内外通和，行气活血之功尤为显著，同时兼具养血生血之功。

大量的基础研究表明，丹红注射液对血液方面的作用表现在以下几个方面。

（一）抗血小板作用

付樱等为探讨丹红注射液治疗心脑血管疾病的作用机制，就丹红注射液对实验动物抗凝抑栓作用进行初步研究。研究方法为以血小板最大聚集率、环状动静脉血栓湿重、血栓形成抑制率、血液流变学等为指标，观察其抗凝抑栓的作用。结果显示，丹红注射液各剂量组均可显著降低家兔血小板聚集率，改善急性血瘀模型大鼠血液流变学异常，抑制家兔血栓形成，减轻血栓湿重等作用。

抗凝抑栓作用是中药复方制剂治疗心脑血管疾病的一个重要的作用机制。通过上述实验可以看出，丹红注射液具有显著延长实验动物血小板的最大聚集时间、降低实验动物血小板的最大聚集率、改善实验动物血液流变学等作用，通过这些机制能直接抑制血栓的形成，或是对已形成的血栓产生一定的溶解作用，从而发挥了良好的抗凝抑栓治疗效果。从丹红注射液大、中、小剂量的疗效结果分析，各给药组均有明显的治疗作用，且具有一定的量效关系。其中，中等剂量与大剂量的疗效无显著性差异，两者的各项治疗指标均优于阳性对照组。因此，丹红注射液具有良好的应用价值。

黄文华观察急性心肌梗死支架术后丹红注射液抗血小板的治疗效果。其选取急性心肌梗死患者 44 例，支架术后进行常规治疗并配合丹红注射液进行抗血小板治疗，比较治疗前后血浆血小板活化因子（PAF）的水平。疗程结束后，显效 36 例，有效 7 例，无效 1 例，总有效率为 97.7%，治疗前后比较 PAF 水平，差异具有统计学意义（$P < 0.05$）。

冠心病急性心肌梗死从中医角度看，属于血瘀证。心肌梗死发病机制中，血小板活化起着至关重要的作用，血小板活化的现象确实存在于血瘀证中，各项活化指标的增高和血瘀证关系密切，其中血小板活化因子是重要的标志物。迄今为止，PAF 是已知的最强血小板活化剂，是造成心肌缺血及再灌注损伤的重要因素之一，可能导致心肌梗死、心肌缺血或心性猝死等情况的出现。本研究结果表明，急性心肌梗死能够造成患者血小板的高度活化，因而形成血栓的危险也大大增加。对急性心肌梗死患者的血小板活化因子的浓度变化进行测定，以便对患者血小板的激活和内皮受损情况有较好的了解和掌握，对患者进行危险性评估，以及治疗措施的合理选择，都有一定的意义和价值。血小板活化因子的浓度可作为对血小板活化进行检测与观察的辅助性临床指标，还可以作为血瘀证重要的微观辨证指标，对于冠心病的预防与控制，PAF 拮抗剂有重要价值。丹红注射液的药理作用主要为丹参酮与丹参酚酸具有改善微循环、抗氧化损伤及抗血栓形成的效果，能够将氧自由基清除；红花能够对血小板黏附与聚集进行有效的抑制，加强血栓素的激活与释放，激活血管内皮细胞对 PGI_2 的释放，对

外周循环中的 TXA_2/PGI_2 的平衡失调进行纠正，以便对缺血－再灌注损伤进行积极防治，对受损的心肌细胞进行有效的保护。急性心肌梗死患者采用支架术之后，应用丹红注射液进行抗血小板治疗，能够发挥出最佳的功效，将中医和西医进行有机结合，疗效显著。

综上所述，血小板活化对血瘀证的发生和发展都有重要意义，是心肌梗死与冠状动脉内血栓形成的因素。测定血小板活化因子，对于冠心病急性心肌梗死患者的病情诊断和疗效观察都有重要的参考价值。急性心肌梗死患者进行支架术后，应用丹红注射液作为 PAF 拮抗剂进行抗血小板的治疗，能有效增强支架术疗效，减少患者的并发症，值得临床上推广应用。

（二）改善血液流变学

1. 丹红注射液对急性血瘀模型大鼠血液流变学影响的实验研究

任旷等人采用皮下注射肾上腺素加冰水浴法造成大鼠血瘀模型，观察丹红注射液对急性血瘀模型大鼠血液流变学、血小板聚集率的影响。结果提示，丹红注射液能降低急性血瘀模型大鼠的全血黏度，降低大鼠的全血还原黏度、红细胞聚集指数、电泳指数，即能显著降低红细胞的聚集程度，明显改善血液黏度。

丹红注射液是根据中医药理论及多年临床经验，通过大量实验研究研制开发的复方注射液，由丹参及红花两味药材组成。其在临床上主要用于治疗瘀血闭阻所致的胸痹及中风、冠心病、心绞痛、心肌梗死、瘀血型肺心病、缺血性脑病、脑血栓等病症。该实验对此做了初步探讨，以进一步阐明该方作用机制，为临床应用提供了药理依据。

心脑血管病是威胁人类健康的“头号杀手”，是致死和致残的主要原因之一。现代研究表明，患有心脑血管疾病的患者一般都存在血液流变学异常改变、血小板聚集率增加等现象，这与血栓的形成和动脉粥样硬化有着密切的关系，而后者则是心脑血管病发病原因之一。因此能抑制此类病因形成的药物将对心脑血管病的治疗起着至关重要的作用。上述实验结果显示：①丹红注射液的大、中、小剂量组均能显著降低模型组的血小板聚集率（$P < 0.01$），且均与阳性对照组的抑制血小板聚集作用相当；②丹红注射液的各剂量组能显著降低大鼠的全血黏度，降低大鼠的全血还原黏度、红细胞聚集指数、电泳指数，即能显著降低红细胞的聚集程度，明显改善血液黏度，且疗效比阳性对照组更明显。由此可见，丹红注射液不但具有良好的活血作用，且能较好地改善急性血瘀模型大鼠的血液流变学，对心脑血管疾病起着根本的治疗作用。综上所述，丹红注射液具有改善血液流变学异常、抗血小板聚集的作用。

2. 丹红注射液对冠心病心绞痛患者血液流变学影响的系统评价

李莎等采用 Meta 分析方法，系统评价丹红注射液对冠心病心绞痛患者血液流变学的影响，为临床治疗冠心病心绞痛提供更可靠的循证医学证据。其应用计算机检索 PubMed、Embase、Medline、Cochrane 图书馆、中国期刊全文数据库、中文科技期刊数据库和万方等数据库，并筛选相关文献，收集常规治疗加用丹红注射液对比常规治疗对冠心病心绞痛患者血液流变学影响的随机对照试验（RCT），对符合纳入标准的临床研究进行资料提取和质量评价后，采用系统评价管理软件（RevMan 5.2）进行 Meta 分析。其共纳入 12 项 RCT，合计 1160 例患者。Meta 分析结果显示，在常规治疗的基础上加用丹红注射液能更有效地改善冠心病心绞痛患者全血高切黏度 [MD = –0.87，95%CI（–1.24，–0.50），$P < 0.001$]、全血低切黏度 [MD = –2.43，95%CI（–3.99，–0.87），$P = 0.002$]、红细胞比容 [MD = –0.05，95% CI（–0.10，–0.00），$P = 0.04$]、血浆黏度 [MD = –0.58，95%CI（–0.78，–0.38），$P < 0.001$] 及纤维蛋白原水平 [MD = –1.06，95%CI（–1.65，–0.47），$P < 0.001$]，与常规治疗比较，差异均有统计学意义。以上指标与冠心病心绞痛的发作存在相关性，研究结果提示，丹红注射液具有治疗冠心病心绞痛的作用。

冠心病是冠状动脉粥样硬化引起血管腔狭窄或阻塞，造成心肌缺血缺氧而导致的心脏病。冠心病患者血液流变学的异常可导致心绞痛发作，且心绞痛的发生率和严重程度与血液流变学的异常程度有关。因此，改善冠心病患者血液流变学特征已成为当前研究的热点课题之一。丹红注射液由丹参、红花经过现代工艺提取而成，具有活血化瘀、通脉舒络之功效，能够有效缓解冠心病心绞痛患者的临床症状，改善其血管内皮功能。此研究采用 Meta 分析的方法，系统评价丹红注射液对冠心病心绞痛患者血液流变学的影响，以期为临床治疗冠心病心绞痛提供更可靠的循证医学证据。综上所述，在常规治疗的基础上加用丹红注射液对冠心病心绞痛患者血液流变学相关指标有改善作用。

3. 丹红注射液联用氯吡格雷对慢性肾小球肾炎患者血液流变学的影响

林源等在常规诊疗方案的基础上用丹红注射液联合氯吡格雷治疗 30 例慢性肾小球肾炎患者，研究发现联合用药可改善患者血液流变学的异常。其选取 60 例慢性肾炎患者，其中男性 34 例，女性 26 例，年龄 16 ～ 70 岁，平均年龄 33.2 岁，病程 2 ～ 6 年，可有水肿、高血压、蛋白尿、血尿及管型尿等表现，肾功能正常。排除指标为病史不足 1 年，肾功能不全患者，有原发性肾脏疾病（肾病综合征、急性肾小球肾炎等），以及继发性或遗传性肾小球肾炎。将 60 例肾炎患者随机分为对照组和治疗组，每组 30 例。2 组在年龄、性别、病程、肾功能等方面差异无统计学意义（$P > 0.05$）。2 组患者均采用常规治疗方案，低盐、低脂、优质蛋白饮食，给予利尿、消肿处理，血压高的患者酌情给予血管紧张素受体拮抗剂（ARB）等对症治疗。对照组在常规治疗基础上口服氯吡格雷 50mg，2 次 / 天；治疗组在此基础上加用丹红注射液 20mL 加入 5% 葡萄糖注射液 250mL 静脉滴注，1 次 / 天，共 2 周。2 组患者分别于治疗前后抽取空腹静脉血，检测 2 组全血高切黏度、全血低切黏度、纤维蛋白原、血浆黏度、血小板聚集率及红细胞聚集指数，同时监测药物不良反应。同组治疗前后各指标有明显改善，差异有统计学意义（$P < 0.01$）；治疗后，治疗组与对照组相比，各指标改善差异有统计学意义（$P < 0.05$），治疗过程中未见不良反应。

慢性肾小球肾炎简称慢性肾炎，以蛋白尿、血尿、水肿、高血压为基本临床表现，起病原因不一，病情反复难愈，病变发展较慢，可伴有不同程度的肾功能损害。慢性肾炎起始因素多为免疫介导炎症，循环免疫复合物在体内沉积，导致患者机体内存在高凝、高黏状态。目前西医学对慢性肾炎无有效治疗方案。中医药临床观察发现，慢性肾炎患者多表现出口唇暗红或发紫，舌下静脉曲张，伴瘀丝瘀点；检查可发现高脂血症、高黏血症、糖尿病、动脉硬化等异常情况。通过研究发现在一定阶段"血瘀证"是慢性肾炎的主要病机，给予活血化瘀药后部分患者临床症状改善明显。丹红注射液为步长制药专利产品，临床多用于治疗心脑血管疾病，在肾病中的应用研究比较少。丹红注射液属复合中药制剂，由丹参、红花两药提取液组成，《本草正义》中记载："丹参，专入血分，其功在于活血行血，内之达脏腑而化瘀滞，故积聚消而癥瘕破。"红花具有活血通络、祛瘀止痛之功效。二药同用共奏活血、化瘀、通络之效。付新芳和行玉琼通过研究表明，丹参提取液能降低血黏度，降低血栓素 B_2，舒张血管平滑肌，改善微循环。陈文梅等通过研究表明，红花提取液对二磷酸腺苷（ADP）诱导的血小板聚集有显著的抑制作用，能提高纤维蛋白溶解活性，抑制血栓形成。陈向荣等研究表明，丹参注射液能抑制磷酸二酯酶活性，增加红细胞、血小板中环磷酸腺苷（cAMP）浓度使血管扩张。该研究也证实了丹参提取液能够降低纤维蛋白原水平、红细胞聚集指数，降低血浆黏度。

因此，氯吡格雷加丹红注射液的治疗效果明显优于单用氯吡格雷，两药联用可改善慢性肾炎患者的血液流变学异常，降低血液高凝状态，能提高纤维蛋白溶解活性，减轻循环免疫复合物在体内的沉积，同时改善肾脏微循环，稳定肾功能和减轻肾脏病理损伤，值得临床进一步推广应用。

第二节　代表方药对血管内皮功能保护的研究

血管内皮是一个多功能的内分泌器官，可合成及分泌多种生物活性物质，参与机体复杂功能的调节过程。血管内皮损伤是诱发许多心脑血管疾病的共同病理生理基础，也是诊断及防治心脑血管疾病的重要手段。研究显示，血管内皮的完整对维持血管内皮的正常功能具有重要作用。大量研究证实，血管内皮功能异常与多种心血管疾病密切相关。因此，对血管内皮功能异常的认识、检测和评价，以及合理的干预，对心脑血管疾病的早期诊断、治疗和预防有十分重要的意义。

一、血管内皮的生理意义

血管内皮细胞（vascular endothelial cell，VEC）是一层连续覆盖整个血管腔表面的扁平细胞，内衬于血管内壁上，将血管内外分开，为血流提供光滑的表面，以维持血液的正常流动状态。1980 年，弗奇戈特（Furchgott）等发现血管内皮可以释放一种使血管扩张的物质，即后来确认的一氧化氮（NO），彻底改变了血管内皮仅仅是一层简单的分隔血液和组织的血管内层组织及半透膜性屏障的认识。血管内皮细胞是一个十分活跃的具有多功能的内分泌器官，能够合并分泌多种缩血管因子、生长因子、炎性介质与细胞因子。因此，内皮具有参与血管形成、屏障功能，还有调节血管张力、抗凝促纤溶、参与炎症反应等主要功能。

（一）参与血管形成

功能性血管网的形成需要不同类型细胞之间的协调及信号传导。血管内皮生长因子（VEGF）提供了血管内皮特异的生长因子示例。按照新近血管特异生长因子的血管形成模型，由于血管形成需要通过血管发生或出芽启动未成熟血管的形成，因而 VEGF 是血管形成最关键的驱动者。血管生成素 1 和肝配蛋白 B2（EphrinB2）是随后进一步血管重塑和成熟，特别是内皮细胞与支持细胞（如平滑肌细胞及外膜细胞）结合所需要的物质。血管生成素 1 对于维持成熟血管静息状态和稳定性起着重要作用。

（二）屏障功能

血管内皮是由不同类型的黏附结构或细胞 – 细胞连接形成的连续的细胞单层。这些复杂结构是由跨膜的黏附分子连接细胞质 / 细胞骨架蛋白网络构成的。根据形态和功能特征，内皮细胞间的连接有紧密连接、黏附连接、间隙连接。内皮内表面为血液和组织间物质交换提供了很大的表面积（在人体约 $350m^2$），黏附连接参与血管壁通透性的调节。血管内皮的通透性变化与内皮表面钙黏素的重新分布、局部黏附的稳定性及基质金属蛋白酶的激活情况有关。血管内皮屏障功能减退或丧失，将导致细胞外水肿的发生。组胺、心房钠尿肽及凝血酶可诱导快速和短时的血管通透性增加，而其他细胞因子及 VEGF 则诱导更持久的反应。

（三）调节血管张力

内皮细胞可以通过合成和释放一系列的生物活性物质，如一氧化氮（NO）、前列腺素（PG）等舒张血管物质，以及血栓素 A_2（TXA_2）、内皮素（ET）等收缩血管物质调节血管的舒张和收缩。其中 NO 是一种重要的血管扩张剂，可以通过促进血管平滑肌细胞的松弛，从而使血管扩张。正常生理状态下二者之间保持平衡，一旦内皮细胞受到损伤或内皮功能发生障碍使之失衡，则会导致某些疾病的发生。

这些血管活性物质中较重要的有 NO、PG、内皮超极化因子（EDHF）、ET、血管紧张素等，其中 NO 是内皮功能中最重要的一种介质，它是在一氧化氮合酶（NOS）的作用下，由 L- 精氨酸转化而来。NO 受血流量、缓激肽、乙酰胆碱、溶血素及一系列循环因子的作用而释放。此外，NO 的释放还受切应力的调节。NO 通过激活鸟苷酸环化酶，升高细胞内环磷酸鸟苷（cGMP）水平，使平滑肌细胞内钙减少，导致平滑肌松弛。PG 在氧化酶的作用下由花生四烯酸转化而来，它通过刺激腺苷酸环化酶来升高 cAMP 水平而发挥作用。ET 家族成员包括三个结构相关肽：ET-1、ET-2、ET-3。微血管系统中的内皮素，从内皮细胞基底侧面释放，并在细胞外结合 ET 转换酶转换为成熟的 ET。ET 并非储存于内皮细胞，而是在受到许多化学（如凝血酶、血管紧张素Ⅱ、细胞因子等）或物理的（如切应力、低氧等）刺激后开始合成。ET 是内皮源性收缩因子，具有强大的缩血管作用，在缺氧、肾上腺素等多种刺激下释放。正常的血管张力正是由上述若干介质相互制约，保持着一种动态的平衡。

（四）抗凝促纤溶

VEC 具有促凝和抗凝双重作用，在调节凝血与抗凝血的平衡中起最重要的作用。一般来讲，在生理情况下，VEC 主要表现抗血栓形成特性；在病理情况下，VEC 主要表现为促进止血、血栓形成及炎症过程的发展。由于 VEC 能够产生许多调节凝血和血小板功能的重要分子，因此正常内皮表面具有抗凝和抗血栓作用，而血管损伤或受到某些细胞因子刺激后，VEC 转向促凝 / 促血栓作用。VEC 主要的抗血小板物质有 PGI_2 和 NO，二者可协同作用增加血小板内 cAMP 含量，从而防止血小板积聚。PGI_2 和 NO 在内皮细胞呈结构性表达，参与凝血过程的分子如缓激肽和凝血酶，或积聚的血小板分泌的三磷酸腺苷（ATP），可增加 PGI_2 和 NO 的合成。静息状态下，VEC 通过促进多种抗凝途径来维持血液的流动性，最重要的途径是蛋白 C/ 蛋白 S。凝血酶与血栓调节蛋白相互作用，能启动蛋白

C/ 蛋白 S 途径，活化蛋白 C 灭活凝血必需的因子Ⅷ a 和Ⅴa。凝血酶与血栓调节蛋白复合体的形成，亦可阻止凝血酶凝集纤维蛋白原及血小板激活。VEC 也是合成组织因子途径抑制物的重要场所，亦可通过释放促使纤溶酶原转变为纤溶酶的组织型纤溶酶原激活物和尿激酶参与纤溶。纤溶酶通过消化纤维蛋白网溶解血栓，组织型纤溶酶原激活物在 VEC 呈基础表达，而尿激酶只能在活化的 VEC 中合成。

（五）参与炎症反应

内皮细胞主导炎症细胞向组织损伤和感染部位聚集，并释放与白细胞交流信号的细胞因子和生长因子。在内皮细胞表达的多种黏附分子介导下，白细胞从血管内迁移至炎症损伤部位，经过一系列胞浆蛋白酪氨酸磷酸化过程而活化，发挥致炎效应。

VEC 具有合成白介素（IL）、集落刺激因子和化学因子的潜能。在细菌脂多糖、肿瘤坏死因子 -α（TNF-α）或 IL-1 的刺激下，VEC 产生并释放细胞因子和生长因子，分泌血小板活化因子，引起血小板积聚和中性粒细胞黏附。此外，细胞因子不仅影响细胞与细胞间的相互作用，还能直接影响内皮细胞的增殖和存活，诱导 VEC 向促炎症表型转变。

结构完整和功能正常的 VEC 具有抑制白细胞黏附、调控血小板、控制血管生长等多种功能。某些特异器官的 VEC 还具有相应的特异作用，如在肺部参与肺气体交换、在心脏控制心肌功能、在肝脾控制巨噬细胞的功能等。

VEC 通过舒张和收缩血管、抑制生长和促进生长、抗血栓和促血栓、抗炎和促炎、抗氧化和促氧化平衡的作用，调节并维持着血管系统的稳态。血管内皮细胞是高度可塑性的细胞，许多细胞外的介质均可调节内皮细胞的基因转录，导致细胞表型的改变。如在细胞迁移、增殖，新生血管生成，白细胞黏附或高凝状态下，内皮细胞的外形均会发生相应的变化。内皮细胞保持稳态性是十分重要的，当其过度激活或内皮功能失常时，则会出现血管的异常情况，如发生血管增生、炎症、动脉粥样硬化等，这些异常情况也会加重血管内皮功能的失调。临床上常见的一些因素和疾病，如吸烟、高血压、高血脂、糖尿病、心力衰竭等均可引起 VEC 功能障碍，VEC 功能障碍也可引起许多疾病或者加重这些疾病的发生与发展。认识到血管内皮功能的异常与疾病发生发展的相关性，有助于我们了解疾病发生的病理生理机制、预判疾病发展的趋势，对制定相应的防治对策，改善患者临床预后都具有重要的价值。

二、血管内皮功能的检测和评价

VEC 是多种心脑血管疾病或危险因子作用的靶器官，内皮功能损伤常伴发或加重心脑血管疾病。VEC 功能障碍与动脉粥样硬化（AS）、高血压、糖尿病、肥胖等一系列疾病和状态有关。目前内皮功能的检测与评估已成为一项重要的诊断和研究工具。常用的内皮功能检测手段包括：测定 VEC 合成并分泌的多种生物活性因子的含量或代谢产物，血管循环内皮细胞（CECs）计数及其形态的完整性，通过血管内超声、冠状动脉造影法检测血管内皮功能。

（一）测定 VEC 合成并分泌的多种生物活性因子的含量或代谢产物

内皮细胞释放大量的活性物质，包括一氧化氮（NO）、缓激肽、前列环素（PGI_2）、内皮超极化因子（EDHF）、内皮素（ET）、血管紧张素（Ang）、血栓素 A_2（TXA_2）、组织型纤溶酶原激活物（t–PA）、血浆纤溶酶原激活物抑制剂 –1（PAI–1）、血小板聚集抑制剂及血管性假血友病因子（vWF）等物质。可通过直接测量这些物质，或测量后计算一氧化氮 / 内皮素、前列环素 / 血栓素 A_2 和组织型纤溶酶原激活物 / 血小板聚集抑制剂的比值来了解内皮功能，这是最直接的检测方法。但由于这些物质是局部分泌的，半衰期短，且不全由内皮细胞分泌，故通过此方法来评价血管内皮功能要谨慎。

1. 血管性假血友病因子

血浆中血管性假血友病因子（vWF）是 VEC 损伤的特殊标志物之一，其是一种存在于血浆内皮细胞和血小板表面颗粒的糖蛋白。VEC 是血液循环系统中 vWF 的重要来源，内皮细胞受损时 vWF 释放增多，可用酶联免疫吸附试验（ELISA）测定其浓度以了解内皮功能状态，它是目前公认的有价值的内皮损伤标志物。

2. 血浆内皮素

内皮素（ET）作为一种内源性血管活性肽，是体内最强的收缩血管的活性物质，VEC 受损后 ET 的释放明显增加。ET 还能刺激单核细胞产生细胞因子、血管平滑肌细胞移行和增生，参与冠状动脉或其他动脉粥样化病变的发生与发展过程。AS 患者血中 ET 浓度明显增高，且与受累血管数量呈正相关。原发性高血压人群中，血浆 ET 水平的升高，也与高血压严重程度呈正相关。

3. C 反应蛋白

C 反应蛋白（CRP）升高是体内炎性反应的表现，是冠心病危险的事件独立预测因子，伴有 CRP 升高的患者血管内皮细胞依赖性舒张功能受损，但 CRP 不具有特异性。维尔马（Verma）等发现，炎性反应与 AS，特别是粥样斑块的不稳定状态有明显的相关性，既是 AS/ 冠心病事件的炎性标志物，也作为中介促成了斑块的破裂和冠状动脉血栓形成。冠心病治疗方案中常规应用的阿司匹林、他汀类药物除了分别具有抗血小板和降脂作用以外，均具有一定的抗炎作用，有益于增强斑块的稳定性。

4. 可溶性细胞间黏附分子、可溶性血栓调节蛋白与 E- 选择素等

可溶性血栓调节蛋白（sTM）是一种存在于静脉、动脉和毛细血管内皮细胞表面的质膜蛋白，血栓调节蛋白（TM）具有清除凝血酶、活化抗凝因子蛋白 C 及促进纤维蛋白溶解等多种功能，在调控血栓形成和溶解过程中起重要作用。当 VEC 受损时，TM 便从细胞膜中脱落释放到血中，使血浆 TM 水平升高。TM 水平升高被认为是内皮损伤的敏感生物标志物之一，可作为预测冠心病发病的一种独立危险因子。可溶性细胞间黏附分子 -1（sICAM-1）属于免疫球蛋白超家族中的一员，正常情况下在细胞表面呈低表达，可介导内皮细胞和白细胞的损伤，其升高促进了白细胞的黏附，加重了白细胞介导的炎症损伤。激活的白细胞黏附到 VEC，能通过一系列机制促进内皮细胞损伤和血管功能障碍，使 sICAM-1 的表达进一步增加，sICAM-1 的表达上调，又促进大量的白细胞黏附，形成恶性循环，故 sICAM-1 是反映 VEC 受损和激活状态的良好指标。E- 选择素（E-selectin）是选择素家族的一员，作为炎症过程中最初出现的诱导性黏附分子，与 sICAM-1 及血管细胞黏附分子 -1 等共同参与白细胞的黏附、聚集、渗出。E- 选择素主要局限于内皮细胞，也可作为内皮细胞损伤的分子标志之一。

（二）血管循环内皮细胞计数及其形态的完整性

1. 循环内皮细胞计数

循环内皮细胞（CECs）和内皮损伤或血管新生相关，其水平在临床症状急性期更高，且可预测心血管疾病的严重性和预后。正常情况下内皮的激活状态是功能的、局部的、可逆的，而持续的血管损害会刺激组织因子的表达，内皮黏附分子上调，引起白细胞聚集，血栓形成。内皮细胞脱落触发血管内皮病变，导致血液循环中 CECs 计数增高。CECs 的检测是目前活体内可特异并直接反映内皮细胞损伤的指示物，CECs 数量增多的意义在于评估血管受损及其严重程度。组织学研究表明，由于动脉粥样硬化病变，斑块中有炎症反应或氧化应激等因素，使血管内皮细胞受到损伤，会发生细胞凋亡、坏死、脱落，不稳定性斑块处的内皮细胞受到更为严重损害，而且很可能进一步发展为斑块破裂、血管内血栓形成，引发临床血管事件。因此，对血液循环中脱落的内皮细胞数量及细胞形态进行检测均能很好地反映血管内皮功能受损的状况。内皮细胞计数是一种早期、特异性强、独立地检测血管内皮功能的方法，在临床上已用于评价血管内皮功能状态。

2. 内皮祖细胞

内皮祖细胞（EPCs）是内皮细胞（EC）的前体细胞。研究表明，EPCs 不仅参与人胚胎血管的生成，同时也参与出生后血管新生和内皮损伤后的修复过程。EPCs 有助于促进血管内

皮的完整性，修复由各种原因所致的血管内皮损伤，在抗动脉粥样硬化病变中发挥重要的作用。流行病学调查显示，循环 EPCs 的减少与冠状动脉粥样硬化性心脏病的高发生率密切相关。

（三）通过超声、冠状动脉造影法检测血管内皮功能

1. 超声检测法检测肱动脉血流介导的血管舒张功能

通过测量肱动脉血流介导的血管舒张功能（FMD）来评价内皮功能，先使患者处于基础状态下（休息 10 分钟，平卧），将 7.0MHz 探头置于右臂肘上 2 ～ 15cm，显示肱动脉长轴切面，在心电图 R 波顶点心室舒张末期时测肱动脉前后内膜之间的距离，作为血管基础内径，然后行反应性充血试验，即将血压带放在肘关节以下充气加压至 300mmHg，持续 5 分钟后迅速放气，于 60 秒内测量血管内径，此时前臂代偿组织短暂性缺血诱导反应性充血和血管壁切应力升高，触发内皮释放 NO，引起动脉产生内皮依赖性舒张。让患者再至少休息 15 分钟，待血管完全恢复正常后，于舌下含服硝酸甘油 0.5mg，5 分钟后再次测量血管内径，硝酸甘油是 NO 前体物，不依赖于内皮细胞而直接作用于平滑肌，反映内皮非依赖性舒张功能。计算肱动脉反应性充血后及含服硝酸甘油后，相对于静息状态的扩张百分率及反应性充血后肱动脉血流量的增长百分率。应用高分辨率的血管外超声法评价 FMD，可以在动脉硬化功能改变的早期检测出患者肱动脉内皮依赖性舒张功能受损情况。该检测法是常用于评价外周血管内皮功能的方法之一，具有无创、可重复操作的特点。研究显示，它与向冠状动脉内滴注乙酰胆碱检测冠状动脉内皮功能状态的方法相比，检测结果呈高度相关，与同一例患者冠状动脉内皮功能评估的结果类似。因此，肱动脉的内皮功能变化可间接反映冠状动脉的内皮功能情况。

2. 反应性充血 – 外周动脉张力测定

反应性充血 – 外周动脉张力测定（RH–PAT）是一种无创评价外周血管内皮功能的方法，它将短暂缺血后的指动脉脉搏波与基础值进行比较，通过检测在反应性充血状态下手指血管脉搏波幅的数字变化来评价血管内皮功能状况。该方法的优点是无创、易操作、自动分析、可靠性与可重复性强，且与操作者无关。近期研究显示，它能预测中等危险度患者的心血管事件风险性。

3. 冠状动脉内皮功能检测

（1）有创评价方法：将乙酰胆碱和硝酸甘油分别分级注入冠状动脉，测量冠状动脉内径对乙酰胆碱和硝酸甘油的反应。乙酰胆碱是内皮依赖的毒蕈碱样血管扩张剂，通过受体介导的反应，使内皮细胞合成和释放的 NO 增多，促进血管平滑肌的松弛和血管扩张。乙酰胆碱还有其他血管效应，通过促使血管内皮细胞释放内皮超极化因子促进血管扩张；在特定条件

（如内皮功能受损）下，乙酰胆碱可能直接作用于血管平滑肌，引起血管收缩。也就是说，内皮功能正常的个体，注入乙酰胆碱的正常反应是轻度的血管扩张；内皮功能障碍的个体，乙酰胆碱则会引起血管收缩。

使用有创的方法评价血管内皮功能，是检测冠状动脉内皮功能的金标准，但是由于需要有经验的专家操作、有创、昂贵而且应用限制在导管室，所以只适用于有适应证进行心导管检查的患者，而不适合在临床广泛应用。

（2）无创评价方法：常用的检测手段为正电子发射断层显像（PET），它主要是通过在腺苷、ATP 或双嘧达莫等血管扩张剂作用后，检测心肌血流量的变化来评估冠状动脉血流储备（CFR）。该技术可评价冠状动脉微循环的功能，包括血管平滑肌与内皮功能。CFR 反映静息状态下心肌血流量与药物负荷时充血状态下接近最大心肌血流量之比值的大小。经 PET 检测评估的 CFR 能准确反映心肌局部血流量的变化，与冠状动脉内多普勒血流导丝的检测结果相似。冷加压试验也是无创评价血管内皮功能的一种有效方法，但这种以检测心肌血流量增加来评价 CFR 的变化与血管的内皮依赖性和内皮非依赖性功能，就评价血管内皮功能来讲，其特异性不强。

随着对血管疾病研究的不断深入，内皮功能与血管疾病的关系受到越来越多的关注，VEC 功能紊乱已被视作 AS 的始动因素，在大血管病变中起重要作用。正确评价 VEC 功能，为早期诊断和防治血管性疾病，如高血压、冠心病、脑卒中及糖尿病等常见病，以及其相应的靶器官病变提供了有效手段，为临床治疗提供了新方向。

三、内皮功能受损与心脑血管动脉粥样硬化及血栓形成

VEC 分泌的多种活性物质具有调节血管张力、保护血管正常通透性、维持血管壁的完整性、防止 AS 和血栓形成等重要作用。近年研究表明，AS、冠心病、脑卒中、高血压、糖尿病等心脑血管疾病早期均存在内皮功能受损，许多心脑血管疾病及其危险因素均可以导致内皮功能损伤，而内皮功能损伤又常伴发或加重心脑血管疾病。内皮损伤是心脑血管疾病共同的发病环节及病理生理基础，改善受损的内皮功能有助于干预 AS 性疾病的发生发展。

（一）血管内皮功能受损对心血管病的预测价值

血管内皮细胞产生的内皮源性舒张因子（主要为一氧化氮），具有松弛中膜平滑肌细胞、防止血液中白细胞黏附迁移至血管壁、防止平滑肌细胞增殖、抑制血小板的聚集及黏附分子的表达等作用。但当内皮功能受损时，其最早的表现即为 NO 产生减少，其结果是受损的内皮细

胞通过上调 ET-1、TXA_2、活性氧（ROS）的产生，同时降低抗炎介质 PGI_2 的释放，从而产生致炎性、致血栓性、致血管收缩性和致细胞增殖性等一系列导致动脉粥样硬化的病理改变。

Framingham 心脏病研究显示，传统的危险因素如高血压、高胆固醇血症、糖尿病、吸烟等，可预测心血管事件并据此确立干预或预防的目标。然而汇总近期相关文献却发现传统危险因素的预测价值有限，1/4 ～ 1/2 的人群不能预测其冠心病的发生发展情况，有文献提示 Framingham 危险评分可能过高地评估了传统危险因素的预测价值。血管内皮功能状态反映的是传统心血管危险因素、遗传易感性和不同人群个体中内在的动脉粥样硬化保护性因子相互间的复杂作用性。实际上血管内皮功能受损，是个体内在的动脉粥样硬化危险性的一种功能表达方式，代表个体负荷所有心血管危险因素和所有血管保护因子相互整合后的一个指数。可以认为内皮功能受损是最终的危险因素，它表明个体已存在导致动脉粥样硬化倾向而又缺乏血管保护的有利环境。因此，对内皮功能的检测与评估，有助于预判未来心血管事件的风险、确认高危人群的治疗靶标和提供患者临床干预后随访的主要终点。

（二）血管内皮功能受损与动脉粥样硬化血栓疾病形成

血管内皮功能受损是血管损伤性病变的基础，动脉粥样硬化大血管病变和微循环功能障碍均与其密切相关。

血管内皮功能受损易伴发血管壁局部慢性炎症反应，炎性细胞聚集在血管壁，经过一系列细胞因子和化学趋化物作用，单核细胞浸入炎症部位后，活化成巨噬细胞，后者吞噬大量脂质，形成泡沫细胞，出现动脉粥样硬化斑块。研究发现，血管内皮功能受损是动脉粥样硬化的早期信号标志，它在用超声或血管造影手段检测出粥样硬化斑块前就已有异常变化。已有动脉粥样硬化疾病的患者，其血管内皮功能异常指标，较硬化斑块本身的大小或引起的血管腔狭窄程度指标，对未来发生血管急性事件风险的预判更有价值。血管内皮功能受损与动脉粥样硬化病变的进程也有紧密联系。有报道显示，一些亚临床或临床靶器官损伤，如超声检测到的血管粥样硬化、心电图或超声心动图显示的左心室肥厚及肾损伤（尿白蛋白阳性或肾功能减退）等，都与血管内皮功能受损的严重程度有关。颈动脉内膜中层厚度（IMT）是预测动脉粥样硬化及其心脑血管事件很有效的一个指标。研究表明，外周血管如前臂血管、肱动脉的内皮功能与 IMT 有明显的负相关关系，检测显示的内皮功能越差，IMT 就越厚。可见，血管内皮功能异常在动脉粥样硬化疾病发生发展的过程中十分关键。

在急性冠脉综合征（ACS）患者中，血管内皮功能受损还可通过激发炎症反应，促进粥样硬化斑块变得不稳定（易损斑块），易发生斑块破裂；内皮功能受损还使血管的凝血 – 纤溶系统功能失调，致使凝血活性增加。这主要与受损的内皮细胞合成和分泌大量有助于凝血的物质，且抗凝血活性减弱，从而诱发血管局部血栓形成有关。因此，血管内皮功能受损在推进动脉粥样硬化易损斑块形成、破裂及因血栓形成而引发心脑器官急性缺血的各个环节中均扮演重要角色。

血管事件是动脉粥样硬化发展较严重的后果，可发生在不同部位，如心脏性死亡、心肌梗死、脑卒中、外周血管病变等，血管事件发生一般都与血栓形成有关。血管内皮功能受损既然与动脉粥样硬化的发生发展有极大的相关性，其与动脉粥样硬化血管事件也有必然的内在关联。有研究显示，血管内皮功能状态能预测患者心血管不良事件发生的风险。一项有关血管内皮功能与心血管事件相关性荟萃分析的结果显示，心脏冠状动脉及外周血管内发生内皮功能受损，是未来心血管事件强烈且独立的危险预测因子。改善血管内皮功能，可以相应降低心血管事件发生的危险性。一项经多变量回归分析研究显示，保留在分析模型中对心血管不良事件有预测价值的变量里，除了传统因素中糖尿病变量外，剩下的就是持续性血管内皮功能受损变量，这提示血管内皮功能受损得到改善，有可能降低血管疾病的致残率与致死率，改善患者的临床预后。

四、代表方药对血管内皮功能的保护

由于血管内皮功能在冠状动脉及其他动脉粥样硬化性血管疾病的发生发展，以及血管事件中起着重要作用。如何有效预防血管内皮功能受损，恢复和保护血管内皮的正常活力，是近来心血管疾病防治研究的新靶标之一。

有效保护内皮细胞、恢复受损的内皮功能，必须保持血管内皮的结构与功能活性的完整，这势必要求对内皮细胞进行多环节、多靶点的保护。近年来，步长制药创始人赵步长教授、伍海勤教授、赵涛博士在继承和发扬中医学的基础上总结和创立了脑心同治理论，提出无论从中医学或是西医学角度理解，心脑血管疾病，如脑卒中、冠心病等，具有共同发病病机或类似的病理生理学基础，其核心问题就是动脉粥样硬化。研究表明，血管内皮功能受损在动脉粥样硬化发生发展过程中占有重要的地位，全面预防内皮功能受损、保护血管内皮功能对防治心脑血管疾病具有极其重要的价值。脑心通胶囊、丹红注射液、冠心舒通胶囊等都具有很好的血管内皮功能保护效应，在临床心脑血管疾病防治中发挥了重要作用。

（一）脑心通胶囊对血管内皮细胞的保护作用

脑心通胶囊由黄芪、水蛭、地龙、全蝎、丹参、当归、川芎、赤芍、桃仁、红花、乳香、没药、鸡血藤、桑枝、桂枝、牛膝16味中药材研制而成，具有益气活血、化瘀通络之功效，是治疗中风和胸痹的良药。经过近30年的药效学研究及患者使用疗效的临床观察，证实脑心通胶囊具有很好的内皮细胞保护、抗动脉粥样硬化、抗栓作用，可以减少或预防心脑血管事件的发生。

1. 脑心通胶囊对血管内皮细胞功能保护作用的离体实验研究

血管内皮细胞不但具有屏障功能，而且是一些重要生物活性物质的分泌和效应器官。一氧化氮（NO）和内皮素-1（ET-1）便是由血管内皮细胞分泌的一对作用相反的血管活性分子，二者相互制约、相互消长，以维持血管功能的稳态。在AS发生发展中，以NO生成减少为标志的内皮细胞功能失调（障碍），被认为是关键性的第一步。血管内皮细胞功能失调（障碍），其特征表现为由内皮细胞产生的NO水平降低及所介导的内皮依赖性血管舒张功能受损。NO的含量与生物活性的变化能够反映内皮功能的状态，NO功能低下与内皮细胞的损伤过程密切相关。在血管内皮功能失调（障碍）时，另一个重要的改变是具有强有力的血管收缩效应及促炎症效应的肽物质ET-1的合成释放增加。ET-1可破坏内皮细胞NO的产生及下调内皮型一氧化氮合酶（eNOS）的表达，另外ET-1还能够刺激超氧化物的形成，从而损害内皮依赖性血管舒张功能。可见NO与ET-1的平衡与血管内皮功能的正常与否密切相关。

刘胜强等以培养氧化低密度脂蛋白（Ox-LDL）诱导的人脐静脉内皮细胞（HUVEC）作为靶细胞，在内皮细胞培养基中加入Ox-LDL（50mg/L）制备细胞损伤模型，并以不同浓度脑心通胶囊含药血清预先进行干预，分别采用硝酸还原酶法和放免法检测细胞上清液中的NO和ET-1的含量。结果发现，Ox-LDL作用于HUVEC 24小时后，HUVEC上清液中NO含量明显降低，而ET-1的含量明显升高，均明显高于正常对照组（$P < 0.05$）；而预先加入脑心通胶囊含药血清或阿托伐他汀药液组NO含量明显升高，且在加入脑心通胶囊含药血清组升高更明显，表明脑心通胶囊能够促进或增加受损内皮细胞NO的合成或分泌，有助于发挥对血管内皮细胞的保护作用，并且这种作用在一定剂量范围内随脑心通胶囊药物剂量的增加而增强（$P < 0.05$）。这表明脑心通胶囊通过促进内皮细胞NO的合成与释放，发挥对血管内皮细胞的保护作用，以减轻或抑制动脉粥样硬化的形成与发展。

2. 脑心通胶囊对血管内皮细胞功能保护作用的动物实验研究

动脉粥样硬化发生的始动环节是血管内皮细胞（VEC）损伤，在人类内皮细胞上有一种能够摄取Ox-LDL的关键受体，此种受体属于C型凝集素家族，被称为凝集素样氧化低密度脂蛋白受体-1（LOX-1），其主要功能是介导血管内皮细胞摄取Ox-LDL，目前学界认为LOX-1在AS的早期发展中起重要的作用。董波等通过建立高脂饮食兔AS模型，并采用逆转录聚合酶链反应（RT–PCR）检测腹主动脉斑块处 LOX–1 的 mRNA 及蛋白表达。结果显示，脑心通胶囊可以降低腹主动脉斑块 LOX–1 基因的 mRNA 与蛋白的表达，提示脑心通胶囊可下调 LOX–1 的表达水平，降低内皮细胞摄取氧化脂质、抑制氧化应激对血管内皮细胞的损伤，从而保护血管内皮功能。

在体外模拟脑缺血–再灌注损伤大鼠模型中，研究显示脑心通胶囊可以明显提高脑缺血–再灌注损伤大鼠脑微血管 EC 的 SOD 活性，降低 MDA 和提高 NO 含量，其机制可能与抗脂质过氧化作用及减少氧自由基对 NO 的消耗有关。脑心通胶囊还可以通过促进大鼠脑缺血–再灌注损伤后血管内皮生长因子的表达，参与脑缺血–再灌注损伤的保护。也有实验研究显示，脑心通胶囊可增加血管性痴呆（VD）模型大鼠的血管内皮生长因子的表达，减轻大鼠记忆损害程度。脑心通胶囊还可提高缺氧脑微血管 EC 的存活率，保护其血管内皮的完整性。

3. 脑心通胶囊对血管内皮细胞功能保护作用的临床研究

临床观察脑心通胶囊对脑梗死患者血清 EC 生长因子水平的影响。结果显示，脑心通胶囊治疗组神经功能评分优于对照组，差异有统计学意义（$P < 0.05$）；脑心通胶囊能促进 VEGF 的产生和分泌，并使血清中 VEGF 一直保持在一个相对较高的水平，差异有统计学意义（$P < 0.01$）。这表明用脑心通胶囊治疗脑梗死患者一定时期后能改善患者临床症状，促进血管内皮的愈合。另有研究显示，脑梗死患者治疗前与健康对照组相比，组织型纤溶酶原激活物（t–PA）活性明显降低，纤溶酶原激活物抑制剂 –1（PAI–1）、假血友病因子（vWF）水平明显升高，血小板聚集试验（PAgT）、血栓素 B_2（TXB_2）明显增高，6– 酮 – 前列腺素（6–keto–PGF1α）明显降低。治疗组在常规治疗的基础上加用脑心通胶囊 4 粒，每日 3 次，连续服用 60 天。治疗后 t–PA 活性明显增高，PAI–1、vWF 水平明显降低，表明该药能够改善 VEC 功能；PAgT、TXB_2 明显降低，6–keto–PGF1α 明显增高，提示该药有明显改善血小板功能的作用。脑心通胶囊组治疗后在神经功能明显改善的同时，VEC 和血小板功能亦得以改善。

黎丽娴等观察脑心通胶囊对急性心肌梗死（AMI）患者的 VEC 功能及梗死面积的影响，研究选择 AMI 患者 104 例，随机分为脑心通胶囊组（36 例）、通冠胶囊组（32 例）和常规治疗组（36 例）。3 组均给予常规西药治疗，脑心通胶囊组为在常规治疗基础上加用脑心通胶囊治疗，通冠胶囊组为在常规治疗基础上加用通冠胶囊治疗，疗程均为 4 周。治疗前各组 EC 功能、心电图 QRS 积分及梗死面积比较，差异均无统计学意义（$P > 0.05$）。与同组治疗前比较，治疗后脑心通胶囊组及通冠胶囊组 NO 水平、硝酸甘油介导的血管舒张反应（NMD）明显升高，脑心通胶囊组 vWF 及梗死面积明显降低，差异均有统计学意义（$P < 0.05$）。治疗后与常规治疗组比较，脑心通胶囊组及通冠胶囊组的 NO 水平、FMD、NMD 明显升高，

ET 明显降低（$P < 0.05$），心电图 QRS 积分及梗死面积亦降低，其中脑心通胶囊组的差异有统计学意义（$P < 0.05$）。脑心通胶囊组在改善 NO、vWF 水平，以及 NMD 方面明显优于通冠胶囊组，差异有统计学意义（$P < 0.05$）。脑心通胶囊可减少 AMI 患者梗死面积，提示其机制可能与改善 VEC 功能有关。另外，观察显示，在西医常规治疗的基础上加用脑心通胶囊治疗 4 周，比较两组的临床疗效，并用心电图平板运动试验和二维超声分别测定两组患者的运动耐量及肱动脉 VEC 功能。结果显示，与西医常规治疗组相比，加用脑心通胶囊治疗组总有效率为 93.9%，优于西医常规治疗组的 83.3%（$P < 0.05$）；两组运动耐量均较治疗前有明显提高（$P < 0.05$），肱动脉血管内皮功能均较治疗前有明显改善（$P < 0.05$）。这提示脑心通胶囊治疗急性心肌梗死不仅可以提高疗效，而且可显著提高患者的运动耐量及改善 VEC 功能。刘思泰等探讨了脑心通胶囊对不稳定型心绞痛（UA）患者 VEC 功能及超敏 C 反应蛋白（hs-CRP）的影响，将患者随机分成对照组与治疗组，对照组予以常规治疗，治疗组在常规治疗的基础上加用脑心通胶囊。结果显示，与对照组比较，脑心通胶囊治疗组患者的血清 ET、hs-CRP 水平显著降低，NO 水平和 FMD 高于常规治疗组，差异均有统计学意义（均 $P < 0.01$）。这提示脑心通胶囊可明显降低血清 ET 水平、升高 NO 水平以改善血管 VEC 功能，并能显著抑制动脉粥样硬化的炎症反应。

（二）丹红注射液对血管内皮细胞的保护作用

丹红注射液作为快速解决全身脏器供血不足和缺血栓塞性疾病的专利中成药，是通过现代工艺使丹参和红花有机组合而成。基础研究表明，丹红注射液临床作用主要有：具有明显的抗心肌缺血作用；可增加冠状动脉流量，降低心肌耗氧量，改善心肌缺血；可抗凝、降低血液黏度、改善微循环、降血脂等。丹红注射液能够有效治疗冠心病、心绞痛、心肌梗死、瘀血型肺心病、缺血性脑病、脑血栓等疾病，且能够快速抗血小板、抗栓，并具有很好的 VEC 保护作用。

1. 丹红注射液抗动脉粥样硬化作用和对血管内皮细胞的保护作用

管高峰等通过观察丹红注射液对 AS 家兔模型脂代谢及 VEC 功能的影响。结果显示，与对照组（未用丹红注射液）比较，丹红注射液对实验性 AS 具有抑制作用，并能够降低血清总胆固醇（TC）和低密度脂蛋白胆固醇（LDL-C）水平，延缓 AS 斑块的形成，以及调节 EC 生成、释放 NO，保护 VEC 功能。

2. 丹红注射液治疗急性脑梗死的疗效及对血管内皮细胞功能的影响

王少兰等观察丹红注射液治疗急性脑梗死患者的临床疗效及对 VEC 功能的影响，其将急性脑梗死患者 90 例，随机分为治疗组和对照组。对照组采用血塞通注射液，治疗组应用丹红注射液，治疗前、后分别进行临床疗效评定及内皮素、一氧化氮水平比较。结果显示，治疗组显效率及总有效率优于对照组；与对照组相比，治疗组于治疗后血浆内皮素水平显著下降，一氧化氮水平明显提升，差异均有统计学意义（均 $P < 0.05$）。这提示用丹红注射液治疗急性脑梗死患者不仅能改善临床疗效，还能改善患者的 VEC 功能。

3. 丹红注射液在急性冠脉综合征治疗中的血管内皮细胞保护作用

李文华等观察丹红注射液静脉滴注对急性冠脉综合征（ACS）患者血黏度、超敏 C 反应蛋白（hs-CRP）、纤维蛋白原（FIB）及血管性假血友病因子（vWF）的影响。其中非丹红注射液组接受常规治疗，丹红注射液组增加静脉滴注丹红注射液 30mL，1 次 / 天，疗程共 2 周。2 周后两组患者血黏度、hs-CRP、FIB 及 vWF 水平皆明显下降，丹红注射液组较非丹红注射液组下降更明显。hs-CRP 是反映冠状动脉斑块炎症状态、判定 ACS 患者危险分层和预后的较好指标，CRP 水平与病变的程度呈正相关；vWF 是内皮细胞特有的一种细胞标志物，当某些激动剂刺激内皮细胞时分泌入血，在血栓形成过程中起黏附蛋白的作用，是反映内皮细胞受损的另一分子标志物，可用于预测冠心病的形成、发展及心血管事件的发生；FIB 是一种大分子可溶性糖蛋白，是体内参与凝血的重要因子，FIB 升高能够激活凝血因子Ⅶ，使血液凝固性增高，促进血小板聚集，并且激活纤溶酶原激活物抑制剂 -1（PAI-1），导致纤溶机制异常，影响内皮功能，从而参与病变的形成与进展。本研究显示，丹红注射液可能通过减轻炎症反应、改善 VEC 功能及抑制血小板的聚集发挥作用。

4. 丹红注射液对 ACS 患者经皮冠状动脉介入术后 VEC 功能的影响

梁红等对丹红注射液在 PCI 后保护血管内皮和抗血栓形成的作用机制进行了研究。该研究采用随机对照方法，将 60 例 ACS 患者随机分为 2 组，常规治疗组患者在 PCI 后给予常规药物治疗；丹红注射液组患者 PCI 后在常规药物治疗基础上，加用丹红注射液，每天 20mL，疗程 10 天。在支架置入前后及丹红注射液治疗前后分别测定内皮依赖性血流介导的血管舒张反应，以及 ET-1、TXB_2、6-keto-PGF1α 水平，双重评价其血管内皮功能，同时观察两组患者预后情况。结果显示，支架置入后两组患者血浆的 ET-1、TXB_2 水平均明显提高，6-keto-PGF1α 水平明显下降（$P < 0.05$）。其中丹红注射液组支架置入前后 ET-1、TXB_2 水平均略高于常规治疗组，6-keto-PGF1α 水平略低于常规治疗组。治疗 10 天后，常规治疗组血浆 ET-1、TXB_2 均明显降低（$P < 0.05$、$P < 0.01$），内皮依赖性血流介导的血管舒张反应、6-keto-PGF1α 明显提高（$P < 0.05$、$P < 0.01$）。丹红注射液治疗组与常规治疗相比，血浆 ET-1、TXB_2 降低水平，内皮依赖性血流介导的血管舒张反应、6-keto-PGF1α 升高水平更明

显（$P < 0.05$）。住院期间，丹红注射液组心血管事件发生较常规治疗组略有下降，但差异无显著性意义（$P > 0.05$）。该研究表明，丹红注射液可显著改善支架置入后 ACS 患者的 VEC 功能，使血管舒张，改善供血，抑制血小板聚集，且有改善近期预后的倾向。

肖勇等将 100 例 ACS 患者随机分为丹红治疗组（50 例）和常规治疗组（50 例）。两组病例在经皮冠状动脉介入术治疗前后检测血浆 vWF 水平、ET-1 水平、NO 含量、内皮依赖性血流介导的血管舒张功能。丹红组在常规治疗方法的基础上静脉滴注丹红注射液，每天 20mL，治疗 14 天。各组 14 天后复查上述指标并比较。与健康对照组比较，ACS 患者 PCI 前 vWF 及 ET-1 均显著升高，FMD 和 NO 显著降低，差异均有统计学意义（$P < 0.01$）。ACS 患者 PCI 后与术前比较，vWF 升高，FMD 降低，且差异均有统计学意义（$P < 0.05$），但 ET-1 和 NO 水平差异无统计学意义（$P > 0.05$）。经过治疗，与常规治疗组比较，丹红组 vWF、ET-1 水平明显降低，FMD 水平增加，差异均有统计学意义（$P < 0.05$）。该研究表明，丹红注射液能有效改善 ACS 患者经皮冠状动脉介入术后的血管内皮功能、动脉粥样硬化病变，以及保护介入术后被损伤的血管内皮细胞。

另外，有研究显示，冠心病尤其 ACS 外周血循环的内皮祖细胞（EPCs）减少，经 PCI 治疗，虽然解决了血管狭窄或闭塞的局部问题，但由于内皮功能障碍，内皮化不全而发生血栓栓塞的风险依然存在，通过动员 EPCs 促进支架内皮化而减少晚期血栓的发生率是目前介入心脏病学研究的热点。行 PCI 前常规治疗，术后给予常规治疗加丹红注射液，每天 20mL，滴注 14 天，随后给予脑心通胶囊每次 4 粒，每天 3 次，治疗 3 个月后随访。3 个月时，丹红注射液加脑心通胶囊组较常规组射血分数和 6 分钟步行试验结果明显提高，外周血 EPCs 较常规治疗明显增加，差异均有统计学意义（均 $P < 0.05$）。该研究提示，丹红注射液联合脑心通胶囊（序贯治疗）的一部分获益可能与该治疗增加患者的循环 EPCs、促进支架术后血管内皮愈合、改善内皮功能及可能减少血栓并发症等有关。

（三）冠心舒通胶囊对内皮细胞的保护作用

冠心舒通胶囊主要成分为广枣、丹参、丁香、冰片、天竺黄等，该药具有活血化瘀、通经活络、行气止痛的作用，主要用于治疗冠心病心绞痛，在临床应用中取得了良好的效果。

霍煜等观察冠心舒通胶囊对高脂喂养诱导早期 AS 大鼠模型血脂代谢（TC，TG，LDL）及血液流变学指标的影响。经过 6 周喂养后，模型组大鼠主动脉内膜增厚，内皮下组织紊乱，出现明显病变。冠心舒通组与高脂喂养组相比，血脂和血液流变学各项指标明显降低，差异有统计学意义（$P < 0.05$），提示血脂代谢异常是 AS 发生发展的重要因素，冠心舒通胶囊可

以降低 AS 大鼠的血脂，调节血液流变学指标，从而保护血管，起到抗 AS 的作用。

临床观察冠心舒通胶囊对人体血脂与血液流变学的影响，记录治疗前后的胸痛、胸闷、心悸、气促、乏力等情况，并做血脂和血液流变学检查。试验组为冠心舒通胶囊，3 粒 / 次，3 次 / 天；对照组为精制冠心胶囊，3 粒 / 次，3 次 / 天，4 周为 1 个疗程。结果显示，试验组和对照组治疗后胆固醇均有所降低，差异有统计学意义（$P < 0.05$），说明冠心舒通胶囊具有降低胆固醇作用；试验组血浆纤维蛋白原水平在治疗后较治疗前降低，自身前后比较，差异有统计学意义（$P < 0.05$），说明冠心舒通胶囊具有降低血浆纤维蛋白原作用。该研究提示，冠心舒通胶囊用于心血管疾病患者，可通过降低血胆固醇水平而解除高胆固醇血症对血管壁或血管内皮细胞功能的损害。冠心舒通胶囊能够调节血脂异常及血液流变学指标，有助于改善血管内皮功能，保护血管，起到干预 AS 的作用。

第三节　代表方药抑制血管炎症反应与抗氧化作用研究

一、代表方药抑制血管炎症反应研究

（一）慢性炎症和免疫应答与动脉粥样硬化血栓形成疾病

目前的研究普遍认为，动脉粥样硬化（AS）血栓形成疾病是一种慢性炎症性疾病。许多病因如肾素 - 血管紧张素系统（RAS）、细胞因子、低密度脂蛋白，均可使血管内皮细胞产生黏附分子，继而使血循环中的单核细胞与内皮细胞黏附，并迁移至内膜下组织，这是 AS 发病的早期重要事件之一。因而，探讨单核细胞迁移至血管内膜的机制及其影响因素，对于研究 AS 的发病学有重要意义。目前认为，单核细胞在化学趋化因子的作用下与血管内皮细胞黏附接触，跨越内皮层而迁移进入血管内膜下。巨噬细胞炎症蛋白 -1（MIP-1）是趋化因子家族中的一员，其在诱导单核细胞浸润血管壁的过程中发挥了十分重要的作用。

动脉粥样硬化血栓形成疾病的进程中，免疫反应也占有重要地位。在血管壁动脉粥样硬化发病初期，由于内皮功能损伤，大量低密度脂蛋白在血管内膜积累，这些低密度脂蛋白易发生氧化修饰，形成氧化低密度脂蛋白（Ox-LDL），从而引发慢性血管炎症并伴随应答氧化低密度脂蛋白成分的自体免疫。动脉粥样硬化是一种有免疫机制参与的特殊慢性炎性疾病。研究发现，在不稳定的 AS 斑块中存在大量免疫细胞，包括单核 / 巨噬细胞、树突状细胞等，

其中，树突状细胞在诱导血管壁免疫反应方面极为重要。树突状细胞在氧化应激等因素作用下被激活，并向T淋巴细胞呈递抗原，引发免疫炎症反应。可见，慢性炎症与免疫反应参与了动脉粥样硬化病变的发生发展过程。

1. 炎症与免疫反应促进动脉粥样硬化病变的形成

动脉粥样硬化作为心脑血管疾病的共同病理基础，一个多世纪以来受到各国学者的普遍关注和高度重视。深入探讨AS的发病机制、诊断方法和治疗措施，已成为医学研究的重大课题。目前认为AS发生的起初阶段往往存在血管内皮功能受损，受损的血管内皮细胞导致血管内皮结构与功能异常。一方面，血液中脂质成分如低密度脂蛋白浸入血管壁，并发生氧化修饰反应；另一方面，受损细胞可表达细胞黏附分子，使血循环中单核细胞与血管内皮细胞相互黏附，在趋化因子的作用下，从而促进了炎性细胞在血管壁积聚，以及氧化脂质产物的聚集及其所激发的炎症免疫反应，最终导致动脉粥样硬化病变的形成。

（1）血管内皮细胞：研究认为动脉粥样硬化病变发生的始动环节是血管内皮细胞损伤，故研究内皮细胞结构、功能及代谢的变化，对探讨AS的发病机制有重要意义。近年来有国外学者研究发现，在人类内皮细胞上有一种能够摄取Ox-LDL的关键受体，属于C型凝集素受体家族，被称为凝集素样氧化低密度脂蛋白受体-1（LOX-1）。此类受体的主要功能是介导血管内皮细胞摄取Ox-LDL，吞噬了Ox-LDL的血管内皮细胞功能发生失常，或受到刺激、损害，合成并分泌大量的炎性细胞因子，激发局部的炎症反应，从而引发大量的炎症细胞，包括血液中单核细胞等，向局部趋化、迁移。故目前认为LOX-1的表达是VEC出现功能异常的最早期标志，LOX-1在AS的早期发展中起着重要的作用。

（2）单核细胞：内皮细胞受损后，表达出大量的黏附分子P-选择素与E-选择素，这些黏附分子协助血液循环中的单核细胞与内皮接触，单核细胞在内皮上缓慢滚动，血管细胞黏附分子-1（VCAM-1）等使得它们的接触更为紧密。单核细胞在化学趋化因子作用下向血管壁有炎症损伤的部位聚集，浸入血管壁，成为吞噬氧化脂质的巨噬细胞的来源之一。

（3）巨噬细胞：其存在于血管壁的外膜层，也可由血液中的单核细胞进入血管壁后演变而来。巨噬细胞是与动脉粥样硬化病变有着密切关系的炎性细胞之一，在动脉粥样硬化斑块中大量积聚，在炎症反应越激烈的地方，其含量越多。活化的巨噬细胞可产生多种致炎性细胞因子以扩大血管壁的炎症反应，其中分泌的巨噬细胞炎症蛋白-1（MIP-1）是趋化因子家族中的一员，MIP-1介导的单核细胞进入内膜，在动脉硬化形成早期起关键作用。在氧化脂质沉积处，巨噬细胞以其清道夫受体（SR）吞噬脂质，Toll样受体（TLR）启动先天性免疫与适应性免疫反应，同时吞噬了脂质的巨噬细胞变成泡沫细胞，并且巨噬细胞活化后还分泌大量的炎性因子扩大炎症反应，可见巨噬细胞在病变的起始发展阶段起十分关键的作用。巨噬细胞在动脉粥样硬化的早期，由于发生细胞凋亡的数量较吸引至病变处的新生巨噬细胞数量多，所以动脉粥样硬化病变的进展并不明显。但在病变发展的后期，大量活化的巨噬细胞积聚在病变处，且随着炎症反应的不断扩大，巨噬细胞凋亡的比例相对缩小，而巨噬细胞发生坏死的比例越来越大，引发更大规模的炎症反应，同时也进一步促进血管内皮细胞、血管平滑肌细胞和中性粒细胞凋亡的发生。这些炎性细胞的凋亡、坏死、所激发的炎症反应及大量的脂质沉积等共同促进了动脉粥样硬化病变的发展。

（4）树突状细胞：位于动脉血管内膜的树突状细胞也参与了动脉粥样硬化病变的形成。研究发现，在动脉粥样硬化病变中，树突状细胞常与淋巴细胞毗邻，在粥样硬化斑块中其数量较多，这可能与其在炎症部位聚集增多、迁移出病变部位减少或凋亡发生减少有关。树突状细胞的确切功能尚不完全清楚，但近来研究提示氧化低密度脂蛋白可刺激树突状细胞，并使之成熟，成熟的树突状细胞将抗原物质传递给 T 淋巴细胞，引起免疫与炎症反应，这也是动脉粥样硬化早期病变的发生机制之一。

（5）T 淋巴细胞：20 世纪 90 年代，在动脉粥样硬化病变区域发现 T 淋巴细胞后，首次提出免疫系统参与动脉粥样硬化发生和发展的重要性。有研究证据显示，在动脉粥样硬化的早期，当 T 淋巴细胞接触到氧化低密度脂蛋白后产生大量的致炎性细胞因子，如干扰素 –γ（IFN–γ）、白介素 –6（IL–6）等，并分泌释放抗氧化低密度脂蛋白的抗体。目前研究认为，树突状细胞是动脉粥样硬化的主要起因和免疫调节过程的调节者，它将氧化低密度脂蛋白等抗原物质传递给 T 淋巴细胞而激发免疫炎症反应。越来越多的证据显示，一些调节性 T 淋巴细胞亚群，如 Th1 与 Th2，具有不同的功能，二者之间的平衡，在维持免疫耐受自身抗原、抑制炎症反应中起十分重要的作用。动脉粥样硬化本身属于一种自身免疫性疾病，若 Th1/Th2 功能失调，对自身的低密度脂蛋白或热休克蛋白 60（HSP60）发生自身免疫反应，则会促进动脉粥样硬化病变的发生与发展。

（6）自然杀伤细胞：其主要聚集在动脉粥样硬化斑块的肩部，自然杀伤细胞被激活后能产生干扰素 –γ，可以增强 Th1 细胞的反应，并释放颗粒酶与穿孔素，诱导细胞凋亡的发生。另外，糖化脂质抗原由树突状细胞传递给自然杀伤 T 细胞，后者产生各种炎性细胞因子，激发炎症反应。

（7）肥大细胞：其在血管内膜较少见，但在血管外膜或炎症病变处较多，尤其多位于易损斑块的肩部或易发生破裂之处。肥大细胞一旦被激活，很快释放大量的致炎性细胞因子、生长因子、血管活性物质及蛋白分解酶类，以扩大炎症反应，促进血管动脉粥样硬化的发生与发展进程。

（8）中性粒细胞：聚集在炎症部位的中性粒细胞中有大量的髓过氧化物酶与各种蛋白酶，其能参与吞噬作用，并产生大量的氧自由基。氧自由基与白细胞坏死后均可激发炎症反应，促进动脉粥样硬化的形成。

（9）细胞因子：研究发现，在动脉粥样硬化的血管壁中检测出多种细胞因子，如TNF-α、IL-1、IL-2、IL-3、IL-6、CXCL8、IL-10、IL-12、IL-15、IL-18、IFN-γ、M-CSF、TGF-β1、TGF-β2 和 TGF-β3 等。这些细胞因子可由不同的细胞，如内皮细胞、平滑肌细胞、炎性细胞等合成与分泌。这些细胞及炎性细胞因子相互作用，使炎症反应不断升级。多项临床研究及转基因动物实验证实，这些炎症性细胞因子，可促进平滑肌细胞增殖，明显促进动脉粥样硬化病变，破坏胶原蛋白，诱导粥样硬化斑块的破裂。

2. 炎症与免疫反应诱发斑块的不稳定性、破裂与血栓形成

动脉粥样硬化病变的形成包含多种病理过程，包括内皮功能受损、炎性细胞浸润、平滑肌细胞增殖、细胞外基质增加及血栓形成等多个环节，属于慢性炎症性疾病。动脉粥样硬化病变的早期是血管壁的病变，先是脂质条纹，随着病变的进展，粥样硬化斑块逐渐增大，突入血管腔。若血管直径狭窄较轻，一般不会引起临床症状；若血管直径狭窄≥ 70%，则可导致临床缺血表现。随着研究的不断深入，发现粥样硬化斑块的性质是否稳定，比斑块负荷或血管直径狭窄的大小更有临床意义。若斑块狭窄严重，但斑块性质稳定，则发生临床风险的可能性也不大；若斑块的性质不稳定，或为易损斑块，尽管血管直径狭窄不严重，则也极易发生斑块破裂、血栓形成，引发临床血管不良事件。临床研究显示，易损斑块多为不太严重的狭窄病变，在不稳定型心绞痛、心肌梗死、脑卒中等患者中多见。这提示粥样硬化斑块的不稳定性，在动脉粥样硬化病变的发生发展及预后方面是一个十分关键的因素。

不稳定性斑块或易损斑块，是指那些不稳定和有血栓形成倾向的斑块，主要包括破裂斑块、侵蚀性斑块和部分钙化结节性病变。纳加维（Naghavi）等总结了易损斑块的组织学特征及其标准，主要标准包括活动性炎症、薄的纤维帽、大的脂质核心、内皮剥脱伴表面血小板聚集、斑块有裂隙或损伤及严重的狭窄；次要标准包括表面钙化斑、黄色有光泽的斑块、斑块内出血和正性重构。影响斑块易损性的因素很多，如内皮功能障碍、脂质代谢异常、基质降解增多及斑块内炎症免疫反应的作用等，其中尤其与斑块内大量脂质沉积，以及炎症免疫反应的机制关系密切。

AS 本身就是一个炎症与免疫反应的过程，炎症免疫反应过程产生的大量细胞因子，吸引更多的炎性细胞参与，进一步扩大炎症反应。炎症免疫反应中产生氧自由基，导致斑块中多种炎性细胞死亡，这些坏死物质与沉积的脂质混合，形成斑块的脂质池。由于炎症反应中有许多巨噬细胞浸润，导致斑块处血管壁发生重构，尤其是正性重构，使斑块的稳定性显著下降。此外，炎性细胞，包括巨噬细胞分泌大量的细胞因子，影响细胞的基质金属蛋白酶（MMP）-1、3、8、9、12及基质金属蛋白酶组织抑制因子（TIMP）的表达，从而影响到细胞外基质的稳定性。MMP降解血管内皮基底膜，有利于单核细胞入侵，加速Ox-LDL渗透，促进AS斑块的形成；MMP还通过降解基质，使斑块的纤维成分减少，斑块纤维帽变薄，使斑块的稳定性下降。通常情况下，TIMP作为MMP的抑制剂，其水平随MMP的变化而变化，故MMP/TIMP的动态平衡维持着血管的正常形态和功能。研究认为Ox-LDL、局部缺氧、细胞因子、瘦素等诱导炎性细胞分泌MMP增加，致使MMP/TIMP的动态平衡遭到破坏，斑块的易损性增加。可见巨噬细胞、泡沫细胞、平滑肌细胞产生的MMP与斑块的易损性有密切的关系。

大规模多中心前瞻性研究发现，应用他汀类药物、血管紧张素转化酶抑制剂（ACEI）及血管紧张素Ⅱ的Ⅰ型受体（AT1R）拮抗剂能够明显减少冠心病患者心脏事件的发生率，改善患者临床预后。实验研究也证实他汀类药物及AT1R拮抗剂氯沙坦钾能够减轻实验性AS的斑块面积及炎症程度，抑制斑块组织MMP的表达。这些研究结果提示，此类药物可能通过抗炎症及抑制MMP的功能而发挥稳定斑块的作用，有助于减少心血管临床事件。

3. 炎症反应的标志物是心血管不良事件的预测因子

Framingham心脏病研究显示，一些传统的危险因素，如高血压、高胆固醇血症、糖尿病、吸烟等，可增加发生心脑血管疾病的危险，是心血管临床事件风险的独立预测因素。越来越多的研究显示，动脉血管壁的炎症免疫反应，在动脉粥样硬化病变的形成、发展过程中也十分关键。炎症免疫反应贯穿动脉粥样硬化过程的始终，能够加重对血管内皮功能的损害，吸引包括大量巨噬细胞在内的炎性细胞在血管壁聚集，产生大量的氧自由基并促进细胞的凋亡与坏死，形成脂质核心池，降解基质，使粥样硬化斑块成为易损性斑块。

多个流行病学研究观察了人群中血循环中炎性标志物的变化对发生心脑血管事件的影响。结果显示，人群中血浆白介素-6（IL-6）、C反应蛋白（CRP）及纤维蛋白原水平增高者，发生心脑血管疾病的危险性明显高于这些炎性标志物水平较低者。进一步分析发现在70～82岁的老年心脑血管病患者中，IL-6、CRP或纤维蛋白原水平升高，与患者发生致命性心脑血管疾病（如致死性心脏病或致死性脑卒中）的关系更为密切，而与非致命性心脑血管疾病的相关性较弱。

CRP是一种急性期反应蛋白，与炎症反应密切相关。在无急性感染性疾病的个体中，以高敏方法检测出的超敏 C 反应蛋白（hs-CRP）数值是相当稳定的，在相当长的时间内变化很小，它是众多炎性生物标志物中最主要、最常用的生物标志物。研究认为血浆 CRP 水平升高与动脉粥样硬化发生的危险性增高有关联，在动脉粥样硬化斑块中，CRP 产物与氧化脂质沉积及巨噬细胞的位置临近。研究发现，CRP 能够调节内皮细胞功能与白细胞的活性，可诱导单核细胞产生 IL-1α、IL-1β、IL-6、化学趋化因子 CXCL1、CXCL8 等，并激发炎症反应。有研究显示，血浆 hs-CRP 水平增高与体内血管粥样硬化斑块破裂的数量增加呈正相关，斑块中巨噬细胞的积聚可通过 hs-CRP 水平变化反映出来。hs-CRP 可作为急性冠脉综合征（ACS）患者危险分层的指标之一，根据 hs-CRP 水平的高低将患者分为高危与低危患者，以预示其不同的心血管事件发生的危险性。一项研究以 hs-CRP 水平不同将 ACS 患者分成高危与低危组，两组患者的肌钙蛋白水平都处于正常范围，于第 14 天时总体死亡率为 1.5%，但进一步细分高危与低危组，两组的死亡率相差很大，高危与低危组分别为 5.8% 与 0.4%，两组的死亡危险性差异有统计学意义（$P < 0.05$）。可见，hs-CRP 在心血管病患者的危险分层与预测患者发生心脑血管事件方面很有临床意义。然而也有研究提示，CRP 具有通过上调肝脏 X 受体的表达而发挥抑制炎症的作用，CRP 与氧化修饰的 LDL 结合，阻止巨噬细胞吞噬氧化脂质而形成泡沫细胞。

纤维蛋白原与心血管疾病的确切关系仍不十分清楚，但近年来一些研究显示，纤维蛋白原作为急性期蛋白参与了体内的血栓形成过程，检测纤维蛋白原水平有助于判断患者的临床预后。在一项有关 136 例 ACS、142 例稳定性冠心病和 82 例健康对照者的临床研究中，检测其血浆纤维蛋白原水平的变化，并随访 30 天和 2 年的心血管事件，发现 ACS 组纤维蛋白原水平最高（302 ± 90）mg/dL，稳定性冠心病组次之（274 ± 61）mg/dL，健康对照组最低（243 ± 55）mg/dL，各组间差别有统计学意义（$P < 0.05$）。通过 Cox 回归分析发现，hs-CRP 水平、纤维蛋白原水平增高（≥ 350mg/dL）与患者长期预后差有密切关系，纤维蛋白原水平的变化是患者近期与远期临床心血管事件发生危险的独立预测因子，且此种预测性独立于性别、年龄等其他危险因素。

在动脉粥样硬化发生发展过程中，血管内皮的损伤、单核细胞在内皮下的聚集及泡沫细胞的形成，是十分关键的环节。单核细胞趋化蛋白 -1（MCP-1）是一种重要的炎症因子，在动脉粥样硬化的发生、发展和不稳定斑块的形成中具有重要的作用。高桥（Takahashi）等在研究中发现，MCP-1 可以显著增加单核细胞黏附于血管内皮细胞，促使循环中单核细胞聚集于血管内皮间隙，并促进单核细胞清道夫受体的表达，进而摄取脂质，转变为泡沫细胞，并形成大量的 Ox-LDL，而 Ox-LDL 可以使血管内皮细胞 MCP-1 中的 mRNA 和蛋白表达明显升高。高胆固醇血症的小鼠基因编码巨噬细胞 MCP-1 被清除后能抵抗 AS 的发展。有研究者在大鼠实验中，通过转染人 MCP-1 缺失型突变体，阻断 MCP-1 的表达，抑制了 AngI 诱导的动脉粥样硬化病变的进程，同时也抑制了 Ang Ⅱ诱导的多种炎症基因的表达，这表明 MCP-1 具有促进炎症应答及斑块形成的作用。另有研究观察 MCP-1 与不稳定斑块的关系时，发现急性心肌梗死患者血清的 MCP-1 水平较稳定型心绞痛患者明显增高，故 MCP-1 在 AS 的形成及参与斑块炎症发展中有着重要作用。

其他炎性标志物如 IL-6、髓过氧化物酶、脂蛋白相关磷脂酶 A_2（Lp-PLA_2）及基质金属蛋白酶 -9 等，虽在一定程度上也反映斑块的炎症状况，但检测的稳定性都不如 hs-CRP，其临床预测价值也有待进一步探讨。

（二）脑心通胶囊抑制炎症、免疫反应的研究进展

根据中医理论，气虚血瘀为 AS 血栓形成疾病的主要病机，治疗以益气活血、化瘀通络为主要治则，以此改善心肌缺血，稳定动脉粥样硬化斑块，抑制血栓形成，从而减少心脑血管病事件的发生。脑心同治理论基于中医认识中的心脑同源理论及心脑血管疾病多由相同的病理基础引起，指出心脑血管动脉粥样硬化性疾病应共同治疗、整体预防才能达到防治的目的。脑心同治理论代表方药脑心通胶囊由黄芪、全蝎、地龙、水蛭、丹参、当归、赤芍、川芎、桃仁、红花、乳香、没药、鸡血藤、桑枝、桂枝、牛膝 16 味中药组成。其中黄芪有补气开阳、益卫解表、利水消肿、养血安神之功效；丹参、红花有活血祛瘀、凉血消肿、养血安神之功效；当归、川芎、赤芍清热凉血、祛瘀止痛、补气活血行气；乳香、没药活血止痛、消肿生肌；桂枝、地龙清热息风、温阳通经、利尿通络；全蝎、水蛭有破血逐瘀、息风止痉、解毒散结、通经止痛之功效。诸药合用，标本兼治，共奏益气活血、化瘀通络之效。近年来有关研究显示，脑心通胶囊在抗 AS、抑制炎症反应方面有卓越的疗效。

LOX-1 的过度表达在 AS 炎症反应过程中发挥了重要的作用。国外学者研究发现，他汀类药物可减少 LOX-1 的表达，抑制炎症反应。中医药在 AS 血栓形成疾病的防治中已经得到广泛应用，但其对炎症免疫反应的影响如何目前研究不多。脑心通胶囊是运用中医理论研制而成的中药复方制剂，具有益气活血、化瘀通络的功效。以往有研究发现脑心通胶囊对心脑血管疾病都有治疗价值，能够降脂、缓解冠心病心绞痛及脑梗死患者的临床症状，还具有通过改善内皮功能、抑制炎症免疫反应等发挥其抗 AS 血栓形成的作用。有学者研究发现，脑心通胶囊可降低实验性 AS 兔血管 LOX-1 受体基因的表达，同时发现脑心通胶囊治疗组，其血管内膜 LOX-1 蛋白的表达呈弱阳性，而高脂组血管内膜 LOX-1 蛋白的表达较强，提示用

脑心通胶囊干预可减少 LOX-1 蛋白的表达。以上研究表明，脑心通胶囊通过减少 LOX-1 的基因及蛋白表达，从而具有保护血管内皮功能、抑制血管壁炎症反应的作用。众所周知，冠心病及缺血性脑卒中的病理基础是 AS，而 AS 是一种慢性疾病，各种危险因素如高血脂，高血压、糖尿病、肥胖等首先通过损伤内皮功能、激发炎症免疫反应过程而促进了冠心病及缺血性脑卒中的发生，故保护内皮功能、抑制炎症反应，对预防及治疗心脑血管病，具有重要意义。

动脉粥样硬化血栓疾病形成包括炎细胞的浸润、平滑肌细胞的增殖、细胞外基质的增加及血栓形成等多种病理过程，是一种慢性炎症性疾病。在哺乳动物体内发现的与 Toll 相似的跨膜蛋白被称为 Toll 样受体（TLR）。TLR 是Ⅰ型跨膜受体，通过与内、外源性配体结合，激发先天性和获得性免疫应答，启动促炎因子的释放，导致炎症反应的发生，在炎症反应的信号转导系统中发挥极其重要的作用。Toll 样受体 2（TLR-2）和 Toll 样受体 4（TLR-4）信号通路与粥样硬化斑块进展、稳定性下降及决定病理因素之间有密切的关系，已有研究证实，TLR-2 和 TLR-4 在动脉粥样硬化病变损伤处有表达。许多动物实验及临床研究已经证实，脑心通胶囊有增加心脏供血、改善心肌细胞代谢、保护血管内皮功能及降低和控制心血管疾病危险因素的作用。有研究者将脑心通胶囊和辛伐他汀（一种调脂药物）应用于兔易损斑块模型中，旨在探讨 AS 斑块破裂处 TLR-2 和 TLR-4 的表达量有何异同，并进一步观察脑心通胶囊稳定易损斑块的疗效，以及与辛伐他汀疗效的差异，并探讨其可能的作用机制。研究中通过球囊损伤兔腹主动脉和高脂饮食喂养以在腹主动脉形成较大的动脉粥样硬化斑块，以 p53 的过表达诱导纤维帽变薄；蛇毒和组胺药物触发，则诱导纤维帽破裂和机化血栓的形成。实验动物随机分成兔 AS 模型组（对照组）、脑心通胶囊干预组（兔 AS 模型 + 脑心通胶囊）及辛伐他汀干预组（兔 AS 模型 + 辛伐他汀），以免疫组化、免疫印迹（Western blot）和实时定量 RT-PCR 三种分析方法分别检测 TLR-2、TLR-4 和核因子 - κB（NF- κB）p65 的表达变化。结果显示，对照组高胆固醇饮食后血浆胆固醇水平明显升高，可见腹主动脉有大量脂纹和斑块的形成，脑心通胶囊干预后血浆胆固醇含量、主动脉斑块的面积虽较辛伐他汀组增多，但与高脂组比较则明显减少，腹主动脉内膜厚度也明显降低，证明脑心同治理论代表药脑心通胶囊具有延缓动脉粥样硬化斑块形成的作用，更长时间的治疗可能使斑块消退。免疫组化染色法检出 TLR-2 的蛋白表达量较 TLR-4 低，但在对照组动脉粥样硬化斑块处，检出 TLR-2 和 TLR-4 蛋白的高表达，此外也检测到了 NF- κB p65 的表达。NF- κB p65 既能诱导 TLR 表达，也能介导 TLR 和配体结合的下游信号通路的核因子。在斑块处能检测出 NF- κB p65 的蛋白表达，表明斑块处的 TLR-NF- κB 通路被激活，NF- κB 的激活会导致一系列对动脉粥样硬化斑块形成起关键作用、并与细胞炎症和增殖反应有关的基因转录。与对照组比较，脑心通胶囊干预组与辛伐他汀干预组的 TLR–2、TLR–4 和 NF– κB 的表达均下降，这与 western blot 的检测结果一致。实时定量 RT–PCR 的结果，进一步证实脑心通胶囊干预组和辛伐他汀干预组的 TLR–2 及 TLR–4 表达较对照组显著降低。该研究表明，TLR–2、TLR–4 的表达量可预测 AS 斑块的进展，脑心通胶囊与他汀类调脂药一样，具有显著的抗炎症反应、抑制细胞增殖效果，从而达到抗 AS 血栓形成疾病的作用。现代药理研究证明，黄芪对血管内皮细胞、血管平滑肌细胞有保护作用，能够改变血液流变，其作用机制涉及多方面。川芎的有效成分川芎嗪具有抗凝、抑制血小板集聚、扩张血管、改善微循环、抗内皮素、保护血管内皮、抗氧化和钙拮抗等药理作用。川芎嗪能抑制 NF– κB 的激活，从而抑制炎症反应。丹参及其有效成分可通过降血脂、抗氧化、抗凝血等多种途径抗 AS，更为重要的是，它具有明显的抗炎作用。研究证明，脑心通胶囊能有效降低血清 TLR–NF– κB 信号通路激活的炎性因子水平。

脑心通可显著降低主动脉血管壁 MCP–1 基因的表达、抑制 MMP–3 基因的表达，提示脑心通胶囊具有抗 AS 炎症作用。目前研究认为，AS 是一种慢性炎症性疾病，如肾素 – 血管紧张素系统（RAS）、细胞因子、低密度脂蛋白均可使内皮细胞产生黏附分子，继而使血循环中的单核细胞与内皮细胞黏附，并迁移入内膜下组织，这是 AS 发病的早期重要事件之一。因此，探讨单核细胞迁移入血管内膜的机制及其影响因素，对于研究 AS 的发病学有重要意义。MCP–1 是一种强有力的趋化蛋白，主要作用是促进单核细胞聚集于内膜下。AS 组织中单核 – 巨噬细胞、泡沫细胞、平滑肌细胞及内皮细胞均可产生 MCP–1，在含巨噬细胞多的斑块组织中有大量 MCP–1 蛋白及 mRNA 的表达，推测 MCP–1 可能存在一种放大机制，使单核细胞更多地迁移入斑块组织中。转 MCP–1 基因的 AS 小鼠斑块内巨噬细胞的数量及 AS 的程度均明显增加，表明 MCP–1 具有促进炎症应答及斑块形成的作用，故 MCP–1 在 AS 的形成及斑块炎症发生中占有重要地位。有研究应用高脂饮食建立 AS 兔模型后，从病理形态上观察到高脂组的动脉内膜明显增厚、凸凹不平，光镜下观察可见到大量泡沫细胞。而脑心通组动脉内膜亦有不规则的增厚，凸凹不平，但 AS 程度较高脂组轻，光镜下发现内膜增厚，有散在的泡沫细胞存在，说明脑心通有抗 AS 作用。研究同时发现用脑心通治疗可显著降低主动脉血管壁 MCP–1 基因的表达，提示脑心通具有抗 AS 炎症的作用。脑心通胶囊组方中含有水蛭（具有类肝素作用）、地龙、全蝎等虫类药物，其含有大量血栓溶解因子（BDF）；川芎、丹参、红花等有活血化瘀作用，故脑心通组方可保护内皮及具有抗凝作用，这可能是脑心通调脂及消除 AS 斑块的机制之一。脑心通通过下调 MCP–1 的基因表达水平，从而减少巨噬细胞进入内膜的数量，减少了泡沫细胞的形成，这对动脉粥样硬化病变的发生和发展起到了预防和治疗作用。基质金属蛋白酶（MMP）与动脉粥样硬化（AS）斑块的不稳定性及急性冠脉综合征的发生密切相关。应用高脂饮食建立兔动脉粥样硬化模型，观察MMP-3基因的表达。研究发现：①高脂组的动脉内膜明显增厚，光镜下可见到大量泡沫细胞；脑心通组AS程度较高脂组减轻，有散在的泡沫细胞存在；对照组血管病理形态学显示内膜、中膜及外膜完整。② RT-PCR的结果显示，对照组主动脉无MMP-3的mRNA表达，单纯高脂组MMP-3/GAPDH光密度比值为（1.07 ± 0.09），明显高于脑心通组（0.61 ± 0.06）。这表明脑心通抑制了MMP-3基因的表达，从而有利于减轻血管壁炎症反应，稳定动脉粥样硬化斑块。

脑心通胶囊有轻度抑制CD36及清道夫受体-A（SR-A）表达的作用，提示脑心通胶囊有可能通过此机制延缓动脉粥样硬化进程。现今认为，动脉粥样硬化是一种慢性增生性炎症反应过程，是炎症细胞（主要是单核-巨噬细胞）吞噬“入侵”动脉壁的“病原性”脂蛋白，即氧化低密度脂蛋白（Ox-LDL）的慢性炎症反应过程。在高脂血症、高血压、糖尿病等病理条件下，血液中的低密度脂蛋白（LDL）沉积在血管内皮下，并被氧化修饰成具有毒性的Ox-LDL。血液中的单核细胞在强致炎因子Ox-LDL的刺激下，活化并迁移进入内皮下，变成具有吞噬作用的巨噬细胞，巨噬细胞吞噬Ox-LDL形成泡沫细胞。这是机体正常的防御机制，但泡沫细胞堆积启动了AS的发生。巨噬细胞表面有一类糖蛋白受体，可以特异性地识别并结合Ox-LDL，称为清道夫受体（SR）。其中SR-A和CD36是目前研究最多的两种清道夫受体，两者均介导巨噬细胞吞噬Ox-LDL，SR-A和CD36的表达量与泡沫细胞的多少及AS的发展进程有密切关系。清道夫受体是一类糖蛋白受体家族，分布广泛，具有广泛的配基识别谱，巨噬细胞上有大量清道夫受体表达。已知清道夫受体与动脉粥样硬化、宿主防御、细胞黏附、细胞增殖及细胞凋亡均有不同程度的关系。当Ox-LDL存在时，巨噬细胞通过清道夫受体特异性识别并吞噬Ox-LDL，形成泡沫细胞。动脉管壁内大量泡沫细胞聚集促使脂纹形成，出现AS的早期病理改变。在抗AS的药物中，他汀类药物不仅有调脂功能，还有抗氧化、抗炎、抑制血小板聚集等多方面作用。有研究将脑心通胶囊的作用效果与阿托伐他汀做比较，可以更确切地了解脑心通胶囊的作用强度。实验结果证实，Ox-LDL呈时间依赖性上调THP-1源性巨噬细胞表面CD36及SR-A的表达，这与以往报道一致。阿托伐他汀明显抑制两者的表达，较对照组分别降低了63.39%和70.50%。脑心通胶囊轻度抑制两者表达，并呈剂量依赖性，1g/L脑心通使CD36及SR-A表达分别降低22.30%和25.00%，大约是阿托伐他汀的1/3。脑心通具有益气活血、化瘀通络的功效，还有取材方便、价格便宜的优点。目前已证实，脑心通胶囊对冠心病心绞痛、缺血性脑卒中等AS相关疾病有一定疗效。

研究证实，脑心通胶囊有轻度抑制 CD36 及 SR–A 表达的作用，提示脑心通胶囊有可能通过此机制延缓动脉粥样硬化进程。

脑心通胶囊能通过降低血脂、hs–CRP 和 MMP–1 水平等显著抑制炎症反应、稳定易损斑块。流行病学研究表明，血清 LDL 升高、HDL 降低与 AS 性心脑血管疾病高发生率密切相关，而越来越多的研究资料提示炎症与 AS 形成关系密切。AS 斑块中有大量炎症细胞浸润，以血管壁积聚大量的淋巴细胞和单核细胞为特征，是一种进展性炎症反应，但炎症参与 AS 过程的可能机制至今尚不十分清楚。多数学者研究认为，血管内皮细胞功能受损是 AS 的始动环节，白细胞、血小板与内皮细胞相互接触、黏附，使血管局部发生炎症反应，是血凝异常发生的重要步骤。氧化低密度脂蛋白可诱发内皮细胞产生细胞黏附分子，包括血管细胞黏附分子、细胞间黏附分子、选择素家族的 P– 选择素、MCP–1、血小板膜糖蛋白等，上述细胞因子具有介导细胞与细胞、细胞与细胞外基质及某些血浆蛋白之间相互识别与结合，参与免疫调节、炎症反应、血栓形成等作用，已成为目前 AS 研究的新焦点。许多研究认为，CRP 不仅是全身炎症标志物，也直接参与 AS 过程，CRP 可与低密度脂蛋白相互作用，损害细胞膜、刺激补体、促进炎症反应。朱伟等用彩色多普勒超声检测发现颈动脉内膜中层有增厚和（或）斑块形成的脑梗死患者 86 例，将其随机分成对照组 40 例和治疗组 46 例，两组患者均给予常规治疗，治疗组在此基础上加用脑心通胶囊 2 粒，每日 3 次，总疗程 2 个月。治疗前后应用超声诊断仪来观察颈动脉内膜厚度及斑块的变化，检测治疗前后患者血脂、C– 反应蛋白（CRP）的含量并观察其变化，比较两组心脑事件的发生率、再入院率与不良反应。两组治疗后，颈动脉内膜中层厚度均较治疗前明显降低，差异有统计学意义（$P < 0.01$）；治疗组治疗后总胆固醇（TC）、甘油三酯（TG）、低密度脂蛋白胆固醇（LDL–C）、CRP 均较治疗前显著降低，而高密度脂蛋白胆固醇（HDL–C）则较治疗前显著升高，差异均有统计学意义（$P < 0.05$）；治疗组的心绞痛、短暂性脑缺血发作、脑梗死的发生及再住院率均较对照组显著降低，差异有统计学意义（$P < 0.05$）。可见脑心通胶囊通过调脂、抑制炎症因子的释放等作用来减少动脉粥样硬化的形成，增加斑块稳定性，改善内皮舒张功能，最终减少心脑血管疾病重要事件的发生率和再住院率。

（三）丹红注射液减轻炎症与免疫反应的研究进展

炎症与免疫反应是动脉粥样硬化病变发生发展的关键事件，它首先可加重血管内皮细胞功能与结构的损害，促进炎症细胞在病变血管壁的聚集，并促进病变处细胞凋亡与坏死的发生，以及平滑肌细胞的增生，加速动脉粥样硬化斑块的形成。同时大量炎性细胞的浸润，尤其是巨噬细胞的大量聚集并诱发一系列炎症反应，使斑块的稳定性显著下降，易致斑块的破裂和血栓形成。因此，炎症反应及其标志物是动脉粥样硬化血管事件发生危险的重要预测因子。通过干预炎症以防止动脉粥样硬化病变的进展，目前主要认为可采取三个策略：①抑制炎症细胞浸入血管壁；②加速病变局部炎性细胞凋亡及坏死后的清除；③促进炎性细胞迁移远离病灶。病变处的炎症细胞产生多种细胞因子或蛋白酶类，如白介素、肿瘤坏死因子、转录因子、转化生长因子 –β（TGF–β）及基质金属蛋白酶 –9（MMP–9）等，其中白介素 –10 与转化生长因子、转录因子具有抗炎作用，与其他致炎性因子相互作用，以调节或决定炎症反应的进程。

在中药干预动脉粥样硬化血栓形成疾病方面，近年来丹红注射液的防治作用引起了人们的极大关注。丹红注射液是从中药丹参和红花中提取其有效成分，并经先进的生产工艺制成的中药注射剂，主要成分有丹参酮、丹参酸、丹参酚酸、红花黄色素、红花酚苷等。丹参和红花均属活血化瘀药物，该药组方简单，但配伍严谨，合用功效多样，具有包括活血化瘀在内的多种功效。根据中药升降沉浮理论，丹参为植物根茎，具有沉降之功，红花为植物花蕾，具有升浮之效。二药相辅，一升一降，内外通和，行气活血之功显著，且具有养血生血之作用，除邪而不伤正，共奏活血通络、祛瘀生新之功。二药配伍，堪称完美组合。其临床功效为活血化瘀、通脉舒络，用于瘀血闭阻所致的胸痹及中风，现在已广泛应用于动脉粥样硬化血栓形成疾病的治疗。有关丹红注射液的作用机制，近来大量的基础与临床研究显示，丹红注射液具有显著的抑制炎症反应的特性，是其拥有良好的抗动脉粥样硬化血栓形成疾病临床疗效的重要机制之一。丹红注射液抑制炎症免疫反应，降低炎性因子的表达及抑制蛋白酶类活性等，在抗动脉粥样硬化及血栓疾病中发挥十分重要的作用。管高峰等研究丹红注射液对动脉粥样硬化（AS）家兔模型血管壁炎症的影响。其将 36 只新西兰雄性白兔随机分为正常对照组（NC 组）喂普通饲料；高胆固醇组（HC 组）喂高胆固醇饲料（每千克普通饲料加入胆固醇 15g），每只每天 100g；高胆固醇加氟伐他汀组（FC 组）予氟伐他汀钠 10mg/（kg· d），与高胆固醇饲料混合喂饲；高胆固醇加丹红注射液组（DC 组）喂高胆固醇饲料，每只每天 100g，每只每日经耳缘静脉注射丹红注射液 2.0mL/（kg· d）。以上 4 组实验周期均为 12 周。以组织形态学分析 AS 斑块 / 内膜面积比值及斑块最厚处内膜厚度 / 中膜厚度比值，酶法检测血脂，酶联免疫吸附试验（ELISA）定量测定血清超敏 C 反应蛋白（hs–CRP）及主动脉弓血管壁核因子 –κB（NF–κB）含量。结果显示，与 HC 组比较，DC 组与 FC 组血清总胆固醇（TC）、低密度脂蛋白胆固醇（LDL–C）均明显降低，血管 AS 病变显著减轻，血管壁 NF–κB 及血清 hs–CRP 含量均显著降低，差异均有统计学意义（均 $P < 0.05$）。该研究提示，丹红注射液

对实验性 AS 家兔血管壁炎症具有显著的抑制作用，有助于延缓 AS 病变的进程。

临床观察研究也显示丹红注射液对心脑血管疾病的炎症反应有干预作用。有学者研究 83 例冠心病患者（包括急性心肌梗死、不稳定型心绞痛与稳定型心绞痛），于治疗前后检测患者血清肿瘤坏死因子 -α（TNF-α）、白介素 -8（IL-8）和细胞间黏附分子 -1（ICAM-1）水平的变化。治疗以丹红注射液 20mL 加入 5% 葡萄糖溶液（或生理盐水）250mL 静脉输注，1 次 / 天，4 周为 1 个疗程。结果显示，与治疗前相比，治疗后患者的 TNF-α、IL-8 及 ICAM-1 水平均显著降低。该研究提示，丹红注射液用于冠心病临床治疗，能显著降低患者血清炎性细胞因子水平，具有明显抑制体内炎症反应的功能。不稳定型心绞痛发作时，患者体内炎症因子水平明显升高，丹红注射液治疗 2 周能有效降低患者血浆超敏 C 反应蛋白（hs-CRP）、白介素 -6 的水平，具有显著的抗炎效应。对冠心病介入治疗的患者，应用丹红注射液治疗，较未用丹红注射液组也显著降低介入术后血浆 hs-CRP、P- 选择素、内皮素 -1（ET-1）及 MMP-9 的水平。介入治疗本身能激发机体的炎症反应。黄飞波等研究显示，丹红注射液能明显下调介入术后患者血清 MMP-9 水平，显示出同样的抑制炎症效应，可见丹红注射液能有效应用于临床 ACS 治疗与其显著的抗炎活性有密切的关系。丹红注射液对急性脑梗死患者体内的炎症反应也有明显的抑制效应，任晶晶等观察丹红注射液治疗急性脑梗死患者 2 周后，其血浆白介素 -6 和肿瘤坏死因子 -α 浓度较对照组（未用丹红注射液）显著降低，反映了丹红注射液能有效抑制急性脑梗死患者的炎症反应水平，这与其临床改善神经功能有密切的关系。

美国犹他大学 J· 布伦特 · 穆尔斯坦（J.Brent Muhlestein）教授领导的课题研究小组也探讨了脑心通胶囊、丹红注射液对高胆固醇模型兔动脉粥样硬化进程的影响。其选用健康雄性新西兰大白兔 50 只，于实验前均以普通饲料适应性喂养 7 天，称重，随机分为 4 组。正常对照组（N=12，G1 组）喂普通饲料；高胆固醇组（N=12，G2 组）喂高胆固醇饲料；高胆固醇加脑心通组（N=13，G3 组）喂高胆固醇饲料，并予脑心通灌胃 1 次 / 天；高胆固醇加脑心通和丹红注射液组（N=13，G4 组）除喂高胆固醇饲料、脑心通灌胃 1 次 / 天外，每 3 天经耳缘静脉注射丹红注射液 1 次。每只兔于实验 0 天、60 天、90 天分别抽血保存以备测。结果显示大体标本：① G1 组血管光滑柔软，无斑点、斑块形成；其他各组胸腹主动脉管壁僵硬、增厚，可见斑块形成，部分钙化、弥漫连成片状，管腔缩小。② G4 组，即高胆固醇饮食 + 脑心通 + 丹红注射组中显示，与治疗前相比，60 天和 90 天时，血清 CRP 含量较实验前显著降低，差异具有统计学意义（$P < 0.05$）。③与 G2 组比较，G4 组（脑心通联合丹红注射液治疗）血浆甘油三酯水平显著降低近 20%，差异具有统计学意义（$P < 0.05$）。该研究提示，脑

心通和丹红注射液在兔高胆固醇模型中对 CRP、甘油三酯等指标有显著的影响。脑心通和丹红注射液这两种中药制剂的联合应用，其抗炎性反应作用突出，对动脉粥样硬化病变的发生发展有确切的生物学效应。因此，很值得进一步深入研究。

二、代表方药抗氧化作用研究

（一）氧化应激与动脉粥样硬化血栓形成疾病

氧化应激（oxidative stress）是指机体在遭受各种有害刺激时，体内或细胞内氧自由基的产生与抗氧化防御之间严重失衡，氧化程度超出氧化物的清除，导致活性氧（ROS）在体内或细胞内蓄积而引起细胞毒性，从而导致组织损伤的过程。ROS 是与氧化应激密切相关的自由基，包括超氧阴离子（O_2^-）、羟自由基（OH·）、过氧化氢（H_2O_2）、一氧化氮自由基（NO·）等。正常情况下，氧自由基反应对于机体防御机制是必要的，自由基的产生和清除须保持平衡。但在某些病理情况下，如面临动脉粥样硬化高危因素（糖尿病、吸烟、高胆固醇血症、肥胖、高龄等）时，体内氧自由基大量产生，同时机体的抗氧化防御能力下降，使氧化能力远远超过抗氧化能力，而引发氧化应激，直接引起生物膜脂质过氧化、细胞内蛋白及酶变性、DNA 损伤，导致细胞死亡或凋亡，以及组织损伤，最终导致疾病的发生。研究显示，心脑血管粥样硬化血栓形成疾病如冠心病、心肌梗死、脑卒中等与氧化应激的关系十分密切。ROS 还可作为重要的细胞内信使来活化许多信号传导通路，间接导致组织和细胞的损伤。低密度脂蛋白的氧化修饰是心脑动脉粥样硬化形成的中心环节。动脉粥样硬化是一种复杂、多因素参与作用的疾病，其发病的分子和细胞学机制至今尚不完全明了。由于动脉粥样硬化斑块的脂质池中主要有胆固醇酯和胆固醇。因此早在 1863 年，菲尔绍（Virchow）提出的传统脂源性学说认为，动脉粥样硬化的发生是由于血脂水平增高，促使大量脂质尤其是胆固醇进入动脉壁，并在局部沉积聚集，引起局部细胞吞噬脂质而形成泡沫细胞，最终导致动脉粥样硬化斑块的形成。然而有研究表明，高浓度的天然低密度脂蛋白与巨噬细胞共同孵育并不能使细胞内大量脂质堆积并诱发泡沫细胞的形成。这是因为 LDL 通过 LDL 受体（LDL–R）进入细胞后水解产生的游离胆固醇可介导负反馈机制，抑制过多的 LDL 进入细胞内，从而下调细胞内胆固醇水平。因此，高血脂与动脉粥样硬化形成之间必定存在中间环节，即研究显示 LDL 在形成动脉粥样硬化时，多经过化学修饰后发挥作用，LDL 水平升高为其化学修饰提供了丰富的修饰底物。

基础研究表明，LDL 有四种化学修饰形式：氧化修饰 LDL（Ox–LDL）、糖化修饰 LDL

（Gly–LDL）、糖氧化修饰 LDL（Gly–Ox–LDL）及免疫复合物修饰 LDL（LDL–CIC）。对颈动脉狭窄程度与四种化学修饰的 LDL 水平做直线相关分析发现，Gly–LDL 和 Ox–LDL 与颈动脉狭窄有显著的相关性，其中 Ox–LDL 与颈动脉狭窄程度具有很好的正相关关系。该结果提示，Ox–LDL 在动脉粥样硬化中发挥极其重要的作用。那么，LDL 是如何被氧化修饰的呢？首先，在病理状态下，体内产生大量的 ROS，ROS 使 LDL 表面的多不饱和脂肪酸双链氧化并发生断裂，载脂蛋白 B（apoB）与其交联形成共轭双烯，从而使 LDL 表面结构发生改变。氧化修饰后的 LDL 不再被 LDL–R 识别，而被巨噬细胞表面的 SR–A 识别。与天然 LDL 相比，Ox–LDL 与 SR–A 受体结合更快，且不受细胞内游离胆固醇的负反馈调节，更容易被巨噬细胞识别并吞噬形成泡沫细胞。因此，可以说 LDL 氧化产生的氧化低密度脂蛋白是发生动脉粥样硬化的中心环节。此外，Ox–LDL 还能刺激内皮细胞中多种炎性因子和黏附分子，如单核细胞趋化蛋白 –1（MCP–1）、细胞间黏附分子 –1（ICAM–1）、血管细胞黏附分子 –1（VCAM–1）等的表达。其诱导单核细胞与血管内皮细胞黏附和迁移进入动脉内膜，并转化为巨噬细胞；诱导内皮细胞增生和平滑肌细胞增生、移行；促进血小板黏附、聚集并形成血栓；抑制 NO 释放，促进血管收缩；加剧动脉粥样硬化的炎症反应等。因此，Ox–LDL 可通过多种途径启动和加速动脉粥样硬化的发展。众所周知，临床上 70% ～ 80% 的临床血管事件是因在斑块破裂基础上形成血栓引起的。在不稳定斑块破裂基础上的血栓形成，是动脉粥样硬化性疾病的病理基础。而近年来越来越多的研究表明，Ox–LDL 还与动脉粥样硬化斑块破裂触发临床血管事件密切相关。这是因为不稳定斑块与稳定斑块相比，具有一大一薄、两多两少的特点，即脂核大、纤维帽薄，基质金属蛋白酶（MMP）多、巨噬细胞和泡沫细胞多，胶原纤维少、平滑肌细胞少。其中，MMP 是影响动脉粥样斑块稳定性的重要生物酶，是由巨噬细胞、平滑肌细胞、泡沫细胞、单核细胞等产生的一个含锌的酶家族。MMP 能够特异性与细胞外基质结合，降解细胞外基质，促使单核细胞和平滑肌细胞迁移，进而导致斑块纤维帽降解和斑块破裂。而 Ox–LDL 能够促进 MMP 的表达和活性的增加，因为 MMP 水平和活性主要受 Ox–LDL、ROS、TNF–α 和 IL–1 四个因素的调控，其中 Ox–LDL 除可直接影响 MMP 水平与活性外，还可通过刺激 TNF–α 和 IL–1 的表达与释放，间接影响 MMP 水平与活性，是影响 MMP 水平与活性的关键因素。一项研究分别对急性心肌梗死、不稳定型心绞痛及健康受试者在发病第 30 天、120 天、210 天时抽取血样，并采用化学发光法和酶联免疫吸附法检测 Ox–LDL 水平。结果显示，急性心肌梗死和不稳定型心绞痛患者的血清 Ox–LDL 水平高于健康受试者；与健康受试者相比，急性心肌梗死患者的血浆 Ox–LDL 水平在第 30 天、120 天和 210 天时均显著升高，并有显著性差异；与健康受试者相比，不稳定型心绞痛患者的血浆 Ox-LDL 水平在第 30 天和第 210 天时也有显著增加。这说明 Ox-LDL 可以作为动脉粥样硬化临床血管事件的重要监测指标，抗氧化治疗可能成为动脉粥样硬化性疾病防治的新焦点。

综上所述，氧化应激贯穿动脉粥样硬化斑块的形成、发展及斑块破裂触发临床事件的始终。因此，抗氧化治疗已逐渐成为抗动脉粥样硬化性疾病的临床新靶点。目前用于临床的抗氧化剂主要有天然抗氧化剂和人工合成抗氧化剂两种。与人工合成的抗氧化剂相比，天然抗氧化剂的抗氧化作用具有较大的局限性，如维生素 C 为水溶性抗氧化剂，不易与脂质结合而发挥抗脂质氧化作用；维生素 E 和 β- 胡萝卜素为脂溶性抗氧化剂，但与氧自由基为可逆性结合，其抗氧化能力较弱。因此，目前天然抗氧化剂的抗动脉粥样硬化研究多为阴性结果，而人工合成的抗氧化剂研究结果多为阳性。普罗布考，又名丙丁酚，是目前可用于临床的抗氧化作用最强的人工合成抗氧化剂。普罗布考的两个酚羟基结构决定了其作为断链抗氧化剂和氧离子捕捉剂的性能。酚羟基是容易被氧化的化学基团，与氧离子结合后形成稳定的酚氧基，使体内提供氧离子的氧自由基或过氧游离基被还原而失去氧化能力。多项研究表明，普罗布考可对抗脂质氧化，降低血浆 Ox-LDL 水平，从而降低多种炎性因子和 MMP 的分泌与表达，抑制泡沫细胞的形成，延缓动脉粥样硬化斑块的形成与发展，稳定已形成的动脉粥样硬化斑块，从而显著降低动脉粥样硬化临床血管事件的发生。此外，目前临床上应用的过氧化物酶体增殖物激活受体 γ（PPARγ）配体、他汀类药物、血管紧张素转化酶抑制剂（ACEI）和血管紧张素Ⅱ受体阻滞剂（ARB）均具有一定的抗氧化活性。PPARγ 配体对 NAD（P）H 氧化酶有抑制作用，可减少 ROS 的产生，而他汀类药物可减少血管紧张素Ⅱ诱导的自由基生成。抗氧化剂的抗动脉粥样硬化作用是肯定的，鉴于 Ox-LDL 在动脉粥样硬化病变的发生、发展及临床事件发生过程中地位的重要性，以及针对抗氧化剂抗动脉粥样硬化研究的不断深入，抗氧化剂在防治动脉粥样硬化血栓形成疾病方面将发挥更大的作用。

氧化应激的影响，LDL 浸入血管壁后发生氧化修饰，形成 Ox-LDL，后者激活大量的炎性反应。一方面，炎症反应中不断产生氧自由基，加重氧化应激；另一方面，氧化应激诱发更多的炎症反应，形成恶性循环，加速血管壁粥样硬化斑块的形成及增加斑块破裂风险，从而促使心脑血管动脉粥样硬化血栓形成疾病的发生与发展。

（二）脑心通胶囊抗氧化作用研究

血管性痴呆（VD）是多种因素参与的复杂病理过程，研究认为氧自由基引起的组织脂质过氧化损伤是其发病的重要因素之一。脑组织富含多不饱和脂肪酸而最易受自由基攻击，大量自由基产生，破坏了膜脂质的代谢和结构，从而改变酶蛋白的微环境，或者通过直接氧化酶蛋白氨基酸残基，引起酶蛋白构象改变，使酶失活。超氧化物歧化酶（SOD）能清除超氧阴离子自由基，抑制脂质过氧化，保护细胞免受损伤，检测SOD水平可反映清除自由基的程度。丙二醛（MDA）是脂质过氧化作用的终末产物，比较稳定，其含量可反映脂质过氧化水平，同时间接反映了自由基损伤程度，是衡量脑缺血-再灌注损伤的重要指标。VD属于中医学“善忘”“文痴”“呆病”“癫疾”“郁疾”等范畴，病位在脑，病机主要为气血亏虚，肝肾不足或气滞血瘀而导致气血不能荣养脑窍，进而髓海失聪所致。以往多采用改善脑循环及代谢的药物如阿米三嗪萝巴新片和甲磺酸双氢麦角毒碱片等治疗。由于引起大脑功能减退及痴呆的原因十分复杂，单纯西药治疗效果并不十分理想，开发中药治疗痴呆一直是我国中药研究的重要课题之一。脑心通胶囊由黄芪、丹参、当归、川芎、桃仁、红花、乳香等16味中药组成，诸药协同使用，可益气活血、化瘀通络，起到了标本兼治的作用。现代药理研究证实，方中黄芪能显著抑制氧自由基引发的脂质过氧化反应，以及抗缺氧、抗衰老、改善记忆与认知能力。丹参能提高抗氧化酶活性，清除氧自由基，抗缺氧，改善微循环。当归能清除氧自由基、激活和保护SOD活力、降低MDA含量。川芎等能增加脑血流量，提高大脑耐缺氧能力。有研究采用大脑中动脉阻塞（MCAO）大鼠模型，研究脑心通胶囊对拟血管性痴呆（VD）大鼠的学习记忆行为及超氧化物歧化酶（SOD）活性、丙二醛（MDA）含量的影响。将50只大鼠做成模型后随机分为中药组（脑心通胶囊干预）、西药组、模型组，另设假手术组和正常组，共治疗28天。治疗后以Morris水迷宫实验检测其学习记忆行为能力，并检测脑内SOD活性和MDA含量。结果显示，与模型组比较，中药组和西药组均能提高大鼠Morris水迷宫成绩，提高SOD活力，降低MDA含量，反映脑心通胶囊具有抗自由基损伤作用；与正常组相比，模型组脑组织的SOD活性显著下降，MDA含量显著增加，反映了自由基损伤明显，抗自由基损伤能力下降。该研究提示，脑心通胶囊可提高自由基清除剂的活力，减轻自由基损伤。脑心通胶囊干预拟VD大鼠模型，可以提高VD大鼠学习记忆能力，其作用机制可能与其有效的抗氧化作用、升高SOD活力、降低MDA水平，从而保护神经元的功能有关。

脂蛋白相关磷脂酶A_2（Lp-PLA_2）是一种新的与动脉粥样硬化性疾病有关的标志物，直接参与血管的炎性反应。Lp-PLA_2能与LDL-C结合形成复合物，经血管腔进入血管壁内膜，促进沉积于内膜的LDL发生氧化反应。张道培等研究脑心通胶囊对非痴呆型血管性认知障碍（VCIND）患者血浆Lp-PLA_2活性的影响。结果显示，脑心通胶囊治疗组和尼莫地平对照组在治疗前患者血浆Lp-PLA_2活性水平均高于正常人群组（$P < 0.05$）；服药3个月后，脑心

通胶囊治疗组血浆 Lp-PLA$_2$ 活性显著低于尼莫地平对照组（$P < 0.05$）。该研究提示，脑心通胶囊能显著抑制 Lp-PLA$_2$ 活性，减少脂质沉积于血管壁，抑制血管壁炎症反应并减轻氧化应激。

脑缺血－再灌注过程中产生大量的炎症反应及氧自由基，二者互为因果，形成恶性循环，加重组织或细胞的损伤。脑心通胶囊能显著抑制炎症反应，减少氧自由基的产生，在减轻组织缺血－再灌注损伤、保护细胞功能方面有卓越的疗效。刘振权等观察脑心通胶囊对体外模拟脑缺血－再灌注损伤大鼠脑微血管内皮细胞的保护作用。其通过建立体外培养大鼠脑微血管内皮细胞模拟脑缺血－再灌注损伤模型，观察模拟脑缺血 3 小时，再灌注 1 小时、3 小时、6 小时、12 小时、24 小时、36 小时、48 小时、72 小时后损伤内皮细胞的活性、死亡率变化及脑心通胶囊的影响，以及体外培养大鼠脑微血管内皮细胞模拟脑缺血 3 小时，再灌注 24 小时时脑心通胶囊含药血清对细胞裂解液 SOD 活性、MDA 及 NO 含量的影响。结果显示，体外培养的大鼠脑微血管内皮细胞在模拟缺血－再灌注损伤后，细胞内线粒体活力下降，死亡率升高。脑心通胶囊 0.24g/kg、0.48g/kg 能不同程度改善细胞损伤（$P < 0.05$，$P < 0.01$），明显提高裂解液中 SOD 活性（$P < 0.05$，$P < 0.01$），降低裂解液中 MDA 和 NO 含量（$P < 0.05$，$P < 0.01$），对大鼠脑微血管内皮细胞模拟脑缺血－再灌注损伤有明显的保护作用。可见脑心通胶囊对模拟脑缺血－再灌注损伤保护作用的机制可能是通过提高 SOD 活性、清除自由基，从而减少缺血－再灌注过程中的氧自由基损伤，阻碍线粒体膜过强的脂质过氧化反应，防止线粒体发生氧化磷酸化解偶联，维持细胞正常的能量代谢，同时通过减少受损细胞内 NO（诱导型 NO）的含量，减轻了 NO 介导的兴奋性氨基酸毒性及其衍生毒性自由基的损伤，从而达到对脑微血管内皮细胞缺血－再灌注损伤保护的目的。此保护机制的核心就是脑心通胶囊发挥了其内在强有力的抗氧化作用。

（三）丹红注射液抗氧化作用研究

缺血性心脑血管疾病是导致人类死亡的主要原因，在治疗上，改善心脑缺血、对急性心肌梗死或急性脑梗死实施早期再灌注是改善患者临床转归的最有效方法。心肌或脑缺血恢复再灌注会造成组织或细胞损伤，这一现象被称为心肌或脑缺血－再灌注损伤。在发生组织缺血－再灌注损伤中，氧化应激的机制十分重要。缺血－再灌注过程中产生的氧自由基加剧炎症反应，加重组织、细胞的损伤，在血管损伤性疾病（如动脉粥样硬化血栓形成疾病、缺血－再灌注损伤等）的发生发展中发挥重要作用。在正常生理条件下，细胞内存在抗氧化物质，可以及时清除氧自由基（OFR），使 OFR 的生成与降解处于动态平衡，对机体无害；而在动脉粥样硬化或心肌 / 脑缺血 – 再灌注损伤情况下，由于 OFR 生成过多或机体抗氧化能力不足，从而引发氧化应激反应，介导血管、心肌或脑组织损伤。

目前关于缺血 – 再灌注损伤的发病机制有许多假设，主要与再灌注时 OFR 导致的损伤、细胞内 Ca^{2+} 超载、细胞能量代谢障碍等有关。氧化应激反应可引发微血管损伤、粒细胞浸润及再灌注组织细胞凋亡等。由于 OFR 在缺血 – 再灌注损伤中的作用非常复杂，除发挥自身的细胞毒性作用外，还参与、介导多种物质在心肌或脑组织缺血 – 再灌注损伤中的作用。近年来也有研究显示，OFR 在缺血 – 再灌注损伤中除有损伤作用外，也有一定的有益作用，如信号预处理保护机制及诱导应急反应等。所以，目前临床上对抗氧化作用的研究成为防治心肌或脑缺血 – 再灌注损伤的重要手段之一。

丹红注射液是常用的活血化瘀药物，主要由丹参、红花组成，具有活血化瘀、通脉舒络功效，主要用于冠心病、脑卒中等疾病的治疗。现代药理学研究表明丹参、红花有多种药理作用，如改善实验动物的外周微循环，抑制中性粒细胞血小板聚集、黏附，以及抗氧化作用。王琚楠等采用结扎冠状动脉制备大鼠心肌缺血损伤模型，将动物随机分为假手术组、模型组、丹参注射液阳性对照组（10g/kg）、丹红注射液各剂量组为 10g/kg、20g/kg、30g/kg，探讨丹红注射液对大鼠心肌缺血损伤的保护作用。实验证明，丹红注射液 20g/kg、30g/kg 剂量组能明显减少心肌缺血损伤大鼠心肌梗死面积，分别为（23.26 ± 5.95）%、（20.54 ± 9.78）%，模型组为（36.79 ± 8.01）%；模型组心电图出现 S–T 段明显抬高（0.48 ± 0.05）mV，而丹红注射液各剂量组能明显降低 S–T 段抬高，分别为（0.29 ± 0.04）mV、（0.22 ± 0.04）mV、（0.17 ± 0.03）mV（均 $P < 0.01$）。丹红注射液各剂量组均能明显抑制心肌缺血损伤大鼠血清、心肌组织 MDA 含量的升高，提高 SOD 活性。这提示，丹红注射液可能通过提高内源性抗氧化酶 SOD 活性，清除自由基引起的脂质过氧化反应，减轻自由基对心肌细胞的损伤，起到保护心肌损伤的作用。有研究利用结扎 SD 大鼠冠状动脉左前降支 40 分钟后，再灌注 120 分钟，建立心肌缺血 – 再灌注损伤模型，静脉注射给药丹参红花提取物有效成分。结果表明，与模型组比较，丹参红花提取物有效成分——丹参酚酸 B 和羟基红花黄色素 A（丹参酚酸 B 含量为 10.44mg/g、羟基红花黄色素 A 含量为 22.10mg/g）小剂量（1.94g 生药 /kg）组、中剂量（3.89g生药/kg）组和大剂量（5.83g生药/kg）组，均可使大鼠血清肌酸激酶同工酶（CK–MB）的含量显著降低（$P < 0.01$）；中、大剂量组还可抑制心肌缺血 – 再灌注损伤后大鼠血小板聚集率。这提示，丹参红花有效成分配伍的中、大剂量组对大鼠心肌缺血 – 再灌注损伤具有保护作用。

丹红注射液在抗动脉粥样硬化病变中也显示出强烈的抗氧化效应。付婷婷等在探讨丹红注射液对高脂诱导的家兔动脉粥样硬化的影响及其可能的作用机制中发现丹红注射液有明显的抗氧化应激作用。其将40只雄性新西兰家兔按照体质量随机分为正常对照组、模型组、丹红注射液组及阿司匹林组，给药14周后处死，用图像分析法测定各组家兔主动脉脂质斑块面积、酶法检测家兔血脂水平、硫代巴比妥酸法分析家兔主动脉壁丙二醛（MDA）含量、逆转录聚合酶链反应法检测家兔主动脉壁上的炎性因子诱导型一氧化氮合酶（iNOS）和环氧合酶-2（COX-2）mRNA的表达水平。结果显示，实验家兔的主动脉壁斑块面积与模型组比较均显著减小（$P < 0.05$）；丹红注射液组与阿司匹林组家兔主动脉壁中的MDA含量与模型组比较显著减少，分别为（0.92±0.17）nmol/mg及（1.34±0.26）nmol/mg。此外，丹红注射液组家兔主动脉壁上iNOS和COX-2mRNA的表达水平与模型组比较亦显著下降，表明丹红注射液抗AS作用与其抗氧化应激密切相关。

综上所述，丹红注射液能显著抑制脂质过氧化作用，增强清除自由基功能，对缺血-再灌注损伤或动脉粥样硬化病变具有保护作用，其机制与其抗氧化作用有关。临床研究也进一步证实，丹红注射液的抗氧化作用尤其突出。姚建华等通过探讨脑梗死患者经丹红注射液治疗前后血清氧化低密度脂蛋白（Ox-LDL）、基质金属蛋白酶-2（MMP-2）、肿瘤坏死因子（TNF-α）含量的变化来研究丹红注射液治疗急性脑梗死的多靶点药物作用机制。其选择急性脑梗死患者15例，给予0.9%氯化钠注射液250mL加丹红注射液40mL，每日1次静脉滴注，于入院时及药物治疗2周后分别检测血清氧化低密度脂蛋白、基质金属蛋白酶-2及肿瘤坏死因子的抗体水平。结果显示，丹红注射液治疗前检测结果为Ox-LDL含量为（43.94±25.20）μg/dL、MMP-2含量为（25.84±14.10）μg/dL、TNF-α含量为（256.41±31.86）μg/dL；治疗后检测结果为Ox-LDL含量为（31.25±24.45）μg/dL、MMP-2含量为（21.12±7.82）μg/dL、TNF-α含量为（42.90±12.04）μg/dL，治疗前后差异有统计学意义（$P < 0.05$）。研究结果提示，丹红注射液用于临床治疗具有抗氧化、抗炎症反应等多靶点作用环节，对急性脑梗死患者起多重保护作用。值得注意的是丹红注射液能显著降低氧化低密度脂蛋白浓度，表明丹红注射液能够有效抑制急性脑梗死患者体内的氧化应激反应，其抑制氧化应激反应、降低Ox-LDL水平可能与以下几个方面有关：①通过改善或调节脂质代谢功能而降低体内低密度脂蛋白水平；②丹参中有效成分丹参酮Ⅱ可拮抗低密度脂蛋白引起的血管内皮损伤，从而可减弱低密度脂蛋白穿过内皮进入内皮下发生氧化修饰环节；③丹参有效成分丹参素和丹参酮等对体内Fe^{2+}-H_2O_2系统、黄嘌呤氧化酶-黄嘌呤系统、缺血-再灌注损伤等多系统和多途径产生的自由基均有明显清除作用；④红花中所含一品红花素对体内氧化代谢过程中所产生的超氧阴离子（O_2^-）、羟自由基（OH·）和脂基自由基（ROO·）等氧自由基均具有良好的清除作用。丹参和红花经

现代工艺加工处置，其药效明显增强。因此，丹红注射液用于急性脑梗死的治疗能使患者获益显著。金波等探讨丹红注射液对急性脑梗死患者血浆内皮素（ET）、血清丙二醛（MDA）水平，以及超氧化物歧化酶（SOD）活性的影响。其将96例急性脑梗死患者随机分为A、B两组，各48例。在常规治疗基础上，A组给予丹红注射液治疗，B组给予复方丹参治疗，均治疗14天。观察治疗前后患者血浆内皮素（ET）、血清丙二醛（MDA）、超氧化物歧化酶（SOD）水平变化，比较两组患者治疗前后神经功能缺损评分，并与46例健康者（C组）进行比较。结果显示，治疗前与C组比较，急性脑梗死患者（A、B组）ET、MDA水平明显升高，SOD水平显著下降，差别有统计学意义（$P < 0.01$）；治疗后与B组比较，A组患者的ET、MDA水平明显降低，SOD水平及神经功能缺损程度评分均明显提高，组间差别有统计学意义（$P < 0.05$）。该研究提示，丹红注射液治疗急性脑梗死患者能降低血浆ET水平，提升SOD活力，降低氧化产物，丹红注射液的抗脂质过氧化反应的机制与其改善患者的神经功能缺损的效应是密不可分的。

在缺血性疾病包括动脉粥样硬化发生发展中，或心脑缺血－再灌注过程中，均会有大量氧自由基产生，氧化应激是其重要的发病机制之一。丹红注射液无论是基础研究或是临床观察，均表现出极强的抗氧化特性，其能提升内在的抗氧化能力，全方位地保护缺血组织与细胞的功能，为临床缺血性疾病的防治奠定了坚实的基础。

（四）龙生蛭胶囊抗氧化作用研究

目前，脑卒中的病理过程所带来的损伤有很多，其中较受广泛认可的有炎性因子分泌调节、类炎性物质分泌调节及免疫细胞状态调节。脑卒中发生后（无论缺血性脑卒中还是出血性脑卒中），会直接导致颅内神经元及神经胶质细胞的离子泵功能障碍。离子泵功能发生障碍后，细胞外液中浓度较高的Na^+、Ca^{2+}、Cl^-等离子大量内流，细胞内外离子稳态发生变化，使细胞内环境平衡遭到破坏，而稳态的破坏进而又会诱导特定蛋白质的表达改变或者磷酸化水平改变，使炎症相关因子释放，激发炎症相关反应的发生，最终导致细胞骨架的破坏和DNA的断裂。而在此过程中，由于所产生的炎性因子又刺激了免疫系统，导致免疫系统的激活，使多类免疫细胞进行激活。一定程度内，免疫系统的激活能有效阻止继发性感染的发生，但在脑卒中的状态下，机体因为中枢受损，对免疫系统的综合协调能力降低，从而导致免疫系统所激发出的免疫应答通常是过度的，所以炎性细胞所产生的过度免疫应答，往往是导致脑卒中继发损伤的主要原因之一。龙生蛭胶囊配伍合理，对脑卒中各阶段、各方面均有较好的症状对应。方中水蛭逐瘀以治标，辅以桃仁、红花、川芎等活血化瘀之品，以助水蛭逐瘀通经之力；黄芪、当归气血双补，以扶正气；赤芍清热凉血、散瘀止痛，以消卒中后出现的血热、疼痛症状；刺五加、桑寄生补肝肾强筋骨；石菖蒲芳香化浊开窍；地龙活血通络；木香理气开郁。中药及其复方制剂因为化学成分多、作用途径多样、作用途径间交互作用复杂等特点，在作用机制方面常常面临研究瓶颈。北京中医药大学王伟团队网络药理学相应方法的使用，可以有效解决这一方面的难题。在以往网络药理学用于中药复方的分析报道中，其思路大多有所局限。一方面，其分析思路多集中于将药物所有的已报道化合物均纳入分析范围，而没有考虑到化合物在机体内的代谢情况及药物的成药可能性，这为分析过程带来很大工作量的同时，也增加了分析的背景噪声；另一方面，现有分析多采用单味药物检索，全部汇总后再进行统一分析，这样的分析策略，不利于对药物有效成分的归类和区别，亦不利于药物不同组分专有性作用的聚集探索。中药复方的治疗是基于复方内各药物中有效成分及其所组成的药效组合来起作用的，换而言之，在分析过程中，相同功用的药物，在分析过程中，应分至相同的组别，进行加权分析，以减少假阴性发生的可能，造成后续富集分析中的疏漏，导致分析结果的偏差。分析过程中，按照药物的作用功效，将龙生蛭胶囊中的中药分为活血化瘀药、补虚药、清热药和其他四类。其中，活血化瘀药主要作用于凝血调控、炎性因子分泌调控等通路上；补虚剂主要对脑卒中病理过程中信号传导和炎性介质的产生进行干预，亦对其他物质向炎性物质的转化和代谢过程进行调节；清热剂赤芍所参与的调节通路主要分布在脑卒中发生的早期阶段，对脑卒中早期所产生的转录过程、炎性因子的早期表达等过程进行干预；其他药物组分主要参与对脑卒中发生后期细胞表面炎性因子受体表达、T 细胞激活募集、神经营养因子调节表达等方面进行调节。

第四节　代表方药对斑块保护及抗栓作用研究

一、代表方药对斑块保护作用研究

易损斑块是动脉粥样硬化斑块的一种不稳定状态，由于其斑块的组成成分与稳定性斑块截然不同，所以易在各种诱因的刺激下发生破裂、出血，引发血栓事件，临床常见的心脑血管事件，如急性心肌梗死、心绞痛、脑卒中或猝死等，都多与此机制有关。近年来，易损斑块及其与临床的关系已引起人们的关注，涌现出了许多早期识别、检测与评估易损斑块的方法及干预措施，以期能及早控制或稳定易损斑块、防止临床血管事件的发生。然而易损斑块的发生发展及合理有效地干预是一个十分复杂的问题，如何有针对性地防范以减少或避免后续的临床事件仍需要进一步研究。

（一）易损斑块概述

易损斑块是指不稳定性的动脉粥样硬化病变，是指那些不稳定和有血栓形成倾向的斑块，主要包括破裂斑块、侵蚀性斑块和部分钙化结节性病变等。大量研究表明，大多数动脉粥样硬化血栓的形成是由于轻、中度狭窄动脉斑块的破裂及继发血栓形成所致。易损斑块的主要标准包括活动性炎症、薄的纤维帽和大的脂质核心、内皮剥脱伴表面血小板聚集、斑块有裂隙或损伤等。

易损斑块的特征就是斑块破裂或斑块侵蚀。斑块破裂是导致血管血栓形成的重要环节，但斑块破裂不是易损斑块唯一的表现形式。研究表明有 25% ～ 50% 的血栓形成处没有斑块破裂，但可见到内皮被侵蚀现象，血栓形成处的内膜含有大量的平滑肌细胞与糖蛋白基质，炎症反应较轻，这就是斑块侵蚀，也属于不稳定性斑块。因此，所有包含高度致血栓性或病变进展较快的斑块都属于易损斑块范畴。另外，易损斑块不是临床心脑血管病事件始发的唯一因素，而一些因血液成分异常而易形成血栓的易损血液及心肌病变易致恶性心律失常的易损心肌都可能在其中发挥作用。从斑块形态学上识别其易损性的指标涵盖有斑块纤维帽的厚薄、脂质核的大小、斑块的颜色、胶原成分多少、脂质成分多少、僵硬度、钙化程度及通过局部的血流类型等。这些特征的出现提示斑块存在易损性，该个体也是极易发生临床心脑血管事件的高危患者，也称易损患者。

易损斑块是导致心脑血管事件发生的核心问题，其病理生理机制较为复杂，近来研究显示，其主要与以下几个方面关系密切：①炎症反应与斑块易损性。在易损斑块中除了有大的脂质池外，尚有大量的炎性细胞，炎性细胞分泌大量的细胞因子或化学趋化因子，募集更多的炎症细胞在斑块中聚集。炎症细胞及其分泌产物导致斑块局部炎症反应，造成组织细胞坏死及细胞外基质溶解。炎症细胞之一的肥大细胞在炎症反应严重区域集聚较多，肥大细胞被激活后释放各种介质促进泡沫细胞形成，直接或间接参与细胞外基质的降解。而巨噬细胞可通过吞噬作用或释放纤溶酶原激活物降解细胞外基质，削弱纤维帽。炎症细胞的浸润及炎症反应，直接使斑块的细胞、细胞外基质结构被破坏，导致斑块稳定性下降。研究表明，斑块内炎症反应越重，则斑块局部的温度就越高，温度高的斑块较温度正常者质地松软、易发生破裂。②基质金属蛋白酶与斑块易损性。斑块局部的炎性细胞如巨噬细胞、泡沫细胞等可分泌蛋白酶，主要是基质金属蛋白酶（MMP），MMP 可分解基质、破坏胶原和弹性蛋白，使斑块尤其是纤维帽的稳定性下降，纤维帽稳定性降低、强度减弱，易发生破损。斑块中激活的淋巴细胞分泌干扰素－γ，抑制胶原的合成。此外，不稳定性斑块中的一些细胞因子，如白介素-1、肿瘤坏死因子等促进细胞凋亡，使平滑肌细胞与内皮细胞减少，削弱了斑块的稳定性。③血脂异常与斑块易损性。高胆固醇血症不仅使血管内皮细胞受损，而且易致胆固醇沉积于血管壁，诱发血管粥样硬化斑块的形成。脂质氧化后形成的氧化 LDL-C 是高度的致炎性和细胞毒性物质，可诱导多种炎性细胞和血小板释放各种炎症介质促进炎症反应，大量的脂质与炎症反应产物及坏死的细胞或组织结构在斑块中心聚集形成大的脂质核心池，使斑块变得脆弱易损。高密度脂蛋白胆固醇水平降低者，其逆转胆固醇的转运能力减弱，也易使大量胆固醇沉积在血管壁处，导致斑块的稳定性下降。④血管内皮功能异常与斑块易损性。多种心血管危险因素均可影响血管内皮功能，内皮功能受损后内皮细胞分泌的舒血管物质减少，而缩血管物质产生过多，使血管舒缩功能异常，内皮的致炎性与致血凝性作用加强，使内皮结构受损。斑块表面的血管内皮往往有炎症反应及微小血栓，内皮破坏或内皮通透性增加，均使血液中炎性细胞或脂质积聚于血管壁斑块处，增加斑块的易损性。

（二）易损斑块的检测评价

易损斑块与心脑血管事件的发生有密切关系。因此，对易损斑块的检测分析已受到人们的关注。及时准确地筛查出易损斑块有助于采取合理的办法进行干预，减少临床不良事件的发生。目前检测斑块的手段有以下几类。

1. 有创检测技术

有创检测技术目前主要包括冠状动脉造影、血管内超声（IVUS）和光学相干断层扫描（OCT）。选择性冠状动脉造影可以观察到血管管腔内因粥样硬化斑块形成而导致的管腔直径狭窄程度，但由于其影像分辨率的限制，不能很好地识别斑块的细微结构与性质。血管斑块处除发生负性重构外还发生正性重构，冠状动脉造影无法全面了解血管壁的病变及斑块的整体负荷情况。IVUS 提供了血管壁二维横断面的图像，能很好地评价血管斑块的负荷，可根据超声回声情况判断斑块的性质，如极高回声组织多为钙化斑块，高回声的组织为纤维性斑块，而回声减低的组织多为富含脂质的软斑块。但其主要不足是对软斑块的识别分辨能力相对较弱，且轴向分辨力不高，对纤维帽的厚度评估欠佳。OCT 的检测评价与 IVUS 类似，但应用的是红外光源而非超声波。OCT 能够很好地显示脂质软斑块的结构，更清楚地评价纤维帽的厚度，分辨率高于 IVUS。但 OCT 的组织穿透能力弱，有时难以观察血管壁大斑块的全貌，且信号采集相对较慢。

2. 无创检测评价

无创检查方法主要有电子束 CT（EBCT）、多层螺旋 CT（MSCT）、冠状动脉 CT 造影（CTA）、高分辨率磁共振成像（MRI）及核素显像技术等，这些检测方法的临床价值各有不同。EBCT 能探测到血管的钙化性斑块，但对非钙化性斑块的检测能力弱，尤其是难以明确易损斑块（多为非钙化性）。MSCT 和 CTA 能对斑块的性质进行分辨，可识别出富含纤维性或富含脂质的斑块，对识别易损斑块有价值，但因 MSCT 为多层扫描，电离辐射相对较大。MRI 是一种相对较理想的无创斑块检测方法，分辨率高，它通过生物物理与生物化学参数，如化学成分与浓度、水含量、物理状态、分子运动和分布等来分辨斑块的组织成分和性质。高分辨 MRI 能清晰识别斑块的纤维帽厚度及斑块的破裂，它与 MSCT 相比最大的优势就是没有离子辐射，且易重复检测评估。核素显像对斑块的识别虽较 MRI 检测的敏感性高，但其分辨率低，临床应用也有很大的受限。

易损斑块的发病机制复杂，其早期识别与干预一直是临床医师关注的重要问题。目前针对斑块的检测已出现一些有创与无创的方法，但仍缺乏适合临床的简便、准确、创伤小的检测评估手段以推广应用，在此方面仍需要进一步研究。

（三）干预易损性斑块的研究进展

1. 易损斑块的全身药物治疗

目前认为易损斑块的全身药物干预中，最有价值的是他汀类降脂药物，此外还有血管紧张素转化酶抑制剂（ACEI）、β 受体阻滞剂、钙通道阻滞剂、抗血小板药物（如阿司匹林）。

在心脑血管病患者中强化降脂治疗，以及严格控制 LDL–C 的水平，不仅能使患者血脂异常明显改善，更重要的是还能稳定易损斑块，甚至逆转斑块的进展，有助于减少临床心脑血管事件的发生。一项以 OCT 评价 48 例冠心病患者（26 例经过他汀药物治疗，22 例未经他汀药物治疗）在行心导管治疗时的粥样硬化斑块情况的研究结果显示，他汀药物治疗组血管病变中斑块破裂的概率显著低于未经他汀药物治疗组，且他汀药物治疗组的斑块纤维帽厚度有增加趋势。此外，他汀药物治疗组的 LDL–C 水平显著低于未经他汀药物治疗组，提示他汀药物有稳定易损斑块的作用，能减少斑块破裂事件。他汀药物干预 ACS 患者冠状动脉临界病变的研究对 50 例经冠状动脉造影确诊为临界病变（不需介入治疗）的 ACS 患者进行强化降脂治疗 12 个月，在入选时及 12 个月随访后分别进行 IVUS 检查。结果显示，12 个月随访时最小管腔横截面积增加、斑块 / 中膜面积比率及斑块负荷下降，共计 25 例（50%）患者的软斑块转成纤维性斑块，同时基质金属蛋白酶 –9（MMP–9）与超敏 C 反应蛋白（hs–CRP）水平显著下降，而基质金属蛋白酶组织抑制因子 -1（TIMP-1）水平明显上升，表明使用他汀药物进行治疗可以稳定甚至逆转粥样硬化斑块的进展。该研究还提示斑块进展的逆转伴随着炎性标志物水平的显著下降，MMP-9 与 hs-CRP 水平的下调可预示粥样硬化斑块的稳定性转变。在一项评估瑞舒伐他汀对血管内超声测定冠状动脉粥样硬化斑块负荷影响的研究（ASTEROID）中，强化降脂治疗与冠状动脉硬化斑块容积降低关系密切，以 IVUS 检测手段评价斑块大小的变化，发现 LDL-C 水平显著下降，可使冠状动脉粥样硬化斑块体积下降 11.1%，提示 LDL-C 水平的降低有助于斑块体积的缩小，并促进斑块的稳定。

血管紧张素诱发氧自由基产物的产生，并导致血管内皮功能失常，而血管紧张素转化酶抑制剂（ACEI）具有阻断其毒性作用，并改善血管壁斑块的稳定性。ACEI 对血管壁炎性反应有一定的调节作用，它可抑制巨噬细胞活性，抑制平滑肌细胞脂质氧化酶的活性，对控制炎症和稳定斑块有一定价值。

钙通道阻滞剂可干预脂质的氧化、减少泡沫细胞的形成，也具有一定的抗动脉粥样硬化效应。抗血小板药物阿司匹林由于有抗血小板聚集、抗炎症反应的特性，对斑块的稳定性是有益处的。有研究表明血小板糖蛋白Ⅱb/Ⅲa 受体拮抗剂具有抑制炎症反应、减少斑块处巨噬细胞数量，从而发挥其稳定斑块的作用。其他一些制剂，如抗氧化剂、血管紧张素受体拮抗剂、叶酸、ω-3 脂肪酸、环氧合酶 -2 抑制剂、基质金属蛋白酶组织抑制因子、过氧化物酶体增殖物激活受体拮抗剂、脂蛋白相关磷脂酶 A_2 及流感疫苗等，虽然可能对易损斑块有某些益处，但仍需要临床进一步研究以提供更加有说服力的证据支持。

2. 易损斑块的局部治疗

在行心导管术检查时发现斑块为高危病变，有可能引发临床心血管事件者，除全身药物治疗外，尚需局部干预以确保斑块病变的稳定、减少斑块破裂及血栓形成的机会，目前有价值的干预方法包括血管内支架置入与光动力疗法。

对于引起急性冠脉综合征的易损斑块，多积聚于大血管的近端且血流切应力较大的地方，这些部位的粥样硬化斑块易受到应力的变化而发生破裂或出血，引发血管急性事件。如果有效地加强这些部位的斑块抗应力作用，或增强局部斑块的机械应力效应，则有助于斑块的机械性稳定作用。斑块局部通过介入方法置入支架，能够稳定斑块的机械性抗应力效应。此外，支架的置入可以压缩突入管腔的易损斑块，扩大管腔面积，改善局部血流状况；支架的置入也使易损斑块的核心脂质池范围缩小，使血管壁中斑块的结构重构，出现新的纤维帽覆盖在斑块表面，有利于稳定斑块。当然，支架置入也可能导致新的问题，如支架后再狭窄、支架内血栓形成等。药物洗脱支架的应用在减少支架后再狭窄方面发挥了很大的作用，但支架内晚期血栓形成仍是一个棘手的临床问题。新近推出的新型支架系统，如生物可吸收支架在预防支架内血栓形成方面有明显的优势。

光动力疗法是利用光照射一种光敏剂后产生具有细胞毒性的氧自由基或产物，这些有毒物质作用于特定的组织或细胞，以达到其杀伤组织或细胞的作用。易损斑块中有大量聚集的巨噬细胞，设想能够消灭这些巨噬细胞即可使斑块更加稳定。有研究在动脉粥样硬化兔模型中，通过主动脉内导管携带特定的光源，在粥样硬化斑块局部照射含有已吞噬了光敏物质颗粒的巨噬细胞的斑块组织或血管节段，结果发现斑块内巨噬细胞数量明显减少，粥样硬化斑块的负荷也明显减轻，且对正常组织无异常影响。在主动脉粥样硬化行支架置入干预的模型中，通过光动力疗法后显示，支架置入部位内膜过度增生受到抑制，但不影响正常的支架处内皮化进程。早期的临床研究也显示，患者也能很好地耐受该方法，对易损斑块有一定的积极作用。这些初步研究表明该干预疗法对稳定斑块有一定的价值。

（四）代表方药对易损斑块的影响

1. 脑心通胶囊稳定易损性斑块的评价

脑心通胶囊是由 16 味中药经科学组方而成的具有益气活血、化瘀通络功效的中成药，广泛应用于临床心脑血管病的治疗。在心脑血管病发生发展中，动脉粥样硬化易损性斑块是引起临床心血管事件的关键因素。近年来，探讨中药对易损斑块影响的研究越来越多，其中脑心通胶囊干预易损斑块的研究较为系统、全面，并取得了显著的效果。早在 2006 年，有学者系统观察了脑心通胶囊对颈动脉粥样硬化患者的临床症状及颈动脉内膜中层厚度（IMT）的影响，其将 204 例患者分成对照组 102 例和治疗组 102 例，对照组予尼莫地平治疗，治疗组予脑心通胶囊治疗，治疗疗程为 3 个月。结果发现，治疗组较对照组的临床症状缓解率明显提高，而且经超声检查显示，治疗组 IMT 在用脑心通胶囊治疗后显著降低，且与对照组治疗后比较，治疗组治疗后的 IMT 也有显著下降。尼莫地平对 IMT 无明显影响。这表明用脑心通胶囊治疗动脉粥样硬化患者，能有效改善粥样硬化斑块的进展。另一研究观察 100 例颈动脉粥样硬化的患者，其随机将患者分为对照组与干预组（各 50 例），对照组为常规治疗，干预组为常规治疗基础上加用脑心通胶囊进行治疗，疗程为 6 个月，每 3 个月以超声检查颈动脉斑块性质、大小、数目及软斑块转为硬斑块的情况。结果显示，两组在治疗后，与对照组比较，干预组的软斑块消退、软斑块转为硬斑块、软斑块数目与体积缩小等方面均有显著优势，且干预组在 6 ～ 12 个月期间随访，其心血管事件少于对照组，进一步证明了脑心通胶囊对稳定软斑块有积极的作用。脑心通胶囊对急性脑梗死患者的颈动脉斑块也有干预作用。有研究将 96 例伴有颈动脉斑块的急性脑梗死患者随机分到对照组（常规治疗，48 例）与治疗组（常规治疗加脑心通胶囊治疗,48 例），治疗并观察 1 年时间。分别于入组前，治疗 3 个月、6 个月与 12 个月时以超声检测颈动脉斑块变化情况，并将两侧颈动脉所有斑块的最厚数值累计积分（Crouse 计分法）。结果显示，不仅治疗组较对照组血脂水平降低明显，更重要的是治疗组治疗 3 个月、6 个月与 12 个月时的斑块积分均小于入组前，有显著性差异；在治疗 3 个月、6 个月与 12 个月时分别与对照组同时期比较，治疗组的斑块积分均有显著下降。这提示脑心通胶囊可以调节脑血管患者的血脂异常，并降低血管动脉粥样硬化病变的程度，有利于稳定粥样硬化斑块。在兔主动脉粥样硬化模型中，将 30 只模型兔随机分成对照组（10 只）、脑心通胶囊干预组（10 只）及辛伐他汀干预组（10 只），治疗观察 12 周后，分别于主动脉斑块处转染野生型 p53 基因，并注射中国斑点蝰蛇毒和组胺以诱发斑块破裂。检测血液生化指标，并用血管内超声检测腹主动脉斑块处及参考血管段的血管外弹力膜面积、血管腔面积、斑块面积和管腔面积狭窄百分率。结果显示，脑心通胶囊干预组和辛伐他汀干预组均有总胆固醇水平下降，且与对照组比较，脑心通胶囊干预组和辛伐他汀干预组的血管外弹力膜面积、斑块面积和管腔面积狭窄百分率均有显著下降，对照组的这些指标变化不明显。这提示脑心通胶囊和降脂药物辛伐他汀一样均能显著调节血脂异常，延缓粥样硬化斑块的增长。脑心通胶囊和他汀类药物均有抑制粥样硬化斑块发展的作用，有研究报告对 100 例有颈动脉粥样硬化斑块的患者进行了干预分析。其将患者随机分成脑心通胶囊组（33 例，常规治疗基础上加脑心通胶囊）、他汀组（33 例，常规治疗基础上加辛伐他汀或氟伐他汀）及联合治疗组（34 例，常规治疗基础上加脑心通胶囊及辛伐他汀或氟伐他汀），治疗时间 6 个月，服药前后用超声检测颈动脉粥样硬化斑块的变化。结果显示，与治疗前比较，3 个组治疗后颈动脉 IMT 及粥样硬化斑块积分均显著下降；组间比较发现，治疗后脑心通胶囊组与他汀组间的颈动脉 IMT 及粥样硬化斑块积分无显著差异，但联合治疗组分别与脑心通胶囊组和他汀组比较，颈动脉 IMT 及粥样硬化斑块积分均有显著下降。可见，尽管脑心通胶囊和他汀类药物有各自的斑块干预作用，但若二者联合应用，则稳定斑块、抑制斑块进展的效应会更为明显。脑心通胶囊干预斑块的作用机制可能是多方面的，已有研究表明它有显著的抗炎效应，能够抑制炎症反应，调节血脂、改善血脂异常变化，同时具有抗氧化特性、保护血管内皮功能等。这些多层面的保护作用，会对粥样硬化斑块的稳定及斑块病变进展的逆转发挥有益的影响。

2. 丹红注射液对粥样硬化斑块的干预研究

丹红注射液是丹参与红花经科学配方而成的中药注射剂，具有活血化瘀、通脉舒络之功效，主治瘀血闭阻所致的胸痹和中风，目前多用于冠心病、急性冠脉综合征、缺血性脑病、脑血栓等缺血性疾病。近年来，研究显示，丹红注射液对粥样硬化病变有一定的干预作用。一项实验研究采用家兔动脉粥样硬化病变模型，经丹红注射液干预14周后，与对照组比较，其血管壁斑块面积显著缩小，血脂异常也得到一定改善，提示丹红注射液的应用有利于延缓斑块的增长。在临床研究方面，有学者将60例有颈动脉粥样硬化斑块的老年患者随机分成对照组30例和治疗组30例，对照组为常规的西药治疗，治疗组为在常规西药治疗基础上加用丹红注射液治疗，疗程为6周。结果表明，丹红注射液治疗组较对照组能明显降低颈动脉IMT，下调血浆CRP水平，提示该药物对抑制血管粥样硬化病变的进展有一定价值。基础和临床研究均显示，丹红注射液能改善血管内皮功能、促进内皮细胞的增长、调节异常血脂、抗炎性反应等，这些作用机制在抑制动脉粥样硬化病变发展中都起着有益的作用。

综上所述，脑心同治理论代表方药——脑心通胶囊与丹红注射液在机制研究上显示有保护血管内皮功能、抑制炎症反应、抗氧化及调节血脂等诸多方面的效应，动脉实验研究及小样本的临床观察也体现了药物对动脉粥样硬化病变的干预价值，表明脑心通胶囊与丹红注射液用于心脑血管疾病的防治有一定的证据基础，但要系统阐述这些中药制剂防治动脉粥样硬化病变、稳定粥样硬化斑块、减少血管事件的作用机制仍有待于大规模、多中心、随机对照的临床研究予以佐证。

二、代表方药与抗栓作用研究

西医学认为，动脉粥样硬化是心脑血管疾病（包括冠心病、脑卒中等）的重要发病机制，是这两类疾病发生发展的共同病理生理基础。因此，预防和治疗动脉粥样硬化，便成为预防和治疗心脑血管疾病的根本。如预防和治疗高脂血症、高血压、糖尿病等，同时采取减肥、戒烟、调整饮食结构等措施，可以认为是对动脉粥样硬化的预防和治疗，同时又对预防和减少冠心病和脑卒中的发生，发挥重要的作用。步长制药创始人赵步长教授提出脑心同治理论正是基于中医认为脑心同源，且有着相同的发病病机，并在西医方面有着共同的病理基础。因此，该理论主张心脑血管疾病应共同治疗与预防。临床上一些心脑血管病事件主要由血管壁斑块破裂、血栓形成所致，加强抗栓、预防和减少血栓形成有助于预防和减少临床血管事件的风险，改善患者的临床预后。脑心同治理论代表方药在脑心同治理论指导下，充分发挥其抗血小板及抗凝作用，已在临床应用中取得良好的效果。以下为脑心同治理论代表方药的抗栓作用研究进展。

（一）动脉粥样硬化血栓形成疾病及其抗栓治疗

1. 从动脉粥样硬化到血管事件

动脉粥样硬化是一系列的病理生理过程，学龄前儿童即可出现动脉粥样硬化的早期病变，即脂质条纹，随着年龄增长和危险因素的作用逐渐形成斑块，斑块越来越大，早期可以没有任何临床表现，当血管狭窄到一定程度就会出现缺血症状，这种血管狭窄发生在不同的部位，可引起不同的临床表现。若致血管狭窄的斑块是稳定的，则引起慢性缺血症状，如在心脏可以表现为稳定型心绞痛，在下肢表现为间歇性跛行；若斑块不稳定，发生了破裂，就会在破裂的基础上形成血栓，导致急性血管事件，如急性脑梗死和急性心肌梗死，甚至发生心血管性死亡。可见，血栓形成是血管事件的核心环节。动脉粥样硬化是一种全身性疾病，一处血管床发生动脉粥样硬化病变，意味着其他位置的血管也可能已经存在同样的病变。同样，一处血管发生血管事件，意味着其他血管床发生血管事件的危险性增加。

动脉粥样硬化血栓形成疾病作为一类器官损害严重的全身性疾病，随着其发病和致残致死率的不断增高，日渐引起人们的关注。动脉粥样硬化血栓形成疾病是全球的重负、世纪的挑战。在中国，其防控也面临严峻的挑战。按照临床表现，动脉粥样硬化血栓形成疾病可以分为两大类， 类是稳定性，另一类是不稳定性。

动脉粥样硬化血栓形成疾病的核心环节是粥样硬化斑块的不稳定性、斑块破裂，导致血栓形成而引发临床血管事件。因此，对该类疾病的防治应该是多层面的综合防治策略，包括防治动脉粥样硬化的形成、稳定易损斑块、强化抗栓治疗等，以预防和减少血管事件的发生。强化抗栓治疗是动脉粥样硬化血栓形成疾病治疗策略中的一个重要组成部分，包括抗血小板治疗与抗凝治疗。研究显示，血栓是由纤维蛋白和血小板、血细胞组成的，可发生于循环系统的各个部位，包括静脉、动脉、心腔和微循环。血小板活化与凝血系统激活，在血栓形成过程中均具有重要作用，两者在体内紧密联系，凝血系统激活后产生的凝血酶，是一种强有力的血小板活化因子，血小板活化后又将促进凝血过程。因此，全面的抗栓治疗应针对凝血系统和血小板两个环节。动脉系统的血栓形成主要与血小板有关，抗血小板治疗在抗栓治疗中显得尤为重要。

2. 抗血小板治疗

血小板是正常凝血机制中的关键要素，也是病理性血栓形成的重要原因。抗血小板治疗已成为预防和治疗动脉系统血栓性疾病的基石，同时也是心、脑血管疾病治疗中非常重要的一部分。

（1）抗血小板药物分类

影响花生四烯酸代谢的药物：磷脂酶 A_2 抑制剂、环氧合酶抑制剂、TXA_2 合成酶抑制剂、TXA_2 受体拮抗剂，其中临床上常用的抗血小板药物为环氧合酶抑制剂阿司匹林（ASA）。

增高 cAMP 水平的药物：腺苷酸环化酶刺激剂（贝前列素）、磷酸二酯酶抑制剂（西洛他唑、己酮可可碱缓释片、双嘧达莫），其中以后一组药物较为常用，此类药物多伴有扩张血管的作用，适用于周围动脉血管性疾病。

初级受体拮抗剂：二磷酸腺苷受体（P2Y12）拮抗剂（氯吡格雷、噻氯匹定）、5- 羟色胺受体 2 拮抗剂沙格雷酯（盐酸沙格雷酯片）、TXA_2 受体拮抗剂（特鲁曲班）、凝血酶受体拮抗剂等，其中以 ADP 受体拮抗剂氯吡格雷应用最广泛。

纤维蛋白原受体拮抗剂：其属于 GPⅡb / Ⅲa 受体拮抗剂，包括非肽类（替罗非班、盐酸替罗非班氯化钠注射液）、合成肽（依替巴肽）、单克隆抗体（阿昔单抗）。此类药物与上述三类口服型抗血小板药物不同，均为静脉途径给药，适于短期紧急状态用药。

（2）抗血小板药物临床应用研究进展

阿司匹林：其是目前临床应用最广泛的抗血小板药物。阿司匹林可使环氧合酶失活进而抑制具有血小板激活作用的血栓素 A_2（TXA_2）的合成。血小板为无核细胞，缺乏重新合成环氧合酶的能力，一旦酶的活性被抑制，该作用可持续至血小板的整个生命周期。血液循环中的血小板每日约更新 10%。因此，患者停用阿司匹林后血小板功能要恢复正常至 50% 仍需 5 ～ 6 天。针对内科医师健康研究（PHS，1989）、英国医生试验（BDT，1988）、血栓形成预防试验（TPT，1998）、高血压最佳治疗试验（HOT，1998）、一级预防项目（PPP，2001）和女性健康研究（WHS，2005）等 6 项随机双盲安慰剂对照研究（RCT）的荟萃分析，共纳入 95456 例具有心脑血管疾病的中、高危患者，服用阿司匹林的剂量为每天 50 ～ 500mg，平均用药 6.4 年。结果表明，阿司匹林使女性心血管事件危险降低 12%（OR=0.88），脑卒中危险降低 17%（OR=0.83），缺血性脑卒中危险降低 24%（OR=0.76）；男性心血管事件危险降低 14%（OR=0.86），心肌梗死危险降低 32%（OR=0.68）。根据美国心脏协会（AHA）和美国心脏病学会（ACC）的指南推荐，对冠状动脉疾病（CAD）10 年风险 ≥ 10% 的个体应采用低剂量阿司匹林作为 CAD 和脑卒中的一级预防措施，但对于 CAD 风险不足的男性患者尚不推荐使用阿司匹林作为一级预防。

阿司匹林虽然在临床上应用广泛，但其也存在两个问题：①阿司匹林抵抗，出现阿司匹林抵抗的患者不仅疗效下降，而且出血性风险可能会增加；②与非类固醇类抗炎药物的相互作用，临床使用中须重视可能出现的问题。

西洛他唑：其是一种选择性环磷酸腺苷磷酸二酯酶抑制剂，具有抑制血小板的聚集和血管的舒张作用，在吸收后 6 小时内发挥抗血小板作用。它是一种可逆性血小板抑制剂，停药后 48 小时内血小板凝集功能恢复到用药前水平。该药在肝脏中代谢，其代谢产物经肾脏排泄，耐受性较好，不良反应少，危险性低。该药于 1988 年在日本上市，被批准用于治疗间歇性跛行。在美国，西洛他唑已被批准用于治疗间歇性跛行。同时，观察其对心脑血管病疗效的临床研究报道较多。

一项对 12 个随机试验的荟萃分析表明，西洛他唑无论对外周血管病、脑血管病，还是支架置入患者均可减少血管事件特别是脑血管事件的发生，不增加出血风险。对非心源性卒中患者，西洛他唑在缺血性卒中的二级预防方面比阿司匹林更为有效，更少发生出血事件，但西洛他唑组头痛、头晕、腹泻、心悸、心动过速的发生率比后者高。我国多中心完成的临床试验：缺血性卒中预防中西洛他唑与阿司匹林比较研究（cilostazol versus aspirin for secondary ischemic stroke prevention，CASISP）表明，两药在预防中风复发上无显著差异，但阿司匹林组脑出血并发症显著高于西洛他唑组，提示西洛他唑安全性更好。

双嘧达莫：其可以导致正常冠状动脉对狭窄冠状动脉的“窃血”作用，使狭窄冠状动脉供血区缺血加重，而限制了其在冠心病治疗中的应用，近来治疗进展主要集中在卒中防治上。2008 年，查图维迪（Chaturvedi）主要根据已发表的两项大型临床试验——欧洲卒中预防研究 2（the second European stroke prevention study，ESPS–2）和欧洲 / 澳大利亚缺血卒中预防试验（the European/Australasian stroke prevention reversible ischaemia trial，ESPRIT）的结果，认为阿司匹林与缓释双嘧达莫复方制剂对非心源性脑梗死二级预防更为有效，相对于单用阿司匹林，可将卒中相对风险降低 20% ～ 23%。其后公布的缺血性卒中二级预防试验（prevention regimen for effectively avoiding second strokes，PRo–FESS），比较了阿司匹林加缓释双嘧达莫与氯吡格雷的疗效结果。此项试验是迄今为止全球规模最大的缺血性卒中二级预防试验，有 35 个国家的 695 家医院参加，20332 例患者入选，其中亚洲人群占 36%，中国提供了 18% 的研究病例。结果显示，阿司匹林加双嘧达莫复方制剂与氯吡格雷预防卒中及血管性事件疗效相当，但阿司匹林加双嘧达莫的主要出血事件（包括颅内出血）风险显著高于氯吡格雷，头痛也是其常见的不良事件，影响了患者药物依从性。PRo–FESS 研究中对急性轻度脑梗死亚组的分析显示，两种治疗方案在死亡率、再梗死率、大出血或严重不良事件等方面均无明显差异。

噻氯匹定：其属于噻吩吡啶类药物，主要通过拮抗血小板 ADP 受体而抑制 ADP 介导的血小板激活。这类药并不影响环氧合酶活性，但能够减弱其他激活剂通过血小板 ADP 受体途径引起的血小板激活与聚集，亦可抑制由切变应力引起的血小板聚集，对已形成的血小板血栓能够产生去聚集作用。由于血小板功能被不可逆地抑制，其抗血小板作用强而持久，通常停药后仍持续 7 ～ 10 天。噻氯匹定是通过其代谢产物起作用的，噻氯匹定的推荐剂量为每次 250mg，2 次 / 天，通常服药后需 48 ～ 72 小时才起效，主要不良反应包括恶心、皮疹及腹泻，发生率可达 20%，最严重的不良反应是白细胞减少及血栓性血小板减少性紫癜（TTP）。白细胞减少的发生率约为 2%，停药后常可自行恢复。TTP 的发生率很低，大约为 0.03%，但其病死率却高达 25% ～ 50%。因此，临床主张在治疗的前 3 个月内每 2 周监测 1 次白细胞及血小板计数。

氯吡格雷：其作用类似于噻氯匹定，但不良反应轻而少，尤其无骨髓毒性作用，这是氯吡格雷的主要优点。氯吡格雷也是通过其代谢产物起作用，但起效快，抑制血小板的作用可在 6 小时内达到高峰，建议首次剂量为 300 ～ 600mg，维持剂量为每天 75mg。氯吡格雷的耐受性好，没有阿司匹林的胃肠道不良反应，尽管已有 TTP 的个案报道，但多数可治愈。需要注意的是，应避免与其他可引起 TTP 的药物合用。

GPⅡb / Ⅲa 受体拮抗剂：大量临床试验已证实了其作为血小板抑制剂的有效性和安全性。阿昔单抗是临床上首先使用的 GPⅡb/ Ⅲa 受体拮抗剂，是重组鼠人嵌合单克隆抗体片段，呈量效依赖地封闭 GP Ⅱ b / Ⅲ a 受体。体外实验发现，如果使用阿昔单抗阻断 80% 的受体位点，几乎能完全消除血小板的聚集反应，而出血时间仅轻度延长；如阻断受体位点的 90%，则出血时间可延长至 15 ～ 30 分钟。由于考虑到阿昔单抗潜在的免疫原性、药物作用的不可逆性及单克隆抗体的造价，于是研发了小分子 GPⅡb/ Ⅲa 受体拮抗剂。这些小分子 GPⅡb/ Ⅲa 受体拮抗剂均含有 RGD 序列（或它的变异体），可占据 GPⅡb/ Ⅲa 受体的结合位点。依替巴肽用赖氨酸残基替代了 RGD 序列上的精氨酸残基，而拉米非班和替罗非班则是根据 RGD 模块所合成的小分子 GPⅡb/ Ⅲa 受体抑制剂。与阿昔单抗不同，这些小分子药物只特异地作用于 GPⅡb/ Ⅲa 受体，而不与其他整合素结合。由于相对分子质量小，这些药物不像阿昔单抗诱导机体产生免疫反应。虽然它们对 GPⅡb/ Ⅲa 受体有高亲和力，但不如阿昔单抗强，一旦停止用药，其抑制作用很快消失。因此，这些小分子药物的生物效应是短暂的，停止用药后其抑制血小板聚集的作用在 4 小时内逐渐消失。依替巴肽和替罗非班为达到完全抑制血小板的聚集作用，根据化学计算法得出每个 GPⅡb/ Ⅲa 受体需要大约 100 个药物分子，而阿昔单抗只需 1.5 个分子。血浆中大约 25% 的依替巴肽与蛋白结合，剩下的 75% 则是具有药理活性的药物，清除半衰期为 2.5 小时，大部分经肾脏排泄。血浆中大约 65% 的替罗非班与血浆蛋白结合，半衰期约为 2 小时，同样经肾脏排泄。依替巴肽和替罗非班的血浆清除率明显受肾功能状态的影响，对于肌酐清除率明显降低的患者应调整用药剂量。口服 GPⅡb/ Ⅲa 受体拮抗剂共有两种制剂，一种是药物前体，经代谢成为有药理活性的药物，另一种本身就是具有药理活性的药物。该类药物药效达到高峰的时间及药物的血清水平均不稳定，对血小板的抑制作用亦不稳定。有临床试验尝试应用相对大剂量的口服药物以取得最大程度的血小板抑制，但出血率明显升高。相反，剂量过低又导致血小板抑制不充分，还有研究显示剂量过低反而有促进血小板聚集的作用，因而也不利于患者的治疗。每日 1 次的长效口服 GPⅡb/ Ⅲa 受体拮抗剂，其血清水平变化较小，相对较稳定，但该类药的有效性、安全性及耐受性是否都优于短效静脉制剂尚待进一步的临床试验研究证实。

双联抗血小板治疗：单药特别是阿司匹林（ASA）抗血小板治疗在缺血性卒中防治中获益后，有人假设两种不同机制的抗血小板药物的联合应用可能会增加治疗上的获益，随后大量关于 ASA 加另一种机制的抗血小板药物治疗的临床试验研究纷纷涌现：① ASA+ 双嘧达莫。在欧洲卒中预防研究 2（ESPS-2）中，其给予缺血性卒中和 TIA 患者小剂量 ASA+ 双嘧达莫缓释剂。结果显示，该组患者在复发性卒中风险上较安慰剂组降低 37%，较 ASA 单药组降低 23%，较双嘧达莫单药组降低 25%。且终点事件发生概率，ASA 单药治疗组为 16%，双联治疗组为 13%，相对风险降低 20%；与单用 ASA 组相比，双联治疗组并不增加出血风险。但双联治疗组与氯吡格雷组比较，有更多的患者因不能耐受头痛等不良反应而不得不终止治疗，表明患者双联治疗的依从性不如应用氯吡格雷治疗好。② ASA+ 氯吡格雷。ASA 与氯吡格雷联用抗血小板治疗可使 ACS 患者长久获益，这一点在许多心脏疾病的研究中得到证实。ASA+ 氯吡格雷较单用氯吡格雷组，能有效降低不稳定型心绞痛（UA）和非 ST 段抬高型心肌梗死（NSTEMI）患者缺血性脑血管病及心血管病的终点事件。此外，临床研究发现，颈动脉和颅内动脉粥样硬化患者脑血流中微栓子信号的存在是缺血性卒中复发，尤其是早期复发的独立危险因素，有效和尽快稳定斑块、减少栓子发生，有利于预防缺血性卒中复发。在氯吡格雷联合 ASA 降低症状性颈动脉狭窄栓子研究中，与单用 ASA 组相比，联合治疗组出现微栓子信号的相对风险明显降低，短期随访缺血性卒中风险也有降低趋势，且未增加出血风险，表明 ASA 与氯吡格雷联用抗血小板治疗对脑血管疾病患者也有很好的益处。

研究发现，在已明确诊断为心脑血管性疾病患者中，由于血小板被高度激活，抑制血小板活性的药物可以取得显著疗效，而在斑块稳定仅有危险因素而无临床症状的患者中，血小板活性并没有显著增加，此时抑制血小板可能会增加出血风险，包括动脉粥样硬化斑块内出血等。这个观点也有力地解释了在心脑血管病发病第 1 个月内的抗血小板治疗显示最大获益。因为在这一时期血小板的活性是最高的。研究中，有部分患者为腔隙性脑梗死，这种卒中类型可能与大血管动脉粥样硬化血栓形成的病理生理学机制不同。有研究选择 24 小时内起病的

TIA 或小卒中患者进行研究，结果显示 ASA+ 氯吡格雷治疗，90 天内可减少复发性卒中的风险，且较 ASA 单药组绝对风险下降 3.8%，但双联组出血事件高于 ASA 单药组。因此，关于双联抗血小板治疗在缺血性卒中的短期治疗获益仍需进一步研究。

不推荐双联抗血小板治疗用于缺血性卒中一级预防，而在二级预防中，双联抗血小板治疗虽有不同程度的获益但临床应用仍比较有限，双联抗血小板治疗对缺血性卒中治疗的获益仍有待进一步的临床研究及实践的证实。

3. 抗凝治疗

抗凝治疗能够给房颤、高血压、糖尿病、心绞痛、急性冠脉综合征、心脏瓣膜置换术后等心脑血管疾病患者，特别是具有高危因素的心血管疾病患者带来益处，并且抗凝治疗的绝对益处远超于出血等绝对危险因素。抗凝药是指能降低血液凝固性，以制止血栓形成和扩大的药物，常用的药物有以下几种。

（1）肝素类

普通肝素：其属阻止纤维蛋白形成的药物，其抗凝机制复杂，包括抑制凝血酶、凝血因子Ⅹa、Ⅱa、Ⅺa、Ⅸa 和Ⅻa。此外，其具有降低血小板的聚集和抗血栓作用等。急性冠脉综合征患者可短期内静脉应用普通肝素以加强抗凝。一般为先静脉注射 5000U，然后按每小时 1000U 静脉滴注 2 ～ 5 天。使用肝素时应注意出血，最好能做活化部分凝血活酶时间（APTT）测定，以延长至正常对照值的 1.5 ～ 2.0 倍为宜。若不能测定 APTT，可监测凝血时间，若超过 30 分钟，则表明用药过量，可用等量鱼精蛋白对抗之。

低分子量肝素：其是通过对肝素进行化学或酶的裂解处理得到的，由同源、长度相同的短链组成，平均分子量仅 4500Dal。由于其分子一般少于 18 糖，因此其抗凝血酶作用弱于肝素，但保持了抗因子Ⅹa 的作用。低分子量肝素具备一些肝素所没有的特性，如皮下注射给药方便；对血浆和组织蛋白的亲和力弱；抗凝血效果可以预测；生物利用度高；不需要实验室监测；抗因子Ⅹa 和凝血酶的作用更加均衡；促进更多的组织因子途径抑制物（TFPI）生成，更好地抑制因子Ⅶ和组织因子复合物，从而增加抗凝效果；不会被血小板第四因子所中和；可以很好地抑制凝血酶的形成；可以作用于附着在血小板表面的因子Ⅹa。目前不少医院心内科或冠心病监护病房中，常规使用低分子量肝素治疗急性冠脉综合征和急性心肌梗死患者。常用低分子量肝素制剂有达肝素钠，应用剂量为 120IU/kg，每 12 小时皮下注射 1 次；依诺肝素，应用剂量为 1mg/kg，每 12 小时皮下注射 1 次；法拉西肝素，应用剂量为 10000IU AXa，每 12 小时皮下注射 1 次。上述低分子量肝素一般均连用 5 ～ 7 天。

类肝素：其为结构与功能有类似肝素样作用的药物。常用制剂有舒洛地特，一般剂量为每日肌内注射或静脉滴注 600LSU（LPL 释放单位）/ 天，15 ～ 20 天为 1 个疗程，有效后可改为口服制剂；硫酸皮肤素 200 ～ 300mg，每日 2 次口服或静脉滴注。其他制剂尚有得帕乐、糖酐酯、藻酸双酯钠等。

临床上以低分子量肝素和普通肝素应用较广，尤其是低分子量肝素。

（2）维生素 K 拮抗剂

华法林作为维生素 K 拮抗剂，是用于心房颤动患者血栓栓塞预防和静脉血栓栓塞性疾病（包括深静脉血栓和肺栓塞）预防和治疗的主要药物，适当的抗凝强度是保证其有效性和安全性的重要决定因素。对多数适应证来说，最佳强度应维持 INR2.0 ～ 3.0，高强度 INR3.0 ～ 4.0、低强度 INR1.5 ～ 1.9，以及固定剂量均不适宜。其临床应用的最大风险就是在没有严格监控 INR 的情况下过量使用导致颅内出血。

（3）直接拮抗凝血酶的抗凝药

此类药物是直接作用于凝血酶的抑制剂。与肝素类药物不同，这些药物既可以和液体中的凝血酶结合，也可以和附着在血凝块上的凝血酶相结合，而且它们抑制凝血酶的作用不需要抗凝血酶Ⅲ的参与。

水蛭素：水蛭素一般用法为 40mg，静脉注射，每日 2 次，连用 3 天。水蛭肽属水蛭素的衍生物，用法为 0.5mg /（kg· h）静脉滴注，连用 12 小时，然后以 0.1mg/（kg· h）静脉滴注 1 ～ 5 天。来匹卢定是用基因工程生产的一种水蛭素，皮下注射剂量为 1.25mg/kg，每日 2 次。由于水蛭素属生物多肽类，其可能引起抗体形成，也有引起过敏反应的可能。因此，目前临床上水蛭素的应用并不广泛。

比伐卢定：其为直接凝血酶抑制剂，不依赖于抗凝血酶Ⅲ，能降低纤维蛋白单体的形成，以及消除对血小板的活化作用，对已结合在血栓中的凝血酶均有抑制效应。研究显示，在 ACS 患者的治疗中，单用比伐卢定即有联合应用低分子量肝素加 GPⅡb / Ⅲa 受体抑制剂的效果；在急性心肌梗死患者治疗中，与应用肝素加 GPⅡb / Ⅲa 受体抑制剂联合治疗比较，单用比伐卢定的复合心血管事件显著减少，且出血并发症发生率也显著降低。

（4）凝血因子 Xa 抑制剂

凝血因子Ⅹa 抑制剂包括直接或间接阻断凝血因子Ⅹa 的药物。间接凝血因子Ⅹa 抑制剂通过催化抗凝血酶对凝血因子Ⅹa 的抑制而起作用；直接凝血因子Ⅹa 抑制剂直接结合凝血因子Ⅹa 的活性位点，从而阻断凝血因子Ⅹa 与底物的相互作用。与肝素 / 抗凝血酶复合物不同，直接凝血因子Ⅹa 抑制剂不仅抑制游离的凝血因子Ⅹa，而且也灭活凝血酶原复合物内与血小板结合的凝血因子Ⅹa。这种特性可能使直接凝血因子Ⅹa 抑制剂在针对凝血因子Ⅹa 方面优于间接凝血因子Ⅹa 抑制剂。

磺达肝癸钠：其为选择（间接）性凝血因子Ⅹa 抑制剂，通过与抗凝血酶Ⅲ（ATⅢ）结合，使后者发生构象变化，而抑制凝血因子Ⅹa 的活性，在凝血反应的早期阶段发挥作用。在血浆中，磺达肝癸钠与抗凝血酶结合，而不与其他血浆蛋白结合，皮下注射后具有极好的生物利用度，$T_{1/2}$ 大约为 17 小时，可以每日 1 次皮下给药。该药以原形分泌于尿中，肾功能不全的患者需要调整剂量，并且不应该用于肾衰竭的患者。磺达肝癸钠不与血小板或血小板因子相结合，不发生肝素诱导的血小板减少症；磺达肝癸钠也不与肝素的解毒剂硫酸鱼精蛋白相互作用。如果因使用磺达肝癸钠而发生不能控制的出血，可考虑应用重组因子Ⅱa 予以对抗。

在动脉血栓和静脉血栓的预防和治疗中，进行了很多有关磺达肝癸钠的临床研究。在矫形外科大手术和普通外科患者血栓的预防、大内科患者血栓的预防中，磺达肝癸钠能降低死亡率和血栓发生率。磺达肝癸钠用于急性冠脉综合征的治疗在 OASIS–5 与 OASIS–6 中已得到评价。在磺达肝癸钠与依诺肝素分别作为抗凝剂应用于非 ST 段抬高的 ACS 患者研究（OASIS–5）中，两组治疗后，以随访 9 天时的死亡、心肌梗死或反复发作心肌缺血为终点事件。结果显示，磺达肝癸钠的治疗效果并不差于依诺肝素，而且磺达肝癸钠治疗组出血并发症发生率下降 50%，可使发生死亡的风险性降低。在磺达肝癸钠作为抗凝剂用于 ST 段抬高型心肌梗死患者的研究（OASIS–6）中，结果显示，磺达肝癸钠的治疗效果明显优于普通肝素与安慰剂。欧洲与北美疾病防治指南中分别给予其ⅠA、ⅠB 级推荐。

利伐沙班：其为口服的直接凝血因子Ⅹa 抑制剂，不依赖抗凝血酶，可直接与凝血因子Ⅹa 活性部位结合，不必进行抗凝活性监测。Ⅲ期临床试验证明该药比低分子量肝素更有效，终点事件［深静脉血栓形成（DVT）、肺栓塞（PE）与各因死亡率］减少了 49%，而出血危险未见增加。利伐沙班已被某些国家批准用于髋（膝）关节成形术患者的 DVT 预防。

（二）抗栓药物应用面临的新困惑及应对策略

动脉粥样硬化血栓形成疾病在临床上非常常见，严重危害公众生命和健康。血栓一旦形成，往往会造成不可逆的严重后果。近年来，由于检查诊断技术与治疗手段的改进，动脉粥样硬化血栓形成疾病的防控取得了很大的进展，抗栓药物的应用在抗血小板、抗凝效应、减少血栓事件中起到了重要的作用。然而，随着常规抗栓药物的广泛应用，也暴露出了一些安全性或有效性等方面的问题。一些替代的新药也层出不穷地被推出，以提高临床疗效并降低药物的不良反应。在抗栓治疗中应注意以下问题。

1. 抵抗性及其对策

在阿司匹林和氯吡格雷的临床广泛应用中，部分患者会出现对药物反应的低反应性，并相继伴有血栓事件发病率的增高，即所谓的抵抗现象。阿司匹林抵抗（aspirin resistance，AR）最初是指患者在服用阿司匹林治疗期间出现血管血栓事件，提示阿司匹林不能完全抑制血栓素 A_2（TXA_2）的产生或血小板的聚集。其发生机制呈现多样性和复杂性，药物服用时的剂量，体内的吸收、代谢，靶向正确性，靶结构的基因，外源性药物的干预等，均可导致最终抑制作用不足或低下。通过 Meta 分析获得的 ASA 抵抗发生率为 22.4% ～ 27.3%。ASA 抵抗的发生机制包括：①生物利用度降低；②药物干预，与其他非类固醇类抗炎药物合用可能发生相互作用，如布洛芬；③血小板周转加快，诱发新血小板生成；④ COX–2 异构体产生 TXA_2；⑤ COX–1 变异型的存在；⑥用药依从性差（估计占 10%）。研究发现有 ASA 抵抗的患者，或在用阿司匹林治疗的患者，体内若有高血小板活性（HPR），其发生心肌梗死、心血管死亡或复合心血管事件的风险较无抵抗现象的患者明显增高。于是，临床推出阿司匹林加氯吡格雷的双联抗血小板治疗（dualanti–platelettherapy，DAPT）措施，以降低 HPR 患者的血小板活性，降低血管血栓事件发生的风险，尤其是降低行经皮冠状动脉介入术干预的患者发生再次心肌梗死的危险性。在大规模前瞻性冠心病二级预防研究中，与单用阿司匹林比较，对于曾经有心肌梗死病史的患者，在降低心血管复发事件（心肌梗死、脑卒中、心血管死亡）方面，单用氯吡格雷治疗并无明显优势。但当二药联用，则会发生对血小板的持续性且更加完全的抑制效应。在 CURE 研究中，DAPT 较单用阿司匹林治疗能有效降低复合心血管事件（在用药后 24 小时及 12 个月时），对即将行经皮冠状动脉介入术干预的患者，DAPT 对患者的临床预后也有很好的改善作用，并不会增加重大出血并发症的危险性。

氯吡格雷是一类前体药物，在体内需经细胞色素酶 2C19（CYP2C19）代谢成活性产物后，方可发挥对血小板 ADP 受体（P2Y12 受体）的不可逆抑制作用。但人群中存在 CYP2C19 的基因变异性，最常见的变异体为 CYP2C19*2。研究发现，其等位基因的变异频率因不同的种族而不同。具有该变异的个体，服用氯吡格雷后血浆中代谢后的活性产物浓度降低，且该个体对氯吡格雷治疗的反应性也显著降低，这即所谓的氯吡格雷抵抗现象。氯吡格雷抵抗发生的主要机制有：①生物利用度下降（依从性差、用量不足、吸收差，以及与细胞色素酶 P4503As 相关药物之间的相互作用）；②基因变异（P2Y12、细胞色素酶 P4503As、GPⅠa、GPⅡb / Ⅲa）；③ ADP 释放增加；④ P2Y12 受体增多；⑤导致治疗前血小板高反应的各种临床因素（ACS、糖尿病、胰岛素抵抗、体重指数增高）；⑥不依赖 P2Y12 途径的调节作用上调（P2Y1）；⑦不依赖 P2Y 途径的调节作用上调（凝血酶、TXA_2、胶原、肾上腺素）；⑧血小板周转加快。许多临床研究证实发生 CYP2C19*2 变异体的人群，其心脑血管事件发病率显著增高。有学者从前瞻性、随机、多中心临床研究中总结出氯吡格雷抵抗时其血管扩张剂刺激磷蛋白（VASP）的磷酸化指数，在首剂服用 600mg 氯吡格雷后仍大于 50%，这一指标可作为氯吡格雷抵抗现象的一个标志。一项研究将 162 例有氯吡格雷抵抗的 ACS 患者随机分成对照组（84 例）和 VASP 指数指导下的治疗组（78 例），治疗组以静脉注射氯吡格雷以降低 VASP 指数，其中有 67 例达到治疗目的，在 1 个月后随访。该研究中共有 8 例复合心血管事件，而不良事件均发生在对照组，表明在首剂应用氯吡格雷后监测 VASP 指数的变化并调节血小板活性，有助于降低心血管事件。在应对发生氯吡格雷抵抗现象的患者，可考虑应用盐酸噻氯匹定片替代，但该药有许多不良反应，尤其是要监测血象变化，临床上应用仍受到限制。近来研发了抗血小板新制剂普拉格雷和替格瑞洛，它们属于第三代噻吩并吡啶药物。普拉格雷抑制血小板作用更强，口服后很快发挥作用。但在普拉格雷优化血小板抑制以改善心肌梗死溶栓治疗结局的评估试验（TRITON-TIMI38）中显示，普拉格雷用于 ACS 患者，虽较氯吡格雷能显著减少血管事件，然而其出血并发症较多。替格瑞洛也是直接抑制血小板 ADP 的受体 P2Y12，作用迅速、抑制作用强，对氯吡格雷抵抗或有反应患者均有极强的抗血小板作用，且出血并发症未见明显增多，很值得临床研究与应用。

2. 胃肠道反应

阿司匹林在胃内酸性环境下呈脂溶性非离子状态，能自由弥散出入黏膜上皮细胞，造成细胞渗透性增加。细胞内除有与细胞外呈动态平衡的非离子型药物外，还有在细胞内捕获的离子化的阿司匹林，这使整个细胞内药物浓度远远高于细胞外的浓度，细胞内高浓度的阿司匹林能产生直接的细胞毒性效应。细胞膜的通透性发生改变，细胞内 K^+ 进入胃液，而 H^+ 逆向扩散进入黏膜细胞内，干扰细胞代谢，导致细胞死亡，破坏上皮细胞层的完整性，使胃黏膜上皮细胞水肿、变性、坏死、脱落，破坏了黏膜屏障。同时，阿司匹林也可在胃腔内形成大量的 H^+，使胃黏膜内 pH 下降与黏液层中的 HCO_3^- 作用降低，削弱了黏液中 HCO_3^- 对胃黏膜的保护作用，使胃黏膜易被 H^+、胃蛋白酶等侵袭因子侵袭，且 H^+ 可刺激肥大细胞释放组胺等，致使胃黏膜糜烂和溃疡形成。

氯吡格雷通过肝脏转化后不可逆地抑制 ADP 与 P2Y12 受体结合，从而阻止纤维蛋白原与 GPⅡb / Ⅲa 受体结合，减少了血小板的聚集。其不直接损伤消化道，但可抑制血小板衍生的生长因子和血小板释放的血管内皮生长因子，从而阻碍新生血管生成，影响溃疡愈合。

大量研究表明，阿司匹林可使消化道损伤危险增加 2 ～ 4 倍，即使改变阿司匹林的剂型也不能减少胃肠道损伤的风险。14 项安慰剂对照研究的荟萃分析显示，阿司匹林导致严重消化道出血的绝对危险为每年 0.12%，且随着阿司匹林用药剂量的增加，其所致溃疡出血的风险也会逐渐增加。而用氯吡格雷替代阿司匹林后，胃肠道出血风险没有明显降低，所以不推荐在复发溃疡出血的患者中使用氯吡格雷代替阿司匹林，或为减少胃肠道出血使用氯吡格雷代替阿司匹林。

3. 出血性

抗血栓治疗的方法有很多，主要有抗血小板药物、抗凝药物，但应用抗栓药物不当，容易造成出血风险。

肝素可引起多种不良反应，其中最主要的危险是出血，1% ～ 3% 的患者会出现显著出血（major bleeding），以消化道出血最为多见，颅内出血或腹膜腔出血是导致患者死亡的重要原因。肝素抑制凝血酶与凝血因子 Xa 活性是出血的主要原因，同时血小板功能亦受影响。大多数研究资料显示，低分子量肝素的出血等不良反应较少，但也有人认为与普通肝素比较无显著差异。华法林的出血危险性为 1% ～ 5%，INR 与出血风险有直接的关系，INR3.0 ～ 4.5 时，出血发生率比 INR2.0 ～ 3.0 时高 3 倍。对 34100 例用华法林抗凝的急性冠脉综合征患者进行荟萃分析发现，每年显著出血发生率为 0.5%，颅内出血率为 0.2%，出血死亡率在第 1 个月增加 5 倍，1 ～ 6 个月期间增加 1.5 倍。抗凝与抗血小板药物联合应用，可以增加出血风险。置入冠脉支架的患者需要阿司匹林与氯吡格雷的双联抗血小板治疗，以减少支架血栓的发生。但若合并有房颤而需加用华法林，这种三重治疗比双联抗血小板治疗增加了 3 ～ 5 倍出血危险性，因此应十分慎重。近年来，在抗凝药物方面开发了一些新的更为有效的抗凝剂，如直接凝血酶抑制剂达比加群与比伐卢定，以及直接凝血因子 Xa 抑制剂利伐沙班等，这些抗凝剂不需要特别的监测，且出血并发症发生率也较低，很有临床应用前景，与之有关的大规模临床研究也在进行之中。

（三）脑心同治理论指导下的抗栓治疗研究进展

脑心通胶囊和丹红注射液自上市以来，在临床上的应用越来越广泛，疗效也得到越来越多的认可。其作为在脑心同治理论指导下研制而成的代表方药，二者在心脑血管疾病防治中发挥了很好的抗血小板与抗凝作用。

1. 脑心通胶囊抗血小板作用

脑心通胶囊是赵步长教授在创新性地提出脑心同治与“供血不足乃万病之源”两大医学理论的同时，结合三十余年实践经验，研发的防治中风、冠心病的中成药。脑心通胶囊是在《医林改错》补阳还五汤的基础上研制而成的。

补阳还五汤出自《医林改错》，为清代名医王清任所创。其主要用于治疗“因虚致瘀”的中风证，是补气活血化瘀结合运用的结晶，是补气行瘀的代表方剂。药理学证实，补阳还五汤有改善血液黏滞度、血液流变学，以及抗炎、抗血小板聚集、扩张微血管、恢复血流动力及血管壁弹性、加速血流速度及组织灌注等功效。同时，补阳还五汤能够显著抑制缺氧－复氧对内皮细胞的损伤，从而具有抗动脉粥样硬化作用。有研究证明，在由 ADP 诱导的血小板聚集实验中，补阳还五汤及其有效成分生物碱和苷类均能显著抑制 ADP 诱导的血小板聚集，从而达到抗血小板活化的作用。血小板聚集后细胞内 cAMP、cGMP 水平均降低，补阳还五汤可抑制血小板聚集后细胞内 cAMP、cGMP 水平的下降，提示补阳还五汤及其有效成分可能是通过抑制诱聚剂诱导后血小板内 cAMP、cGMP 的下降来抗血小板聚集。有研究表明，补阳还五汤能够显著降低缺氧－复氧后血液中 ET-1 含量，以及升高 NO 含量，从而抑制缺氧－复氧对内皮细胞的损伤，对缺氧－复氧环境下的血管内皮功能起保护作用。含补阳还五汤的血清能增强 pEGFP-1-eNOS 载体转染内皮细胞的绿色荧光蛋白表达，并能增强转染内皮型一氧化氮合酶（eNOS）的荧光素酶报告基因 pGL2-eNOS 表达，也就是说补阳还五汤可通过增强 eNOS 启动子的活性，延缓内皮功能障碍的发生以防治 AS。补阳还五汤还能抑制内皮细胞的细胞间黏附分子 -1（ICAM-1）mRNA 异常表达，降低血瘀证大鼠 ICAM-1、血管细胞黏附分子 -1（VCAM-1）、血小板－内皮细胞黏附分子 -1（PECAM-1）和诱导型一氧化氮合酶（iNOS）的表达，从而显著降低血瘀证大鼠内皮细胞黏附分子的高表达。大量研究都证实了补阳还五汤的作用广泛。补阳还五汤可显著降低大鼠全血黏度、红细胞沉降率、纤维蛋白原，对气虚血瘀证大鼠血液流变学的黏、浓、凝、聚有显著改善作用。有研究观察了补阳还五汤注射液体内、体外给药对血小板活化因子（PAF）诱导的家兔血小板聚集功能的影响。结果显示，补阳还五汤注射液体内、体外给药均能明显抑制 PAF 诱导的家兔洗涤血小板的聚集作用，而体外低浓度给药则表现出促进血小板聚集的作用。另有研究发现，补阳还五汤能抑制二磷酸腺苷（ADP）和胶原诱导的血小板聚集，促进血栓溶解，并且能显著降低缺血性中风患者的全血高切黏度、全血中切黏度、全血低切黏度、全血还原黏度、红细胞聚集指数等，从而改善缺血性中风患者的血液高凝聚状态。

补阳还五汤能治疗气虚患者因气虚无力推动血液运行从而导致的血瘀证。古人由于生活水平低，温饱难以解决，一旦生病多则会出现气虚体弱的表现。现代疾病谱与古代相比已发生巨大变化，今人多营养过剩，肥胖、血脂异常多见，形盛而不虚，一旦发病单纯植物药难能奏效。脑心通胶囊根据现代人自身体质及发病特点，在补阳还五汤的基础上加入乳香、没药、丹参、鸡血藤以增强其养血活血、疏通瘀阻之力；加入全蝎、水蛭，取其药性善走，能搜剔络中之邪，另虫类药又可破血逐瘀，增强通经透络之功效；桑枝、桂枝针对上下肢半身不遂，可引药直达病所，温经通脉；牛膝逐瘀血，通经络，引血下行。脑心通胶囊在补阳还五汤补气行瘀的基础上更加注重增强益气活血、化瘀通络的作用。

脑心通胶囊无论从组方还是作用功效方面均优于补阳还五汤。现代研究认为，脑心通胶囊具有多环节的作用机制，主要包括：降脂作用，抑制血小板活化，减少血小板的黏附和聚集作用，具有抗炎和抗血栓作用，以及抗动脉粥样硬化效应等。田毅等选择 60 例急性冠脉综合征（ACS）患者，将其随机分为对脑心通组和对照组。脑心通组给予口服脑心通胶囊 3 粒，每天 3 次，疗程为 6 个月。对照组除不口服脑心通胶囊外，其他治疗同脑心通组。观察两组患者治疗前后血脂和血小板膜糖蛋白 P- 选择素（CD62P）、溶酶体膜蛋白（CD63）的水平变化，并通过彩超观察治疗前后颈动脉粥样硬化斑块的变化。脑心通组治疗 6 个月后，患者血浆 TC、TG 及 LDL-C 和 CD62P、CD63 水平，均较治疗前明显下降；斑块大小、厚度和内膜中层厚度（IMT）均较治疗前明显减小。两组治疗后比较发现，治疗组斑块大小、厚度和 IMT 均明显小于对照组。可见脑心通胶囊对 ACS 患者具有降脂、抑制血小板活化、减少血小板的黏附和聚集作用，并能够降低颈动脉内膜厚度，减少颈动脉粥样硬化斑块的大小和厚度，可阻断和逆转颈动脉粥样硬化斑块的进程。

另一项研究显示，脑心通组患者血浆超敏 C 反应蛋白（hs-CRP）和 D- 二聚体的水平较治疗前明显下降，而对照组治疗前后无明显变化，两组治疗后比较发现脑心通组血浆 hs-CRP 和 D- 二聚体的水平明显低于对照组。治疗 6 个月后，脑心通组斑块大小、厚度和 IMT 均较治疗前明显减小，而斑块数量治疗前后无明显变化；对照组治疗前后斑块大小、厚度、数量和 IMT 均无明显变化；两组治疗后比较发现脑心通组斑块大小、厚度和 IMT 明显小于对照组。脑心通胶囊对 ACS 患者具有抗炎和抗血栓作用，能改善血管内斑块的炎症反应，降低颈动脉内膜厚度，减少颈动脉斑块大小，有阻断和逆转颈动脉粥样硬化斑块的作用。

脑心通可抑制 ADP 诱导的血小板聚集，明显抑制血栓形成和增加纤溶酶的活性。ACS 的发生和发展与血小板活化密切相关，其通过多种途径激活血小板，导致血小板黏附、聚集，形成富含血小板的血栓，促使冠状动脉完全或部分闭塞，引起心肌供血不足。血小板的黏附、聚集和活化反应都是通过其表面膜糖蛋白的功能实现。在 ACS 的发生、发展过程中，由于血管内皮损伤后胶原的暴露，促使血小板的黏附和激活，原本存在于静息血小板细胞质内颗粒膜上的糖蛋白 CD62P 和溶酶体膜上的 CD63，在血小板活化时，会随着活化血小板脱颗粒过程移位而与血小板质膜结合，成为活化血小板最特异和灵敏的标志物。研究结果显示，脑心通胶囊具有抑制血小板活化、减少血小板的黏附和聚集作用。

脑梗死急性期内皮功能发生障碍，可使 PAI、vWF 分泌增加。席东焱采用随机、开放和对照的原则，对治疗组 31 例脑梗死患者给予脑心通治疗，以观察脑心通对脑梗死的临床疗效及对脑梗死患者血管内皮细胞和血小板功能的影响。对照组及治疗组的基础治疗相同，均给予低分子右旋糖酐注射液 500mL+ 曲克芦丁注射液 1.0g 静脉滴注，每日 1 次，用药 30 天；5% 葡萄糖注射液 500mL+ 胞磷胆碱 0.5g+ 维生素 C 3.0g+ 维生素 B_6 0.2g 静脉滴注，每日 1 次，用药 30 天，根据病情酌情加用脱水剂。治疗组在此基础上给予脑心通胶囊 4 粒，每日 3 次，连续 30 天。治疗组 31 例脑梗死患者经脑心通治疗 30 天后有效率为 93.50%，明显高于对照组的 70.97%，差异有统计学意义（$P < 0.01$），表明脑心通胶囊对脑梗死的治疗确有疗效。同时，该研究还显示，脑梗死患者治疗前 t-PA 活性显著下降，PAI 和 vWF 活性明显增高，这可能与 t-PA 释放暂时缺陷，以及 PAI 分泌增加与 t-PA 结合而降低了 t-PA 的活性有关。vWF 的明显升高不仅提示血管内皮细胞受损严重，还促进了血小板黏附、聚集。本研究结果表明，脑梗死急性期患者 TXB_2、vWF、1 分钟 PAgT 和 5 分钟 PAgT 均明显增高，血小板处于活化状态。应用脑心通胶囊后，这些物质的含量和血小板聚集率明显降低，表明脑心通胶囊具有改善血小板功能的价值。

血管内皮细胞通过合成与释放多种生物活性物质参与止血与抗血栓形成。前列环素（PGI_2）具有抑制血小板聚集和扩血管作用，其代谢产物为 6- 酮 - 前列腺素（6-keto-PGF1α）。氧化低密度脂蛋白（Ox-LDL）抑制 PGI_2 合成，脑心通抑制 Ox-LDL 的生成而保护 PGI_2 的生物合成。脑心通不仅能降低 TXB_2、vWF 等具有促凝活性物质的浓度，而且能增加血浆 6-keto-PGF1α 和 t-PA 含量，使血管内皮细胞释放抗凝、促纤溶生物活性物质，增强血管内皮细胞的抗血栓能力。因此，脑心通具有保护血管内皮细胞、抑制血小板聚集和改善血浆纤溶活性的作用。

血管细胞黏附分子 -1（VCAM-1）、巨噬细胞集落刺激因子（M-CSF）、单核细胞趋化蛋白 -1（MCP-1）和组织因子（TF）都是形成动脉粥样硬化和血栓的重要因子，脑心通能够完全或部分阻断这些因子的基因表达，在抗动脉粥样硬化和抗血栓形成中发挥重要的作用。

2. 脑心通胶囊抗凝血功能

钟娟等观察脑心通胶囊对 2 型糖尿病合并脑梗死伴高凝状态患者的凝血酶原时间（PT）、活化部分凝血活酶时间（APTT）、血浆纤维蛋白原（FIB）、D- 二聚体（DD）、抗凝血酶Ⅲ（ATⅢ）、纤溶酶原（PLG）含量及血脂变化的影响。研究发现，脑心通胶囊能明显降低 2 型糖尿病合并脑梗死患者的 DD、FIB 含量，使 PLG 含量升高，改善高凝状态，从而促进血液流畅，增加组织对氧的利用，使缺血区及梗死部位的缺血、缺氧状态得到改善。而且经脑心通胶囊治疗后的患者，其 TG、TC 水平较治疗前显著降低。脑心通胶囊能使沉淀于管壁的脂质、胆固醇逐渐从管壁移至血液参与代谢，同时能稳定动脉粥样硬化斑块，预防脑梗死的再次发生。治疗后，患者 PT、APTT 延长，可能是通过抑制凝血因子所致，具体机制有待进一步研究。因此，对于 2 型糖尿病合并脑梗死患者，应用脑心通胶囊能显著改善微循环、缓解高凝状态、降低血脂、稳定斑块，对缺血性脑卒中的防治发挥重要作用。

赵喜锦等研究脑心通胶囊与丹红注射液联用对脑梗死患者血流动力学及凝血功能的影响。其选择 80 例脑梗死患者，随机分为对照组和治疗组。治疗组 40 例采用脑心通胶囊口服和丹红注射液静脉注射治疗，1 次 / 天，疗程为 14 天；对照组 40 例采用复方丹参注射液 30mL 静脉注射治疗，1 次 / 天，疗程为 14 天。治疗前后两组患者分别进行神经功能缺损评分（改良爱丁堡斯堪的纳维亚评分　SSS 评分）、血小板计数、血流动力学、血凝分析、D- 二聚体、肝肾功能等检测。研究结果显示，治疗后治疗组有效率为 72.5%，而对照组仅为 12.5%，组间比较差异有统计学意义（$P < 0.01$）。脑心通胶囊与丹红注射液联用较复方丹参注射液更能降低血液黏度、改善血流动力学，延长 PT、APPT、TT，降低 PA 和 FIB 水平，升高 D- 二聚体浓度。由于血浆黏度主要由其中的蛋白质浓度决定，且以 FIB 和球蛋白的影响最为重要，FIB 是影响血浆黏度的主要成分。因此，降低 FIB 浓度能够改善血流动力学。D- 二聚体作为交联纤维蛋白的特异性降解产物，其水平的增高反映继发纤溶活性增强，可作为体内高凝状态和纤溶亢进的特异性分子标志物，是纤溶系统激活的敏感指标。脑心通胶囊和丹红注射液联用可降低血液黏度、改善凝血系统，并具有一定的纤溶作用。

血液成分的异常在介导和促进血管壁动脉粥样硬化血栓事件方面也发挥重要的作用。易损血液包括血液的成分和状态异常，血液易损程度与动脉粥样硬化性临床事件呈正相关。研究显示，脑心通胶囊能明显改善血液流变学指标，具有降脂、抗血小板黏附和聚集、抑制血小板活化等作用。冠心病患者血液黏度明显增加，红细胞压积、纤维蛋白原含量及血小板黏附和聚集性增高，从而影响血流速度及血容量，妨碍组织器官的血流灌注，特别是血管狭窄到某种程度时，血管扩张的可能性极小。在同等压力下，血液黏度就成了影响脏器灌注的重要因素，也成了心肌缺血、心绞痛，甚至心肌梗死、脑卒中等的促发因素。研究显示，脑心通能明显改善血液流变学指标，降低血管阻力，扩张血管，增加血流速度，改善血液微循环。

尹秀花等观察脑心通胶囊（治疗组）与复方丹参滴丸（对照组）对老年冠心病患者的血脂与血液流变学的影响，每组 60 例，基础治疗一致，疗程为 4 周。结果显示，无论对照组还是治疗组，治疗后患者的血脂指标（总胆固醇、甘油三酯、LDL-C）和血液流变学指标（全血黏度、血浆黏度）均显著下降。与对照组比较，治疗组治疗后的指标下降更为明显，差异有统计学意义（$P < 0.05$）。这进一步提示，脑心通胶囊用于心血管病患者治疗，可更加明显改善患者的血脂指标与血液流变学指标，以纠正高血脂、高黏血症状态，减轻血流淤滞，防止血栓的形成。

3. 丹红注射液抗血小板作用

丹红注射液作为一种具有中国原创思维的中药注射剂代表，广泛应用于心脑血管疾病患者的临床治疗中，并显示出卓越的疗效。丹红注射液是从中药丹参和红花中提取其有效成分，并经先进的生产工艺而制成的中药注射剂，主要成分有丹参酮、丹参酸、丹参酚酸、红花黄色素、红花酚苷等。丹参和红花均属活血化瘀药物，该药组方简单、配伍严谨、功效多样，具有包括活血化瘀在内的多种作用机制。根据中药升降浮沉理论，丹参为植物根茎，具有沉降之功，红花为植物花蕾，具有升浮之效。二药相辅，一阴一阳，一升一降，内外通和，行气活血之功显著，且具有养血生血之作用，除邪而不伤正，共奏活血通络、祛瘀生新之功，堪称完美组合。其临床功效为活血化瘀、通脉舒络，用于瘀血闭阻所致的胸痹及中风。丹红注射液具有较强的抗血小板与抗凝血功能，在防治心脑血管疾病和血栓形成方面显示出良好的作用。

研究认为，丹参酚酸和红花黄色素等有抑制血小板黏附、聚集、激活的作用，以及能抗血栓形成、改善微循环等功效。其抗血小板作用可能是通过多途径参与实施的，如抑制 ADP 诱发通路、抑制 TXB_2 系统，或抑制血小板释放反应等。

何勇等对急性冠脉综合征（ACS）患者接受经皮冠状动脉介入术后的血小板活化指标 CD62P、CD63 的改变进行了观察，并评价了丹红注射液对经皮冠状动脉介入术后患者血小板活化状态的影响。其将 42 例 ACS 患者随机分为丹红注射液治疗组（21 例）和常规治疗组（21 例），两组病例在经皮冠状动脉介入术前和术后次日采用流式细胞仪检测血小板活化指标 CD62P、CD63。所有 ACS 患者均常规应用抗凝、抗血小板药物等治疗，丹红注射液治疗组于介入术后即加用丹红注射液 40mL 加入 5% 葡萄糖溶液内静脉滴注，疗程为 14 天，然后复查上述指标，并进行治疗前后自身比较和两组间比较。结果显示，两组 ACS 患者行 PCI 前 CD62P、CD63 基线水平无明显差异（$P > 0.05$），行 PCI 术后两组患者的 CD62P、CD63 水平差异亦无统计学意义（$P > 0.05$）。静脉滴注丹红注射液 14 天后，丹红注射液治疗组血小板活化指标 CD62P、CD63 较常规治疗组明显降低，差异有统计学意义（$P < 0.05$）。这提示丹红注射液确有抑制血小板活化的作用，在预防和控制血小板血栓性疾病中有一定的临床价值，临床上可用于急性冠脉综合征患者行介入术后，以抑制血小板活化、预防和治疗冠状动

脉内血栓的形成。

龚向芳等研究了丹红注射液对急性脑梗死患者血小板活化功能的影响。其将 80 例急性脑梗死患者随机分为观察组和对照组（各 40 例），两组均予阿司匹林肠溶片、低分子量肝素、依达拉奉等进行抗凝及抗自由基治疗，观察组在此基础上加用丹红注射液 40mL 静脉滴注，1 次 / 天，共 14 天。治疗前后应用流式细胞仪检测两组患者血浆 P– 选择素（CD62P）和溶酶体膜蛋白（CD63）的表达。研究表明，两组患者在治疗后 CD62P 和 CD63 均明显下降，观察组 CD62P 下降程度显著大于对照组，差异有统计学意义（$P < 0.05$）。这提示丹红注射液具有更明显的抑制血小板黏附聚集、活化的功能，能用于防止患者再次发生血栓事件。

蒋一鸣等探讨了急性心肌梗死患者进行经皮冠状动脉介入术后，应用丹红注射液进行抗血小板治疗的疗效。其将 42 例急性心肌梗死患者进行急诊介入支架术后，给予丹红注射液 30mL 加入 5% 葡萄糖注射液 250mL 静脉滴注，每天 1 次，用药时间为 20 天；同时常规应用抗凝、抗血小板、他汀类等药物及 ACEI、β 受体阻滞剂等治疗，并观察每位患者治疗前后血常规、尿常规、便常规变化及肝功能、肾功能变化，并详细记录用药期间的不良反应。疗效判定标准按照 2001 年心血管专家北京会议制定的标准。结果显示，该研究中临床显效 36 例，有效 6 例，总有效率为 100%。这提示丹红注射液能显著降低患者血小板活化因子水平，抑制血小板功能。患者在治疗过程中未出现严重心律失常等并发症，出院后随访 1 年，未出现支架堵塞、再梗死等情况。

丹红注射液中的丹参酚酸和丹参酮有抗血栓形成、改善微循环、抗氧化损伤、清除氧自由基的作用；红花能有效抑制血小板黏附、聚集，激活和释放血栓素，激活血管内皮细胞释放 PGI_2，纠正外周循环中 TXA_2/PGI_2 平衡失调，对缺血 – 再灌注损伤具有积极的防治作用，还能保护受损心肌细胞。两者均有抗炎、祛除血管斑块、保护血管内皮的作用，可以降低血黏度，扩张血管，加速血流的速度，改善微循环。据临床观察，急性心肌梗死行经皮冠状动脉介入术后，应用丹红注射液进行抗血小板治疗，能发挥最佳的作用和功效，使中医与西医有机结合，能有明显的疗效。

孙沛等研究了丹红注射液对冠心病患者血小板聚集率的影响。其给予患者丹红注射液加入葡萄糖注射液 250mL 静脉滴注，1 次 / 天，治疗 2 周后，评定患者血小板聚集率的变化。治疗前及治疗后，于清晨取患者的空腹静脉血做血小板聚集率（PAgR，%）检测（采用四通道血液凝聚测试仪进行）。结果显示，经丹红注射液治疗 2 周后，花生四烯酸（AA）及二磷酸腺苷（ADP）诱导的 PAgR 水平均较治疗前明显降低，这表明丹红注射液对花生四烯酸（AA）及二磷酸腺苷（ADP）诱导的 PAgR 有显著的抑制作用，临床应用丹红注射液有助于降低患者血小板活化水平。

这些研究均显示，丹红注射液在抗血小板聚集、黏附、活化方面发挥了重要作用。

4. 丹红注射液抗凝血效应

研究表明，丹红注射液具有保护血管内皮、促进血管再生、抗凝血作用。丹红注射液中的有效成分具有降低血管阻力、降低血液黏度、增强红细胞变形能力、改善微循环的作用，并具有清除氧自由基、增强血管内皮抗凝血功能。红花提取物在体内、体外均能明显抑制血小板聚集，对内源性凝血系统的激活有抑制作用。

王婷婷通过测定脑梗死患者应用丹红注射液治疗过程中血液流变学指标和凝血功能的变化，探讨丹红注射液在治疗脑梗死中的应用价值。其将 100 例脑梗死患者随机分成治疗组和对照组（各组 50 例），两组的基础治疗按脑梗死常规治疗策略进行，对急性期脑梗死患者给予脱水，维持水、电解质平衡等常规治疗，并发感染者合理选用抗生素，血压高者给予降压药。治疗组在基础治疗上给予丹红注射液静脉滴注，对照组在基础治疗上给予脉络宁注射液静脉滴注，疗程均为 2 周，测定治疗前、后血液流变学和凝血谱变化。结果显示，两组治疗后血液流变学、凝血指标较治疗前均有明显改善；治疗后两组间比较，治疗组的全血高切黏度、全血低切黏度、血浆黏度、红细胞压积、血小板聚集率、红细胞变形能力改善程度均优于对照组，其凝血谱指标凝血酶原时间（PT）、活化部分凝血活酶时间（APTT）、凝血酶时间（TT）及纤维蛋白原水平改善程度也明显优于对照组，其中丹红注射液对全血黏度、血浆黏度、纤维蛋白原、APTT 的改善作用尤为显著，差异均有统计学意义（$P < 0.05$）。这表明丹红注射液能通过促进血管内皮生长因子（VEGF）的表达，显著延长血管内皮细胞的寿命，促进血管内皮细胞的良好生长，抑制凝血酶活性，并能刺激血管内皮细胞释放组织型纤溶酶原激活物，充分显示其促进纤溶、抗凝，并改善血液流变学的功效。

王津文等将 140 例不稳定型心绞痛患者随机分成对照组（常规治疗，67 例）和治疗组（常规治疗加丹红注射液治疗，73 例），对照组与治疗组均治疗 3 周。结果显示，与对照组比较，治疗组的 C 反应蛋白（CRP）、纤维蛋白原、D– 二聚体与纤溶酶原激活物抑制剂 –1（PAI–1）水平显著下降，而组织型纤溶酶原激活物（t–PA）水平明显上升。这表明丹红注射液能抑制炎症反应、激活纤溶活性，并具有显著的抗凝血功能。

江玉清探讨了丹红注射液对冠心病患者凝血功能及血小板活化功能的影响及机制。其将 82 例冠心病患者，随机分为对照组与治疗组，对照组患者给予抗凝、抗血小板、降血脂等常规治疗，治疗组在常规治疗基础上给予丹红注射液每天 30mL，连续应用 2 周。2 周后观察两组患者凝血酶原时间（PT）、活化部分凝血活酶时间（APTT）、凝血酶时间（TT）、纤维蛋白原（FIB）水平的变化，以及血小板第四因子（PF4）、可溶性 P- 选择素（CD62P）表达水平的改变。结果显示，治疗组的凝血酶原时间显著延长（$P < 0.05$），这表明丹红注射液具有显著的抗凝血作用；两组间 FIB 水平相比较无显著差异（$P > 0.05$），表明丹红注射液的抗凝血功能不是通过影响纤维蛋白原的含量实现。进一步检查血小板的活化功能，治疗组于治疗后 PF4、CD62P 的表达下调（$P < 0.05$）。该研究显示，丹红注射液可以通过抗凝血作用与抑制血小板的活化功能来改善冠心病患者的血液高凝状态，发挥其抗栓效应。

（四）代表方药应对抗血小板药物抵抗的研究进展

血小板在动脉粥样硬化血栓形成疾病的发展进程中起着关键作用，抗血小板药物的使用已经成为这类疾病预防和治疗的基石。抗血小板药物，如阿司匹林、噻氯吡啶类和血小板糖蛋白Ⅱb / Ⅲa 受体拮抗剂已在心脑血管疾病中被广泛应用，并发挥重要的作用。但在规范用药和良好依从性的基础上，仍有部分患者发生血栓不良事件，这就是备受关注的抗血小板药物抵抗现象。抗血小板药物抵抗，目前尚未有明确的概念，主要倾向于从反映血小板功能的多种实验室指标检测和临床再发血栓事件两个方面来定义抗血小板药物抵抗：①应用抗血小板药物作为心脑血管病的二级预防措施，未能减少栓塞及其他缺血事件的发生；②服用抗血小板药物者在体外试验中，其血小板聚集功能未受到足够的抑制。从抵抗发生机制的角度，国内外学者根据临床或实验室研究方法的不同分别给出了不同的定义，但大多数学者倾向于认为其是一种药物低反应，是一种药物反应的差异性，并非真正抵抗或完全无反应。所谓药物低反应是指药物在某些因素作用下，未能到达药物作用靶点或虽到达但未能与药物作用靶点充分有效结合，且能被实验室检测出。这种抗血小板药物抵抗现象与血小板多通路活化所造成的某种抗血小板药物治疗失败略有区别。目前抗血小板药物抵抗的研究主要涉及阿司匹林抵抗和氯吡格雷抵抗。

1. 抵抗机制的研究

抗血小板药物抵抗的发生是多因素的，主要包括药物的生物学特性、多通路的血小板活化、受体基因多态性及药物之间的相互作用等。

（1）阿司匹林抵抗的主要机制

环氧合酶 -1（COX-1）生物特性的因素：环氧合酶（COX）是阿司匹林抗血小板作用的靶点，有两种亚型，即 COX-1 和 COX-2。阿司匹林为非选择性的 COX 抑制剂，对二者均有不可逆的抑制作用。但阿司匹林对 COX-1 的抑制作用约为 COX-2 的 170 倍。血小板是无核细胞，除自身含有的 COX-1，没有再生 COX-1 的能力。所以阿司匹林不可逆地抑制了 COX–1 的活性，从而抑制了血栓素 A_2（TXA_2）的生成。但血小板在血液中是持续生成的，且有核细胞具有再生 COX–1 的能力，后者能生成前列腺素类物质，导致血小板活化功能在 24 小时内恢复，而且有核细胞生成的 COX–1 对阿司匹林的敏感性低于血小板源性的 COX–1，这可能是阿司匹林抵抗的原因之一。

COX–1 基因多态性：目前，研究发现 COX–1 基因存在 20 多个变异体，大多数变异体并不常见，且几乎都是同义的，也就是说 COX–1 可能是高度保守的蛋白。关于 COX–1 与阿司匹林对血小板反应性的影响，学者们做了大量的实验研究。国外研究者对 101 例行经皮冠状动脉介入术后每天服用阿司匹林（100mg）达 2 周以上的心血管病患者进行 COX–1 基因序列检测，发现发生突变最常见的基因分别为 A842G、C22T、G128A、C644A 和 C714A，且证实 A842G 与另一变异体 C50T 是完全不对等的。在 AA 诱导的血小板聚集增多和血浆 TXB_2 升高的患者中，COX–1 的单倍体更多是包含 –842G 等位基因的突变而不是 A842– 等位基因的突变。这些研究结果显示 –842G 等位基因突变的患者对阿司匹林的敏感性差。

与环氧合酶 –2（COX–2）有关：COX–2 在炎症和细胞生长过程中有着重要的作用，其结构与 COX–1 相似。COX–2 为诱导型酶，大多数细胞不表达，主要存在于单核细胞、巨噬细胞和血管内皮细胞中，在血小板膜上仅有不同数量的表达。在动脉粥样硬化的慢性炎症过程中，炎症刺激因子如趋化因子、内毒素和生长因子可诱导并调节血液循环中的单核细胞和巨噬细胞的 COX–2 表达，而阿司匹林对 COX–2 的抑制作用很弱，其抑制作用约为 COX–1 的 1/170。这也可能是体内 COX–2 表达增多的患者发生阿司匹林抵抗的原因之一。

药物之间的相互作用：阿司匹林可使 COX 丝氨酸位点乙酰化从而阻断 COX 催化位点与底物的结合，导致 COX 永久不可逆性失活。而非甾体抗炎药如布洛芬，也能抑制 COX 的活性，但其对 COX 的作用是竞争性、可逆的。所以同时服用阿司匹林和布洛芬时，布洛芬与阿司匹林可竞争性抑制 COX 活性，从而大大影响阿司匹林的抗血小板作用。其他用药，如降糖药物、降脂药物等是否与阿司匹林有相互作用有待进一步研究。

（2）氯吡格雷抵抗的主要机制

药物的生物利用度降低：患者用药的依从性差、药物剂量不足，以及其他药物的干扰或与氯吡格雷的相互作用均可引起氯吡格雷的生物利用度降低，导致其抗血小板活性下降，使机体出现抵抗现象。尤其要注意的是，心脑血管疾病患者往往有多重危险因素，需要多重药物干预，药物之间的相互作用即可引起抗血小板药物抵抗的发生，如作用于 CYP2C19 酶的底物和抑制剂（质子泵抑制剂，如奥美拉唑等），以及作用于细胞色素 P4503A4 酶（CYP3A4）的底物（脂溶性他汀，如阿托伐他汀、辛伐他汀）和抑制剂（氨氯地平）与氯吡格雷同时应用于一个患者时，即有产生氯吡格雷抵抗现象的可能性。

P2Y12 基因多态性：血小板膜上的 ADP 受体（P2Y12）为氯吡格雷作用的主要靶点，其主要有两种亚型分别为 H1 和 H2。H2 与健康者 ADP 诱导的血小板聚集具有相关性。研究发现，P2Y12 的 H2 基因型虽然只占少数（14%），却具有很强的血小板聚集作用，而氯吡格雷对其反应却比较差，这大大削弱了氯吡格雷的抗血小板作用。凝血酶、TXA_2 和胶原诱导激活受体 P2Y12，也可能是抵抗现象产生的一个因素。氯吡格雷作为一种噻氯吡啶类前体药，只有经过肝脏 P450 酶系（CYP3A4、CYP3A5 和 CYP2C19）代谢后才能转化为活性物质，后者通过不可逆地选择性抑制 ADP 并与其血小板膜受体结合，阻断下游的信号传导，发挥其抗血小板聚集作用。有研究对 CYP2C19 在氯吡格雷药代动力学中的作用进行研究并评价了其基因多态性造成的氯吡格雷反应的差异性。结果显示，CYP2C19 等位基因的缺失及其基因多态性，使得酶活性异常，也是造成氯吡格雷反应个体差异的一个重要因素。此外，氯吡格雷在体内代谢所需的其他酶类，如 CYP3A4、CYP1A2、ABCB1（P- 糖蛋白）等的基因多态性变化也可导致氯吡格雷抵抗的发生。

2. 代表方药应对抗血小板药物抵抗的研究

抗血小板药物抵抗的研究和检查评估方法均有待于进一步完善和确立，其临床防治尚无确切有效的方案。目前主要是通过加大阿司匹林或氯吡格雷使用剂量和联合用药来改善抗血小板药物抵抗，或寻求更有效的抗血小板药物，以降低急性心血管事件发生率。发生阿司匹林抵抗的患者可通过阿司匹林与其他类抗血小板药物联合服用来改善和克服，这种联合用药方法优于直接取代阿司匹林。发生阿司匹林抵抗的患者，其血小板对 ADP 的敏感性显著增高，且这些患者对 ADP 受体（P2Y12）拮抗剂氯吡格雷呈现较好的敏感性。因此，可采用联合应用阿司匹林与氯吡格雷，或加大阿司匹林剂量来应对阿司匹林抵抗现象，这在一定程度上改善了阿司匹林的抵抗效应。然而这些措施也存在一定的安全风险，联合用药或加大药物剂量会增加出血的危险。而且对于一级预防中出现阿司匹林抵抗的患者，阿司匹林的疗效取决于血栓危险和出血危险二者之间的比值，对于血管事件低危的患者（≤ 1%/ 年），获益与风险比值不大；只有心血管或脑血管并发症风险高危的患者（≥ 3%/ 年），获益才明显大于风险。有研究显示，药物加大到一定剂量，药物抵抗并不能得到继续改善，最终并未降低血管不良事件的发生率，甚至反而增加出血发生的危险性。氯吡格雷抵抗目前可考虑应用新研发的强效 ADP 受体拮抗剂，如普拉格雷和替格瑞洛，这些药物不需要经肝酶代谢成活性物质而直接发挥抗血小板 ADP 受体的作用，减少了发生抗血小板药物抵抗的风险。但有些药物目前在国内尚未上市，且价格昂贵。普拉格雷在临床试验中曾显示，其发生出血并发症的风险较高。因此，用于应对血小板药物抵抗的新一代抗血小板药物的有效性与安全性仍有待进一步深入观察与研究。

脑心同治理论指导下的代表方药——脑心通胶囊和丹红注射液具有益气活血、化瘀通络之功效，基础与临床研究均显示其有良好的抗血小板与抗凝血功能。近年来，有研究在其应对抗血小板药物抵抗现象方面也进行了有益的探索，取得了令人兴奋的结果。这是在推动用中医药方法解决抗血小板药物抵抗现象的研究中迈出的坚实一步。

（1）脑心通胶囊应对抗血小板药物抵抗作用的研究

脑心通胶囊对阿司匹林抵抗的干预作用：郭潇等观察脑心通胶囊和通心络胶囊对阿司匹林抵抗的影响。其选择 34 例接受阿司匹林治疗并产生阿司匹林抵抗的患者，按就诊时间顺序分为两组，其中治疗组 17 例（给予脑心通胶囊与阿司匹林联合使用），对照组 17 例（给予通心络胶囊与阿司匹林联合使用），治疗时间为 4 周，疗程结束后比较两组的治疗效果。结果显示，应用脑心通胶囊和通心络胶囊均能显著改善阿司匹林抵抗，血小板聚集率在服用药物 4 周后均下降，治疗前后比较有显著差异（$P < 0.05$）；但对两种药物的治疗效果进行比较，差异无统计学意义（$P > 0.05$）。

这说明两种药物虽然成分不同，但都能起到抑制血小板功能、改善阿司匹林抵抗现象的作用。在本次观察中，两组均未出现明显不良反应。因此，心脑血管疾病患者口服阿司匹林后出现阿司匹林抵抗现象时，可以考虑加用脑心通胶囊进行抗血小板治疗，以消除阿司匹林抵抗的潜在风险。

杨钰等探讨了脑心通胶囊对冠心病患者阿司匹林抵抗现象的影响。其将 260 例患有冠心病的患者随机分为两组：阿司匹林组 130 例，每天饭后口服阿司匹林 100mg，持续 6 个月；联合用药组 130 例，在阿司匹林用药基础上加用脑心通胶囊 2 粒 / 次，3 次 / 天，持续 6 个月。采集静脉血测定血小板聚集率及两组患者阿司匹林抵抗（AR）发生率、阿司匹林半抵抗（ASR）发生率。结果显示，联合用药组与阿司匹林组患者的年龄、收缩压、舒张压，以及总胆固醇（TC）、低密度脂蛋白胆固醇（LDL-C）、甘油三酯（TG）、血糖水平等方面差异无统计学意义（$P > 0.05$）；但与阿司匹林组比较，联合用药组的 AA 和 ADP 诱导的血小板聚集率均明显下降，且差异均有显著性统计学意义（$P < 0.05$），AR 与 ASR 总发生率较单用阿司匹林组明显减低。该研究提示，脑心通胶囊具有良好地改善患者阿司匹林抵抗现象的作用，与阿司匹林联合应用，能显著减少阿司匹林抵抗发生的概率。

脑心通胶囊对氯吡格雷抵抗的干预作用：余广炜探讨脑心通对 CYP2C19*2 基因突变气虚血瘀体质志愿者氯吡格雷抗血小板作用的调节。其通过聚合酶链反应 – 限制性片段长度多态性（PCR-RFLP）方法检测 360 名 25 ～ 55 岁男性体检志愿者 CYP2C19*2 基因多态性。从 360 名男性体检志愿者中选取 18 名气虚血瘀体质志愿者（其中 CYP2C19*1/*1 野生型、CYP2C19*1/*2 突变型杂合子、CYP2C19*2/*2 突变型纯合子各 6 名），在其签署知情同意书后，服用氯吡格雷 7 天（第一天负荷剂量 300mg，之后每天 75mg），经洗脱期 7 天后，用脑心通（0.8g/ 次，3 次 / 天）预处理 5 天，之后继续服用脑心通加氯吡格雷 7 天（用法同上）。分别测定志愿者服药前基线状态，第一次服用氯吡格雷后 4 小时、24 小时、3 天、7 天的 ADP 诱导的血小板聚集率（比浊法）；同时测定服药前基线状态，服用氯吡格雷第 7 天、洗脱期第 7 天、服用脑心通第 5 天及脑心通与氯吡格雷合用后第 7 天的血小板数，选用流式细胞术测定 ADP 诱导的血小板聚集率，以及测定 CD62P、活化血小板 GPⅡb / Ⅲa 复合物（PAC-1）水平，并选用酶联免疫吸附测定法测定可溶性 CD40 配体（sCD40L）的变化。两药合用与单用氯吡格雷均能使 CYP2C19*1/*1、*1/*2 和 *2/*2 三组基因型志愿者的血小板聚集率（流式细胞术）显著下降（$P < 0.01$）。且研究发现，中药复方制剂脑心通胶囊改善了有 CYP2C19*2 基因突变的氯吡格雷抵抗患者的血小板功能，在使用流式细胞仪检测脑心通胶囊预处理阶段的血小板功能时，发现其降低了不同基因型个体的 ADP 诱导的血小板聚集率。同时合用氯吡格雷后，CYP2C19*1/*2 突变型杂合子及 CYP2C19*2/*2 突变型纯合子个体的血小板聚集率、CD62P/PAC-1 的表达率及血清中 sCD40L 水平均有降低；在 CYP2C19*2/*2 突变型纯合子中，CD62P/PAC-1 的表达率亦有下降。这说明 CYP2C19*2 基因突变降低了氯吡格雷抗血小板聚集的疗效，是氯吡格雷抵抗的遗传机制之一；联用脑心通胶囊能够改善此类氯吡格雷抵抗患者的抗血小板效应，包括抗血小板聚集及抗炎等效应。

（2）丹红注射液应对抗血小板药物抵抗作用的研究

丹红注射液对阿司匹林抵抗的干预作用：刘学文等对丹红注射液联合阿司匹林治疗脑梗死进行了临床观察。其将 112 例脑梗死患者，随机分为治疗组和对照组，两组均口服阿司匹林每天 300mg，2 周后改为每天 100mg。治疗组在对照组基础上加用丹红注射液每天 30mL，加入 250mL0.9% 氯化钠注射液静脉滴注，每日 1 次，连用 14 天。两组按需使用抗高血压、抗脑水肿药物，禁用影响凝血、纤溶系统的药物。两组用药前后神经功能缺损评分和 Barthel 指数相比较差异均有显著性（$P < 0.05$），血小板聚集率差异也有显著性（$P < 0.01$）。阿司匹林用于急性脑梗死患者可降低病死率及复发率，为有效治疗和二级预防脑梗死的药物。但如果单用阿司匹林有可能出现阿司匹林抵抗现象，合理的应对措施是选用不同作用机制的药物联合应用。丹红注射液可以促进血管内皮细胞生长因子的表达，抑制凝血酶活性，刺激血管内皮细胞释放组织型纤溶酶原激活物，阻止血栓形成，促进血栓溶解。丹红注射液联合阿

司匹林的治疗效果要比单用阿司匹林更佳。

李昌等探讨丹红注射液加阿司匹林肠溶片对不稳定型心绞痛（UA）患者微循环的影响。其将 140 例不稳定型心绞痛患者随机分为观察组 75 例和对照组 65 例。对照组采用常规治疗，观察组在常规治疗基础上加用丹红注射液和阿司匹林肠溶片，2 周为 1 个疗程。比较两组治疗前后心绞痛发作次数、心电图、血脂、血液流变学、血浆超敏 C 反应蛋白、药物过敏等指标的变化情况。观察组在改善心绞痛症状和心电图，以及降低纤维蛋白原浓度和血脂等方面的作用均显著优于对照组（$P < 0.05$）。阿司匹林是目前循证医学证据最丰富、适应证最广、经济效益最佳的抗血小板药物。它通过抑制环氧合酶，减少血栓素 A_2 的合成，从而抑制血小板聚集和抗血栓形成。丹红注射液加阿司匹林肠溶片不仅显著降低了 UA 患者的病死率和心肌梗死的发生率，还保证了药物使用安全性，以及无出血和变态反应等不良反应，值得临床推广使用。

丹红注射液对氯吡格雷抵抗的干预作用：赵伟丽对丹红注射液联合氯吡格雷治疗进展性卒中的疗效进行了研究。其将 96 例患者随机分为治疗组和对照组，两组均予常规治疗，治疗组加用丹红注射液及氯吡格雷，对照组仅加用氯吡格雷。两组均在连续治疗 14 天后进行疗效评定及神经功能缺损评分等。结果发现，治疗组总有效率为 87.5%，对照组为 77.1%，差异有统计学意义（$P < 0.05$）。这提示丹红注射液联合氯吡格雷对进展性卒中的疗效明显优于单用氯吡格雷，且在治疗过程中未出现出血、过敏等不良反应。因此，丹红注射液联用氯吡格雷治疗进展性卒中疗效显著，安全可靠，值得临床推广应用。

饶国涛等观察丹红注射液与氯吡格雷治疗不稳定型心绞痛的临床疗效。其将 87 例患者随机分为治疗组和对照组。两组患者均给予阿司匹林肠溶片、阿托伐他汀、β 受体阻滞剂、硝酸异山梨酯、ACEI 等常规治疗。治疗组在常规治疗基础上加用丹红注射液每天 20mL 加入 250mL 生理盐水中静脉滴注、氯吡格雷每天 75mg。治疗前和治疗 2 周后测定血液流变学指标，用药期间记录心绞痛发作情况、药物不良反应，每周进行 1 次心电图（ECG）常规检查，心绞痛发作时查即刻 ECG，治疗前后对比静息 ECG 变化。结果发现，在常规治疗基础上加用丹红注射液联合氯吡格雷治疗不稳定型心绞痛的疗效明显优于对照组，联合治疗能改善血流动力学特性，降低血小板聚集率，发挥很好的抗血小板作用，且能很好地缓解心绞痛症状，改善预后，提高生存率，且无严重不良反应发生。

脑心同治理论指导下的脑心通胶囊和丹红注射液均在对阿司匹林和氯吡格雷抵抗干预方面显示了出色的作用，且无明显不良反应，安全可靠，值得临床推广应用。

第五节　代表方药对缺血－再灌注损伤的保护作用

缺血－再灌注损伤（ischemia–reperfusion injury，IRI）是指缺血时组织细胞的损伤和再灌注后的损伤。缺血会导致组织细胞缺氧、酸中毒、代谢产物累积等情况，再灌注时由于氧和营养物质进一步刺激了细胞的代谢，加剧了细胞膜的氧化、钙离子内流等细胞损害。

IRI 是临床上很多疾病会经历的病理生理过程。器官和组织的损伤程度与缺血程度和缺血时间的长短密切相关。缺血导致三磷酸腺苷生成减少，细胞内 pH 下降，线粒体和细胞内钙超载。再灌注时，缺血组织产生过多的活性氧类，使实质细胞、血管内皮细胞的线粒体和内质网处于应激状态，随后这些细胞的线粒体通透性转换孔开放，导致细胞裂解和死亡。研究发现，肠道菌群、表观遗传及微粒体均参与了 IRI 的发病过程。IRI 过程也涉及细胞信号转导的异常，炎症反应的激活，蛋白激酶的激活，体液因子、细胞因子、补体的参与，以及细胞间和血小板异常的相互作用。

一、缺血－再灌注损伤的病理生理机制

1960 年，詹宁斯（Jennings）等明确提出了心肌缺血－再灌注损伤概念。随后的研究发现脑、肾、肺、肝、胃肠道、骨骼肌等组织器官也可发生缺血－再灌注损伤。在缺血－再灌注损伤研究中发现了钙反常、氧反常、pH 反常，其发生机制主要是氧自由基释放，引起生物膜脂质过氧化，诱导中性粒细胞与内皮细胞粘连及细胞内钙超负荷，导致细胞损伤等。

（一）缺血－再灌注损伤的发生机制

1. 自由基的损伤作用

缺血－再灌注时，氧气和营养物质再次进入组织细胞，同时会产生大量活性氧（ROS）和一系列反应物（例如氢氧离子、一氧化氮等）。ROS 不仅可直接破坏细胞膜，还与膜中的脂质过氧化物反应，导致细胞膜的电荷被破坏和膜通透性升高。ROS 还会与细胞内的 DNA 结合，导致 DNA 断裂和损伤，加剧细胞凋亡和坏死。自由基是具有一个不配对电子的原子和原子团的总称。由氧诱发的自由基被称为氧自由基或活性氧，如超氧阴离子（O_2^{-}）、羟自由基（OH·）及单线态氧（$^1O_2$）等非脂性自由基。H_2O_2 非自由基，但也是一种氧化作用

很强的活性氧。氧自由基与多价不饱和脂肪酸作用后生成的中间代谢产物，如烷基自由基（L·）、烷氧自由基（LO·）、烷过氧自由基（LOO·）等属于脂性自由基。氧自由基和脂性自由基的性质极为活泼，易失去电子（氧化）或夺取电子（还原），特别是其氧化作用强，故具有强烈引发脂质过氧化的作用。在生理情况下，氧通常是通过线粒体细胞色素氧化酶系统接受 4 个电子还原成水，同时释放能量；但也有 1% ～ 2% 的氧接受一个电子生成 O_2^- 或再接受一个电子生成 H_2O_2。由于细胞内有超氧化物歧化酶和谷胱甘肽过氧化物酶等抗氧化酶类，这些抗氧化酶类可以及时清除它们，所以对机体并无多大影响。但在病理条件下，由于产生过多的活性氧，或抗氧化酶类活性下降，则可因大量的氧自由基引发脂质过氧化反应而损伤细胞膜，并促进细胞死亡。

2. 缺血与再灌注时氧自由基生成过多的原因

（1）黄嘌呤氧化酶（xanthine oxidase，XO）生成增多：XO 的前身是黄嘌呤脱氢酶（xanthine dehydrogenase，XD），这两种酶主要存在于毛细血管内皮细胞内。正常时只有 10% 以 XO 的形式存在，90% 为 XD。缺血时，由于 ATP 减少，钙泵功能失灵，Ca^{2+} 进入细胞激活钙依赖性蛋白酶，使 XD 大量转变为 XO。缺血时，ATP 不能用来释放能量，还依次降解为 ADP、AMP 和次黄嘌呤，故次黄嘌呤在缺血组织内大量堆积。再灌注时，大量分子氧随血液进入缺血组织，黄嘌呤氧化酶催化次黄嘌呤转变为黄嘌呤，并进而催化黄嘌呤转变为尿酸，这两步反应中，其都以分子氧为电子接受体，从而产生大量的 O_2^- 和 H_2O_2，后者在金属离子参与下形成 OH· 。因此，再灌注时组织内的 O_2^-、OH· 等氧自由基大量增加。

（2）中性粒细胞：在吞噬活动时，中性粒细胞的耗氧量显著增加，所摄取的绝大部分 O_2 在细胞内的 NADPH 氧化酶和 NADH 还原酶的作用下而形成氧自由基，并用以杀灭病原微生物。如氧自由基产生过多，或机体清除氧自由基的酶系统活性不足，或抗氧化剂不够时，中性粒细胞形成的氧自由基就可损害组织。再灌注时，由黄嘌呤氧化酶的作用所产生的氧自由基起主要作用，这些自由基作用于细胞膜后产生的具有趋化活性的物质如白三烯 B_4（LTB_4）等，可吸引大量中性粒细胞到局部释放氧自由基等物质而进一步损害组织。

（3）线粒体：可能是由于缺氧，ATP 减少，Ca^{2+} 进入线粒体增多而使线粒体功能受损，细胞色素氧化酶系统功能失调，以致进入细胞内的氧经单电子还原而形成的氧自由基增多，经 4 价还原而形成的水减少。细胞色素氧化酶系统功能失调，也可能是缺氧时细胞内氧分压降低的结果。

（4）儿茶酚胺增加：交感 – 肾上腺髓质系统是机体在应激时的重要调节系统。在各种应激包括缺氧的条件下，此系统分泌大量的儿茶酚胺。儿茶酚胺具有重要的代偿调节作用，但过多儿茶酚胺的氧化产物，往往又成为对机体的有害因素。实验证明，大量的异丙肾上腺素、去甲肾上腺素、肾上腺素均能引起细胞损伤。造成心肌损害的是儿茶酚胺的氧化产物，而非儿茶酚胺本身。儿茶酚胺氧化能产生具有细胞毒性的氧自由基，如肾上腺素代谢产生肾上腺素红的过程中有 O_2^- 产生。

（5）花生四烯酸代谢：花生四烯酸的三条代谢途径都能生成氧自由基。缺血 – 再灌注时，花生四烯酸的生成增加，从而使氧自由基产生增加。

（6）铁介导的自由基生成：金属铁可作为电子载体，通过芬顿（Fenton）反应及哈伯 – 韦斯（Haber–Weiss）反应将损害性较小的超氧自由基转变为毒性较大的羟自由基。

3. 自由基反应与再灌注损伤

机体在生命过程中所能遇到的自由基种类很多，很难概括其生物学反应。自由基参与某种反应后能形成新的自由基，自由基一旦形成，就成为自由基反应扩展程序的一部分。另一种自由基反应则是自由基加入不饱和键中，如脂肪酸及芳香族环的不饱和键。自由基反应既可经自由基中间代谢产物不断向前发展，又可由细胞损伤而终止。自由基反应的扩展可以是无限的，但又可被各种自由基清除剂所终止。自由基有极为活泼的反应性，能和各种细胞成分（膜磷脂、蛋白质、核酸）发生反应。

（1）膜脂：其是构成膜脂质双层的重要结构及功能成分，富含不饱和脂肪酸。自由基与不饱和脂肪酸作用引发脂质过氧化反应。脂质过氧化物的形成使膜受体、膜蛋白酶和离子通道的脂质微环境改变，从而改变它们的功能。由于脂质过氧化反应的增强，细胞膜内不饱和脂肪酸减少，生物膜不饱和脂肪酸 / 蛋白质比例失常，细胞膜的液态性、流动性改变，通透性增强。含双键脂肪酸过氧化可生成丙二醛，它的产生与脂质过氧化相平行，因而测定丙二醛含量可代表脂质过氧化物的浓度。丙二醛能使膜成分之间形成交联和聚合，使膜的基本特性如变构、离子传递、酶活性等发生改变。

（2）蛋白质：在自由基的作用下，胞质、膜蛋白及某些酶可交联形成二聚体或更大的聚合物。这种交联既可借助于蛋白质之间的二硫键形成，也可由自由基损伤的氨基酸残基间的反应形成。蛋白质的交联将使其失去活性，结构改变。自由基也能催化氨基酸氧化和蛋白质链的断裂。

（3）核酸：自由基对细胞的毒性作用主要表现为染色体畸变。核酸碱基改变或 DNA 断裂，80% 是羟自由基的作用，羟自由基易与脱氧核糖及碱基反应并使其改变。

4. 钙超载

钙反常（无钙灌流后用含钙溶液再灌注）时细胞内钙超载，引起严重的细胞功能及结构障碍。钙反常的原因尚不明确，但主要的损伤是在无钙灌流期出现的细胞膜外板与糖被膜表面分离（两者由 Ca^{2+} 联结在一起）。细胞膜的这种损伤为再灌注时钙的大量内流提供了条件，在长期缺血缺氧后再给氧或再灌注时，也可引起细胞内钙超载。

缺血－再灌注时钙超载的机制尚不十分明确，但可能与下列因素有关：①细胞内钠平衡障碍。因为在缺血缺氧时，细胞发生了酸中毒，细胞内 pH 降低。所以在再灌注时，细胞内外形成 pH 梯度差，由于 Na^{+}–H^{+} 交换导致细胞内钠增加，出现细胞内钠平衡障碍，然后又依 Na^{+}–Ca^{2+} 交换机制，使细胞外钙大量内流造成细胞内钙超载。②细胞膜通透性增高。缺血缺氧引起的细胞酸中毒，在再灌注时通过细胞内外 Na^{+}–H^{+} 交换和 Na^{+}–Ca^{2+} 交换而使细胞内钙增加，从而激活磷脂酶，使膜磷脂降解，细胞膜通透性增高，故在再灌注时细胞外钙顺着浓度梯度而大量内流。细胞膜通透性增高的另一个更重要的原因可能是再灌注时氧自由基的大量产生，可引发细胞膜的脂质过氧化，使膜受损，通透性增高。③线粒体受损。有学者认为原发性损伤在于线粒体。众所周知，缺血时线粒体结构的功能障碍出现最早，表现为线粒体肿胀、嵴断裂。线粒体膜流动性降低，氧化磷酸化功能受损，ATP 生成障碍，使上述损伤更为严重。ATP 减少使肌膜及肌浆网膜钙泵功能障碍，由于钙泵功能障碍不能排出和摄取细胞质中过多的钙，致使细胞质中游离钙浓度增加而造成钙超载。细胞质中过多的钙最终形成磷酸盐沉积于线粒体，使线粒体结构及功能进一步遭到破坏。

5. 血管内皮细胞和中性粒细胞的相互作用

尸检证实，梗死的心肌组织中存在白细胞（主要是中性粒细胞）。1984 年，穆兰尼（Mullane）及其同事证明，冠状动脉堵塞 60 分钟时心肌组织就已有白细胞浸润，5 小时后在缺血区有大量的白细胞聚集。根据恩格勒（Engler）及其同事的研究，再灌注时白细胞数非但不减少反而增加。以犬心肌缺血为例，再灌注仅 5 分钟，心内膜中性粒细胞增加 25%，缺血轻的组织中白细胞聚集也相对较少。组织缺血和再灌注时白细胞浸润增加的机制还不十分清楚，可能是由于组织受损时，细胞膜磷脂降解，花生四烯酸代谢产物增多，其中有些物质具有很强的趋化作用，因而能吸引白细胞大量进入组织或黏附于血管内皮。而白细胞本身也能释放具有趋化作用的炎性介质，如白三烯之一的 LTB_4，从而使聚集在组织或黏附于血管内皮的白细胞进一步增加。

6. 白细胞积聚对组织的损伤作用

白细胞嵌顿、堵塞毛细血管有助于形成无复流（no–reflow）现象：大量的白细胞聚集在毛细血管，黏附于毛细血管内皮细胞，使毛细血管血流不畅。此外，内皮细胞在缺血缺氧时发生细胞肿胀，这些均导致无复流现象的产生。微动脉及微静脉亦有大量白细胞黏附于内皮细胞，虽不一定完全堵塞血流，但黏附的白细胞仍可损伤组织并释放趋化因子从而吸引更多的细胞，促进局部炎症反应升级。

白细胞聚集可以增加血管通透性，水肿组织的含水量与白细胞密度呈正相关，说明白细胞可能引发水肿。白细胞增加血管通透性、引发水肿的机制与白细胞释放的某些炎症介质有关。激活的中性粒细胞释放溶酶体酶，可使组织发生蛋白水解性破坏和液化。中性粒细胞可通过产生氧自由基而损伤组织。

白细胞在缺血－再灌注损伤中的作用，可被以下实验结果证明：①用除去白细胞的血液进行再灌注，可以防止水肿产生并减轻再灌注损伤。②抗炎药减轻组织白细胞浸润，可缩小梗死面积。实验证明布洛芬对心肌具有保护作用，主要是由于其抑制白细胞浸润的作用。③用补体抑制药降低补体，从而减少白细胞浸润，可能会减轻组织损伤。丝氨酸蛋白酶是一种在心肌缺血时能激活补体的酶，而丝氨酸蛋白酶抑制剂可以缩小心肌梗死面积。该药通过抑制补体的激活，抑制白细胞浸润，从而减轻心肌损伤。

再灌注初始时，有多形核中性粒细胞被激活并募集于受损细胞处，中性粒细胞释放氧自由基、蛋白酶和炎症介质，并增加了其向损伤组织处的渗透。中性粒细胞的血流变学特性，有助于其滞留在毛细血管内，导致微血管堵塞。中性粒细胞与血管内皮细胞的相互黏附和作用，引起中性粒细胞在病灶中浸润，这是引起缺血－再灌注损伤炎症反应的起始环节，也是缺血－再灌注损伤发生的前提条件。这些研究均有力地说明了白细胞在心肌缺血－再灌注损伤中起着重要作用。

（二）缺血－再灌注损伤的表现形式

缺血－再灌注损伤是许多心血管疾病的共同病理过程。通常情况下，心肌缺血 15 ～ 20 分钟后恢复供血，此时缺血造成的功能与形态损伤是可逆的。心肌缺血延长到 60 ～ 90 分钟后恢复供血，损伤不但不能恢复，而且会比单纯缺血造成的损伤更重，即心肌缺血－再灌注损伤。缺血－再灌注损伤的表现形式主要分为以下几种。

1. 无复流现象

无复流现象是在犬的实验中发现的。结扎犬的冠状动脉造成局部心肌缺血后，再打开结扎的动脉，使血流恢复，但缺血区并不能得到充分的灌注，即再灌注损伤实际上是缺血的延续和叠加。缺血后再灌注时，细胞并未能得到血液灌注，而是继续缺血，因而损伤加重，此现象为无复流或无再灌。无复流现象不仅见于心肌，也见于脑、肾等组织的缺血后再灌注。

以心肌为例，其发生无复流现象，可能与下列因素有关：①心肌细胞肿胀。由于缺血引

起细胞膜 Na^+–K^+ 泵功能障碍，从而使钠、水在细胞内潴留。因而再灌注时，缺血区心肌细胞肿胀，压迫微血管。②血管内皮细胞肿胀。缺血及再灌注时也发生内皮细胞肿胀，内皮细胞向管腔突出造成管腔狭窄，阻碍血液灌流。内皮细胞的肿胀与氧自由基增多有关，因为氧自由基可以使血管内皮细胞膜受损，水、钠进入内皮细胞而引起细胞水肿。③心肌细胞的收缩。缺血所致的心肌细胞收缩形成严重的收缩带，压迫微血管，使缺血区某部分得不到重新灌注，心肌细胞的肿胀与收缩带可同时存在。④微血管堵塞。有研究证明，缺血一定时间后血管内血小板的沉积增加 2 倍。同时又证明，心肌及肠管缺血后的无复流区内白细胞（主要是中性粒细胞）的聚集明显增加，从组织学上可见白细胞嵌顿阻塞毛细血管。正常灌注情况下，每 2433μm 到 3261μm 长的毛细血管，可发现一个白细胞，而在缺血时可增加 10 倍，平均 292μm 长的毛细血管即有一个白细胞。缺血时，红细胞作叠连状聚集，但这不是血管阻塞的主要原因。因为叠连状红细胞的解聚，较白细胞与内皮细胞黏附后的分离要容易得多。此外，也有人认为无复流现象是由纤维蛋白原和微血栓形成所致，但有研究在再灌前用链激酶进行纤溶并未减轻无复流现象。微血管的堵塞还与花生四烯酸的代谢产物前列环素（PGI_2）和血栓素 A_2（TXA_2）之间的失衡密切相关。PGI_2 主要由血管内皮生成，除了有很强的扩血管作用以外，还能抑制血小板聚集。TXA_2 主要由血小板生成，不仅是很强的缩血管物质，也是引起血小板聚集的因子，因此是一种很强的导致血栓形成的物质。缺血缺氧时，血管内皮细胞受损而致 PGI_2 生成减少，另外缺氧又可使血小板释放 TXA_2 增多，因而发生强烈的血管收缩和血小板聚集并进一步释放 TXA_2，从而促使血栓形成和血管堵塞。动物实验也证明，应用 TXA_2 合成酶抑制剂可以使缺血 – 再灌注后的冠状动脉血流得到改善。

2. 心肌顿抑

“缺血后收缩功能障碍”或“再灌注期心肌顿抑”的概念于 1982 年首先由布劳恩瓦尔德（Braunwald）及克洛纳尔（Kloner）描述，其后被广泛认识。短时间心肌严重缺血复灌后，尽管心肌供血正常，组织的可逆性损伤得到恢复，但局部心肌收缩功能恢复延迟，这一现象被称为心肌顿抑。心肌顿抑与“心肌冬眠”的概念不同，心肌冬眠是指在休息状态下心肌由于慢性缺血而持续处于功能不全的状态，这种心肌功能不全在血流恢复正常后可很快得到改善。

很多研究均能支持心肌顿抑现象。如犬被阻断冠状动脉供血 5 分钟，其心肌损伤是可逆的，损伤虽已恢复，但收缩功能的恢复会延迟 3 小时以上。心肌顿抑现象在临床中也较常见，如冠状动脉搭桥术等心脏外科手术短时终止血流后，冠心病患者做运动试验引起短时心肌缺血后，不稳定型心绞痛及心肌梗死处附近的心肌均可发生收缩功能障碍，时间可持续几天到几周等。临床做冠状动脉成形术短时中断心肌供血与复灌是心肌顿抑的好模型：中断血流 1 分钟之内，可以产生舒张功能障碍；中断血流超过 5 分钟，则会产生收缩功能障碍，功能障碍可持续 24 ～ 36 小时。

心肌顿抑发生的机制目前仍不是很清楚，可能与下列过程有关：①产生氧自由基；②心肌细胞内钙超负荷；③心肌纤维对钙的敏感性降低与肌丝损失。这些机制相互作用并增强。在缺血 – 再灌注开始时，心肌产生超氧阴离子与羟自由基，其会导致酶失活与膜脂质过氧化，损伤内质网与肌膜，促成细胞内钙超负荷。蛋白的氧化与肌钙蛋白的部分溶解导致心肌纤维对钙的敏感性降低。持续的心肌顿抑可促使心力衰竭发生，故应积极防治。由于自由基的产生是心肌顿抑的起因，在再灌注开始前立即给予抗氧化剂，可以清除自由基，防止心肌顿抑的发生，一旦自由基释放后再给药则无法发挥药效。临床尝试用钙通道阻滞剂、血管紧张素转换酶抑制剂与硝酸酯类药物预防，其效果尚未被肯定。一旦心肌顿抑发生，可用强心药逆转。

3. 再灌注性心律失常

心肌缺血 – 再灌注性心律失常的电生理学基础主要是折返、延迟后除极和异常自律性的增加，引起上述变化的原因涉及心肌细胞膜离子通道、细胞膜电活动及组织电活动的改变。动物实验发现，与再灌注性心律失常有关的两个主要因素为氧自由基和胞浆内钙超负荷，两者可以共同起作用。许多自由基清除剂及抗氧化剂，如超氧化物歧化酶、过氧化氢酶、维生素 C 及去铁胺等，均有明显减少再灌注性心律失常的作用。相反，自由基生成系统则有显著增加再灌注性心律失常发生率的作用。其他可能引起再灌注性心律失常的因素还有：① cAMP 的增加可刺激肾上腺素能受体；②脂质代谢紊乱伴溶血卵磷脂增加；③钾平衡失调；④缺血时局部钾浓度的变化，提示局部高浓度钾的灌注与再灌注性心律失常的发生有关；⑤ α1– 肾上腺素能受体的作用，α1– 肾上腺素能受体阻滞剂可显著减少缺血 – 再灌注期心律失常的发生。

急性心肌缺血引起心肌组织阻抗（resistance of tissue，Rt）增加，此被称为心肌电解耦联。Rt 升高导致心肌组织电流幅度减少，电传导减慢甚至发生传导阻滞，是折返性心律失常发生的基础。心肌缺血及再灌注导致心肌细胞膜及细胞器膜上各种离子通道蛋白或泵蛋白的结构及功能发生改变，使离子转运动力学发生变化，如急性缺血引起 Ca^{2+} 超载及 ATP 敏感的钾电流 [$I_{k(ATP)}$] 被激活。在心肌梗死后 5 天存活的心肌细胞显示，L 型钙通道（I_{CaL}）电流密度下降，短暂外向钾电流（I_{to}）功能丧失，这些变化被称为心肌缺血的电重构。细胞质、细胞器基质及细胞外液中的离子浓度因此而发生变化，这是导致心律失常及细胞坏死的重要原因之一。缺血后再灌注期常见的心律失常包括：室性期前收缩（premature ventricular beats,

PVB）、室性心动过速（ventricular tachycardia，VT）、心室颤动（ventricular fibrillation，VF）等。

4. 心肌细胞凋亡

研究表明，细胞凋亡是心脏缺血－再灌注损伤的早期事件。缺血－再灌注损伤过程中出现的心肌及血管内皮细胞的凋亡，最终造成了心肌功能的损害及微血管的损伤。细胞凋亡的一个关键性因子是天冬氨酸特异性半胱氨酸蛋白酶（caspase，胱天蛋白酶）。目前这一蛋白酶至少已被确认 14 个亚型。这些酶以休眠的酶原状态存在，在特定的条件下经过处理，变为有催化活性的成熟酶。caspase–3 是细胞凋亡蛋白酶级联反应的必经之路，也是凋亡的关键酶和执行者。Ac–DEVD–CHO 为不可逆特异性 caspase–3 抑制剂，能够在细胞水平抑制其活性，由此抑制细胞凋亡而达到防止心肌缺血－再灌注损伤的目的。

心肌缺血－再灌注时细胞凋亡现象。有研究表明，大鼠心肌梗死早期（6 小时内）损伤的主要形式是细胞凋亡，随后细胞死亡逐渐增加，成为梗死后细胞进行性丢失的主要原因。大鼠心肌缺血 45 分钟、再灌注 1 小时便出现细胞凋亡。狗心脏单纯缺血 7 小时，仍未发生心肌细胞凋亡；缺血 69 分钟、再灌注 6 小时，则出现明显的心肌细胞凋亡。

细胞凋亡在心肌再灌注损伤中存在的依据：临床及实验研究证明，心肌缺血－再灌注与心肌细胞凋亡有密切关系。1994 年戈特海布（Gottheb）等首先在兔心脏上发现再灌注损伤促进了细胞凋亡。其后，弗利斯（FLiss）等采用原位末端标记和琼脂糖凝胶电泳技术证实，在缺血和缺血－再灌注大鼠心肌细胞中有典型的凋亡形态学改变和 DNA 梯状条带，其认为单纯持续心肌缺血未能引起细胞凋亡，缺血－再灌注后才出现明显的细胞凋亡，即再灌注会加重细胞凋亡。而且细胞凋亡与缺血及再灌注持续时间有关，可以认为细胞凋亡是缺血－再灌注损伤的特征之一。在人类急性心肌梗死尸检中也发现梗死灶收缩带有明显的细胞凋亡，而病理学普遍认为收缩带区域细胞死亡机制与心肌缺血后再灌注损伤密切相关。

5. 脑水肿与脑细胞损伤

脑缺血后产生大量自由基，自由基具有极强的反应性，但需在有氧情况下才能作用于某些细胞成分，造成细胞损害。再灌注时，大量的分子氧随血液进入缺血脑组织，自由基在有氧的情况下，使细胞膜磷脂氧化分解，生成花生四烯酸，经环氧合酶、脂氧化酶作用，产生一系列花生四烯酸代谢产物，这些物质具有极强的血管活性，可使微血管收缩、痉挛，使微循环功能紊乱进一步加重。细胞膜结合酶，如细胞色素氧化酶、琥珀酸脱氢酶等，是磷脂依赖酶，对自由基也很敏感，其活性改变后引起线粒体功能损害，进一步加重能量代谢障碍。

Na^+–K^+–ATP 酶存在于细胞膜上，主要功能是将细胞内 Na^+ 泵至细胞外，将细胞外 K^+ 移至细胞内，同时水解 ATP，以维持渗透压平衡和跨膜电化学梯度，对维持细胞的正常结构和功能十分重要；Ca^{2+}-ATP 酶是存在于细胞膜上的另一重要酶，其基本功能是将细胞内的 Ca^{2+} 主动转运至细胞外，维持细胞内低 Ca^{2+} 水平，其活力降低将导致细胞内 Ca^{2+} 超载。脑缺血后，脑细胞内的 ATP 可在 10 ～ 15 分钟内耗尽，离子泵因失去能量而停止运转，K^{+} 外溢，Na^{+} 和 Ca^{2+} 内流，Ca^{2+} 大量进入脑细胞；细胞内酸中毒使 Na^{+}-K^{+}-ATP 酶活性降低，细胞膜的运转电位变小，Ca^{2+} 内流加剧。另外，毛细血管通透性增加，也可使 Ca^{2+} 内流增强。再灌注时，灌流血液为缺血区细胞外液提供 Ca^{2+} 源，使细胞外液 Ca^{2+} 浓度升高，加重 Ca^{2+} 向细胞内的转移，使细胞内游离 Ca^{2+} 进一步积累，造成细胞内 Ca^{2+} 超载，触发一系列细胞损伤机制致细胞死亡。Ca^{2+}-ATP 酶和 Mg^{2+}-ATP 酶活性下降，则主要导致细胞内外 Ca^{2+} 和 Mg^{2+} 的分布失衡，Mg^{2+} 流出，Ca^{2+} 和水大量进入细胞内，使细胞内游离 Ca^{2+} 进一步积累，加重细胞内 Ca^{2+} 超载，细胞膜的功能受到影响。

脑缺血 - 再灌注后，Na^{+}-K^{+}-ATP 酶活性降低，引起脑细胞内 Na^{+} 增多，渗透压升高，进而导致细胞含水量增加，引起脑水肿。同时由于脂质过氧化破坏了血脑屏障的完整性和血管活性物质增加，故又混合了血管源性脑水肿。脑组织含水量测定是反映脑水肿的主要指标，水量的高低直接反映脑水肿的严重程度，也与脑细胞损伤的严重程度密切相关。

二、脑心通胶囊保护心脑组织缺血 - 再灌注损伤

脑心通胶囊自 1993 年上市以来，在心脑血管疾病等临床多学科领域里的应用及研究取得了显著进展。脑心通胶囊系在清代王清任《医林改错·瘫痿论》中所载“补阳还五汤”基础上，根据现代人体质及发病特点加味制成。其由黄芪、赤芍、丹参、当归、川芎、桃仁、红花、乳香（炙）、没药（炙）、鸡血藤、牛膝、桂枝、桑枝、地龙、全蝎、水蛭 16 味中药组成，具有益气活血、化瘀通络之功效，主要用于治疗气虚血滞、脉络瘀阻所致的中风中经络、半身不遂、肢体麻木、口眼㖞斜、舌强语謇，以及胸痹心痛、胸闷、心悸、气短、脑梗死、冠心病心绞痛等。基础与临床研究都显示，脑心通胶囊对心肌缺血 - 再灌注损伤与脑组织缺血 - 再灌注损伤有明显的保护作用。

（一）脑心通胶囊对心肌缺血或缺血 - 再灌注损伤的保护作用

脑心通胶囊对实验性心肌缺血 - 再灌注损伤具有明显的保护作用。云璐等研究发现，脑心通胶囊能明显减轻实验性心肌缺血犬心外膜电图标测的心肌缺血程度和心肌缺血范围，降低血清乳酸脱氢酶（LDH）和肌酸激酶（CK）活性，缩小心肌梗死范围，具有明显抗心肌

缺血损伤作用。该研究采用结扎犬冠状动脉左前降支制造急性心肌缺血模型，将36只犬随机分成6组：第1组为假手术组，给予生理盐水；第2组为心肌缺血模型对照组，给予0.9%氯化钠注射液；第3组为阳性药对照组，给予山海丹胶囊1.92g生药/kg；第4、5、6组分别为脑心通胶囊小剂量、中剂量和大剂量组，分别给予脑心通胶囊0.5g生药/kg、1.0g生药/kg和2.0g生药/kg。所有给药均经犬十二指肠途径给予。给药30分钟后，记录正常心外膜电图，然后结扎冠状动脉左前降支（假手术组只穿线，不结扎），结扎后5分钟、30分钟、60分钟、90分钟、120分钟、180分钟分别记录30个标测点的心外膜电图。以ST段升高大于2mV为判断标准，计数ST段升高总点数（N–ST），以此表示心肌缺血范围；以ST段升高的总mV（Σ–ST）表示心肌缺血程度。结扎前及结扎后180分钟静脉采血，分离血清，用试剂盒测定LDH和CK活性。实验结束时（结扎后180分钟）处死动物，立即取出心脏，用0.9%氯化钠溶液冲洗，称全心重。然后在心脏结扎线以下，平行于冠状沟均匀地将心室横切成5片，置于硝基四氮唑红（TTC）中37℃水浴15分钟进行染色。计算梗死区占心室及全心的重量百分比。结果发现：①急性心肌缺血时，心外膜电图ST段明显抬高，持续3小时以上，与心肌缺血模型对照组比较，各时间点差异均有统计学意义（$P < 0.01$）。脑心通胶囊可降低心肌缺血引起的心外膜电图ST段抬高，小剂量作用持续30分钟左右，中剂量作用持续1小时，大剂量作用持续3小时以上，与模型对照组比较，各剂量组均有显著性差异（$P < 0.05$），说明脑心通胶囊可减轻犬急性心肌缺血程度。②按缺血范围计算，与心肌缺血模型对照组比较，脑心通胶囊治疗组与山海丹胶囊组均能缩小缺血范围，脑心通胶囊大剂量组在冠状动脉结扎3小时后仍显示出疗效，心肌缺血范围较小，差异有统计学意义（$P < 0.05$）。③急性心肌缺血时，犬血清LDH和CK明显升高，与心肌缺血模型对照组比较，用脑心通胶囊干预可降低急性心肌缺血犬血清LDH和CK活性，差异有统计学意义（$P < 0.05$），说明脑心通胶囊可减轻犬急性心肌缺血损伤。④经TTC染色评价心肌梗死范围，结果显示脑心通胶囊干预后能减小心肌梗死区占全心及心室的重量比例，与模型对照组比较，差异有统计学意义（$P < 0.05$），说明脑心通胶囊可缩小犬急性心肌缺血范围。该研究显示，脑心通胶囊干预犬急性心肌缺血模型，对缺血性心肌损伤有明显的保护作用。

临床研究显示，脑心通胶囊对心肌缺血患者有明显改善心肌缺血的作用。贾连旺等随机将68例符合WHO诊断标准的冠心病无症状性心肌缺血（SMI）患者分为两组（男41例、女27例），年龄为60～85岁。入选的68例患者按预先编号及数字表随机分为治疗组（35例）与对照组（33例）。两组性别、年龄、病程、Cohn分型、治疗前监测的心肌缺血及血管内皮功能各项指标组间差异均无统计学意义（$P > 0.05$），具有可比性。治疗组在常规药物治疗基础上加用脑心通胶囊治疗，对照组仅用常规药物治疗。治疗前后，对患者进行动态心电图及彩色多普勒超声检查，以及对缺血及内皮依赖性血管舒张功能的相关指标做对比观察。12 周治疗后，ST 段压低伴有症状的次数及其持续时间与无症状的 ST 段压低及其持续时间均有明显减少及缩短，与治疗前比较有统计学意义（$P < 0.05$），治疗后两组比较也有统计学意义（$P < 0.05$）；治疗组治疗后缺血情况及内皮依赖性血管舒张功能指标明显改善，与对照组比较，差异亦有统计学意义（均 $P < 0.05$）。用药期间患者无严重不良反应。研究提示，加用脑心通胶囊干预 12 周后，对冠心病无症状性心肌缺血有显著疗效，且能改善内皮依赖性血管舒张功能，对心绞痛亦有良好的治疗作用，改善程度明显优于对照组。脑心通胶囊改善心肌缺血、改善内皮功能的作用可能与其具有稳定动脉粥样硬化斑块、保护血管内皮细胞的作用，以及降脂、抑制脂质过氧化和增加自由基清除等多种机制有关。

秦岭等将 86 例无症状性心肌缺血患者随机分为两组，86 例患者均为体检时显示心电图有心肌缺血图像，经 24 小时动态心电图检查后被确诊为冠心病的患者。治疗组 44 例（男 31 例，女 13 例），对照组 42 例（男 32 例，女 10 例），两组患者一般情况近似，具有可比性。治疗组服用脑心通胶囊 4 粒 / 次，3 次 / 天，对照组服用地奥心血康胶囊 2 粒，3 次 / 天，两组治疗时间均为 8 周。无症状性心肌缺血患者经脑心通胶囊治疗后，其血液流变学指标和心电图得到了明显改善，取得了良好的临床效果。此研究进一步表明，脑心通胶囊对冠心病患者的心肌缺血有显著的保护价值。

脑心通胶囊对慢血流的影响，提示其具有改善微循环、内皮功能的作用，有助于改善心肌组织的供血。卫海松等将 40 例冠状动脉慢血流患者按完全随机方法分成两组，对照组采用常规硝酸酯类药物加阿司匹林治疗，治疗组在此基础上加用脑心通胶囊。观察治疗前后两组临床症状的改善、冠状动脉造影时冠状动脉血流的变化。两组患者相比，治疗组病情有明显改善。临床症状方面，治疗组的有效率为 75.0%，对照组的有效率为 50.0%；冠状动脉造影显示，治疗组冠状动脉慢血流改善有效率为 50.0%，对照组为 33.3%。这些结果表明，脑心通胶囊能改善冠状动脉慢血流，值得临床推广应用。其作用机制可能与脑心通胶囊能明显增高血中一氧化氮（NO）含量，降低血浆内皮素（ET）水平，减少循环内皮细胞计数，维护心肌微血管完整，改善心肌内微循环，增强心肌内血流灌注速度有关。

既往研究显示，脑心通胶囊含有大量血栓溶解因子，可减少血栓素 B_2 生成与释放，减少自由基生成，并加速氧自由基的清除，有明显心肌保护作用。脑心通还通过提高内皮型一氧化氮合酶基因表达，增强酶的活性，增加 NO 的合成与释放，改善微血管循环，达到改善缺血心肌供血作用。同时脑心通胶囊又可以通过逆转缺氧诱导的活性氧产生，从而明显减少缺氧所致的血管内皮细胞凋亡。

为观察脑心通胶囊对急性心肌梗死接受经皮冠状动脉介入术（PCI）治疗或溶栓治疗后患者心肌微血管的影响及可能产生的机制，贺志伟等对 62 例患者进行了对比研究。研究结果显示，急性心肌梗死患者再灌注后，在西医治疗基础上，联合脑心通胶囊口服，可显著降低发病 6 个月时超声心动图显示的异常室壁运动节段指数，使室壁运动异常节段恢复时间提前，改善室壁运动节段指数，改善左心室舒张末期容积，提高左心室射血分数。这与脑心通胶囊治疗后较好地保持了患者心肌微血管的完整性、减少心肌重构、改善缺血心肌血供状态、恢复心肌细胞功能，从而改善临床症状的作用机制有密切关系。

脑心通胶囊对血小板聚集、激活及细胞间黏附分子等方面的作用，显示其具有抗微血管血栓、抑制血管炎症的价值，这有助于佐证脑心通胶囊抗心肌缺血 - 再灌注损伤的作用。ACS 的发生和发展与血小板活化密切相关，病变局部通过多种途径激活血小板，导致血小板黏附、聚集，形成富含血小板的血栓，促使冠状动脉完全或部分闭塞，引起心肌供血不足。血小板的黏附、聚集和活化反应都是通过其表面膜糖蛋白的功能实现的。在 ACS 的发生、发展过程中，由于血管内皮损伤后胶原的暴露，促使血小板的黏附和激活，原本存在于静息血小板细胞质内颗粒膜上的糖蛋白 CD62P 和溶酶体膜上的 CD63，在血小板活化时随着活化血小板脱颗粒移位而与血小板质膜结合，成为活化血小板最特异和灵敏的标志物。已有研究结果显示脑心通胶囊具有抑制血小板活化，减少血小板的黏附和聚集作用。

血管内皮细胞通过合成与释放多种生物活性物质参与止血与抗血栓形成。前列环素（PGI_2）具有抑制血小板聚集和扩血管作用，其代谢产物为 6-keto-PGF1α。氧化低密度脂蛋白（Ox-LDL）抑制 PGI_2 合成，脑心通抑制 Ox-LDL 的生成而保护 PGI_2 的生物合成。脑心通不仅能降低 TXB_2、vWF 等具有促凝活性物质的浓度，而且能增加血浆中 6-keto-PGF1α 和 t-PA 的含量，使血管内皮细胞释放抗凝、促纤溶生物活性物质，以增强血管内皮细胞的抗血栓能力。因此，脑心通胶囊具有保护血管内皮细胞、抑制血小板聚集和改善血浆纤溶活性的作用。

血管细胞黏附分子 -1（VCAM-1）、巨噬细胞集落刺激因子（M-CSF）、单核细胞趋化蛋白 -1（MCP-1）和组织因子（TF）都是形成动脉粥样硬化和血栓的重要因素，脑心通胶囊能够完全或部分地阻断这些因子的基因表达，从而发挥抗动脉粥样硬化及血栓形成的作用。

（二）脑心通胶囊对脑缺血或缺血 - 再灌注损伤的保护作用

脑心通胶囊对脑缺血或缺血 - 再灌注损伤具有明显的保护作用，而且可减轻远隔部位脑水肿。脑心通可提高脑组织抗氧化酶的含量，清除自由基，抑制氧化应激反应与炎症反应。

刘振权等采用线栓法制备大鼠大脑中动脉缺血－再灌注模型，观测脑心通胶囊对脑含水量、脑组织髓过氧化物酶（MPO）活性，以及ICAM-1、VCAM-1、E-selectin表达的影响。结果显示，与对照组比较，脑心通胶囊干预组（小剂量为0.24g/kg、大剂量为0.48g/kg）均能减轻模型大鼠脑水肿，降低脑组织MPO活性，减少缺血－再灌注模型大鼠脑组织ICAM-1、VCAM-1、E-selectin的表达，对大鼠脑缺血－再灌注损伤引起的脑水肿有显著的保护作用。脑心通胶囊的保护作用机制与其降低脑组织MPO活性，抑制氧化应激反应，减少模型大鼠脑组织ICAM-1、VCAM-1、E-selectin的表达，抑制炎症反应及减轻细胞间黏附与聚集有关。

体外实验研究采用培养大鼠脑微血管内皮细胞模拟脑缺血－再灌注损伤模型，模拟脑缺血3小时，再灌注1小时、3小时、6小时、12小时、24小时、36小时、48小时、72小时，观察内皮细胞的活性、死亡率变化，以及脑心通胶囊干预的影响。同时测定体外培养大鼠脑微血管内皮细胞模拟脑缺血3小时，再灌注24小时时脑心通胶囊含药血清对细胞裂解液SOD活性、MDA及NO含量的影响。结果显示，体外培养的大鼠脑微血管内皮细胞在模拟缺血－再灌注损伤后，细胞内线粒体活力下降，死亡率升高。脑心通胶囊0.24g/kg、0.48g/kg能不同程度改善细胞损伤，明显提高裂解液中SOD活性，降低裂解液中MDA和NO含量，对大鼠脑微血管内皮细胞模拟脑缺血－再灌注损伤有明显的保护作用，其机制可能与脑心通胶囊抗脂质过氧化、清除氧自由基的作用有关。

脑心通胶囊可通过促进脑缺血损伤组织中葡萄糖调节蛋白（glucose-regulated protein78、94，GRP78、GRP94）的表达来改善内质网功能，减轻脑缺血损伤。赵忠新等通过观察在脑心通胶囊作用下脑缺血损伤大鼠纹状体GRP78、GRP94表达的变化，以此探讨脑心通胶囊对大鼠局灶性脑缺血损伤的保护机制。免疫组织化学染色和RT-PCR结果表明，缺血后6小时、12小时、24小时，对照组GRP78、GRP94的表达高于各时间点缺血损伤组，这表明缺血损伤时，GRP78、GRP94表达受到明显抑制。缺血损伤组、脑心通治疗组GRP78、GRP94表达呈现先升高后降低趋势，12小时为最高。这可能是由于在缺血早期血流的中断及各种损伤机制的启动，机体的应激机制还没有被激活，所以表现为缺血初期GRP78、GRP94的低表达；随着时间的推移，应激机制被激活，GRP78、GRP94的表达逐渐上升，12小时达到最高；然而长时间过强的应激，凋亡占主导位置，GRP78、CRP94的表达逐渐呈下降趋势，所以在24小时呈低表达。脑心通治疗组大鼠缺血脑组织GRP78、GRP94在6小时、12小时、24小时各时间点表达均高于缺血损伤组，这说明脑心通可能通过上调GRP78、GRP94表达，来对抗缺血应激损伤而发挥其保护作用。本研究的组织形态学观察也表明，脑心通胶囊治疗组损伤程度较轻。研究表明，脑心通胶囊可能通过促进缺血损伤组织 GRP78、GRP94 的表达来改善内质网功能，减轻脑缺血损伤，但其如何调节 GRP78、CRP94 的表达，以及具体的信号转导通路仍有待于进一步研究。

另有研究采用 $FeCl_3$ 制备大脑中动脉栓塞模型，应用放射免疫测定 SD 大鼠和自发性高血压大鼠（SHR）血浆、下丘脑中 ET 和降钙素基因相关肽（CGRP）含量。结果显示，脑心通可明显拮抗缺血 24 小时以内的血浆 CGRP 水平降低及 ET 水平升高，提高 SHR 脑缺血时脑组织 CGRP 含量。脑心通主要对缺血早期 ET 及 CGRP 的异常变化有改善作用，且以升高血浆及下丘脑中 CGRP 含量为主，对血浆 ET 的升高也有一定影响，而对缺血后期神经肽无明显影响。

脑心通胶囊能通过抑制 caspase-12 的表达来对抗损伤，保护细胞，增强胞外信号调节激酶（ERK）的活化，减少细胞凋亡，减少组织梗死面积。脑缺血缺氧后产生大量自由基，同时细胞内钙超载，引起内质网应激。内质网应激时通过促进葡萄糖调节蛋白的生成及抑制合成新生蛋白质来减轻内质网的负担，达到保护细胞的目的。损害超越了内质网未折叠蛋白反应极限，即可导致内质网功能障碍。持续的脑缺血缺氧，可诱导与内质网相关的 caspase-12 活性，诱导细胞凋亡。

caspase-12 是半胱氨酸蛋白激酶家族成员，特异地存在于内质网上，是细胞死亡调节的另一个中心。脑组织缺血缺氧后引起细胞内钙超载，使细胞质钙蛋白酶（calpain）活化并转位于内质网膜上，同时激活了 caspase-12 前体，通过 BAK 和 BAX 的改变对其酶切，活化 caspase-12；内质网应激后使肿瘤坏死因子受体相关因子与 caspase-12 分离，活化 caspase-12，启动 JNK 通路；内质网应激后，caspase-7 活化并移位到内质网膜上，切割 caspasc-12 前体，使 caspase-12 活化，并导致细胞凋亡。因此，caspase-12 是内质网启动凋亡通路的特异标志。

有实验通过免疫组织化学和 RT-PCR 检测证实了 caspase-12 无论是蛋白表达还是 mRNA 转录水平，在 6 ～ 24 小时，缺血组的纹状体缺血组织细胞内均增多，这一结果说明梗死后 6 ～ 24 小时，细胞启动了凋亡通路；12 小时达峰值后逐渐下降，24 小时仍明显高于正常，说明此时段内质网相关的 caspase-12 凋亡通路被激活。这与柴田（Shibata）报道的大脑中动脉栓塞再灌注后，caspase-12 活化并定位至死亡神经细胞的现象一致。在纹状体区缺血组织细胞内，脑心通治疗组各时间点 caspase-12 表达都较缺血组减少，且组织切片显示损伤程度轻，说明脑心通能通过抑制 caspase-12 的表达来对抗这种损伤，保护细胞，而假手术组在各时间点均无表达。从组织形态学上可以看到缺血组组织细胞损伤严重、组织肿胀明显、细胞排列紊乱、细胞数目减少、核仁消失较多，而治疗组损伤程度相对较轻，假手术组无明显损害。本实验显示，在梗死发生的 6 ～ 24 小时内，缺血组织细胞通过启动内质网上 caspase-12 凋亡通路来参与缺血所造成的组织损伤。脑心通能通过抑制 caspase-12 的表达，来对抗损伤，保护细胞，从细胞器水平证实脑心通对大鼠局灶性脑缺血损伤的保护作用。

随着对脑缺血 – 再灌注损伤机制研究的不断深入，越来越多的证据表明，细胞信号转导系统对缺血后中枢神经系统神经细胞的存活与死亡起着重要的调节作用。丝裂原活化蛋白激酶（MAPK）是一组分布于胞浆中具有丝氨酸 / 酪氨酸双重磷酸化能力的蛋白激酶，激活的 MAPK 通过磷酸化多种转录因子、细胞骨架相关蛋白和其他酶类蛋白底物来调节多种细胞生理过程，如细胞生长、发育、分裂、死亡及细胞间的功能同步化等，是细胞外信号引起细胞核反应的共同通路。通过对脑缺血后 MAPK 途径的研究，了解在脑缺血后其动态复杂和时间依赖性的变化环节和规律，寻找可行的方法调控、阻断信号传导途径，减少神经细胞的死亡，从而为脑缺血 – 再灌注损伤的基础研究和临床救治提供新的视角和手段。

张晓燕等选取雄性成年 Wistar 大鼠 90 只，将其随机分成假手术组、对照组和脑心通组（每组 30 只），分别于缺血前 6 天每日用生理盐水 4mL、生理盐水 4mL 和脑心通胶囊 0.48g/kg（脑心通胶囊用 4mL 生理盐水溶解）灌胃。采用线栓法制备大脑中动脉阻塞（MCAO）模型，在脑缺血 – 再灌注后的 3 小时、6 小时、24 小时、48 小时和 72 小时分批处死大鼠（各组每个时间点 6 只），将脑组织进行免疫组织化学、TTC 染色，用原位末端转移酶标记法（TUNEL 检测）观察细胞凋亡。结果显示，脑缺血诱导 ERK 活化，第 6 小时达高峰，并持续到 72 小时。与对照组比较，脑心通组 ERK 活化明显增多，各时间点 ERK 免疫反应阳性细胞数显著增多；脑心通组 TTC 染色梗死体积及凋亡细胞数较对照组明显减少。局灶性脑缺血 – 再灌注可诱导缺血脑细胞部分 ERK 活化，脑心通干预可使缺血大脑海马区 ERK 活化增强，减轻细胞的缺血性损伤。采用免疫组织化学方法、TTC 染色及末端标记的凋亡检测方法证明局灶性脑缺血 – 再灌注期间大鼠缺血侧海马 ERK 活化增多，脑心通可通过增加 ERK 活性表达减轻脑缺血损伤，并且减轻脑梗死体积及细胞凋亡。

目前研究表明，ERK 激活与细胞增殖有关，能够促进细胞存活。有研究应用大鼠永久性 MCAO 局灶脑缺血模型进行研究，研究显示 ERK 在缺血后 30 分钟时开始被激活，高峰期活化增加了 2.7 倍。另有研究发现心跳骤停再灌注后 ERK 活性增加，再灌注 6 小时达到高峰。局灶性脑缺血后 ERK 激活与神经元的存活有关，脑心通胶囊可能通过增强脑缺血 ERK 活性而发挥其神经保护作用，这也许是脑心通胶囊治疗缺血性脑血管病的分子机制之一。虽然脑心通对缺血后神经元中 ERK 活化发挥调节作用的机制尚不清楚，但可能与脑心通胶囊益气活血、化瘀通络的药理作用有关。脑心通胶囊内含有大量的血栓溶解因子（BDF）能够通过血脑屏障，迅速溶解血栓，加快侧支循环建立，改善血液微循环，减轻脑水肿。其机制可能是通过减少蛋白酶、线粒体、受损内皮细胞释放的炎性因子，以及抑制凝血纤溶途径的激活，抑制补体系统的激活和减少膜攻击复合物（MAC）的形成，从而促进脑细胞功能的恢复。

脑心通胶囊通过抑制损伤后炎症反应和增强 VEGF 表达，改善大鼠神经功能缺损，对鼠神经损伤具有保护作用。曲立新等将 30 只健康雄性 SD 大鼠随机分为假手术组（A 组）、缺血组（B 组）、脑心通治疗组（C 组），每组 10 只，B 组和 C 组采用大脑中动脉线栓法制备大鼠局灶性脑缺血 – 再灌注模型，采用免疫组织化学法和 Western blot 法检测脑组织中小胶质细胞的激活及人白细胞分化抗原 68（CD68）、白细胞介素 –1β（IL–1β）、肿瘤坏死因子 –α（TNF–α）的表达。结果显示，脑缺血灶范围内 CD68、TNF–α、IL–1β 的表达，B 组明显高于 A 组，C 组明显低于 B 组。

脑心通胶囊通过抑制脑缺血 – 再灌注损伤后炎症反应，对脑缺血大鼠有一定程度的神经保护作用。张微微等采用 Longa 法制备大鼠脑缺血 – 再灌注（IR）模型，将大鼠分为 IR 组、脑心通组。再灌注后 2 小时开始给药，依照 IR 的持续时间不同又分为 1 天、3 天、7 天、10 天及 15 天共 5 组。各时相点取材，用苏木精 – 伊红染色（HE 染色）和电镜观察脑部组织学改变，用干湿重法进行脑含水量测定；免疫组织化学法检测脑组织 VEGF 的表达，并使用多媒体彩色病理图像分析系统进行定量分析。结果显示，与 IR 组比较，脑心通组脑组织中皱缩或肿胀神经元数目少，胞浆肿胀较轻，胶质细胞肿胀不明显，血管周围间隙水肿和渗出较轻，脑含水量及 VEGF 的表达差异均具有显著性（$P < 0.05$）。脑心通可减少 IR 后脑含水量并增强 VEGF 表达，从而起到神经保护作用。

脑心通通过阻止小胶质细胞的激活及抑制炎性细胞因子表达，而发挥抗脑缺血损伤的作用。赵清等采用线栓法建立 SD 大鼠大脑中动脉阻塞（MCAO）再灌注模型，随机将 30 只大鼠分为假手术组、对照组、脑心通治疗组，每组各 10 只，采用神经功能缺损评分对大鼠神经功能缺损程度进行评价，采用免疫组织化学法和 Western blot 分别检测 CD68、IL–1β 的表达差异，并通过 TUNEL、尼氏染色检测大鼠神经细胞的凋亡。结果显示，脑心通治疗组 CD68、TUNEL、尼氏阳性细胞数及 IL–1β 的表达均较对照组明显减少，差异具有统计学意义（$P < 0.05$）。脑心通通过抑制小胶质细胞的激活，减轻炎症介质 IL–1β 的表达，从而减少细胞凋亡的发生，这对缺血性脑卒中的防治具有一定指导意义。经脑心通治疗后，大鼠缺血细胞凋亡数目明显减少，提示脑心通具有抑制梗死侧大脑半球神经细胞凋亡的作用。

缺血性脑血管病是临床常见病和多发病，具有发病率、致残率及复发率高的特点，严重影响患者的预期寿命和生活质量。通过减轻脑水肿，降低脑内血清补体 3（C3）的表达，对缺血脑组织损伤产生保护作用。脑梗死后的脑水肿是临床病情加重的主要原因，至今对其病理生理机制的认识尚不完善，仍缺乏有效的治疗方法。近年来，免疫及炎症反应在缺血性脑血管病中的作用逐渐受到重视，补体系统激活是炎症反应及体液免疫的重要组成部分。补体可由经典途径或旁路替代途径激活，通过补体系统各成分之间相互作用，形成级联反应，产生多种重要的生物活性物质，具有溶解靶细胞、扩大炎症反应及促进巨噬细胞吞噬等多种功能，对机体的防御功能、免疫系统功能的调节等都能发挥重要作用。

脑内细胞，包括星形细胞、少突胶质细胞、小胶质细胞、血管内皮细胞甚至神经元，其均具有合成补体的能力。尤其是星形细胞，在适当的细胞因子刺激下能合成完整的、有功能的补体系统。脑缺血时，补体系统被激活后可通过直接或间接的方式介导组织损伤，直接损伤是激活的补体成分本身作用的结果，间接损伤是由活化的补体成分触发的一系列中间反应造成的。补体激活的早期阶段产生大量 C3a、C5a 等过敏毒素，其通过促进肥大细胞和嗜碱粒细胞释放组胺，增加血管通透性，C5a 收缩血管平滑肌，加重局部缺血。C3a、C5a 介导白细胞浸润和活化，包括趋化、增强黏附，以及促进活性氧、自由基的生成和溶酶体酶的释放等。C5a 还直接与血管内皮细胞作用，使黄嘌呤脱氢酶转变成黄嘌呤氧化酶，合成活性氧代谢产物。C3b、C4b 等在细胞表面附着起调理作用，促进巨噬细胞的吞噬。补体系统激活的终末产物膜攻击复合物（MAC），在细胞膜上形成双向孔道，使细胞内离子稳态失衡而导致细胞溶解坏死。

实验研究显示，缺血灶周围表达 C3 的阳性细胞数与脑水肿和缺血灶周围炎症细胞数变化规律基本一致，提示补体可能参与了脑缺血后的炎症反应，导致了脑水肿的形成。脑心通大、中剂量治疗组可以明显改善 MCAO 后大鼠的神经功能，减轻脑水肿，减少炎症细胞的浸润和 C3 的表达，对脑缺血损伤有确切的保护作用。

脑心通胶囊具有益气活血、化瘀通络之功效，其内含有大量的血栓溶解因子，能够通过血 – 脑脊液屏障，迅速到达脑部，溶解血栓，加快侧支循环建立，改善血液微循环，减轻脑水肿，减少补体的表达。其机制可能是通过改变缺血区 pH 和离子强度，减少 C3/C5 转换酶的合成，通过减少蛋白酶、线粒体、受损内皮细胞释放的炎性因子，抑制凝血纤溶途径的过度激活，抑制补体系统的激活和减少 MAC 的形成，促进脑细胞功能的恢复。临床研究也证实，脑心通胶囊对防治缺血性脑血管病有良好的疗效。

脑心通胶囊可通过调节细胞膜酶系、细胞内离子含量及诱导型一氧化氮的产生而发挥保护神经元的作用。陈军等将 45 只 SD 大鼠随机分为 5 组：假手术组（5 只）、缺血 – 再灌注组（10 只）、脑心通胶囊小剂量组（10 只）、脑心通胶囊大剂量组（10 只）、辅酶 Q10 组（10 只）。其采用双侧颈总动脉结扎法制作不完全性脑缺血 – 再灌注模型，分别观察脑缺血 30 分钟再灌注 30 分钟及缺血 30 分钟再灌注 60 分钟脑组织含水量和 ATP 酶活性。结果显示，缺血 – 再灌注组与假手术组比较，Na^{+}–K^{+}–ATP 酶、Ca^{2+}–ATP 酶和 Mg^{2+}–ATP 酶活性降低，脑含水量增加，差异非常显著（$P < 0.01$）；脑心通胶囊组与缺血 – 再灌注组比较，Na^{+}–K^{+}–ATP 酶、Ca^{2+}–ATP 酶和 Mg^{2+}–ATP 酶活性增加，脑含水量降低，差异非常显著（$P < 0.01$）。脑心通胶囊对脑缺血 – 再灌注引起的 Na^{+}–K^{+}–ATP 酶、Ca^{2+}–ATP 酶和 Mg^{2+}–ATP 酶活性降低有明显的抑制作用，并可减轻脑组织的脂质过氧化反应，抑制脑水肿形成，通过保护脑组织 ATP 酶活性，改善离子转运，对脑缺血 – 再灌注损伤产生保护作用。

宋晓慧等将雄性成年 SD 大鼠 24 只随机分成假手术组、模型组和脑心通组（每组 8 只），分别于缺血前 6 天每日用生理盐水 4mL、生理盐水 4mL 和脑心通胶囊 0.48g/kg（脑心通胶囊用 4mL 生理盐水溶解）灌胃。其采用线栓法制作大脑中动脉阻塞（MCAO）模型，在脑缺血 2 小时再灌注 24 小时后处死大鼠。结果显示，脑缺血 – 再灌注导致脑组织中钠、钙及一氧化氮含量升高，钾含量降低；脑心通组钠、钙及一氧化氮含量较脑缺血 – 再灌注模型组明显降低，钾含量升高，差异均有统计学意义（$P < 0.05$）。脑心通胶囊可通过恢复离子的平衡，调节一氧化氮含量，减轻一氧化氮在缺血后期的损伤作用，从而起到对脑缺血 – 再灌注损伤的保护作用。

抑制脑组织 MMP–2、MMP–9 的表达不仅可减轻病灶组织的脑缺血 – 再灌注损伤，而且可减轻远隔部位脑水肿，这表明脑心通在治疗作用之外尚存在全脑的保护作用。余锋等建立大鼠大脑中动脉缺血 – 再灌注模型，应用 HE 染色及 S–P 免疫组织化学法，分别观察模型组及脑心通用药组大鼠全脑组织的病理改变及 MMP–2、MMP–9 表达的变化。结果显示，假手术组大鼠脑组织形态结构正常，MMP–2、MMP–9 见少量散在阳性表达或不表达；模型组大鼠大脑缺血 – 再灌注区组织明显水肿、蜕变、坏死，伴少量炎细胞浸润，对侧大脑相应区及双侧小脑轻度水肿，MMP–2、MMP–9 表达较假手术组对应区显著升高（$P < 0.05$），其中缺血侧大脑以坏死区边缘脑组织表达为甚，且较对侧大脑及双侧小脑明显升高（$P < 0.05$）；脑心通用药组大鼠大脑缺血区组织水肿、蜕变、坏死较模型组明显减轻，对侧大脑相应区及双侧小脑脑组织形态结构正常，MMP–2、MMP–9 表达较模型组对应区显著降低。脑心通胶囊治疗组大鼠缺血 – 再灌注后其组织学损伤较模型组明显减轻，这说明脑心通对大鼠缺血 – 再灌注后脑损伤有保护作用。与此同时，相应的 MMP–2、MMP–9 表达也较模型组显著降低，这提示脑心通可能是通过下调 MMP–2、MMP–9 表达对抗缺血 – 再灌注损伤而发挥其保护作

用。模型组大鼠非缺血侧脑组织较假手术组有轻度脑水肿，且 MMP-2、MMP-9 表达显著高于假手术组，提示 MMP-2、MMP-9 可能是通过引起脑水肿参与了局灶性脑梗死继发全脑损害的形成机制。脑心通治疗组大鼠非缺血侧脑组织的组织学改变及 MMP-2、MMP-9 表达与假手术组无差异，这表明脑心通可通过抑制远隔部位脑组织 MMP-2、MMP-9 的过度表达，减轻远隔部位脑水肿程度进而减轻神经功能损伤。脑心通抑制脑组织 MMP-2、MMP-9 的表达，不仅可减轻病灶组织的脑缺血－再灌注损伤，而且可减轻远隔部位脑水肿，表明脑心通干预作用还具有一定的全脑保护效应。

三、丹红注射液对心脑组织缺血－再灌注损伤的影响

丹红注射液作为获得国家处方专利的全国独家品种，由赵步长教授根据脑心同治与“供血不足乃万病之源”两大医学理论，精心研制逾十年而成，被广泛应用于各类缺血性疾病的治疗。

丹红注射液是中药丹参、红花按科学配方提取而成的复方制剂。中药丹参的主要功效是活血化瘀，而红花具有活血通络、祛瘀止痛之功效，二者均为治疗胸痹及中风的常用药。其用于治疗瘀血闭阻所致的胸痹及中风，包括胸痛、胸闷、心悸、口眼㖞斜、言语謇涩、肢体麻木、活动不利等症，以及冠心病、心绞痛、心肌梗死、瘀血型肺心病、缺血性脑病、脑血栓。丹红注射液在临床应用过程中未发现明显的不良反应。

现今认为，缺血－再灌注损伤的病理生理机制包括能量衰竭、酸中毒、细胞内 Ca^{2+} 超载、兴奋性氨基酸毒性作用和自由基损伤等。随着对缺血－再灌注损伤的研究不断深入，积极寻找能有效治疗缺血性心、脑血管疾病的药物已成为目前临床亟待解决的问题。已有研究证明，丹红注射液可以扩张心、脑动脉，降低血管阻力，降低血液黏度，增强红细胞变形能力，清除氧自由基，拮抗 Ca^{2+} 内流，改善 ATP 酶活性，提高组织耐氧能力，对心脑组织具有明显的保护作用。大量研究证实，丹红注射液对心、脑缺血－再灌注损伤具有保护作用。

丹红注射液主要通过以下几种途径发挥作用：①抑制炎症细胞的趋化、浸润、聚集、活化。②抑制细胞因子转化酶，减少 IL-1β 的脑缺血损伤作用。③抑制呼吸爆发。④改善能量代谢。丹参能通过线粒体保护及保存与糖代谢有关的酶类，保存能量，提高能量储备。⑤升高 SOD，降低 MDA。清除自由基，减少脂质过氧化物的形成，阻止其介导的细胞损害，保护细胞膜结构和功能的完整性。⑥降低细胞膜通透性，阻断细胞膜、细胞内钙库通道，从而阻断钙内流，促进钙外排，减轻钙超载。⑦抑制热休克蛋白 32（HSP32）过量表达所导致的细胞毒性作用，同时提高局部组织中 HSP70 的表达，以发挥保护作用。⑧抑制诱导型一氧化

氮合酶（iNOS）活性，减少诱导性 NO 的生成，保护局灶脑缺血后脑细胞功能。

（一）丹红注射液对心肌缺血－再灌注损伤的保护作用

1. 抑制心肌缺氧缺血所致的炎症反应，减轻缺血－再灌注损伤

宋敏等通过结扎大鼠冠状动脉左前降支建立大鼠急性心肌梗死模型，研究不同剂量丹红注射液对急性心肌梗死的保护作用。结果显示，丹红注射液能够呈剂量依赖性缩小大鼠心肌梗死范围，减少心肌细胞内肌酸激酶（CK）和乳酸脱氢酶（LDH）的释放，抑制蛋白 Bcl–2 的表达，减少凋亡相关蛋白 BAX 的表达。齐惠丽等通过建立大鼠心肌缺血－再灌注模型，研究不同剂量丹红注射液对心肌缺血－再灌注损伤的保护作用。结果证实，丹红注射液对大鼠缺血－再灌注心肌梗死范围的缩小作用呈剂量依赖性，而且能够减少缺血－再灌注心肌细胞内 CK 和 LDH 的释放，降低心肌缺血－再灌注诱发的 ST–T 段异常抬高。

2. 抑制炎症细胞的趋化、浸润、聚集、活化

丹红注射液在临床治疗冠心病中具有较理想的疗效，其作用机制可能是多方面的。研究显示，丹红注射液可明显改善微循环和血液黏滞度，阻止血栓形成和促进血栓溶解；降低心肌酶的释放，改善心电图及血液流变学；有效抑制 ADP 诱导的血小板聚集、血小板 TXA_2 合成，以及内皮素等缩血管物质的释放，促进纤维蛋白溶解酶的产生，阻止血栓形成及促进已形成的血栓溶解。

抗凝抑栓作用是中药复方制剂治疗心脑血管疾病的一个重要作用机制。丹红注射液具有显著延长实验动物血小板的最大聚集时间、降低血小板的最大聚集率、改善血液流变学等作用，这些机制能直接抑制血栓的形成，或是对已形成的血栓具有一定的溶解作用，从而发挥了良好的抗凝抑栓的治疗效果。

张蕾等通过结扎 SD 大鼠冠状动脉左前降支 40 分钟后，再灌注 120 分钟，建立心肌缺血－再灌注损伤模型。结扎大鼠冠状动脉左前降支后 10 分钟，股静脉注射给药。实验分为假手术组，心肌缺血－再灌注模型组，丹红注射液（0.065g 生药 /kg）组，丹参红花提取物有效成分丹参酚酸 B 和羟基红花黄色素 A（丹参酚酸 B 含量 10.44mg/mL、羟基红花黄色素 A 含量 22.10mg/mL）小剂量（1.94g 生药 /kg）组、中剂量（3.89g 生药 /kg）组和大剂量（5.83g 生药 /kg）组，每组 10 只动物。试验测定大鼠血清肌钙蛋白 T（TnT）和肌酸激酶同工酶（CK–MB）的含量，观察药物对大鼠心电图 ST–T 段幅度变化及血浆中血栓素（TXB_2）、6–酮－前列腺素 F1α（6–keto–PGF1α）含量和血小板聚集性的影响。结果显示，与心肌缺血－再灌注模型组比较，丹参红花有效部位大、中、小剂量均可使大鼠血清 TnT、CK–MB 的含量显著

降低；丹参红花有效部位中、大剂量组还可抑制心肌缺血－再灌注损伤后大鼠血小板聚集率，降低血清中 TXB_2 的含量，并使 6-keto-PGFlα/TXB_2 的不平衡得以纠正；缺血－再灌注 30 分钟时丹参红花有效部位小、大剂量组的心电图 ST-T 段下降幅度显著改善。丹参红花有效部位的配伍可以改善大鼠再灌注损伤引起的血小板聚集和 6-keto-PGFlα/TXB_2 的失衡，减少损伤心肌 CK-MB 酶的漏出，防止血栓形成，从而发挥保护和改善心肌缺血的作用。丹红注射液中含有上述两种有效成分，研究也同时显示丹红注射液组对心肌缺血－再灌注模型的心肌保护作用与丹参红花提取物成分丹参酚酸 B 和羟基红花黄色素 A 配伍组一致，具有相同的干预效果。

3. 抑制呼吸爆发

丹参注射液中的有效成分丹参酮对磷酸化寡肽和佛波醇介导的中性粒细胞发光反应（PMN-CL）有抑制作用，对中性粒细胞释放酸性磷酸酶也有抑制作用。其能通过清除自由基，使中性粒细胞去激活而发挥作用，并在短期内降低外周血的氧自由基浓度，使中性粒细胞呼吸爆发释放的延迟时间趋向正常；通过线粒体保护及保存与糖代谢有关的酶类，保存能量，提高能量储备。

有研究采用结扎冠状动脉的方法制备大鼠心肌缺血损伤模型，将动物随机分为假手术组、模型组、丹参注射液阳性对照组（10g/kg）、丹红注射液各剂量组（10、20、30g/kg）。除假手术组和模型组给予同体积生理盐水外，各组动物在术后 12 小时、24 小时分别经尾静脉注射给药 1 次。术后 24 小时，测定心肌梗死范围，检测血清肌酸激酶（CK）、乳酸脱氢酶（LDH）、天冬氨酸氨基转移酶（AST）、超氧化物歧化酶（SOD）、丙二醛（MDA）水平，以及心肌组织 MDA、SOD 含量，并记录心电图 ST 段。结果显示，丹红注射液（20、30g/kg）剂量组能明显减少心肌缺血损伤大鼠心肌梗死面积，分别为（23.26 ± 5.95）%、（20.54 ± 9.78）%，模型组为（36.79 ± 8.01）%；模型组心电图出现 ST 段明显抬高（0.48 ± 0.05）mV、而丹红注射液各剂量组能明显降低 ST 段抬高，分别为（0.29 ± 0.04）mV、（0.22 ± 0.04）mV 和（0.17 ± 0.03）mV。另外，丹红注射液能降低血清 CK、LDH、AST 活性，以及血清及心肌组织 MDA 含量，增加血清及心肌组织 SOD 活性，其机制可能与抗氧化作用有关。

4. 抑制氧自由基介导的细胞损害与脂质过氧化物的形成

氧自由基形成过多是心肌缺血发生的主要机制之一。MDA 含量变化可间接反映细胞受自由基损伤的程度。SOD 可清除超氧阴离子，保护机体免受氧自由基损伤，其活性高低可间接反映机体清除氧自由基的能力。丹红注射液可能通过提高内源性抗氧化酶 SOD 活性，减少自由基引起的脂质过氧化反应，减轻自由基对心肌细胞的损伤，起到保护心肌损伤的作用。

郄素会等选用健康Wistar大鼠32只，随机分为对照组、模型组、丹红注射液组、地奥心血康组4组，每组8只，采用Langendorff法建立离体大鼠心肌缺血缺氧－再灌注损伤模型。稳定15分钟后停灌30分钟，再灌40分钟，给药组在停灌前10分钟以丹红注射液或地奥心血康灌注，直至再灌后40分钟。对照组灌注KH液90分钟。模型组灌注KH液35分钟，全心缺血25分钟，再灌注30分钟。测定心肌中超氧化物歧化酶、谷胱甘肽过氧化物酶、一氧化氮合酶活性变化，以及一氧化氮、丙二醛含量。结果显示，模型组超氧化物歧化酶、谷胱甘肽过氧化物酶活力明显低于其他3组；模型组丙二醛含量明显高于其他3组；模型组一氧化氮含量明显低于其他3组。这表明丹红注射液对离体大鼠缺血－再灌注损伤的心肌具有保护作用，此作用可能与抑制心肌脂质过氧化、增强抗氧化能力有关。

心肌缺血－再灌注损伤中活性氧类和钙超载间存在着相互促进作用，是引起心肌细胞损伤和死亡的2个重要机制。活性氧类包括过氧化氢、超氧阴离子、羟自由基等，它们能使磷酸酯和蛋白质发生改变，导致脂质过氧化和巯基基团的氧化，由此引起膜通透性和构型改变，并使多种细胞蛋白功能发生改变。

内源性抗氧化酶系统包括超氧化物歧化酶、谷胱甘肽过氧化物酶等。抗氧化酶能阻止或延缓活性氧类对蛋白质、碳氢化合物、脂质及脱氧核糖核酸等亚细胞物质的氧化作用。超氧化物歧化酶能催化超氧自由基歧化为过氧化氢，继而在谷胱甘肽过氧化物酶作用下，过氧化氢降解为水和氧气。谷胱甘肽过氧化物酶通过催化过氧化氢，以及对还原型谷胱甘肽的氧化作用，生成水和氧化型谷胱甘肽而起到对过氧化氢的清除作用。有实验证实敲除谷胱甘肽过氧化物酶的转基因大鼠心脏，经缺血30分钟再灌注120分钟，其心脏收缩与舒张功能明显受到抑制，心肌梗死范围明显增大。而丹红注射液使各内源性抗氧化酶不同程度升高，抑制了脂质过氧化，减少其产物丙二醛的生成，并改善了心肌缺血－再灌注损伤后心脏功能，提高了心肌抗氧化能力。

5. 减轻钙超载与抑制热休克蛋白表达

丹红注射液主要通过降低细胞膜的通透性、阻断钙通道及钙库钙释放通道等方式阻止钙内流，促使钙泵出细胞外。此外，其通过影响热休克蛋白（HSP）表达，抑制HSP32过度表达所产生的细胞毒性作用，同时提高HSP70在局部组织的表达，发挥保护作用。

6. 促进总一氧化氮合酶和内皮型一氧化氮合酶活性，增加一氧化氮含量

NO是血管内皮细胞利用L－精氨酸在一氧化氮合酶作用下合成的具有扩张血管作用的内源性活性物质，它通过激活水溶性的鸟苷酸环化酶，提高平滑肌cGMP浓度而使血管舒张，是一种内源性的心脏保护物质。心肌细胞中主要是钙/钙调蛋白非依赖的一氧化氮合酶。正常条件下，钙 / 钙调蛋白非依赖的一氧化氮合酶无活性表达，当有内毒素或其他细胞因子刺激时可诱导其表达。2003 年博利（Boli）等首次证实钙 / 钙调蛋白非依赖的一氧化氮合酶是心肌缺血预适应延迟保护的介导者，一氧化氮生物合成增强，是缺血与缺氧预适应延迟保护所必需的。一氧化氮合酶作为一种化学信号，使心脏在缺血、缺氧等应激时处于一种防御状态。一氧化氮有抗氧化作用，可终止超氧自由基的氧化作用。一氧化氮还能激活环氧合酶，继而产生对心肌有保护作用的前列腺素 E_2 和前列腺素 I_2。有实验研究结果显示，缺血组心肌组织匀浆中一氧化氮、一氧化氮合酶均明显低于非缺血组，丹红注射液可显著增加一氧化氮生成量，一氧化氮合酶的活性也得到提高，从而使冠状动脉血管得以舒张，并以此改善心肌缺血时的低灌流现象。

龚跃波等建立大鼠心肌缺血 – 再灌注损伤动物模型，研究丹红注射液对心肌缺血 – 再灌注损伤大鼠血清一氧化氮合酶、内皮素 –1 水平的影响。结果显示，与正常对照组相比较，心肌缺血 – 再灌注损伤组内皮素 –1 明显升高，而丹红注射液可抑制内皮素 –1 的升高。与正常对照组相比较，各组的一氧化氮合酶均有升高，但丹红注射液组与心肌缺血 – 再灌注损伤组比较未见显著性差异。与正常对照组相比较，心肌缺血 – 再灌注损伤组 ET–1/NOS 比值明显升高，而丹红注射液可抑制 ET–1/NOS 比值的升高。研究结果表明，丹红注射液能调整 ET–1/NOS 比值，对心肌缺血 – 再灌注损伤有一定的保护作用。

7. 丹红注射液对心肌缺血 – 再灌注损伤保护作用的临床研究

贺晓楠等随机将 60 例 AMI 患者分为丹红注射液组（n=30）和对照组（n=30），丹红注射液组给予 PCI+ 常规药物 + 丹红注射液治疗，对照组给予 PCI+ 常规药物治疗。检测 PCI 后 6 小时、12 小时、24 小时血中 CK–MB 值并分析其峰值。在 PCI 后 6 个月采用超声心动图利用背向散射积分（IBS）技术检测受累心肌的背向散射积分值（IBS%）、IBS 周期变化幅度（cycle variation of IBS，CVIB）等并组间比较。结果显示，丹红组出现再灌注性心律失常明显低于生理盐水组，差异有统计学意义（$P < 0.05$）；行 PCI 前两组的 CK–MB 值没有明显差异，术后可以观察到丹红组 CK–MB 明显低于生理盐水对照组，差异有统计学意义（$P < 0.05$）；与丹红组梗死区比较，生理盐水组梗死区心肌 IBS 增大、CVIB 减低，差异均有统计学意义（$P < 0.05$）。这表明丹红注射液具有抑制 PCI 后炎症、抗心肌缺血 – 再灌注损伤、抑制心肌重塑的作用。

胡增军等选择 64 例具有溶栓指征的 AMI 患者，分为治疗组与对照组（各 32 例），2 组均行尿激酶静脉溶栓治疗。治疗组在使用尿激酶前 10 ～ 30 分钟或同时加用丹红注射液 20mL，每日 1 次，连用 7 天，对照组仅用尿激酶及常规治疗。结果显示，治疗组与对照组再通者分别为 12 例（37.5%）和 8 例（25.0%）；住院期间死亡者分别为 1 例（3.1%）和 4 例（12.5%）；发生严重心力衰竭者分别为 1 例（3.1%）和 3 例（9.4%）；发生再灌注性心律失常者分别为 7 例（21.9%）和 13 例（40.6%），差异均有统计学意义（$P < 0.05$）。同时治疗组在减少心肌耗氧量、缩小梗死面积、减少心肌酶释放及减轻疼痛等方面都显著优于对照组。这提示丹红注射液具有抗 AMI 再灌注损伤、减少心肌酶的释放、缩小心肌梗死面积和提高左心室射血分数的作用。

（二）丹红注射液对脑缺血 – 再灌注损伤的保护作用

1. 抑制脑缺氧缺血所致的炎症反应，减轻缺血 – 再灌注损伤

大量研究证实急性缺血后恢复血流灌注可加重细胞损害，其发生、发展与 ICAM–1 的作用密切相关。在脑缺血 – 再灌注时，血管内皮细胞和白细胞上的 ICAM–1 表达升高，白细胞和内皮细胞的黏附力增强，造成白细胞大量牢固黏附，白细胞集聚阻塞微血管，并释放大量的炎性介质和细胞因子，同时吸引更多的白细胞进入脑组织，形成恶性循环，加重组织损伤。有研究发现大鼠永久性大脑中动脉闭塞后 24 小时，缺血区皮质 ICAM–1 表达显著升高，与病灶中心区相比，损伤较轻的周边区有浓密的 ICAM–1 阳性血管分布。研究还显示，ICAM–1 在后毛细血管内皮优先表达的位置与缺血 – 再灌注相关部位的白细胞黏附、水肿形成及粒细胞炎症期移行位置相一致。有研究在大鼠脑缺血 – 再灌注前应用抗 ICAM–1 单克隆抗体，发现缺血 2 小时再灌注 48 小时脑梗死体积明显降低。应用中性粒细胞抑制因子能明显减轻大鼠脑缺血 – 再灌注后缺血半球的脑梗死体积、脑水肿和神经病学症状。

闻公灵等将 SD 大鼠 24 只随机分为假手术组（n=8）、缺血 – 再灌注组（n=8）和丹红组（n=8）。其应用线栓法制作大鼠局灶性脑缺血 – 再灌注模型，大脑中动脉阻塞 1 小时再灌注 24 小时。模型制作前，丹红组用丹红注射液预处理 3 天，假手术组及缺血 – 再灌注组用生理盐水预处理，采用免疫组织化学法和 HE 染色检测缺血区脑微血管内皮 ICAM–1 的表达及白细胞计数。结果显示，缺血 – 再灌注组与假手术组相比，ICAM–1 表达明显升高，白细胞浸润明显。丹红治疗组 ICAM–1 表达较缺血 – 再灌注组明显减少，白细胞浸润程度减轻。丹红注射液预处理可降低局灶性脑缺血 – 再灌注损伤大鼠 ICAM–1 表达，减轻白细胞浸润，提示抑制粒细胞黏附作用是丹红注射液保护脑组织的作用机制之一。

2. 抑制细胞因子转化酶，减少神经细胞凋亡

王彦平等将 Wistar 大鼠随机分为假手术组、局灶性脑缺血 – 再灌注组（对照组）、丹红注射液治疗组（治疗组），用改良线栓法建立大鼠局灶性脑缺血 – 再灌注模型，各组分别于

造模后的1天、3天、5天取脑组织，测定凋亡诱导因子（AIF）及神经元凋亡的变化。结果显示，治疗组大鼠脑组织AIF及神经元凋亡在造模后的1天、3天、5天均明显低于对照组。研究结果提示，丹红注射液可通过抑制AIF的表达，减少神经元的凋亡，对大鼠脑缺血－再灌注具有脑保护作用。

范磊等研究发现，大鼠缺血－再灌注后，在其缺血灶周围区各个时间点均可见到caspase-3、Survivin（凋亡抑制蛋白家族中的一员）和TUNEL阳性细胞的表达。治疗组与模型组比较，两组caspase-3、Survivin和TUNEL阳性细胞的表达趋势基本一致，caspase-3和TUNEL阳性细胞的表达高峰在缺血再灌注后24小时，Survivin的表达高峰在缺血再灌注后48小时。治疗组各时间点caspase-3和TUNEL阳性细胞的光密度值较模型组明显降低，Survivin的光密度值较模型组明显升高。这提示丹红注射液对大鼠脑缺血－再灌注损伤有保护作用，其作用机制可能与丹红注射液促进Survivin的表达，抑制caspase-3表达，减轻迟发性神经元的凋亡有关。

张红等在体外培养大鼠皮质神经元，使用神经元特异性烯醇化酶（NSE）鉴定神经元纯度。其建立体外培养大鼠皮质神经元模拟缺血－再灌注模型，将大鼠随机分为对照组、缺血－再灌注组、治疗组，应用免疫组织化学、免疫荧光染色方法鉴定神经元纯度，流式细胞术Annexin V、PI双标检测神经元凋亡率及活性胱天蛋白酶（caspase）-3、caspase-8、caspase-9蛋白表达，Western blot法检测活性caspase-12、葡萄糖调节蛋白78（GRP78）、Bcl-2及细胞色素C蛋白表达。结果显示，大鼠皮质神经元可纯化体外培养，皮质神经元体外模拟缺血6小时再灌注24小时、48小时的细胞凋亡率分别为（17.95 ± 1.03）%、（22.62 ± 0.98）%，丹红治疗组（8mL/L）细胞凋亡率分别为（9.74 ± 0.56）%、（3.93 ± 0.23）%，两组比较差异有统计学意义（$P < 0.05$）；体外模拟缺血－再灌注诱导神经元GRP78表达上调，活性caspase-12表达增加，但与治疗组比较差异无统计学意义（$P > 0.05$）；神经元缺血－再灌注后细胞色素C表达增加，Bcl-2表达减少，活性caspase-3、caspase-8、caspase-9表达增加，丹红注射液治疗后细胞Bcl-2表达增加，细胞色素C释放减少，活性caspase-3、caspase-8、caspase-9含量降低，两组比较差异均有统计学意义（$P < 0.05$）。内质网应激参与神经元体外模拟缺血－再灌注后的细胞凋亡，而丹红注射液能抑制这一过程。

多种细胞信号途径、应激状态可以引起细胞凋亡。近年来，内质网作为线粒体凋亡途径的调节器越来越受到重视。内质网对氧化应激十分敏感，作为内质网应激标志物的分子伴侣，GRP78在内质网发生应激时表达上调。人们还发现，内质网和线粒体位置很密切，可以通过分子弥散影响彼此的功能。内质网损伤和线粒体细胞色素C的释放可能存在关联性。

有实验显示，体外培养的大鼠皮质神经元在缺血 6 小时再灌注 24 小时、48 小时后，GRP78 免疫活性明显增加，提示神经元发生了内质网应激，各实验组神经元凋亡发生率均显著高于对照组。实验组 caspase-12 活性在再灌注 24 小时明显增强，48 小时开始有所降低，提示 caspase-12 在内质网应激凋亡早期起到很大作用。神经元缺血 - 再灌注后活性 caspase-3、caspase-9 及 caspase-8 均明显增加，说明 caspase-3、caspase-8、caspase-9、caspase-12 均参与了缺血 - 再灌注后的神经元凋亡。细胞凋亡是复杂的过程，线粒体途径、死亡受体途径、内质网应激等细胞器途径之间存在着复杂的相互联系。

3. 抑制氧自由基介导的细胞损害与脂质过氧化物的形成

胡波等制备脑缺血模型，将其分为假手术组、手术组（注射生理盐水），手术 + 丹红组（注射丹红注射液），连续 5 天后测定脑组织匀浆超氧化物歧化酶（SOD）、谷胱甘肽过氧化物酶（GSH-Px）活力和丙二醛（MDA）含量，同时观察海马 CA1 区病理组织学改变。结果显示，手术 + 丹红组大鼠脑组织的 SOD 和 GSH-Px 活力较手术组增高，MDA 含量降低，差异有统计学意义（$P < 0.05$）；手术 + 丹红组脑组织病理改变较手术组轻。这提示丹红注射液可增强缺血脑组织 SOD 和 GSH-Px 活力，降低 MDA 含量，清除氧自由基，达到保护脑细胞的作用。

缺血性脑血管疾病发生后，早期可被认定为细胞毒性脑水肿，其机制为脑缺血后释放大量的兴奋性氨基酸，介导 Na^+、Ca^{2+}、H_2O 大量内流，造成细胞毒性脑水肿，激发一系列瀑布样病理生理过程：炎症介质释放，生成大量自由基，损伤血管内皮，通过激活蛋白激酶、脂质过氧化反应破坏细胞膜及细胞器膜，使细胞发生水肿、线粒体被破坏，引起能量衰竭，神经元细胞体坏死，神经结构损伤、破坏，神经功能丧失，蛋白渗出微血管外产生血管源性脑水肿，病灶局部脑组织间液中 Ca^{2+}、H^+、K^+、腺苷升高，血管内皮细胞释放血管活性因子如 ET、TXA_2，机体产生的炎症介质共同导致血管进一步收缩，血管阻力及血脑屏障通透性增加，发生脑水肿、脑组织能量耗竭、兴奋性氨基酸释放等一系列级联反应，从而加重脑损伤坏死。

金波采用改良线栓法制作大脑中动脉缺血 2 小时再灌注模型，并将大鼠随机分为假手术组、缺血 - 再灌注组、缺血 - 再灌注加丹红注射液组。缺血 - 再灌注组每日经尾静脉注射生理盐水（100mg/kg），缺血 - 再灌注加丹红注射液组每日尾经静脉注射相同剂量的丹红注射液。给药 7 天后，观察各组大鼠神经行为变化、脑梗死体积，并测定脑组织含水量、丙二醛（MDA）、单胺氧化酶（MAO）活性、超氧化物歧化酶（SOD）活性。结果显示，缺血 - 再灌注加丹红注射液组术后 7 天时，神经功能恢复优于缺血 - 再灌注组，脑梗死体积小于缺血 -

再灌注组，脑含水量低于缺血－再灌注组和假手术组，差异均有统计学意义（均 $P < 0.05$）；缺血－再灌注加丹红注射液组能降低脑组织 MAO 活力、MDA 含量，提高 SOD 活性，同缺血－再灌注组比较，差异有统计学意义（$P < 0.05$）。这提示丹红注射液能促进脑缺血后神经功能恢复，减小梗死体积，对大鼠脑缺血－再灌注损伤有一定保护作用。

通过神经功能评分评估丹红注射液对神经功能恢复的影响，丹红注射液具有明显促进脑缺血后神经功能恢复的作用，并能明显减少脑梗死体积，显著降低脑组织含水量。有研究认为，丹参酚酸和红花有抑制血小板黏附、聚集、激活的作用，以及能抗血栓形成、改善微循环等。丹红注射液是由中药丹参、红花提取物组成的复方制剂，其抗血小板作用可能是多途径的，如抑制 ADP 诱发通路，抑制 TXA_2 系统，或抑制血小板释放反应等。对照研究发现，缺血－再灌注后 CD41 及 CD62 表达均升高，引起血小板活化。而丹红注射液治疗 12 小时后开始降低血小板膜糖蛋白 CD41 表达，6 小时后开始降低 CD62 表达，说明该药可以抑制血小板的活化，减少 GPⅡb/Ⅲa 受体的激活，从而减少血小板聚集，有效改善脑血流。可推测丹红注射液减轻缺血－再灌注后脑梗死面积及梗死脑组织含水量的保护作用机制可能与以下几方面有关：①减少自由基的产生；②保护血管内皮；③抑制炎症反应；④保护线粒体的作用，从而重建缺血组织微循环；⑤促进神经元、神经胶质细胞及内皮细胞存活和生长；⑥维持 Ca^{2+} 通道的稳定性，拮抗缺氧、兴奋性氨基酸、自由基等的损害；⑦保护血脑屏障的完整性；⑧抑制血小板活化，改善局部血供，减轻血管收缩，防止脑微血管血栓形成。

由于缺血－再灌注后继发的炎症反应、活性氧（ROS）生成导致的脂质过氧化反应、蛋白激酶的激活、能量耗竭导致的线粒体损伤等，均可最终导致细胞发生不可逆的损伤，进入膜衰竭阶段，以及神经细胞变性坏死及出血水肿加重。这些反应又会引起自由基产生增加和脂质过氧化反应加剧，清除功能下降，致使自由基在局部堆积，脑组织进一步受损，加重缺血－再灌注损伤程度。缺血－再灌注后，缺血缺氧导致氧自由基介导的强烈脂质过氧化反应，可导致脑组织血流量进一步减少、水肿加剧，引起严重的神经结构与功能损伤甚至坏死，使神经功能永久丧失。因此，自由基与脂质过氧化损伤学说在缺血－再灌注损伤发病机制中尤受重视。利用大鼠缺血－再灌注模型，研究丹红注射液对缺血－再灌注后受损脑组织脂质过氧化产物 MDA 水平的抑制作用和对 SOD 活性的保护作用。MDA 是脂质过氧化反应的产物，而 SOD 是自由基清除剂，在清除自由基的同时本身被消耗。因此，二者的含量可反映体内自由基的变化情况。MAO 是一种黄素蛋白酶，广泛存在于神经与非神经组织，神经组织内 MAO 主要存在于线粒体膜上，能够催化大量单胺并使之迅速氧化，这种单胺包括肾上腺素、去甲肾上腺素等。实验显示，缺血－再灌注后 MAO 水平显著升高，提示缺血－再灌注可导致严重能量代谢障碍。Kumagae 等研究发现，脑缺血后再灌注神经元坏死，但预先给予 MAO 抑制剂能明显降低神经元坏死数量，且阻止了短暂缺血时和缺血后多巴胺代谢物的改变。有实验结果显示，同假手术组相比，缺血–再灌注后模型组受损脑组织 MDA 含量、MAO 活力显著增高，SOD 水平下降，差异有显著性（$P < 0.05$），与以往实验结果相符。可以认为，脑缺血–再灌注过程中，脑组织脂质过氧化反应强烈，伴有自由基的聚集和由于大量 H_2O_2 产生 MAO 活力显著增高，大鼠自由基清除剂活性降低，消除自由基的防御功能减弱，使自由基与清除自由基剂之间的平衡失调，脂质过氧化引起的损伤加重，将使脑组织更易受到自由基的损伤。缺血–再灌组 + 丹红组与缺血–再灌组相比，SOD 水平显著增高，MDA 含量、MAO 活力降低，差异有显著性（$P < 0.05$），显示丹红注射液可提高 SOD 活性，减少 MDA 含量，从而减轻氧自由基对脑组织的毒害，并有效清除缺血–再灌注后自由基对神经细胞继发损伤，对于缺血–再灌注后功能修复及减轻神经损伤与神经再生有着重要意义。可见，丹红注射液可通过抑制 MAO，改善脑组织能量代谢来减轻缺血–再灌注对脑组织的损害，促进神经元功能恢复，对脑组织起保护效应。

4. 减轻钙超载与抑制热休克蛋白表达

丹红注射液主要通过降低膜通透性、阻断细胞膜钙通道、阻断细胞内钙库钙释放通道等途径阻断钙内流，促进钙泵出细胞外。同时，其还可以影响热休克蛋白表达，抑制 HSP–32 过量表达而出现的细胞毒性作用，同时提高 HSP–70 在局部组织的表达，发挥保护作用。

5. 抑制总一氧化氮合酶和诱导型一氧化氮合酶活性，减少一氧化氮生成

NO 是一种具有多种生物活性的物质，一方面有松弛血管平滑肌、舒张血管、抑制血小板聚集等保护性作用，另一方面在缺血性脑损害后，可以与超氧自由基作用形成过氧亚硝酸盐或者氧化产生亚硝酸阴离子，它们都有细胞毒性作用。NO 由 NOS 催化 L– 精氨酸生成，根据其存在部位及作用机制不同，NOS 分为内皮型（eNOS）、神经元型（nNOS）和诱导型（iNOS）。eNOS 和 nNOS 又总称为结构型 NOS（cNOS），在脑缺血早期以定位于血管内皮细胞的 eNOS 表达为主，主要表现为脑保护作用；而在缺血中后期，则以定位于炎性细胞、神经胶质细胞、神经元及血管平滑肌细胞的 iNOS 表达为主，诱导产生大量的 NO，对组织、细胞有毒害作用。iNOS 仅在疾病状态下才持续表达。减少 iNOS 的表达可明显减少 NO 的释放，从而降低 NO 的细胞毒性作用，保护脑细胞。

邓芬等将 SD 大鼠随机分为假手术组、局灶脑缺血–再灌注对照组（对照组）、丹红注射液治疗组（治疗组），建立大鼠自体血栓局灶脑缺血模型，各组分别于 1 天、3 天、5 天取大鼠脑组织，测定总 NOS 及 iNOS 的活性。结果显示，治疗组大鼠脑组织总 NOS 和 iNOS 活性在造模后的各时间点（1天、3天、5天）均明显低于对照组，提示丹红注射液可通过抑制总NOS和iNOS活性，减少NO释放，对大鼠局灶缺血脑细胞起到保护作用。

韩永鹏采用线栓法建立大鼠脑缺血-再灌注模型，观察丹红注射液对脑缺血-再灌注损伤大鼠的神经功能评分，以及脑组织中一氧化氮合酶（NOS）、一氧化氮（NO）、超氧化物歧化酶（SOD）、丙二醛（MDA）等含量的影响。结果提示，丹红注射液可显著降低脑缺血-再灌注大鼠的神经功能评分，减轻脑组织损伤程度；提高SOD活力，降低MDA和NO、NOS水平。丹红注射液对大鼠缺血-再灌注损伤具有明显的保护作用。

四、冠心舒通胶囊对缺血-再灌注损伤的保护作用

冠心舒通胶囊具有活血化瘀、通经活络、行气止痛的作用。根据中医理论对急性心肌梗死本虚标实的解释，冠心舒通胶囊适合心血瘀阻型、气滞血瘀型等证型的辨证论治。既往的研究已经证实，心肌梗死后心肌纤维化、瘢痕形成、凋亡发生，可以导致心室重塑，最终发生心力衰竭。韩雅玲院士团队研究发现，冠心舒通胶囊可以抑制梗死区凋亡的发生，使凋亡指数降低33%，减轻心肌纤维化程度达9%，使瘢痕面积缩小37%，抑制心室重塑，使心功能得到不同程度的改善（12%～28%）。基础研究方法，进一步验证了以上中医理论，表明冠心舒通胶囊在防治急性心肌梗死方面有显著的疗效。研究结果也符合以往冠心舒通胶囊及其有效成分在心肌梗死防治方面的良好效果。韩雅玲院士团队也证实，冠心舒通胶囊可以对心肌缺血性损伤起到很好的保护作用，包括对血管再通时心肌缺血-再灌注损伤的保护作用，和血管未通时对心功能的保护作用，并探讨了可能的机制，为在临床上冠心舒通胶囊的广泛应用提供了一定的依据。

（一）冠心舒通胶囊对急性心肌梗死患者疗效及炎症反应、再狭窄的影响

叶陈柳等为探讨冠心舒通胶囊治疗急性心肌梗死（AMI）的疗效及对炎症反应、再狭窄的影响，其将107例AMI患者，按入院顺序分组，单号54例设为观察组，予以常规治疗+冠心舒通胶囊治疗，双号53例设为对照组，予以常规治疗，疗程为3个月。比较两组疗效、中医证候积分、炎症因子水平，记录两组随访90天内心绞痛复发、再狭窄情况。结果显示，观察组治疗总有效率为87.04%，显著高于对照组的71.70%，差异有统计学意义（χ^2=4.703，$P<0.05$）；治疗后，观察组胸痛、胸闷、心悸、气促、口干口苦、大便干结等中医证候积分及血清超敏C反应蛋白（hs-CRP）、肿瘤坏死因子-α（TNF-α）、白介素-6（IL-6）、白介素-8（IL-8）、基质金属蛋白酶-9（MMP-9）均显著低于对照组，差异有统计学意义

（$P < 0.05$）；观察组 90 天心绞痛复发率、再狭窄率分别为 5.56%、3.70%，均显著低于对照组的 20.75%、16.98%，差异有统计学意义（$P < 0.05$）。冠心舒通胶囊治疗 AMI 疗效确切，能显著改善患者临床症状，降低炎症反应，减少心绞痛与再狭窄发生率，对患者预后康复有积极意义。

（二）冠心舒通胶囊在缺血性心肌病患者治疗中的效果观察

王正东等观察冠心舒通胶囊在缺血性心肌病（ICM）患者治疗中的应用效果，其选取 120 例缺血性心肌病患者，采用随机数字表法将患者分为对照组与观察组，每组各 60 例，对照组使用常规西医治疗，观察组给予冠心舒通胶囊治疗。对比两组临床疗效、中医证候积分、心功能指标、血液流变学指标、安全性指标。结果显示，治疗后，观察组治疗总有效率为 95.00%，显著高于对照组的 78.33%，差异有统计学意义（$P < 0.05$）；观察组心胸隐痛、胸闷气促、心悸易汗、神疲乏力、口干颧红等中医证候积分低于对照组，差异有统计学意义（$P < 0.05$）；观察组心率（HR）低于对照组，左室射血分数（LVEF）、射血分数（EF）、心脏指数（CI）和心排血量（CO）高于对照组，差异有统计学意义（$P < 0.05$）；观察组血浆黏度、全血低切黏度、全血高切黏度、红细胞压积低于对照组，差异有统计学意义（$P < 0.05$）；观察组呕吐恶心、面色潮红、头痛头晕、腹痛等不良反应发生率低于对照组，差异有统计学意义（$P < 0.05$）。研究结果提示，冠心舒通胶囊治疗缺血性心肌病的疗效显著，能有效缓解证候，改善心功能，增加心输出量，减少西药所致的不良反应。

缺血性心肌病以中老年人最为常见，病理类型多属冠心病稳定型心绞痛。本病多由冠状动脉血管内皮损伤，血小板、脂质等沉积形成粥样斑块，导致血管管腔狭窄甚至闭塞，局部心肌供血明显减少，引发心肌缺血缺氧，心肌损伤或坏死，进而出现胸痛、胸闷症状。病理研究显示，冠状动脉粥样硬化的病理过程复杂，由多种因素导致血管内皮损伤及血管功能障碍是发病关键之一，随着冠状动脉狭窄的加剧，心肌需氧和供氧平衡被打破，使得供血减少，无法满足心肌正常的代谢需求，引发心肌缺血性损伤、坏死。随着病程的延长，血管管腔狭窄加剧，病情持续进展，造成局部心肌严重缺血，或缺血面积增大，引发急性心肌梗死或心肌纤维化、心室壁增厚、心室舒缩功能障碍等，最终进展为心力衰竭。

冠心舒通胶囊方中广枣为君药，起主导作用，是蒙医治疗心刺痛的主要药物，主治心悸不安、心区作痛；丹参清热凉血、活血化瘀、祛瘀生新、清心除烦，与广枣相伍，一凉一温，能有效平衡阴阳，增强活血化瘀、通络止痛之效；丁香温中和胃、补肾助阳、调理气机，其芳香之性可促进气血运行；冰片开窍醒神、清热止痛，调和药性。以上药物合用，可发挥行气、活血化瘀、通络止痛、清心醒神的功效，使心脉通畅，使气血运行恢复顺畅，保证治疗效果。现代药理研究显示，冠心舒通胶囊具有抑制血小板聚集、降低血液黏稠度、增加冠状动脉血流量等多重作用，可改善血液流变学指标，增加心肌供血，调节血管顺应性，从而促进损伤心肌的修复，改善心功能。同时，冠心舒通胶囊可使血浆中胆固醇和纤维蛋白原水平降低，调脂和抗炎效果较好，可使动脉粥样斑块缩小或稳定，保护血管内皮，提高对冠心病的控制效果。上述研究中，观察组治疗总有效率显著高于对照组，证实 ICM 患者使用冠心舒通胶囊治疗能提高整体疗效，改善心肌供血，在临床疗效上更有优势；观察组治疗后各项中医证候积分更低，提示冠心舒通胶囊切中本病病机特点，能活血化瘀、通脉止痛，从而有效缓解证候，抑制胸痛胸闷症状；观察组治疗后 HR 显著低于对照组，LVEF、EF、CI、CO 显著高于对照组，说明冠心舒通胶囊能扩张血管，降低心脏负荷，可使心功能和舒缩功能得以改善；观察组不良反应发生率显著低于对照组，进一步提示冠心舒通胶囊有良好的安全性。综上所述，冠心舒通胶囊治疗 ICM 的效果确切，能有效减轻证候，提高心功能，提升治疗安全性，值得临床应用。

第六节 代表方药对心肌梗死作用机制研究

心肌梗死是由于冠状动脉急性闭塞，血流中断，引起严重而持久的缺血性心肌坏死。其临床表现呈突发性，剧烈而持久的胸骨后疼痛，特征性心电图动态演变及血清酶的增高，可发生心律失常、心力衰竭、休克等合并症，常可危及生命。

一、病因及发病机制

心肌梗死 90% 以上是在冠状动脉粥样硬化病变基础上继发血栓形成而引起的，较少见于冠状动脉痉挛，少数由栓塞、炎症、畸形等造成管腔狭窄闭塞，使心肌严重而持久缺血达 1 小时以上而发生心肌坏死。心肌梗死的发生常有一些诱因，包括过劳、情绪激动、大出血、休克、脱水、外科手术或严重心律失常等。

二、病理生理

冠状动脉闭塞 20 ～ 30 分钟后，受其供血的心肌即因严重缺血而发生坏死，此被称为急性心肌梗死。大块的心肌梗死累及心室壁全层称为透壁性心肌梗死，若仅累及心室壁内层，不到心室壁厚度的一半，称为心内膜下心肌梗死。在心腔内压力的作用下，坏死部位向外膨出，可产生心肌破裂，或逐渐形成心室壁瘤。坏死组织 1 ～ 2 周后开始吸收，并逐渐纤维化，6 ～ 8 周形成瘢痕而愈合，此被称为陈旧性心肌梗死。病理生理的改变与梗死的部位、程度和范围密切相关，可引起不同程度的心功能障碍和血流动力学改变，包括心肌收缩力减弱、顺应性降低、心肌收缩不协调、左心室舒张末期压力增高、心排血量下降、血压下降、心率增快或心律失常、心脏扩大，可导致心力衰竭及心源性休克。

三、脑心通胶囊与心肌梗死作用机制研究

（一）脑心通胶囊对大鼠心肌梗死后心室重构的影响

有研究将 40 只大鼠随机分为假手术组、模型组、脑心通组和他汀组，其采用冠状动脉左前降支结扎法构建心肌梗死后心室重构大鼠模型（1 周），模型构建成功后分别给予生理盐水、脑心通胶囊和阿托伐他汀钙片灌胃 4 周。在实验第 5 周采用多普勒超声检测大鼠心功能，HE 染色和马松染色（Masson 染色）观察心肌病理变化，定量聚合酶链反应（qPCR）检测心肌肝脏 X 受体 α（LXRα）、NADPH 氧化酶（NOX）、活性氧（ROS）、Ⅰ型胶原（COLⅠ）、Ⅲ型胶原（COL Ⅲ）的 mRNA 表达水平。结果显示，与假手术组比较，模型组大鼠正常心肌减少、心肌纤维化，左心室舒张末期内径（LVEDd）、左心室收缩末期内径（LVESD）升高（$P < 0.05$），左室射血分数（LVEF）、短轴缩短率（FS）、每搏输出量（SV）、心排血量（CO）降低（$P < 0.05$），LXRα 的 mRNA 表达降低（$P < 0.05$），NOX、COLⅠ、COL Ⅲ的 mRNA 表达增加（$P < 0.05$），ROS 活性增加（$P < 0.05$）；与模型组比较，脑心通组大鼠正常心肌纤维化减轻，LVEDd、LVESD 降低（$P < 0.05$），LVEF、FS、SV、CO 升高（$P < 0.05$），LXRα 的 mRNA 表达升高（$P < 0.05$），NOX、COLⅠ、COL Ⅲ的 mRNA 表达降低（$P < 0.05$），ROS 活性降低（$P < 0.05$）。

心肌梗死属于中医学“胸痹”范畴，中医学认为气虚血瘀是心肌梗死后心室重构的核心病机。《素问・痹论》云：“心痹者，脉不通。”倘若心阳不振，则搏动无力，致血行缓滞而积瘀。气与血相互为用，气为血之帅，气行则血行。心肌梗死患者多为中老年人群，正气亏虚，心气不足，心主血脉，心气虚则无力推动血行，血行缓滞，瘀血内生，痹阻血脉，不通则痛；且瘀血为有形之邪，瘀血留滞心络、心肌，随着病程进展，瘀血日渐堆积，引起血管狭窄、增生和心肌增厚等。因此，心肌梗死后心室重构应以益气活血为法则。脑心通胶囊出自补阳还五汤，方中黄芪重用为君，补气益气，气足则心脉通畅，心有所主。地龙活血通

络，全蝎息风通络，水蛭破血消癥，3 药合用为臣，活血化瘀，通络止痛。川芎为血中之气药，理气活血；牛膝活血化瘀；当归、鸡血藤补血活血，活血不伤正；红花活血通经；桃仁活血化瘀；赤芍凉血活血；丹参活血化瘀、清心除烦，8 味药合用为佐，加强活血化瘀功效。桂枝温阳通经，桑枝通经络，二药合用为使药，引药入心络、血脉。诸药合用，共奏益气活血功效。已有研究发现，脑心通胶囊具有减少心肌梗死面积和改善心功能的作用。

心肌梗死后心力衰竭的发生率为 25%，一旦出现心力衰竭，心肌梗死患者的病死率明显升高。心室重构是心肌梗死发生心力衰竭的重要机制，主要表现为心肌细胞凋亡、坏死、自噬、纤维化，进一步导致心室壁增厚和心腔扩大，LVEF 下降。HE 染色可以显示心肌组织形态结构、心肌细胞排列顺序和纤维化等，Masson 染色可以直接显示心肌组织胶原纤维增生的程度。上述研究结果中，假手术组大鼠心肌细胞排列有序，未见纤维化和炎性细胞浸润等病理改变；模型组大鼠正常心肌细胞大部分消失，代之以增生的纤维细胞，并可见炎性细胞浸润，提示模型组大鼠出现了心室重构。而经过脑心通胶囊干预后，大鼠正常心肌细胞增多，心肌纤维化程度减轻。Masson 染色显示假手术组大鼠心肌组织无胶原纤维增生，模型组大鼠可见大量胶原纤维增生，而脑心通胶囊干预后心肌组织胶原纤维减轻。研究结果提示，脑心通胶囊可以减轻心肌梗死后心室重构大鼠的纤维化。

心肌梗死后心室重构会导致心力衰竭，心功能是临床上重要评价指标。心室重构患者心室壁增厚，心腔增大，故 LVEDd 和 LVESD 增大，而心肌收缩能力下降，故 LVEF、FS、SV、CO 均降低。研究结果显示，与对照组比较，模型组大鼠 LVED、LVESD 升高，LVEF、FS、SV、CO 降低；经过脑心通胶囊干预后，大鼠 LVED、LVESD 降低，LVEF、FS、SV、CO 升高。这提示脑心通胶囊可以抑制心肌梗死后心室重构和改善心功能。

LXRα 是配体依赖性的核受体超家族成员，在调节胆固醇转运、动脉粥样硬化、炎症反应方面均起到重要的作用。有研究指出，LXRα 基因敲除小鼠会出现心肌细胞凋亡、坏死、纤维化，减少心脏血管新生，从而加重心室重构。氧化应激也是心室重构的重要机制，氧化应激主要是氧化应激物质产生过多或机体抗氧化能力不足，导致 ROS 堆积，产生细胞毒性，引起心肌细胞凋亡、坏死、胶原纤维增生和纤维化，发生心室重构。NADPH 氧化酶 2（NOX2）是 ROS 生成的主要来源，NOX2 主要存在于心肌细胞中，心肌梗死后心肌分泌大量NOX2，催化大量ROS生成，引起氧化应激损伤。细胞外基质是心肌细胞外的主要成分，主要包括胶原和成纤维细胞。心肌梗死后 ROS 可以激活金属基质酶家族，促进成纤维细胞分泌大量的Ⅰ型和Ⅲ型胶原纤维，导致心肌纤维化和瘢痕形成。研究结果显示，与假手术组比较，模型组大鼠心肌 LXRα 的 mRNA 表达降低，NOX、COLⅠ、COLⅢ的 mRNA 表达水平和 ROS 活性增加；脑心通胶囊干预后大鼠心肌 LXRα 的 mRNA 表达升高，NOX、COLⅠ、COLⅢ的 mRNA 表达水平和 ROS 活性下降。这提示脑心通胶囊可以上调 LXRα 的 mRNA 表达，抑制 NOX、COLI、COLⅢ的 mRNA 表达水平和 ROS 活性。

综上所述，脑心通胶囊可能通过上调 LXRα 的 mRNA 表达，抑制 NOX、COLⅠ、COLⅢ的 mRNA 表达和 ROS 活性，从而延缓心肌梗死后心室重构。

（二）脑心通胶囊对急性心肌梗死兔的心功能及梗死面积的作用

研究人员将 42 只新西兰兔随机分为假手术组、梗死对照组、药物组，每组 14 只，采用手术结扎左冠状动脉前降支（LAD）建立 AMI 兔模型，假手术组仅穿线不结扎，各组均造模成功 6 只。假手术组、梗死对照组给予常规喂养，药物组在此基础上加入脑心通胶囊每次 0.4g，每日 3 次，实验周期为 3 周，分别于术后 2 天、21 天行心脏超声检查，检测左心室舒张末期内径（LVEDd）、左心室收缩末期内径（LVESD）、左室射血分数（LVEF），21 天后处死家兔行心肌梗死面积测定。结果显示，术后梗死对照组及药物组即刻可见左室前壁及心尖部颜色变暗，搏动减弱，心电图显示 2 个以上导联出现 ST 段持续弓背向上抬高并与 T 波融合；术后 21 天药物组与梗死对照组比较，LVEF 增高（$P < 0.05$），而梗死面积明显降低（$P < 0.05$）；与本组术后 2 天比较，药物组术后 21 天 LVEF 增加（$P < 0.05$）。研究结果提示，脑心通胶囊能够显著降低AMI兔术后21天心肌梗死面积，增加LVEF，可改善心脏收缩功能。

（三）脑心通胶囊对急性心肌梗死兔血管内皮功能的影响

研究人员通过外科手术成功结扎左冠状动脉前降支（LAD），引起健康雄性新西兰大耳白兔前间隔及左室前壁心肌急性梗死，并将 12 只新西兰兔随机分为梗死对照组和药物组，每组 6 只，另有假手术组 6 只仅穿线不结扎。药物组在常规喂养的基础上加入脑心通，其余各组常规喂养，实验周期为 3 周，分别于梗死前后行兔髂外动脉血管超声，检测 FMD 及 NMD 水平，取血检测 NO、ET 及 vWF 水平，使用 SPSS 16.0 统计软件进行统计学分析。结果提示，梗死后梗死对照组 FMD、NMD 显著下降，而药物组 FMD、NMD 无明显变化，与假手术组比较无明显统计学差异（$P > 0.05$）；梗死对照组 NO 水平显著降低，ET、vWF 水平显著升高，差异有统计学意义（$P < 0.05$），而药物组 NO、ET 及 vWF 水平在梗死后无明显变化，与假手术组比较无明显统计学差异（$P > 0.05$）。研究结果提示，脑心通具有改善和恢复心肌梗死家兔血管内皮细胞功能作用，增加一氧化氮水平，从而改善内皮舒张功能，降低内皮素及假血友病因子的水平，改善血管舒缩功能及抗血栓形成。

四、丹红注射液与心肌梗死作用机制研究

郝静为探讨丹红注射液在老年急性心肌梗死患者应用中的疗效及对心功能与并发症的影响，收集 86 例老年急性心肌梗死患者进行研究，按照不同的用药方法分为对照组和观察组，对照组应用尿激酶进行溶栓治疗，观察组应用尿激酶 + 丹红注射液进行溶栓治疗。其比较两组老年患者临床治疗效果及用药前后心肌酶学指标和心功能指标，同时统计患者用药后出现的并发症情况。结果提示，观察组患者的临床治疗效果高于对照组，差异具有统计学意义（$P < 0.05$）；两组患者治疗前心肌酶学指标和心功能指标无明显统计学差异（$P > 0.05$），开展治疗后，观察组患者的心肌酶学指标和心功能指标均优于对照组，差异均具有显著统计学意义（$P < 0.05$）；对照组患者用药后出现的并发症总发生率高于观察组，差异具有统计学意义（$P < 0.05$）。研究结果提示，针对老年急性心肌梗死的患者应用丹红注射液，在提升临床治疗效果的同时能够有效改善患者的心功能，减少并发症的发生。

急性心肌梗死是冠状动脉供血、供氧不足导致所属心肌缺血坏死而引发一系列临床综合征。急性心肌梗死通常与动脉粥样硬化密切相关，可由冠状动脉内斑块破裂导致血栓，造成心肌损害，在临床中老年患者多见，西医治疗常采用抗凝溶栓治疗，配合他汀类降脂药物对抗动脉粥样斑块形成。但是单纯西药治疗急性心肌梗死可能效果单一，配合中成药，效果会更好。中医称急性心肌梗死为胸痹，胸痹一般情况下可以分为心血瘀阻证、气滞心胸证、痰浊闭阻证、寒凝心脉证等多种类型。胸痹的发生与寒邪内侵、饮食失调、情志失节、劳倦内伤等因素有一定关系，除此以外，年迈体虚也有可能会引发胸痹，患者可能会出现心前区疼痛、憋闷、气短等症状。如果患者的病情较轻，疼痛持续的时间会相对较短，经过充分休息及保守治疗后会得到改善；如果患者的病情比较严重，疼痛的时间会相应延长，并且疼痛比较剧烈，甚至会引发猝死，影响患者的生命健康。

临床中可采用丹红注射液进行心肌梗死治疗。丹红注射液是一种中成药、处方药，主要由丹参、红花、注射用水构成。丹参为主药，通血脉、散瘀结；红花为辅药，化瘀血、通经络。该药为红棕色的澄明液体。丹红注射液具有活血化瘀、通脉舒络等功效，可用来减轻血液瘀滞。临床药理表明，丹红注射液具有改善微循环、抑制血小板凝集、扩张心脑血管等作用，因此被广泛用于治疗各种心脑血管疾病。

丹参主要成分为丹参酮和丹参素，丹参酮和丹参素有多种功效，可以消除氧自由基，降低血管壁损伤，还可以降低低密度脂蛋白和胆固醇，减少动脉粥样硬化形成，防止阻塞冠状动脉。另外，丹参酮和丹参素还有修复损伤的血管内皮细胞、保护心肌细胞等功能。红花具

有改善心脏和血管的功能，所以对于有心跳微弱症状的患者有强心作用。红花中的羟基红花黄色素 A 通过调节血管内皮生长因子水平来逆转血流动力学，提高冠状动脉血液流量，改善心肌缺血，能有效改善人体血管痉挛等症状，并能增加抵抗缺氧的能力。红花中含有抗炎成分，对人体的各种炎症性疾病有很好的抑制作用，可以增强免疫力。

综上所述，针对老年急性心肌梗死患者使用丹红注射液有较好的治疗效果，可以提高患者心脏功能，改善冠状动脉血流，减轻心肌梗死的症状，具有良好的安全性。

五、冠心舒通胶囊与心肌梗死作用机制研究

（一）冠心舒通胶囊治疗急性心肌梗死患者的疗效观察

钱宇峰等观察冠心舒通胶囊在急性心肌梗死患者治疗中的“双心疗效”（心脏疾病和心理疾病）及安全性，纳入急性心肌梗死患者 100 例，随机分成对照组（西医常规治疗）和观察组（西医常规治疗基础上加用冠心舒通胶囊），每组各 50 例，记录入院时基线参数并进行焦虑自评量表（SAS）和抑郁自评量表（SDS）评定。随访 12 周，评定两组患者中医证候改善情况，记录主要心血管不良事件的发生情况（再发心绞痛或心肌梗死、心力衰竭再入院、室性心律失常及全因死亡等），再次进行 SAS 和 SDS 评定，记录期间发生的药物不良反应并进行对比分析。结果显示，观察组中医证候改善率显著高于对照组（χ^2=4.988，$P < 0.05$）；观察组再发心绞痛、再发心肌梗死、室性心律失常等心血管不良事件情况均显著低于对照组（χ^2=6.837、5.102、4.090，$P < 0.05$）；两组患者心力衰竭再入院及全因死亡情况无明显差异（$P > 0.05$）；观察组与对照组 SAS 及 SDS 评分较治疗前改善，差异有统计学意义（$P < 0.05$），并且观察组患者治疗后 SAS 和 SDS 评分较对照组下降程度更加显著（t =7.866、10.105，$P < 0.05$）；两组患者的药物不良反应无显著差异（$P > 0.05$）。研究结果提示，冠心舒通胶囊治疗急性心肌梗死患者可改善此类患者抑郁、焦虑情况，“双心疗效”明确且较为安全。

冠状动脉粥样硬化性心脏病（冠心病）是危害人类健康的常见病。急性心肌梗死是冠心病中最严重的类型，此类患者除疾病带来的躯体痛苦外，还时常伴有情感障碍，比如抑郁或焦虑等，因此常被称为“双心疾病”（心脏疾病及心理疾病）患者。抑郁焦虑也是心肌梗死患者再发心血管事件及影响预后的独立危险因素之一，因此在临床中不仅要重视躯体症状的治疗，还需重视心理障碍的改善。

冠心舒通胶囊是主要由广枣、丹参、天竺黄等药物组成的中药复方制剂，具有活血化

瘀、通经活络、行气止痛、养心安神等功效，主要用于治疗胸痹心痛之心血瘀阻证。近年来，多项动物实验报道了冠心舒通胶囊，该药充分运用中医理论，在急性心肌缺血的治疗中发挥了较好的作用。有研究表明，冠心舒通胶囊可通过降低低切速下的全血黏度，降低血浆纤维蛋白原含量，抑制血小板黏附性和聚集性，从而改善犬类急性心肌缺血程度和心肌缺血范围。国内有研究报道冠心舒通胶囊对大鼠心肌缺血－再灌注损伤有明确的保护作用，可以明显减少再灌注性心律失常的发生率。以上药效学研究表明，冠心舒通胶囊能够有效保护实验动物心肌免受缺血缺氧的损伤，抗心律失常及改善血液流变学指标，这也与上述实验研究结论相一致。

一项关于住院冠心病患者心理状况的调查显示，约 50% 的冠心病患者并发不同程度的焦虑或抑郁障碍，“双心疾病”互为因果，相互影响。不健康的心理状态常导致病情恶化，甚至成为冠心病不良预后的独立危险因素，可能的机制包括：恐惧紧张可直接导致心肌氧自由基产生过多；抑郁焦虑患者心率变异性降低，QT 离散度增加，增加心律失常发生风险；抑郁可使血小板聚集性增强，促发血管痉挛收缩；抑郁焦虑患者的躯体疾病治疗依从性差等。冠心舒通胶囊之君药广枣和臣药丹参均有改善患者情志的功效，这是传统医学长期经验的总结，但缺乏现代循证医学证据。上述研究结果显示，观察组与对照组在治疗后 SAS 和 SDS 评分均较治疗前有所下降，但观察组较对照组下降更加显著。

综上所述，该研究在常规急性心肌梗死二级预防药物治疗的基础上加用冠心舒通胶囊，为“双心疗效”提供了一定的研究依据。冠心舒通胶囊在改善患者抑郁焦虑障碍的同时，可能为心肌梗死患者的远期预后提供进一步的帮助，达到“双心治疗”效果，并且该实验研究结果显示对照组与观察组不良反应差异无统计学意义，表明冠心舒通胶囊具有安全性。

（二）冠心舒通胶囊治疗急性心肌梗死患者的临床研究

王东等观察冠心舒通胶囊治疗急性心肌梗死患者的临床疗效，其将 120 例急性心肌梗死患者按照随机数字表法分为实验组和对照组，每组各 60 例。实验组患者给予冠心舒通胶囊治疗，对照组患者采用尿激酶治疗，分析两组患者治疗后的左室舒张末容积、左室收缩末容积、心排血量及左心室射血分数等左心室功能指标的差异，观察两组患者治疗前后血脂水平及血液流变学的变化，比较两组患者的临床疗效。结果显示，经过治疗，实验组患者的左室舒张末容积与左室收缩末容积显著小于对照组患者，心排血量与左心室射血分数显著高于对照组患者，差异均有统计学意义（$P < 0.05$）；实验组患者治疗后的血脂水平指标均较治疗前和对照组患者治疗后显著降低，差异有统计学意义（$P < 0.05$）；治疗前，两组患者的

全血高切黏度、全血低切黏度、红细胞压积、血浆黏度及纤维蛋白原等指标均无统计学差异（$P > 0.05$），治疗后，实验组患者的血浆黏度及纤维蛋白原较治疗前和对照组治疗后均显著降低，差异均有统计学意义（$P < 0.05$）；经过治疗，实验组患者显效 32 例，有效 23 例，无效 5 例，总有效率为 91.6%，显著高于对照组，差异有统计学意义（$P < 0.05$）。研究结果提示，冠心舒通胶囊治疗急性心肌梗死患者，能够显著降低左室舒张末容积、左室收缩末容积及血脂水平，提高心排血量、左心室射血分数，改变血液流变学指标，从而提高了临床疗效，是一种疗效更为显著的治疗方法。

急性心肌梗死是冠状动脉粥样硬化性心脏病的一种。中医学将急性心肌梗死命名为“真心痛”“胸痹”“厥心痛”，该疾病最早记录在《黄帝内经》中，《难经》谓“手少阴气绝则脉不通，脉不通则血不流”，论述了该疾病的病因病机。历代中医学家总结出，急性心肌梗死的病因为气虚、血瘀、寒凝，且预后不良。西医学发现该疾病具有起病急、病情重、并发症多、死亡率高、预后差的临床特点，严重影响民众的健康，需引起社会各界人士的重视。

急性心肌梗死的治疗主要包括基础药物治疗、冠状动脉搭桥术治疗、经皮冠状动脉介入术治疗等，而基础药物治疗是急性心肌梗死多种治疗方案的基石，无论患者是否行溶栓、冠状动脉搭桥术治疗和经皮冠状动脉介入治疗，均需基础药物治疗以巩固其疗效，改善近期及远期预后。两组患者均给予持续低流量吸氧、安慰镇痛、咀嚼阿司匹林及氯吡格雷治疗，起到抑制血小板聚集、降低患者疼痛的作用。本研究给予实验组患者冠心舒通胶囊，取得了令人满意的效果。冠心舒通胶囊主要成分为广枣、丹参、丁香、冰片、天竺黄等。有文献报道，广枣中含有广枣总黄酮，具有保护动物心肌免受缺血、缺氧的损伤，对抗心律失常，改善血液流变学指标及抑制血小板聚集等作用。丹参具有活血祛瘀、通经止痛、清心除烦、凉血消痈之功效，临床主要用于冠心病及缺血性脑血管疾病。冰片具有开窍醒神、清热散毒的作用。天竺黄具有清热祛痰、清心定惊的功效。诸药合用，具有活血化瘀、通经活络、行气止痛的作用，目前临床主要用于口服治疗冠心病心绞痛，并在临床应用中取得了很好的效果。

综上所述，冠心舒通胶囊在治疗急性心肌梗死患者方面展现出显著优势，能够显著降低左室舒张末容积、左室收缩末容积，同时能够有效调节血脂代谢异常，提高心排血量、左心室射血分数，并通过改善全血黏度、纤维蛋白原水平等血液流变学指标，从而提高临床疗效，是一种比尿激酶疗效更为显著的治疗药物。

第七节　代表方药对心律失常作用机制研究

一、心律失常概述

心律失常指心律起源部位、心搏频率与节律，以及冲动传导等任一项异常。临床上按照心律失常时心率的快慢，可分为快速型心律失常和缓慢型心律失常。常见的缓慢型心律失常包括窦性心动过缓、房室传导阻滞、房室交界性心律等，快速型心律失常包括窦性心动过速、室上性心动过速、心房扑动、房性心动过速、心房颤动（简称“房颤”)、室性心动过速（简称“室速”)、心室颤动（简称“室颤”）等。临床上，心律失常可作为独立疾病存在，但更多情况下与其他心脏疾病合并发生。

（一）流行病学

期前收缩可见于正常人，或器质性心脏病患者，常见于冠心病、风湿性心脏病、高血压心脏病、心肌病等，亦可见于奎尼丁、普鲁卡因胺、洋地黄或锑剂中毒，血钾过低，心脏手术或心导管检查时对心脏的机械刺激等。室性期前收缩简称室早，是临床上非常常见的心律失常，发生人群相当广泛，包括正常健康人群和各种心脏病患者。

室性期前收缩的发生率与检测方法和研究人群有关。在普通静息心电图检测中，正常健康人群的室性期前收缩检出率为5%；而在24小时动态监测中，室性期前收缩的检出率为50%。室性期前收缩的发生与年龄增长有一定的关系，这种增长关系与心血管疾病无关。心肌炎、缺血、缺氧、麻醉、手术和左室假腱索等，可使心肌受到机械、电、化学性刺激而发生室性期前收缩；洋地黄、奎尼丁、三环类抗抑郁药中毒发生严重心律失常之前常先有室性期前收缩出现；电解质紊乱，精神不安，过量烟、酒、咖啡亦能诱发室性期前收缩。室性期前收缩常见于冠心病、心肌病、风湿性心脏病与二尖瓣脱垂患者。对于冠心病患者，室性期前收缩的发生取决于病变的严重程度，在急性心肌梗死发生后48小时内，室性期前收缩的发生率为90%，而在以后的1个月内下降至16%，此后一年内室性期前收缩的发生率约为6.8%。动态监测时发现，室性期前收缩的发生与左心功能有关。

左心室射血分数进行性下降时，室性期前收缩和短阵性室性心动过速的发生率均增加。对冠心病患者动态监测时发现，室性期前收缩的发生率为 5%，而当射血分数低于 40% 时，室性期前收缩和短阵性室性心动过速的发生率升至 15%。高血压伴左室肥厚的患者在无心功能不全时，室性期前收缩和短阵性室性心动过速的发生率为 2% ～ 10%，风湿性心脏病无心功能不全时其发生率为 7%。特发性肥厚型心肌病患者，上述心律失常的发生率为 17% ～ 28%，且短阵性室性心动过速更常见，临床观察还发现，其发生率与肺毛细血管嵌压及流出道梗阻的程度无关，而与室间隔肥厚的程度有关。室性期前收缩在扩张型心肌病的患者中更为常见。几乎所有扩张型心肌病患者均有室性期前收缩，其中一半患者有短阵性室性心动过速。这些心律失常发生的频繁程度随疾病的进展而增高。有些临床因素可增加心律失常的发生频率，如心功能不全、心肌局部组织纤维化、室壁张力异常、交感神经张力增高和电解质紊乱等。瓣膜性心脏病而心功能正常的患者室性期前收缩不常见，最容易合并室性期前收缩的瓣膜病是二尖瓣脱垂，动态监测发现频繁和复杂类型的室性期前收缩的发生率为 43% ～ 56%，机制可能包括乳头肌的异常张力，腱索增厚而导致心内膜的机械性激惹，血中儿茶酚胺水平的异常增高和复极的异常。先天性心脏病室性期前收缩的发生常与缺损性病变或外科手术的修补有关，在合并有心功能不全时常会出现室性期前收缩，法洛四联症矫正术后也常出现频繁的室性期前收缩。室性期前收缩的发生有较大的昼夜变异，一般上午比夜间更多见，因此需记录 24 小时的心电图，才可真正了解室性期前收缩的频繁程度。室性期前收缩在每 24 小时或每小时的频繁程度各不相同，以此作为室性心律失常的危险度分层标准及判断抗心律失常药物治疗效果是有限的，故此时需做更长时间的动态监测。

房颤是临床上较为常见的心律失常之一，主要危害在于心房附壁血栓脱落造成冠状动脉及外周血管的栓塞，尤其是脑部血管栓塞引起的脑卒中。随着高龄患者的增加，由房颤导致的脑卒中在临床也较多见。国内脑卒中发生率与国外相当，约为 12%，其中 1/5 来自房颤。房颤可以使患者心功能下降，生活质量降低，引发脑卒中，并致死或致残。

室颤是引起心脏性猝死（SCD）的重要的原因之一，严重威胁人类生命，由室颤引起的 SCD 约占所有心脏疾病死亡数量的一半。由于院外心肺复苏工作并不成熟，公众除颤并心肺复苏普及程度有待提高，有资料显示急性心肌梗死患者死亡病例数的一半发生在医院外。尽管近年来对部分猝死高危的患者采用植入型心律转复除颤器（ICD）治疗与预防，但因恶性心律失常，如室颤引起猝死的发生率仍旧较高。

（二）分类

按心律失常发生原理，分为冲动形成异常和冲动传导异常两大类。

1. 冲动形成异常

（1）窦性心律失常：①窦性心动过速；②窦性心动过缓；③窦性心律不齐；④窦性停搏。

（2）异位心律：被动性异位心律包括逸搏及逸搏心律（房性、房室交界区性、室性）。主动性异位心律包括期前收缩（房性、房室交界区性、室性），阵发性心动过速（房性、房室交界区性、房室折返性、室性），心房扑动、心房颤动，心室扑动、心室颤动。

2. 冲动传导异常

（1）生理性：干扰及干扰性房室分离。

（2）病理性：①窦房传导阻滞；②房内传导阻滞；③房室传导阻滞；④室内传导阻滞（左、右束支及左束支分支传导阻滞）。

（3）房室间传导途径异常：预激综合征。

（三）发病机制

心律失常的发生机制包括冲动形成异常和冲动传导异常。

1. 冲动形成异常

窦房结、结间束、冠状窦口附近、房室结的远端和希氏束－浦肯野纤维系统等处的心肌细胞均具有自律性。自主神经系统兴奋性改变或其内在病变，均可导致不适当的冲动发放。此外，原来无自律性的心肌细胞，如心房、心室肌细胞，亦可在病理状态下出现异常自律性，诸如心肌缺血、药物、电解质紊乱、儿茶酚胺增多等均可导致自律性异常增高而形成各种快速型心律失常。

触发活动（TA）是指心房、心室与希氏束－浦肯野组织在动作电位后产生的除极活动，又被称为后除极。若后除极的振幅增高并达到阈值，便可引起反复激动，持续的反复激动即形成快速型心律失常。它可见于局部出现儿茶酚胺浓度增高、心肌缺血－再灌注、低血钾、高血钙及洋地黄中毒时。

2. 冲动传导异常

折返是快速型心律失常最常见的发生机制。产生折返的基本条件是传导异常，包括：①心脏两个或多个部位的传导性与不应期各不相同，相互连接形成一个闭合环；②其中一条通道发生单向传导阻滞；③另一通道传导缓慢，使原先发生阻滞的通道有足够时间恢复兴奋性；④原先阻滞的通道再次激动，从而完成一次折返激动。冲动在环内反复循环，产生持续而快速的心律失常。

冲动传导至某处心肌，如适逢生理性不应期，可形成生理性阻滞或干扰现象。传导障碍并非由于生理性不应期所致者，被称为病理性传导阻滞。

近年来，心律失常普遍被认为是一种离子通道疾病，一类调控基因的微 RNA（microRNA，miRNA）在其发生、发展中起关键作用。心律失常的发生涉及受体、离子通道、miRNA、缝隙连接蛋白及编码通道基因等异常改变，其核心因素为心肌细胞离子通道电流失衡和细胞间缝隙连接蛋白下调。中国工程院杨宝峰院士通过总结各种疾病所致的心律失常离子通道机制研究，提出了“抗心律失常药物最佳靶点学说”。该学说认为，心脏中存在多种离子通道靶点，正常情况下这些靶点保持动态平衡，在病理情况下该平衡失调，产生心律失常。这些靶点的强弱直接影响心律失常的发生、发展，而在调控心律失常发生、发展中起主要作用的靶点为最佳靶点。一种理想的抗心律失常药物应对最佳靶点有作用，已知的最佳靶点为 I_{KM3}、I_{Ks}、I_{To}、I_{Kr}、I_{Kur}、I_{K1}、I_{Ca} 和 I_{Na} 通道，但对 I_{Ca}、I_{Na} 通道的抑制作用不宜过强。理想的抗心律失常药物应对心脏多个离子通道靶点有作用，并且对每个通道的作用都比较温和，不过度抑制某一个或几个离子通道，并有益于离子通道之间平衡的恢复。越来越多的研究结果揭示了 miRNA 在心律失常、心肌肥厚、心肌缺血等心脏疾病中的病理生理作用，miRNA 在心脏疾病中的重要性得到广泛认可。在一系列研究基础上，“miRNA 失衡致心律失常假说”被提出。该假说认为在心脏中存在上百种 miRNA，其中部分 miRNA 通过调控其靶基因 mRNA 的翻译过程参与了心肌细胞正常的电生理网络系统，正常时这些 miRNA 间处于平衡状态，在病理因素影响下，miRNA 间平衡被打破，导致其调控的靶基因 mRNA 表达改变，心脏电生理出现异常，诱导了心律失常的发生。纠正这些失衡的 miRNA 为心律失常等疾病的治疗带来了新的希望。

（四）临床表现

心律失常临床表现为突然发生的规律或不规律的心悸、胸痛、头晕、心前区不适感、憋闷、气急、手足发凉、晕厥，甚至神志不清。少部分心律失常患者可无症状，仅有心电图改变。

（五）诊断及鉴别诊断

1. 病史

心律失常的诊断应从详尽采集病史入手，让患者客观描述发生心悸等症状时的感受。病史通常能提供对诊断有用的线索：①心律失常的存在及其类型；②心律失常的诱发因素，如烟、酒、咖啡、运动及精神刺激等；③心律失常发作的频繁程度、起止方式；④心律失常对患者造成的影响，产生症状或存在潜在预后意义；⑤心律失常对药物和非药物方法如体位、呼吸、活动等的反应。

2. 体格检查

除检查心率与节律外，某些心脏体征有助于心律失常的诊断。例如，完全性房室传导阻滞或房室分离时心律规则，因 PR 间期不同，第一心音强度亦随之变化；若心房收缩与房室瓣关闭同时发生，颈静脉可见巨大 a 波；左束支传导阻滞可伴随第二心音反常分裂。

颈动脉窦按摩通过提高迷走神经张力，减慢窦房结冲动发放频率和延长房室结传导时间与不应期，可为某些心律失常的及时终止和诊断提供帮助。其操作方法是：患者取平卧位，尽量伸展颈部，头部转向对侧，轻轻推开胸锁乳突肌，在下颌角处触及颈动脉搏动，先以手指轻触并观察患者反应，如无心率变化，继续以轻柔的按摩手法逐渐增加压力，持续约 5 秒。严禁双侧同时施行，个别老年患者进行动脉窦按摩可能引起脑梗死。因此，事前应在颈部听诊，如听到颈动脉嗡鸣音应禁止施行。窦性心动过速对颈动脉窦按摩的反应是心率逐渐减慢，停止按摩后恢复至原来水平；房室结参与的折返性心动过速的反应可能是心动过速突然终止；心房颤动与扑动的反应是心室率减慢，后者心房率与心室率可呈 2∶1 ～ 4∶1 的比例变化，随后恢复至原来的心室率，但心房颤动与扑动依然存在。

3. 心电图检查

心电图检查是诊断心律失常最重要的一项无创伤性检查技术，应记录 12 导联心电图，并记录清楚显示 P 波导联的心电图长条以备分析，通常选择 V_1 导联或Ⅱ导联。系统分析应包括：心房与心室节律是否规则，频率各为若干，PR 间期是否恒定，P 波与 QRS 波群形态是否正常，P 波与 QRS 波群的相互关系等。

4. 长时间心电图记录

动态心电图检查使用一种小型便携式记录器，能连续记录患者 24 小时的心电图，患者日常工作与活动均不受限制。这项检查便于了解心悸与晕厥等症状的发生是否与心律失常有关，明确心律失常或心肌缺血发作与日常活动的关系及昼夜分布特征，协助评价抗心律失常药物疗效、起搏器或植入型心律转复除颤器（ICD）的疗效，以及是否出现功能障碍。

若患者心律失常间歇发作且不频繁，有时难以用动态心电图检查发现。此时，可应用事件记录器，记录发生心律失常及其前后的心电图，通过直接回放或经互联网将实时记录的心电图传输至医院。还有一种记录装置可埋植于患者皮下一段时间，装置可自行启动、检测和记录心律失常，可用于发作不频繁、原因未明而可能是心律失常所致的晕厥患者。

5. 运动试验

患者在运动时出现心悸症状，可做运动试验协助诊断。但应注意，正常人进行运动试验，亦可发生室性期前收缩，运动试验诊断心律失常的敏感性不如动态心电图。

6. 食管心电图

解剖上左心房后壁毗邻食管。因此，插入食管电极导管并置于心房水平时，能记录到清晰的心房电位，并能进行心房快速起搏或程序电刺激。

食管心电图结合电刺激技术对常见室上性心动过速发生机制的判断可提供帮助，如确定是否存在房室结双径路。房室结折返性心动过速能被心房电刺激诱发和终止。食管心电图能清晰地识别心房与心室电活动，便于确定房室分离，有助于鉴别室上性心动过速伴室内差异性传导与室性心动过速。

食管快速心房起搏，能使预激图形明显化，有助于不典型的预激综合征患者确诊。应用电刺激诱发与终止心动过速，可协助评价抗心律失常药物疗效。食管心房刺激技术亦用于评价窦房结功能。此外，快速心房起搏可终止药物治疗无效的某些折返性室上性心动过速。

7. 临床心电生理检查

心腔内心电生理检查是将几根多电极导管经静脉和（或）动脉放置在心腔内的不同部位，辅以 8 ～ 12 通道以上多导生理仪同步记录各部位电活动，包括右心房、右心室、希氏束、冠状窦（反映左心房、心室电活动）。与此同时，应用程序电刺激和快速心房或心室起搏，测定心脏不同组织的电生理功能，诱发临床出现过的心动过速，预测和评价不同的治疗措施（如药物、起搏器、植入型心律转复除颤器、导管消融与手术治疗）的疗效。患者接受电生理检查，大多基于以下三个方面的原因：①诊断性应用。确立心律失常及其类型，了解心律失常的起源部位与发生机制。②治疗性应用。以电刺激终止心动过速发作或评价某项治疗措施能否防止电刺激诱发的心动过速；植入性电极装置能否正确识别与终止电诱发的心动过速；通过电极导管，以不同种类的能量（射频、冷冻、超声等）消融参与心动过速形成的环路，以达到治愈心动过速的目的。③判断预后。通过电刺激确定患者是否易于诱发室性心动过速、有无发生心脏性猝死的危险。患者进行心电生理检查的主要适应证有以下几种。

（1）窦房结功能测定：当患者出现发作性晕厥症状，临床怀疑病态窦房结综合征，但缺乏典型心电图表现，可进行心电生理检查测定窦房结功能。测定指标包括：①窦房结恢复时间（sinus node recovery time，SNRT）。于高位右心房起搏，频率逐级加速，随后突然终止起搏。SNRT 是从最后一个右房起搏波至第一个恢复的窦性心房波之间的时限，如将此值减去起搏前窦性周期时限，则为校正的窦房结恢复时间（corrected sinus nodal recovery time，

CSNRT）。正常情况，SNRT 不应超过 2000 毫秒，CSNRT 不超过 525 毫秒。②窦房传导时间（sinoatrial conduction time，SACT）。通过对心房程序期前刺激模拟具有不完全代偿的期前收缩进行测定和计算。SACT 正常值不超过 147 毫秒。SNRT 与 SACT 对病态窦房结综合征诊断的敏感性各为50%左右，合用时可达65%，特异性为88%。因此，当上述测定结果异常时，确立诊断的可能性较大；若属正常范围，仍不能排除窦房结功能减低的可能性。此外，应同时检测房室结与室内传导功能，以便对应用起搏器的种类及其工作方式做出抉择。

（2）房室与室内传导阻滞：体表心电图往往不能准确判断房室及室内传导阻滞的部位，当需要了解阻滞的确切部位时，可做心电生理检查。

房室传导系统心电生理检查内容包括：测定房室结维持 1 ∶ 1 传导的最高心房起搏频率（正常不少于 130 次 / 分）；以程序心房刺激，测定房室结与希氏束 – 浦肯野纤维的不应期，以及各种传导间期，如 PA（反映心房内传导）、AH（反映房室结传导）、HV（反映希氏束 – 浦肯野纤维传导）。

室内（希氏束分叉以下）传导阻滞时，体表心电图 PR 间期可正常或延长，但 HV 间期延长（＞ 55 毫秒）。若 HV 间期显著延长（＞ 80 毫秒），提示患者发生完全性房室传导阻滞的危险性颇高，HV 间期延长对传导障碍诊断的特异性高（约 80%），但敏感性低（约 66%）。

（3）心动过速：当出现以下几种情况时应进行心电生理检查①室上性或室性心动过速反复发作伴有明显症状，药物治疗效果欠佳者；②发作不频繁，难以做明确的诊断；③鉴别室上性心动过速伴有室内差异性传导抑或室性心动过速有困难者；④进行系列的心电生理 – 药理学试验以确定抗心律失常药物疗效，评价各种非药物治疗方法的效果；⑤心内膜标测确定心动过速的起源部位，并同时进行导管消融治疗。

（4）不明原因晕厥：晕厥的病因包括心脏性与非心脏性两大类。引起晕厥的三种常见心律失常是病态窦房结综合征、房室传导阻滞及心动过速。晕厥患者首先应接受详细的病史询问、体格检查、神经系统检查。无创伤性心脏检查包括体表心电图、动态心电图、运动试验与倾斜试验。若上述检查仍未明确晕厥的病因，患者又患有器质性心脏病时，应接受心电生理检查，此项检查可在 70% 的患者中获得有诊断价值的结果，在非器质性心脏病患者中则仅为 12%。

（六）治疗

目前心律失常的治疗方法主要为药物治疗与非药物治疗，其中药物治疗主要包括抗心律失常药物治疗和抗凝药物治疗等；非药物治疗主要包括导管射频消融（RFCA）、心脏起搏器植入、植入型心律转复除颤器（ICD）及外科手术治疗等。治疗目标为控制症状，提高生活质量，延长生命。随着研究的不断深入和发展，治疗目标已逐步从心律失常本身的控制转移到更注重于改善整体生活质量和降低死亡率。

1. 药物治疗

（1）西药抗心律失常：常用的抗快速心律失常药物可以分为四大类，Ⅰ类——钠通道阻滞剂，通过抑制快钠通道，影响除极速率和复极时程，该类又可分为$Ⅰ_A$、$Ⅰ_B$、$Ⅰ_C$三个亚类，代表药物包括奎尼丁、普鲁卡因胺、利多卡因、美西律、普罗帕酮、氟卡尼等；Ⅱ类——β受体阻滞剂，阻断β肾上腺素能受体，抑制4相自动除极，减慢0相除极速率，代表药物有普萘洛尔、美托洛尔、阿替洛尔等；Ⅲ类——延长复极时程即延长QT间期的药物，代表药物有胺碘酮等；Ⅳ类——钙通道阻滞剂，主要通过抑制4相自动除极减慢自律性，亦减慢传导，代表药物有维拉帕米、地尔硫䓬等。而对于缓慢心律失常，一般选用增强自律性和加速传导的药物。

虽然抗心律失常药物能减少心律失常发作，但仍存在很大的局限性：$Ⅰ_A$类药物能抑制室性心律失常，但有器质性心脏病的患者禁忌，因为其致该类患者心律失常的危险性增高；$Ⅰ_B$类药物，不建议在急性心肌梗死（AMI）时预防性应用利多卡因，因研究证实该类患者应用此类药物，虽可减少室性心律失常的发生，但有增加死亡的风险；$Ⅰ_C$类药物一般不用来治疗有器质性心脏病患者的房性快速心律失常或室性快速心律失常；Ⅱ类药物虽较Ⅰ类药物有效，可用于心肌梗死患者室性心律失常的治疗，但长期应用也有明显的致甲状腺功能异常与肺纤维化等不良反应；Ⅳ类药物的负性变时作用，在使用时也应考虑患者的整体情况，以确保用药的安全。

（2）中药抗心律失常：1985～1992年进行的心律失常抑制试验（CAST），其结果震惊了心血管病医学界，成为心脏病学史上抗心律失常药物临床应用与评价的里程碑，标志着临床医学开始从经验医学走向了循证医学。其结果证实，抗心律失常药物在能明显减少心律失常发生的同时却增加了患者的死亡率，发生这一意外结果的机制至今尚未完全明了，仅推测与药物的负性肌力和致命性心律失常的发生等因素有关。针对CAST试验结果，美国食品药品管理局（FDA）作出了相关调整，即Ⅰ类药物不再用于心肌梗死后无症状的室性心律失常患者，仅限于治疗存在威胁生命的恶性室性心律失常。CAST试验后几项其他药物试验结果也大致相同，如美西律与安慰剂冠心病抗心律失常研究（IMPACT），其应用美西律治疗心肌梗死患者的室性心律失常，在随访的12个月中，治疗组的死亡率为7.6%，而安慰剂组却仅为4.8%。到现在仍不断有研究结果证明，抗心律失常药物在有效的同时却增加了患者死亡率，这些循证医学结果对西药治疗心律失常的安全性提出了质疑和挑战。

在此背景下，中国临床医务工作者在继承传统中医药优势的基础上，发挥中药安全、不良反应少的特点，努力创新，积极寻找理想的抗心律失常药物。由中国中医科学院广安门医院牵头进行的国家“八五”攻关课题“稳心颗粒抗心律失常”研究在20世纪80年代全面展开，并顺利通过验收，该研究达到了国内先进水平。

稳心颗粒继承了汉代医圣张仲景《伤寒论》中“炙甘草汤”的组方思想，由党参、黄精、三七、琥珀、甘松五味中药组成。君药：党参，补中益气，安精神，止惊悸。臣药：黄精，补脾气、滋心阴，辅助党参益气生血。佐药：三七——行瘀、止血、定痛，兼有补益之力；琥珀——活血化瘀，平肝安神；甘松——开郁散滞，疏理肝脾，使君臣药补而不滞。全方共奏益气养阴、定悸复脉、活血化瘀之功。本品经动物实验证明，对心律失常有较好的调整作用，可改善微循环，增强心肌的收缩力，主要用于治疗气阴两虚兼心脉瘀阻所致的心悸不宁、气短乏力、头晕心悸、胸闷胸痛，适用于室性期前收缩、房性期前收缩、房颤等多种类型的心律失常患者。稳心颗粒是我国第一个具备西药抗心律失常作用机制——多离子通道阻滞的广谱抗心律失常药物。

国内外学者对稳心颗粒的治疗机制进行了深入的研究，并取得了丰硕的成绩。长期研究证明稳心颗粒兼有Ⅰ、Ⅲ、Ⅳ类抗心律失常药物的作用。稳心颗粒对兔心室肌细胞钠通道和Ⅰa通道有抑制作用，在不同的膜电位水平均有一定的抑制作用日抑制作用相似；对延迟整流钾电流和瞬间外向钾电流均有浓度依赖性阻滞作用。稳心颗粒对多种心律失常如心房颤动、期前收缩等的治疗作用达到80%以上。总结起来，稳心颗粒具备以下6大特点：①调节多离子通道（Na^+、K^+、Ca^{2+}），广谱抗心律失常；②显著改善心慌、心悸、胸闷等患者自觉症状，总有效率为89.8%；③有效改善心脏功能，防治心力衰竭；④活血化瘀，防治冠心病；⑤长期服用安全可靠，不会引起新的心律失常；⑥镇静安神、改善睡眠。目前，稳心颗粒以其明确的机制和显著的疗效被广泛用于临床治疗心律失常、冠心病、心力衰竭、神经（官能）症、更年期综合征、失眠、焦虑等病症。

2. 非药物治疗

（1）植入性心脏起搏器：植入心脏起搏器是针对心动过缓的有效治疗方法，手术成功率高，并发症低。起搏器安装适应证有：①高度或完全性房室传导阻滞伴有阿-斯综合征或晕厥发作者。无症状而心率＜50次/分或QRS波宽大畸形；心室停搏＞2秒者为相对适应证。②Ⅱ型房室传导阻滞伴阿-斯综合征或晕厥发作者。持续二度Ⅱ型房室传导阻滞，心率＜50次/分而无症状者为相对适应证。③完全性或不完全性三束支和双束支阻滞伴有间歇或阵发性完全性房室传导阻滞，或心室率＜40次/分者；双束支阻滞伴有阿-斯综合征或晕厥发作者；交替出现的完全性左右束支阻滞，希氏束心电图证实 HV 延长者。④病态窦房结综合征有如下表现，严重窦性心动过缓，心室率＜ 45 次 / 分，严重影响器官供血，出现心衰、心绞痛、头晕、黑蒙者；心动过缓、窦性静止或窦房阻滞，RR 间期＞ 2 秒伴有晕厥或阿 – 斯综合征发作者；心动过缓 – 心动过速综合征伴有晕厥或阿 – 斯综合征发作者。⑤反复发作的颈动脉窦性昏厥和心室停跳。⑥异位快速心律失常药物治疗无效者，需用抗心动过速起搏器或自动复律除颤器。

（2）植入型心律转复除颤器（ICD）：由米罗斯基（Mirowski）最早设计的 ICD 为恶性室性心律失常的治疗开辟了一个新的领域。研究人员针对 SCD 的一、二级预防进行了一系列的多中心临床试验。心脏骤停生存研究（CASH 试验）、心血管除颤干预研究（CIDS 试验）、抗心律失常与 ICD 比较研究（AVID 试验）等证实与抗心律失常药物相比，ICD 能明确改善 VT/VF 患者（猝死幸存者）生存率；多中心自动除颤器植入试验Ⅰ、Ⅱ（MADIT–Ⅰ、MADIT–Ⅱ）试验表明对心肌梗死后有 VT 高危患者预防性植入 ICD 能明确改善患者生存率；多中心非持续性心动过速试验（MUSTT）表明对有冠心病、低 EF、无症状非持续性 VT 能明确改善生存率，而电生理指导药物治疗无效；心衰药物治疗、再同步和除颤治疗比较试验（Companion 试验）表明对严重心衰的患者 CRT 有病死率下降趋势，而 CRT+ICD 使病死率明显降低；心源性猝死心脏衰竭治疗试验（SCD–HeFT）表明 ICD 能使死亡率下降 23%。

ICD 的一类适应证包括：因室速、室颤引起的心脏骤停，排除暂时性、可逆性原因引起的；自发性持续性室速，合并器质性心脏病；不明原因的晕厥，合并电生理诱发出持续性 VT，血流动力学不稳定，药物无效或不能耐受；非持续性室速，有冠状动脉疾病，心肌梗死病史，合并左室功能低下，电生理检查诱发出持续性 VT/VF，Ⅰ类抗心律失常药不适合应用者；自发性持续性室速，无器质性心脏病，其他治疗困难。

（3）导管射频消融（RFCA）：RFCA 治疗快速型心律失常已在临床上广泛应用，部分快速型心律失常可以经导管射频消融术治愈。由于预防 SCD 的药物效果不佳，而 ICD 又难以广泛应用，因此导管射频消融（RFCA）作为治疗恶性室性心律失常、预防 SCD 的新策略，研究者也对其进行了广泛研究。近年来，国内外陆续报道了 RFCA 治疗室性期前收缩和室性心动过速，改良心室肌电生理特性从而预防 SCD 的新方法。无器质性心脏病室速，明确由特定的期前收缩诱发的室速 / 室颤，ICD 不适合的室速 / 室颤，包括无休止室速、电风暴、ICD 反复放电，以及无条件植入或再植入 ICD 的患者都可行导管射频消融。然而，由于目前对恶性心律失常机制的认识尚不充分，标测和消融技术的局限，以及经验的不足，导管射频消融治疗的疗效仍需进一步研究和评估。

（4）外科治疗：部分心房颤动和室性心律失常可通过外科途径进行手术治疗，采用小切口方法以减少创伤，但目前尚未在临床广泛应用。

二、稳心颗粒调节心肌细胞膜多离子通道

心脏电信号传导的基础是心肌细胞跨膜离子通道电流，心肌细胞钠、钾、钙等离子通道顺序开放并保持动态平衡，是心脏正常工作的基础，一些心律失常易感因素可通过影响钠、钾、钙等离子通道功能，引起离子通道间平衡失调、心肌电信号传导紊乱从而引发心律失常。作为脑心同治理论代表方药之一的稳心颗粒，近年来研究发现其具有心肌细胞多种离子通道的调节效应，在抗心律失常中发挥重要作用。

（一）钾通道与心律失常

1. 瞬时外向钾电流

瞬时外向钾电流（I_{to}）是复极早期的主要电流，决定动作电位平台期起始的电位高度，影响平台期其他电流的激活，与缺血性心律失常关系密切。研究发现，缺氧可以使犬心室肌细胞的 I_{to} 下调 30%，将细胞外液 pH 由 7.4 调至 7.2 后，犬心室肌的 I_{to} 也下调近 35%。在冠状动脉结扎诱发犬心肌缺血时，I_{to} 显著下调，由（1218 ± 175）pA 降低到（869 ± 135）pA。微环境失衡诱发的 I_{to} 失调在细胞微环境恢复正常后部分可以得到纠正，说明心肌梗死后缺氧和酸中毒等微环境改变，是 I_{to} 下调的诱因之一，也是急性心肌梗死后发生心律失常的重要危险因素。该研究为缺血性心律失常的防治提供了理论基础和实验依据。

I_{to} 在房颤发生发展过程中扮演着非常重要的角色。编码 I_{to} 通道的 Kv4.3 在瓣膜病房颤患者心脏上表达明显下降。氯沙坦可以逆转牵张刺激引起的心房肌细胞动作电位时程（APD）缩短、I_{to} 下调、内向整流钾电流（I_{K1}）上调和超快延迟整流钾电流（I_{Kur}）上调，这在一定程度上可以解释氯沙坦等血管紧张素受体拮抗剂能有效降低房颤发生率的原因。I_{to} 下调是对心房肌 APD 和有效不应期缩短的一种补偿，可调节心房肌 APD 和有效不应期缩短的进程。这些改变表明 I_{to} 下调是房颤时电重构的一个重要因素。

心肌肥厚和心力衰竭时，室性心律失常发生率的增加与 I_{to} 降低导致 APD 延长有关。女性心力衰竭患者较男性患者更易发生恶性心律失常，原因与女性心力衰竭患者心室肌细胞 I_{to} 密度较低、APD 延长有关。I_{to} 下调，APD 延长，引起心肌细胞复极异常和早期后除极，易引起室性心律失常，导致心源性猝死的发生。

2. 快激活延迟整流钾电流

快激活延迟整流钾电流（I_{Kr}）是心律失常发生的重要靶点。人类 ether-a-go-go 相关基因（hERG）钾通道蛋白由 1159 个氨基酸构成，编码 I_{Kr} 通道的 α 亚基。hERG 钾通道是某些抗心律失常药作用的重要靶点，如Ⅲ类抗心律失常药胺碘酮、多非利特及某些中药。研究显示，抗病毒药物槐果碱可以显著抑制 hERG 电流，加速 hERG 失活、复活过程，但不影响 hERG 蛋白表达，是 hERG 钾通道新的抑制剂。hERG 钾通道发生变异，易产生致心律失常作用，诱发心源性猝死。因此，hERG 钾通道既是产生致命性心律失常的关键靶点，也是抗心律失常药物作用的重要靶位。大部分抗心律失常药物对心肌细胞 hERG/I_{Kr} 通道都具有抑制作用，并且作用于该通道的 C 型失活状态，当 C 型失活状态消失后，药物阻断 hERG/I_{Kr} 通道的能力大大下降。但在缺血、pH 降低时，hERG 钾通道空间构象发生改变，导致 hERG 钾通道功能障碍，对奎尼丁等多数抗心律失常药物敏感性下降，但此时这些药物对钠通道仍有明显抑制作用，导致钠、钾和钙通道平衡失调，这是抗心律失常药物致心律失常的原因之一。

3. 慢激活延迟整流钾电流

慢激活延迟整流钾电流（I_{Ks}）是参与心肌复极化的外向电流之一，在心肌动作电位Ⅲ期复极过程中起关键作用。心肌肥厚时钾电流（I_K）密度下降，激活减慢，失活加快，电生理实验显示，I_K 密度下降以 I_{Ks} 密度下降为主，I_{Kr} 减少或不变，导致 APD 延长。肾动脉狭窄诱发心肌肥厚时，I_{Ks} 在心外膜和心内膜均显著减少，其中心内膜的 I_{Ks} 减少更明显，而对 I_{Kr} 几乎无影响。在部分结扎腹主动脉诱发家兔心力衰竭模型中，I_{Ks} 在内、中、外膜都显著降低，其中在中膜降低更为明显。APD 延长为产生早期后除极（EAD）、延迟后除极（DAD）和尖端扭转型室性心动过速等心律失常创造了前提条件，在某种触发因素作用下易诱发心律失常。I_{Ks} 通道功能异常与缺血诱发心律失常的发生相关。I_{Ks} 通道阻滞剂 chromanol293b 能明显延长梗死区心肌的 APD 并保持正性频率依赖性，提示缺血梗死区心肌的 I_{Ks} 是增加的。

4. 内向整流钾电流

内向整流钾电流（I_{K1}）是心肌细胞主要的背景外向电流，参与维持细胞静息膜电位和心肌细胞动作电位的终末复极。大量临床和实验研究表明，I_{K1} 参与了许多病理性心律失常。Andersen-Tawil 综合征是调控 Kir2.1/I_{K1} 通道的基因 KCNJ2 突变所致，虽无心脏结构改变，但室性心律失常发生率增加，71% 患者出现 QT 间期延长，64% 患者伴有室性心律失常。利用腺病毒转基因技术将 Kir2.1 突变基因转染成年豚鼠心肌细胞，由于 I_{K1} 密度下降，其出现 APD 延长，心律失常发生率增加。心肌缺血和心肌梗死时，心律失常发生也与 I_{K1} 下降有关。有研究报道，大鼠心肌梗死区 I_{K1} 减小 20%。另有研究证实，犬心肌缺血区心内膜下浦肯野纤维静息电位降低，是 I_{K1} 减小所致。这些都说明 I_{K1} 在心律失常的发生中起重要作用，研究 I_{K1} 有望发现新的安全有效的抗心律失常药物。

5. 超快延迟整流钾电流

超快延迟整流钾电流（I_{Kur}）是近年来发现的一种心肌重要复极化电流，由 Kv1.5 编码，只在人心房肌细胞中表达，在心室肌细胞中不表达，具有心房特异性，抑制 I_{Kur} 可延长心房肌有效不应期，减慢心房率，而对心室电活动无明显影响，在抑制房颤同时不诱发其他部位心律失常发生。因此，其被认为是发展选择性治疗房颤药物的靶点。乙酰胆碱激活钾电流（I_{KAch}）则是另外一种心房相对特异性的钾通道，只存在于心房肌及房室结细胞上，对心房肌膜电位和动作电位复极具有调节作用，可以作为迷走神经相关房颤的治疗靶点。另外，M_3 受体与房性心律失常亦有一定关系，也是未来应关注的一个领域。

（二）钙通道与心律失常

1. 钙通道与高血糖

高血糖是心律失常一个常见的危险因素，既往研究发现高血糖可引起心肌细胞离子通道失衡。高糖培养液培养乳鼠心肌细胞后，L 型钙通道（I_{CaL}）mRNA 表达明显增加，人鼠心脏 I_{CaL} 通道 mRNA 表达同样高于正常大鼠。此外，糖尿病大鼠心肌钾通道 Kv4.2mRNA 表达降低，说明高血糖改变心肌细胞 I_{CaL} 通道和 I_k 通道的表达，可能是高血糖易诱发心律失常的重要原因之一。

2. 参与人体心律失常的特殊自身抗体

心脏疾病患者体内一些特殊的自身抗体常参与心律失常乃至猝死的发生。有研究发现扩张型心肌病患者体内存在抗 Na^+–K^+–ATP 酶的自身抗体，可引起 Na^+–K^+–ATP 酶活性减低，诱发细胞内钙平衡的紊乱，最终导致室性心动过速和猝死。最近在扩张型心肌病患者体内发现了另外一种自身抗体——抗 I_{CaL} 自身抗体，该抗体可使心室肌和心房肌细胞的 I_{CaL} 增加，导致心肌细胞动作电位平台期的延长及早期后除极的发生，触发扩张型心肌病患者心律失常及猝死的发生。

3. 心肌雷诺丁受体

心肌雷诺丁受体 2（RyR2）功能障碍引起的钙渗漏在心力衰竭和心律失常的发生发展过程中发挥了重要作用。心力衰竭时，RyR2 长期过磷酸化，使钙稳定蛋白 2（calstabin 2）从 RyR2 复合体上解离下来，calstabin 2 的解离容易引起舒张期心肌肌浆网钙渗漏，导致心肌细胞内 Ca^{2+} 循环紊乱，易出现心肌细胞延迟后除极，并伴发心肌收缩功能障碍，进而触发了心力衰竭时恶性心律失常的发生。过表达 calstabin 2 可以增加 calstabin 2 与 RyR2 的亲和力，明显抑制异丙肾上腺素预处理和起搏诱导的快速型心律失常发生，钙释放频率下降，钙电流和钙瞬态峰值也降低。因此，增加 calstabin 2 表达可明显抑制钙渗漏引起的心律失常。

（三）钠通道与心律失常

钠通道电流（I_{Na}）可分为快 I_{Na} 和持续性 I_{Na}。近年来在持续性 I_{Na} 功能研究方面取得了一些成果，相对于快 I_{Na}，持续性 I_{Na} 通道的失活过程较慢，电流峰值约为快 I_{Na} 的 1%，但电流持续时间长，能影响心肌细胞动作电位去极化和平台期的时程。持续性 I_{Na} 在心律失常发生发展中具有重要作用，可能成为心律失常防治的新靶点。

缺血、缺氧可增加大鼠心室肌细胞持续性 I_{Na}，大量钠离子内流，细胞内钠离子超载，钠钙交换增多，引起细胞内钙超载，触发心律失常。在人和犬心力衰竭模型心脏中，持续性 I_{Na} 明显增强，引起心肌细胞 APD 延长和早期后除极，这是心力衰竭并发恶性心律失常的原因之一。雷诺嗪是一种抗心绞痛药物，研究显示，雷诺嗪可以逆转海葵毒素Ⅱ引起的持续性 I_{Na} 增加，缓解心肌细胞钠超载和钙超载，抑制心律失常的发生。

（四）稳心颗粒与离子通道

1. 稳心颗粒与钾电流

稳心颗粒对 I_{to} 具有浓度依赖性抑制作用，使 I_{to} 电流电压曲线下移，稳态失活曲线左移，但对稳态激活曲线、失活后恢复曲线无影响，提示稳心颗粒可能通过加快 I_{to} 的失活来影响 I_{to}。I_{to} 主要存在于心外膜的心肌细胞中，为动作电位 1 相复极化及“尖峰和穹顶”形态的主要离子流。I_{to} 电流增加可使动作电位时程（APD）缩短、平台期消失，后者是心室颤动发生和维持的主要机制，同时心室 I_{to} 通道分布的不均一性是跨壁心肌复极不均一的基础之一。在急性缺血的早期，心室外膜心肌细胞 I_{to} 增强，使心外膜和心内膜复极离散度及电位差增大，是 2 相折返性室性心律失常的触发机制，I_{to} 增强在心电图上表现为缺血性 J 波及 ST 段的抬高。稳心颗粒通过抑制 I_{to}，使跨壁心肌复极不均一程度减轻，及抑制折返微环路的形成，来预防及治疗快速型心律失常。

2. 稳心颗粒与钙电流

稳心颗粒对 I_{CaL} 具有浓度依赖性抑制作用，主要通过改变钙通道的激活及失活后恢复动力学，能够减慢钙通道的激活，以及延长通道失活后恢复的时间，以影响心室肌细胞钙离子的内流。I_{CaL} 是心肌细胞电活动及机械活动的主要离子流，参与工作细胞 2 相平台期的形成，在心肌兴奋收缩－耦联及细胞内钙释放的调控中起着重要的作用，也是细胞外钙离子进入细胞内的主要途径。激活曲线与失活曲线相交的区域所对应的电位，正好是动作电位的平台期，钙通道处于激活尚未完全失活状态，在这个区域持续的钙电流，被称为窗流。在心肌缺血－再灌注损伤等异常状态下，窗流明显增大，易发生早期后除极（EAD）、延迟后除极（DAD），促发心律失常，是引起尖端扭转型室性心动过速的主要原因之一。同时细胞内钙超载，破坏及激活线粒体释放降解酶，启动细胞坏死及凋亡程序，导致心肌细胞不可逆性死亡，进一步增加心电不稳定性。稳心颗粒抑制 I_{CaL} 后，窗流减少，可避免因动作电位时程延长而发生兴奋性折返，避免早期后除极、延迟后除极的产生，减少了心律失常的发生。

3. 稳心颗粒与动作电位时程

在标准台式液体灌流下，稳心颗粒能延长 APD、APD_{90}，不同浓度之间呈现浓度依赖性。稳心颗粒干预前后的动作电位幅度（APA）无差异，APA 反映 Na^+ 内流的总量，是钠离子通道功能的表现。心室肌 APD 的延长主要和 Ca^{2+} 内流及 K^+ 外流有关，因为这两种电流是心室肌复极 2 期的主要电流，推测可能是 APD、APD_{90} 的延长对 Ca^{2+} 内流或 K^+ 外流发挥了抑制作用。另外稳心颗粒能显著减少哇巴因诱导的 EAD 和 TA，延长 APD、APD_{90}。哇巴因是钠泵抑制剂，通过抑制 Na^+/K^+-ATPase 增加细胞内的 Na^+，再通过细胞膜上的 Na^+/Ca^{2+} 交换，使细胞内的 Ca^{2+} 浓度升高，内流的 Ca^{2+} 通过钙触发钙反应，引起肌质网中的钙离子进一步释放，使得细胞里的钙离子超载。目前实验已证实，EAD 是由 L 型钙通道介导的，其所导致的触发活动与尖端扭转型室性心动过速密切相关。不同浓度的稳心颗粒延长 APD 的作用不同，其中以 15g/L 的延长作用最显著。适度延长 APD，可以延长心室肌细胞的有效不应期，能够有助于折返性心动过速的防治。APD_{90} 反映的是心室肌细胞 3 期复极化时程，这一过程负载的主要是 I_{Kr} 离子流。由此推论稳心颗粒通过延长心室肌 APD 和 3 期复极化，发挥其抗心律失常的作用，抗心律失常的离子通道机制可能是抑制 Ca^{2+} 和 K^+ 通道。

甘松含有缬草酮及甘松新酮，有报道发现甘松提取物对心室肌细胞 I_{to}、I_{CaL}、钠电流有浓度依赖性的抑制效应。甘松作为稳心颗粒中的重要成分，其对 I_{to}、I_{CaL}、钠电流的作用也说明了稳心颗粒调节多通道、抗心律失常的作用。

4. 稳心颗粒与超极化激活环核苷酸门控阳离子通道

超极化激活环核苷酸门控阳离子通道（hyperpolarization activated cyclic nucleotide-gated cation channel，HCN）是编码起搏电流 I_f 的基因。HCN 电流有两种成分，一种是瞬时电流（非电压依赖性），能在数毫秒内完全激活；另外一种是缓慢激活的电压依赖性成分，其需要数秒才能达到电流的稳定状态。目前已知 HCN 家族共有四个成员：HCN1 ～ 4，表达于心脏上的主要是 HCN1、HCN2 和 HCN4，HCN2 主要用于维持起搏节律的稳定。稳心颗粒能延长 HCN2 通道激活时间常数，减慢通道的激活，延缓通道的开放速率，这可能是其抗心律失常的电生理机制之一。综上所述，稳心颗粒确实是中国第一个被证实能够调节多离子（Na^{+}、K^{+}、Ca^{2+}）通道，延长 APD，延长 HCN2 通道激活时间常数、减慢通道的激活、延缓通道的开放速率的中成药，可以广泛应用于各种类型心律失常，尤其是在难治性、致命性心律失常方面具有非常广阔的应用前景。

三、稳心颗粒减少室性心律失常

室性心律失常（ventricular arrhythmia，VA）是一种十分常见的心律失常。在无器质性心脏病的基础上，心脏的室性期前收缩和（或）非持续性室速大多无心律失常直接相关症状，不必使用抗心律失常药物，更不应行射频消融。临床医生应将该病的良好预后向患者充分说明，解除患者的紧张和忧虑情绪。如确有与心律失常直接相关的症状，应在向患者认真解释病情的基础上首选 β 受体阻滞剂，也可选用普罗帕酮、美西律、莫雷西嗪等抗心律失常药物。上述良性室性心律失常的治疗目的是改善症状，不提倡频繁做动态心电图检查，不宜使用具有脏器毒性作用或不良反应明显的抗心律失常药物，如胺碘酮、索他洛尔、奎尼丁等。

中药制剂——稳心颗粒对室性心律失常中的室性期前收缩有显著的临床疗效。杨杰孚等观察了 60 例室性期前收缩患者服用稳心颗粒治疗后的情况。其中男性 35 例，女性 25 例，平均年龄 56 岁；特发性室性期前收缩 25 例，器质性心脏病合并室性期前收缩 35 例。所有患者在常规治疗的基础上，停用目前服用的抗心律失常药物至少 5 个半衰期后，给予稳心颗粒治疗，每次 1 包，每日 3 次，温开水冲服，4 周为 1 个疗程。结果显示，60 例患者服稳心颗粒 4 周后显效率为 58.3%（$P < 0.05$），总有效率为 85%（$P < 0.001$），其中 25 例功能性室性期前收缩患者，17 例室性期前收缩减少＞ 90%，显效率为 68%（$P < 0.05$），22 例室性期前收缩减少＞ 50%，总有效率达 92%（22/25）。1 例出现心动过缓，停药后消失。4 例出现轻度头晕，无须停药。此研究证实，稳心颗粒对于治疗室性心律失常，尤其是特发性室性期前收缩疗效显著。而且该药安全，对血常规、肝功能、肾功能、血脂及血糖无明显影响，耐受性较强，未见明显不良反应，也未发现该药有致心律失常作用。

赵碧琼等将 208 例老年室性期前收缩患者随机分为稳心颗粒治疗组（106 例）和盐酸普罗帕酮（心律平）组（102 例），治疗 6 周后，观察心电图及 24 小时动态心电图、肝功能、血肌酐、血常规、尿常规、血脂、血糖等指标的变化。结果发现，稳心颗粒治疗组总有效率为 81.2%，盐酸普罗帕酮治疗组总有效率为 84.5%，两组比较差异无统计学意义（$P > 0.05$）。

稳心颗粒治疗组治疗前后 PR 间期、QRS 波时限、QT 间期变化不明显（$P > 0.05$），肝功能、血肌酐、血常规、尿常规、血脂、血糖无明显变化。研究证实稳心颗粒用于治疗老年室性期前收缩有效率与盐酸普罗帕酮相似，且该药安全，无明显不良反应。

赵顺芳等将经心电图或动态心电图确诊的 96 例期前收缩患者随机分为两组：美托洛尔组（对照组）和美托洛尔联合稳心颗粒组（治疗组）。经过 1 个月的治疗，治疗组总有效率为 94.0%，对照组总有效率为 91.3%。两组总有效率比较差异无统计学意义（$P > 0.05$）。治疗组 3 ～ 7 天内期前收缩基本消失，美托洛尔减量或改用维持量，日平均用量 31.53 ± 24.80mg，对照组 5 ～ 14 天内期前收缩基本消失，美托洛尔减量后期前收缩易复发，日平均用量 64.67 ± 30.08mg，治疗组美托洛尔日平均用量较对照组显著减少（$P < 0.05$）。治疗组轻度恶心 3 例，头晕 1 例，未行特殊处理症状消失；对照组房室传导阻滞 2 例，心动过缓 3 例，头晕、恶心、呕吐 2 例，性功能减退 1 例，乏力、睡眠障碍 1 例。两组用药后血、尿常规及肝、肾功能无明显变化，治疗组不良反应的发生率（8.0%）显著低于对照组（19.6%），但无明显差异（$P > 0.05$）。

急性心肌梗死（AMI）出现室性心律失常是发生心室颤动的危险信号，传统处理方法是静脉注射利多卡因。利多卡因虽能减少室性心律失常，但并不能降低病死率；而胺碘酮则能够降低病死率，并且在终止室性心动过速（VT）、心室颤动（VF）及抢救心跳骤停方面，利多卡因疗效不及胺碘酮。AMI 伴发室性快速心律失常，静脉注射胺碘酮为首选。胺碘酮为多通道阻滞剂，具有抗缺血性心律失常、抗肾上腺能、抗交感神经作用，能扩张周围及冠状动脉，减少心肌耗氧量，尤其适合冠心病患者。临床上，胺碘酮不仅可以用于治疗室性心动过速、心肌梗死后及心力衰竭后室性心律失常，而且还可以治疗那些使用其他药物治疗无效的顽固型恶性室性心律失常。索他洛尔对室性及室上性心律失常均有较好的治疗效果，且对室上速、频发室性期前收缩、短阵室速及室颤均有效。室性心律失常电风暴指 24 小时内发生 2 ～ 3 次及以上室性心动过速（室速）或心室颤动（室颤），引起严重血流动力学障碍而需要立即电复律或电除颤等治疗的急性危重性症候群，简称电风暴。在电风暴发作期，尽快进行电除颤和电复律是恢复血流动力学稳定的首要措施；药物治疗时，首先应停用所有可能致心律失常的药物，以纠正酸碱平衡和电解质紊乱。抗心律失常药物的及时选用，能有效协助电除颤和电复律，控制电风暴的发作，减少电风暴复发。多数病例首选药物为 β 受体阻滞剂（常选用美托洛尔），次选为胺碘酮、索他洛尔。而植入 ICD 的患者发生电风暴时，联合静脉给予 β 受体阻滞剂及胺碘酮治疗，可显著减少 ICD 放电。

再灌注性心律失常（RA）是指冠状动脉造影显示梗死相关血管（IRA）再通 2 小时内发

生的心律失常，特别是经皮冠状动脉介入术（PCI）过程中快速恢复冠状动脉血流可诱发 VT 或 VF 等致命性心律失常，导致心源性猝死。动物实验发现，与发生 RA 有关的 2 个主要因素为：氧自由基增多和胞质内钙超负荷。其他可能引起 RA 的因素还有：① cAMP 的增加可刺激肾上腺素能受体；②脂质代谢紊乱伴溶血卵磷脂增加；③钾平衡失调；④缺血时局部钾浓度的变化；⑤ α1- 肾上腺素能系统的潜能；⑥中性粒细胞被激活及微血管损伤；⑦儿茶酚胺增多致心肌的自律性增高；⑧再灌注后缺血区 VF 阈值下降；⑨不应期缩短易发生折返。AMI 后行直接 PCI 能及时开通闭塞的冠状动脉，有效缩小梗死面积，改善心功能，提高梗死后的生存率和生活质量。IRA 开通后不可避免地会发生各种类型的 RA，有些严重心律失常如不能及时治疗，可能发生严重后果。

梁岩等观察了稳心颗粒对急性心肌梗死（AMI）患者经皮冠状动脉介入术（PCI）中再灌注心律失常（RA）的影响。其选择符合诊断标准并有直接 PCI 指征的急性心肌梗死（AMI）患者 105 例，随机分为治疗组及对照组，对照组采用常规药物治疗并行直接 PCI，治疗组在上述治疗上加用稳心颗粒，观察术中、术后 RA 的发生情况。结果发现，在 PCI 中 RA 的总发生率为 52.4%，大部分为一过性并自行恢复，其中有 18 例出现多种心律失常，IRA 开通后即出现缓慢性心律失常，予阿托品后转为频发 VF 甚至 VT，予利多卡因及胺碘酮大多可好转；对照组中有 2 例出现 VF，电复律后予利多卡因及胺碘酮维持下完成 PCI，住院期间无一例死亡。缓慢型心律失常在 PCI 中有较好的可预见性，可术前安装临时起搏器备用，而 VT 及 VF 可预见性差，变化快来势凶险，而据文献报道，预防性应用利多卡因对 RA 无效。该研究中发现，治疗组 RA 的发生率（36.2%）明显低于对照组（72.3%），两者差异有统计学意义（$P < 0.01$），提示稳心颗粒对 RA 尤其是室性心律失常有较好的治疗和预防作用。西安交通大学医学院附属第一医院心血管内科和美国美琳健康心脏中心（Main Line Health Heart centre）的专家共同合作研究丹红注射液对兔离体左心室心电图及致心律失常作用的影响。该研究选用冠状动脉灌注兔左心室组织块标本，对标本施加 1000 毫秒基础刺激，1 小时后进行实验，实验组给予丹红注射液处理，并分别予卡托普利及司帕沙星作为阴性和阳性对照，观察各处理组对跨壁心电图 QRS 复合波时程、QT 间期、T 波峰值至终点时程的影响，以及是否引起早期后除极和尖端扭转型室性心动过速。结果显示，丹红注射液对 QRS 波宽度无明显影响，对 QT 间期、T 波峰值至终点的时程也无显著的改变，且未诱发早期后除极和尖端扭转型室性心动过速。该研究提示，丹红注射液在本实验剂量范围内是安全的，无引发心律失常的不良反应，这与其他抗心律失常药物在减少心律失常发作的同时增加新的心律失常的弊端有显著的不同。

四、稳心颗粒对房颤的作用评价

心房颤动（atrial fibrillation，AF）简称房颤，是中老年人群中最常见的心律失常，发生率随着年龄增大而呈大幅度提高的趋势。房颤可导致心悸、胸闷、头晕等症状，更重要的是房颤可引起血流动力学和血液流变学的不利变化。心房内血栓形成、脱落，造成诸多脏器栓塞性并发症，是房颤致残和致死的主要原因之一。中医学认为，房颤等心律失常属“心悸”“怔忡”范畴，中老年心律失常多为气阴两虚兼心脉瘀阻所致，患者常伴有心悸不宁、气短乏力、头晕心烦、胸闷胸痛。

（一）房颤的治疗现状

1. 转律的药物

转律的药物主要包括Ⅰ类和Ⅲ类抗心律失常药。

（1）Ⅰa类药物：奎尼丁作用于心房肌，延长传导及不应期，可有效转复心房颤动并减少其复发。奎尼丁最严重的不良反应是诱发尖端扭转型室性心动过速（室速），严重心力衰竭、大心脏、低钾低镁、病态窦房结综合征、高度房室传导阻滞及QT间期延长者不宜使用。

（2）Ⅰc类药物：国内常用的普罗帕酮，是很强的钠通道阻滞剂，明显抑制0相除极，减慢传导，静脉和口服制剂均可有效转复心房颤动。Ⅰc类药物的益处是不良反应少，但有较强的心肌抑制作用。因此，严重心功能不全者和急性心肌缺血者不宜应用。

（3）Ⅲ类药物：此类药物主要有胺碘酮和索他洛尔。其药理作用是抑制钾离子通道，延长心房不应期。胺碘酮有良好的抗心房颤动作用，但胺碘酮反应个体差异甚大，长期使用可出现多种不良反应，甚至可能是致命性的，一定程度上限制了其在中老年心律失常患者中的广泛应用。索他洛尔具有Ⅱ类和Ⅲ类抗心律失常的电生理特征，对心房颤动的转律及维持窦性心律均有良好效果。伊布利特是一种静脉内使用的新型Ⅲ类抗心律失常药物，通过阻滞I_{Kr}来延长动作电位时限，从而延长QT间期。

2. 控制心室率的药物

（1）洋地黄类：其既可减慢心率，又有正性肌力作用，心脏明显扩大或心力衰竭的患者可首选此类药物，但对于交感神经高张力状态（运动、发热、感染等）洋地黄类药物效果不佳。常用药物为地高辛。

（2）β受体阻滞剂：鉴于β受体阻滞剂是心肌梗死二级预防的重要药物，且对心力衰竭患者有益，对于心肌梗死或扩张型心肌病患者的永久性心房颤动，β受体阻滞剂为首选，可联合使用洋地黄类药物。常用药物为阿替洛尔。

（3）钙通道阻滞剂：此类药物为非二氢吡啶类钙通道阻滞剂，可减慢静息状态和运动状态的快速心室率并缓解临床症状，改善运动耐量。常用药物有维拉帕米和地尔硫䓬。

3. 非传统抗心律失常药物对房颤的治疗

ACEI 和 ARB 是研究的热点。这两类药物对房颤病理生理过程的多个环节都有保护作用，特别是对于同时患有心力衰竭的患者，效果最明显。

新型抗房颤药物的研究主要集中于心房选择性的药物，以避免诱发室性心律失常。多数研究中，观察心房选择性的目标是 I_{Kur}，因其只存在于心房。I_{Kur} 被广泛认为是最有前途的 AF 治疗靶点。近年来，越来越多的研究表明，仅仅阻断 I_{Kur} 不足以有效抑制 AF。实验研究发现钠通道阻滞剂具有心房选择性的电生理作用，从而有效抑制 AF。雷诺嗪、胺碘酮和 AZD1305 降低动作电位 0 相上升速度（V_{max}），延长传导时间，延长允许 1 ∶ 1 传导的最短 S1–S1 周期，增加舒张期兴奋阈，从而在离体冠状动脉灌注心房和心室实验模型中，主要选择性地在心房诱发相位性节律反应（PRR）。因此，这些药物能够抑制房颤，但不抑制心室的电生理特性。心房选择性的钠通道阻滞剂的作用机制是：与心室相比，其更多抑制心房的去极化静息膜电位和负半失活电压，两种机制都能够减少钠离子通道活性。动作电位（AP）的形态差异，尤其是心房细胞的 3 期复极，有助于心房钠通道的选择性阻断。这种心房 AP 的特性导致快速激活时舒张间期进行性缩短或消失，从而降低了钠通道阻滞剂与钠离子通道的解离，进而导致钠通道阻断。根据心房和心室肌细胞之间的电生理差异，产生了抑制房颤的新策略——心房选择性钠通道阻滞剂。

雷诺嗪、胺碘酮、AZD1305 能够有效抑制 AF，伴或不伴有诱发室性心律失常的风险。最近犬心房和心室模型的实验研究表明，胺碘酮联合使用雷诺嗪、决奈达隆或较低剂量（5μmol/L）雷诺嗪能够选择性抑制心房钠通道的相关参数，造成明显的 PRR。以上均已被证明能够非常有效抑制和防止房颤诱发，同时不影响心室肌细胞的电生理特性。

心房选择性钠通道阻滞剂的安全性和抗房颤疗效与多种因素有关，包括阻断 I_{Na}、峰电位、晚钠电流和 I_{Kr}［参见布拉什尼科夫（Burashnikov）和安采列维奇（Antzelevitch）的相关研究］。值得注意的是，研究表明，所有心房选择性钠通道阻滞剂，能够同时抑制 I_{Kr} 并优先延长心房 APD。心房 APD 延长，导致快速起搏时的舒张间期进行性缩短或消失，进而可能产生使用依赖的 I_{Na} 阻断效应。这些发现促成了新的假说，即最有效的心房选择性钠通道阻滞剂能够与钠通道解离迅速，并同时阻断 I_{Kr} 或其他与心房 APD 延长有关的外向电流。

（二）稳心颗粒对房颤的基础研究

稳心颗粒对气阴两虚兼心脉瘀阻所致的心律失常有较好疗效。现代研究表明，心肌细胞自律性升高、折返形成是引发房颤的重要病理机制。稳心颗粒组方中的甘松含缬草酮及甘松挥发油，具有膜稳定作用，能抑制钠钾通道降低心肌细胞的自律性（类似胺碘酮Ⅰ类抗心律失常作用）；并能延长心房肌、心室肌及传导系统动作电位时程，打断折返形成（类似胺碘酮Ⅲ类抗心律失常作用），这可能是稳心颗粒复律房颤的药理作用基础。

目前的研究结果表明，稳心颗粒选择性抑制心房 I_{Na} 的相关参数，从而非常有效地防止了房颤的诱发，并终止持续性房颤。在犬心脏模型中，稳心颗粒的电生理和抗房颤效应与其他心房选择性钠通道阻滞剂（如雷诺嗪、胺碘酮、AZD1305）类似。一个重要的区别是，稳心颗粒缩短心房 APD_{90} 的作用远高于心室肌细胞，而雷诺嗪、胺碘酮、AZD1305 是选择性地延长心房 APD_{90}。因此，稳心颗粒能够产生非常有效的心房选择性钠通道抑制作用，事实上是稳心颗粒显著缩短了心房 AP。优先缩短心房 APD 则延长了心房舒张间期，预计这将减少钠通道的阻断效应，因为大部分被阻断的钠通道在舒张间期恢复活性。另一项研究发现稳心颗粒优先缩短心房 APD 且具有更大的使用依赖性，其机制仍然不明。因此，稳心颗粒能够产生明显的心房 PRR，而对心室无此效应，这与传统的心房选择性钠通道阻滞剂的机制不同。数据表明，与雷诺嗪和胺碘酮类似，稳心颗粒能够与钠通道快速解离，与钠通道的快速解离是心房选择性钠通道阻滞剂发挥作用的关键。所有先前论述的心房选择性钠通道阻滞剂（如雷诺嗪和胺碘酮）能够与钠通道快速解离，而缺乏心房选择性的药物（如普罗帕酮、氟卡尼）则与钠通道缓慢解离。将钠通道的稳态失活电位负向增大，能部分解释稳心颗粒的作用，而这种变化的幅度在心房更大，因为心房和心室的 I_{Na} 半失活电压分别是 9mV 和 13mV。药物引起的稳态失活改变，伴心房肌细胞静息膜电位正向改变，将导致心房钠通道的可利用率降低较心室明显。显然，还需要进一步的研究来揭示稳心颗粒的独特作用机制，即其如何抑制心房选择性钠通道的相关参数。

刘彩玲等报道，稳心颗粒中的甘松提取物能显著抑制大鼠心室肌细胞的 I_{Na} 和 I_{to}。10g/L 浓度的甘松提取物分别将 I_{Na} 和 I_{to} 峰值抑制了 38.2% 和 57.9%。唐氏报道，甘松提取物浓度依赖性地阻断了兔心室肌细胞 I_{Na}、I_{CaL}、I_K 和 I_{to} 通道，但对 I_{K1} 无作用。稳心颗粒阻断 I_{Na} 和 I_{to} 的作用，在犬心肌细胞和转染 SCN5A+SCN1B 或 KCND+KChIP2 基因的 HEK293 细胞能达到相同效果。兔冠状动脉灌注楔形左心室实验研究表明，在急性缺血时，稳心颗粒可减少跨壁的复极离散度，甘松提取物减少细胞内钠离子和防止钙超载，被认为是其减少折返和触发活动的基础。有报道称，甘松提取物和稳心颗粒的另一成分三七总苷，能够在人体的各个器官拮抗乙酰胆碱（Ach）。由于其抗胆碱作用，三七总苷能够有效地抑制 Ach 诱发的 AF 或心房扑动。卡利法（Kalifa）等认为 Burashnikov 研究最令人感兴趣的是，稳心颗粒与此前的其他钠通道阻滞剂的机制明显不同，可能是一种新型的心房选择性钠通道阻滞剂。在其他的文献中，Burashnikov 和 Antzelevitch 等详细阐述了其他药物的心房选择性机制，如雷诺嗪的心房选择性取决于将心房肌细胞的稳态失活状态趋向于更负，导致心房率增加时，舒张间期迅速缩短，从而导致去极化起始电位降低，钠离子利用度降低。此外，心房肌细胞动作电位延长后进一步降低心房的舒张间期，进而使心房和心室的差别更加明显，其结果就是，钠电流主要在心房肌细胞被阻断，而心室肌细胞具有较长的舒张间期，使药物更有可能从钠通道脱离，从而解除阻断。

稳心颗粒选择性地缩短心房肌细胞的 APD_{90}，提示其能够比雷诺嗪等其他钠通道阻滞剂将心房肌细胞的舒张间期延长更多。因此，可以推测，稳心颗粒作用后，心房将出现相对较长的舒张间期。前文所述的心房和心室之间在稳态失活方面存在差异，在稳心颗粒作用后，舒张间期的差异则更加明显。稳心颗粒心房选择性的关键机制是其能够导致心房进一步稳态失活，以及复极后不应性，这大概是为补偿 APD 的缩短和舒张间期增加。这样一来，稳心颗粒就通过改变心房和心室肌的稳态失活，造成两者的巨大差异，从而达到心房选择性的效果。稳心颗粒成功地实现了心房选择性，夸大生理房室在稳态失活配置的差异。此外，稳心颗粒药物组成中的三七，被证明在缺血－再灌注的小鼠模型中能够发挥抗胆碱能和抗心律失常的作用，进一步增加了稳心颗粒的抗心律失常作用。

Kalifa 等认为 Burashnikov 研究中另一个发人深省的结果是稳心颗粒能显著缩短 APD_{90}，其方式不仅仅是阻断晚钠电流，这通常只能轻度缩短 APD。稳心颗粒灌注后，APD 缩短伴切迹消失，表明除钠电流以外，其他电流也受到影响。因此，进一步深入研究稳心颗粒及其成分对 I_{K1}、I_{to}、I_{CaL} 或 I_{KAch} 的作用是有价值的。在这项研究中，稳心颗粒的抗心律失常作用似乎挑战了已公认的范式，即有效的心房选择性抗心律失常药物能够显著延长 APD 和波长。本研究提示，大幅缩短 APD 再加上复极后不应性可能是另一个抗心律失常范式。因此，下一步研究很可能是应用在体心脏模型观察稳心颗粒终止心律失常的机制。目前观察到在增加细胞外钾离子的条件下（类似稳心颗粒灌注），I_{K1} 电导增加后高浓度钾离子的条件使心房颤动过渡到持续性房性心动过速，影响舒张期除极和加速复极。给持续性房颤的心脏灌注稳心颗粒是否会发生长期持续性房颤或终止房颤，明确这一点则将进一步指导该药物的临床应用。

（三）稳心颗粒对房颤的临床研究

1. 转复及维持窦性心律

文献报道，胺碘酮转复心房颤动及维持窦性心律的成功率为 45% ～ 87%。张东旭等研究发现，胺碘酮对预防阵发性房颤的复发总有效率达 85.7%，伴发胺碘酮的多种不良反应；加用稳心颗粒后复发总有效率达 88%（$P > 0.05$）。虽然二者疗效相当，但是稳心颗粒安全性更好，无明显不良反应。王敏等研究结果显示稳心颗粒和胺碘酮合用可提高胺碘酮房颤复律疗效，提示稳心颗粒和胺碘酮合用对房颤复律有协同或相加作用。研究结果同时显示，稳心颗粒和胺碘酮合用可缩短胺碘酮复律时间、减少胺碘酮复律所需用量，从而减少胺碘酮长期应用所致的不良反应。

2. 降低心室率

随着心力衰竭治疗的进步，死于急性左心衰竭、急性肺水肿的病例较前减少，并发心律失常的患者相对增加。充血性心力衰竭（CHF）患者左心房负荷随着左心室容量与压力增加，使心房异位活动活跃，心肌复极不均一形成微折返，加之心脏自主神经功能失衡可能与阵发性房颤（PAF）发生发展有关，PAF 尤其兼心室率较快患者的血流动力学紊乱，心脏负荷增加，心肌缺血加重；PAF 失去心房收缩的辅助作用，尤其心室率过快时，左心室充盈不足，心输出量降低更为显著，加速 CHF 病程恶化，二者相互促进、互为因果。地高辛能控制静息心率，但不能有效控制运动和其他交感神经张力增高时的心室率。研究结果表明，治疗后两组静息心率明显减慢，6 分钟步行距离、运动耐量增加，PAF 发生率减少、持续时间缩短，但稳心颗粒治疗组效果更为显著，优于常规治疗，其临床症状、运动耐量等均有显著改善，SV、CI、EF 等心功能参数与治疗前或对照组比较，均有显著好转。常规治疗联合稳心颗粒能更有效地控制 CHF 患者 PAF 发作，昼夜节律的调节能改变 CHF 并 PAF 患者的不良预后。因此，CHF 并发 PAF 患者在洋地黄、利尿剂、血管紧张素转换酶抑制剂和美托洛尔治疗基础上，加用稳心颗粒能更有效延长房室结不应期，降低心室率。稳心颗粒通过增加心肌收缩力、降低血液黏稠度、增加冠状动脉血流量和降低心肌氧耗量来增强其抗心肌缺血与抗心律失常的双重效应。稳心颗粒对 PAF 的治疗作用与改善充血性心力衰竭的心肌缺血，减少心房肌复极不均一而形成的心房微折返有关。党参能扩张外周血管，增加冠状动脉血流量，改善心肌缺血，降低血压，提高心输出量。甘松所含的缬草酮有抗心律失常作用，对损伤性心房扑动及心房颤动方面的抑制作用与奎尼丁相同。

3. 抗栓治疗

抗心律失常和抗血小板聚集预防栓塞是房颤治疗的两个重要治疗措施。稳心颗粒组方中的三七能有效改善内皮功能、降低血小板表面活性、抑制血小板黏附和聚集、降低血黏度、改善微循环、抗血栓形成等，党参也有抑制血小板聚集作用，二者的活血化瘀通络作用可能有利于减少血栓形成从而降低栓塞并发症。临床观察显示，稳心颗粒和胺碘酮合用治疗组的6个月脑栓塞事件少于对照组。

五、稳心颗粒活血化瘀，改善心肌供血

（一）心律失常对血流动力学的影响

心律失常对血流动力学的影响，取决于心搏频率、心搏节律、心室收缩的顺序、心房和心室收缩之间的关系及有无心脏病。

心率：正常情况下，心率为65～85次/分，心排血量为5L，每搏心排血量为60～80 mL。当心跳加快但不超过160～180次/分，减慢但不低于40次/分时，通常不引起明显的血流动力学障碍。当心率超过180次/分时，心排血量显著减少，血压和冠状动脉流量亦减低。当心率极度减慢，低于40次/分时，每搏输出量就会减少，心排血量即显著减少。

节律：不规则的心室率对血流动力学的影响取决于平均心室率。当心律不齐而平均心室率达120次/分时，心室舒张充盈期缩短使心排血量减少。慢而不规则的心律，对血流动力学则无重要影响。

心室收缩的顺序：如果心室不能同步收缩，则心室内压力将缓慢上升，动脉压降低，心脏功能减退。左室起搏时，心排血量较右室起搏者高。由房室结下传的激动，若心室收缩顺序异常，亦可降低心排血量。

心房和心室收缩之间的关系：正常心房收缩可起到泵的作用，可使舒张末期的心室容量增加，每搏输出量增多。若心房与心室同时收缩，则房室瓣不能开放，心房辅助心室充盈的作用消失，每搏输出量将降低。心房的另一功能是对房室瓣的开关起重要作用。若房、室收缩不协调，则可能导致房室瓣关闭不全，使心室内血液逆流入心房，每搏输出量亦下降。

有无心脏病：有无心脏病，以及心脏病的性质和严重程度与心律失常对血流动力学的影响有很大的关系。在有心肌损害时，心肌耗氧量的储备能力降低，当心率稍有增速时，便可导致明显的心排血量下降，如室上性心律失常，若发生于心脏不正常者，可诱发心绞痛、心力衰竭，甚至引起心源性休克；若发生于心脏正常者，患者可以很好地耐受。

（二）心律失常对重要脏器血液循环的影响

由于人体各脏器所需的氧、营养物质及代谢产物是通过血液循环来完成的，而这都需要心脏“泵”的作用才能实现。心律失常对血流动力学产生影响，使心排血量下降，所以对重要脏器血液循环必定有一定影响。

脑循环：偶发的期前收缩对脑循环可无明显影响，但频发的期前收缩可使脑血流量降低7%～18%，极频繁的室性期前收缩可使脑血流量降低25%，快速心室率的心房颤动可使脑血流量降低23%，阵发性室性心动过速可使脑血流量减少40%～75%。

冠状循环：冠状循环正常的人，可耐受一定程度的快速心率而不累及心肌，冠状动脉粥样硬化或其他心脏病患者，如果发生心动过速，可导致休克、心力衰竭，甚至产生心室颤动。心律失常可使冠状循环的血流量发生不同程度的减低，当冠状动脉血流量下降25%时，心电图上即可出现T波倒置及其他心肌缺血性变化。如偶发的房性期前收缩可使冠状循环的血流量下降5%，偶发的室性期前收缩下降12%，频发的期前收缩下降约35%，心房颤动时下降40%，阵发性室性心动过速下降60%，心室颤动时冠状循环为零。

肾循环：频发的期前收缩，可使肾血流量减少8%～10%，阵发性房性心动过速可减少18%，快速心室率的心房颤动约减少20%，阵发性室性心动过速减少60%。当肾脏缺血时可出现少尿、蛋白尿和肾衰竭。

肠系膜循环：房性及室性期前收缩时，对肠系膜血流影响甚少，阵发性房性心动过速约减少28%，快速型心房颤动减少34%。肠系膜循环缺血时，可出现腹胀、腹痛及腹泻等症状，甚至可见小块肠壁缺血性坏死或肠麻痹。

其他：心律失常时可使血压下降，皮肤可见苍白湿冷甚或发绀现象。

（三）稳心颗粒可改善心肌供血

孙小霞等研究观察了稳心颗粒对家兔缺血心肌左心室内、外膜电生理特性的影响。其采用的方法是在急性缺血条件下，应用浮置玻璃微电极记录技术，记录用药前后家兔左室游离壁内、外膜心肌细胞跨膜动作电位（TAP），观察动作电位时程（APD）、心室跨壁复极离散度（TDR）的变化。结果发现：①左心室楔形组织块停止灌注后，用药组内、外膜心肌细胞的APD缩短，停止灌注时间5分钟、10分钟、15分钟时，内、外膜心肌细胞的APD逐渐缩短，外膜缩短程度大于内膜（$P<0.01$）。②急性缺血情况下，用药组的TDR小于对照组，当停止灌注5分钟时，对照组的TDR为（37±12）ms，稳心颗粒用药组为（30±10）ms，差异

有统计学意义（$P < 0.05$）。这证实稳心颗粒具有抗心肌缺血作用，使缺血情况下左室 TDR 缩短。

刘彩玲等将 92 例快速心律失常患者，心电图表现为窦性心动过速或期前收缩（房性期前收缩、交界性期前收缩、室性期前收缩），随机分为稳心颗粒组和盐酸普罗帕酮（心律平）组，共观察 1 个月，发现稳心颗粒治疗快速心律失常疗效确切，与盐酸普罗帕酮组相比差距无显著意义，疗效相当于盐酸普罗帕酮，对血压、PR 间期、QRS 间期及 QT 间期无明显影响。但稳心颗粒可明显改善患者的血液流变学指标，治疗后血液流变学指标均显著下降，说明它能降低全血黏度，抑制血小板聚集，改善微循环，增加心肌供氧，改善心功能，尤其适用于冠心病心力衰竭患者，而盐酸普罗帕酮无此方面的作用。

葛宁等研究观察了 90 例心律失常患者治疗前后凝血指标的变化，发现稳心颗粒对老年患者的凝血功能无不利影响。稳心颗粒组治疗后 PT、APTT 略有延长，纤维蛋白原水平（FIB）有所下降，但均无显著性差异（$P > 0.05$）。这表明了稳心颗粒既能有效改善血液黏度及血液流变学指标，又对血液凝血机制无明显影响，是一种既安全又有效的抗心律失常的药物。

附　录

院士谈脑心同治理论

第十五届健康中国论坛·平行论坛·脑心同治三十年

2023 年 5 月 11 日，第十五届健康中国论坛·脑心同治三十年主题论坛在人民日报社举办，中国工程院院士、中国医学科学院阜外医院心血管内科首席专家高润霖，中国科学院院士、首都医科大学神经外科学院院长赵继宗，原北京卫生局局长、中国冰雪医务总监、北京融和医学发展基金会名誉理事长金大鹏，北京市中医药管理局副局长罗增刚，北京中医医院院长、北京中西医结合学会会长刘清泉，北京大学第一医院心血管内科首席专家、亚洲心脏病学会主席、中国医师协会胸痛专业委员会主任委员霍勇，首都医科大学宣武医院神经内科中西医结合专业主任、国家脑病区域诊疗中心负责人曲淼，脑心通发明人、中国中西医结合学会脑心同治专业委员会名誉主任委员赵步长等来自心脑血管疾病领域的院士级专家、临床专家、学术带头人、科研人员，以及北京市中医药管理局、中华中医药学会、北京中西医结合学会等机构的嘉宾共同就脑心同治理论的 30 年创新及未来发展献计献策，共襄盛举，推动中西医结合治疗心脑血管疾病向纵深发展。

大爱援疆十八载，脑心同治抒传奇

中国中西医结合学会脑心同治专业委员会成立于 2011 年，标志着脑心同治领域，在理论和临床上取得了重要进展，得到了同行的认同。通过各种学术交流活动和继续教育培训，脑心同治理论不断传播、指导临床应用，促进了理论成果的转化。

——中国科学院院士、中国科学院上海药物研究所原所长　陈凯先自20世纪90年代起，赵步长教授、伍海勤教授、赵涛博士创新性地提出脑心同治的理论，并研发出步长脑心通等系列产品，经过30年的实践发展和大量的临床研究，形成了心脑血管疾病防治的中医药整体观思维的创新体系。

——中国工程院院士、国医大师　张伯礼

脑心同治理论，是建立在中医传统理念的基础上，即异病同治、脑心同源、脑心同病，在这样的理论基础上发展的。从西医的观点来讲，这也是非常科学的。

——中国工程院院士、国家心血管病中心阜外医院资深顾问　高润霖

脑心同治新时代，护佑人民铸健康

《“健康中国2030”规划纲要》，对于中医药参与心脑血管疾病防治行动，提出了明确要求和相应的时间表，这既是对全国公共卫生系统提出的具体工作要求，也是对于中医药理论的创新发展，提出的亟待解决的时代新命题。脑心同治专业委员会积极响应国家号召，推动治未病的传播，相信一定会为降低心脑血管病的发病率和致残率，推动健康中国建设发挥积极作用。

——中国科学院院士、中国科学院上海药物研究所原所长　陈凯先

我们知道，脑血管病是我国重大的、致死的疾病，也消耗了大量的卫生资源，是影响人民健康的重要疾病，我们希望下一个30年，脑心同治理论能为降低心脑血管疾病的发病率，作出更大的贡献。也希望在研究过程中，加强脑心同治的基础理论研究和临床的循证评价研究，使脑心同治理论能够更快地取得进展。

——中国工程院院士、国医大师　张伯礼

脑心同治从中医理论发展而来，从西医观点来看，也完全符合现代科学。所以，脑心同治理论、实践，对心血管的治疗很有帮助。在这个辨证论治基础上，很多方剂都做成了成药，这些中成药在临床上广泛应用，还发挥了重要作用。实际上，在脑心同治理论的基础上，发展了两个典型的中（成）药，一个是脑心通，另一个是丹红注射液，都广泛应用在心血管病、脑血管病的防治当中。

——中国工程院院士、国家心血管病中心阜外医院资深顾问　高润霖

20世纪90年代，赵步长教授、伍海勤教授、赵涛博士创新性地提出脑心同治的理论，并研发出一系列的临床用药，经过30年的实践发展和大量的临床研究，凝成了一套心脑血

管疾病中医整体观的创新体系。2011 年，中国中西医结合学会脑心同治专业委员会成立，又进一步助推了学术交流和继续教育，促进了临床应用转化和成果的落地，践行了治未病的理论。期待下一个 30 年，脑心同治理论与时俱进、日臻完善，为降低中国人群心脑血管病发病率和死亡率作出更大的贡献。

——中国科学院院士、复旦大学附属中山医院心内科主任　葛均波

国务院办公厅印发了《中医药振兴发展重大工程实施方案》，指出中医药成为全面推进健康中国建设的重要支撑。20 世纪 90 年代，赵步长教授、伍海勤教授、赵涛博士创新性地提出脑心同治的理论，并研发出步长脑心通等系列产品，经过 30 年的实践发展和大量的临床研究、实验研究，形成了心脑血管系统疾病防治中整体观思维的创新体系。

——中国工程院院士、中国中西医结合学会副会长　杨宝峰

详情可扫码观看